Werner Müller

Das Knie

Form, Funktion und ligamentäre Wiederherstellungschirurgie

Mit einem Geleitwort von E. Morscher

Mit 299 Abbildungen in 462 zum Teil farbigen Teilfiguren
Zeichnungen von R. Muspach

Springer-Verlag
Berlin Heidelberg New York 1982

Dr. WERNER MÜLLER
Kantonsspital Bruderholz, CH-4101 Bruderholz

ISBN 3-540-08379-0 Springer-Verlag Berlin Heidelberg New York
ISBN 0-387-08379-0 Springer-Verlag New York Heidelberg Berlin

CIP-Kurztitelaufnahme der Deutschen Bibliothek
Müller, Werner:
Das Knie : Form, Funktion u. ligamentäre
Wiederherstellungschirurgie / Werner Müller. –
Berlin ; Heidelberg ; New York : Springer, 1982.
ISBN 3-540-08379-0 (Berlin, Heidelberg, New York);
ISBN 0-387-08379-0 (New York, Heidelberg, Berlin)

Satz: Druckservice K. Teichmann, 6901 Mauer
Druck- und Bindearbeiten: Konrad Triltsch, Graphischer Betrieb, 8700 Würzburg
2124/3130-543210

Für und mit Ursi

Geleitwort

Bandläsionen am Kniegelenk haben in den letzten Jahren an Zahl und Schwere zugenommen. Davon betroffen sind natürlich in erster Linie junge sportliche Leute, die auch entsprechende Erwartungen an das funktionelle Resultat einer Behandlung stellen. Nicht nur Beschwerdefreiheit im Alltag, sondern Sporttauglichkeit in jeder Beziehung sind die Erwartungen, die heute von unseren Patienten in die Behandlung solcher Verletzungen und Verletzungsfolgen gesetzt werden.

Die Versorgung frischer Bandverletzungen und die Rekonstruktion instabiler Kniegelenke hat in den letzten Jahren Impulse und Verbesserungen erfahren, wie sie auf dem Gebiet der orthopädischen Chirurgie nur noch von der Arthroplastik erreicht wurden. Die Gründe für die respektablen Resultatverbesserungen liegen dabei aber nicht so sehr in der Anwendung neuer oder verbesserter Technologien, sondern in der Realisierung vergleichsweise einfacher Analysen kinematischer Betrachtungen und im vertieften Studium topographisch-anatomischer Gegebenheiten.

Ausgehend von den Erfahrungen vor allem französischer, kanadischer und amerikanischer Orthopäden und angeregt von den Theorien Menschiks, hat WERNER MÜLLER im eigenen persönlichen Kontakt mit diesem und durch langjährige eigene Studien die Kenntnisse der funktionellen Anatomie und Traumatologie des Kniegelenks erweitert und vertieft, vor allem aber in der täglichen operativen Praxis verfeinert.

Die vorliegende Monographie ist denn auch nicht einfach Kompilation, sondern das Resultat praktischer Erprobung und Anwendung der biomechanischen Gesetze und anatomischen Kenntnisse bei Hunderten von frischen und alten Kniebandläsionen. Nicht die Durchführung altbekannter Operationsmethoden an einer Vielzahl von Verletzungen und Verletzungsfolgen, sondern die Summe der im einzelnen immer wieder von neuem durchgeführten Analyse der Verletzung in bezug auf die Gesamtkomplexität des Problems Bandläsion, haben diese Monographie in jahrelanger Arbeit entstehen lassen. WERNER MÜLLER hat immer wieder von neuem versucht, in jedem Einzelfall die vorliegende Verletzung in bezug auf den Unfallmechanismus und die topographische Anatomie des Kniegelenks in Relation zu bringen, um davon die konsequente logische Therapie abzuleiten. Von verallgemeinernden und simplifizierenden Schemen abrückend hat er es andererseits aber doch verstanden, die Einzelanalysen wieder zu einem festen Ganzen zusammenzufügen und damit demjenigen, der sich mit der praktischen Therapie einer Knieverletzung auseinandersetzen muß, einen Wegweiser in die Hand zu geben, der es erlaubt, im Einzelfall die zwangsläufig optimale Therapie zu wählen.

Dem Leser wird ein umfassender Überblick über Form, Funktion und ligamentäre Wiederherstellungschirurgie des Kniegelenks geboten. Er wird sich aber auch immer wieder bewußt werden, wie komplex, ja kompliziert diese Problematik ist, und daß nur dauerndes und intensives Studium der topographischen und funktionellen Anatomie und die Befolgung der unumstößlichen biomechanischen Gesetzmäßigkeiten Grundlage des Erfolgs sein können. Wohl auf allgemeingültigen Gesetzen basierend, die individuelle Verletzung aber immer streng berücksichtigend, sagt die Monographie WERNER MÜLLERS dem vom Anfänger so sehr gewünschten, aus mangelnder Sachkenntnis oft allzu kritiklos angewandten „Standardeingriff" in gewissem Sinne aber auch den Kampf an.

Dem Autor, meinem langjährigen Stellvertreter und Leiter der orthopädisch-traumatologischen Abteilung unserer Klinik am Kantonsspital Basel und jetzigen Leiter der orthopädisch-traumatologischen Abteilung am Bruderholzspital in Binningen bei Basel möchte ich hiermit für die große, mit Akribie betriebene Arbeit danken, mit der er uns eine „Funktionelle Anatomie des Kniegelenks" und einen praktischen Ratgeber zugleich in die Hand gegeben hat, der jedem, der mit der Komplexizität des Knietraumas konfrontiert wird, eine große Hilfe sein wird.

Obwohl sich in den letzten Jahren viele Kongresse und Symposien mit Knieverletzungen und insbesondere mit den Bandläsionen am Kniegelenk befaßt haben und zahllose Vorträge und Publikationen diese Problematik zum Gegenstand hatten, fehlte bis heute die übersichtliche, vor allem aber ordnende Systematik. Diese wurde mit der vorliegenden Monographie erarbeitet, womit im Sinne einer Standortbestimmung eine große Lücke geschlossen wird. Das Buch ist deshalb auch eine feste Basis, auf welcher weitere Fortschritte erzielt werden können.

Orthop. Univ.-Klinik, Basel — ERWIN MORSCHER

Vorwort

Die häufigen Verletzungen des Kniegelenkes bei der Arbeit, beim Verkehr und Sport schaffen mit ihren Folgen eine Fülle noch ungenügend gelöster Probleme. Mehrfach operierte Kniegelenke mit unbefriedigendem Resultat sind keine Seltenheit, und viele Fußballspieler fürchten die Meniskusoperation, weil mancher danach nicht mehr auf seinem früheren Leistungsstand in der gleichen Liga weiterspielen kann.

Wenn es möglich war, auf dem Gebiet der Frakturenchirurgie eine Restitutio mit unverminderter Leistungsfähigkeit zu erreichen, warum sollten nicht auch die Heilungsaussichten am verletzten Kniegelenk wesentlich verbessert werden können? Meine erste Begegnung mit Prof. Albert Trillat und seiner Equipe im Jahre 1972 eröffnete mir einen Einblick in neue Dimensionen funktionellen Denkens in der Chirurgie am Knie. Funktionsgerechte Inzisionen und Operationen bereiten, auch wenn sie groß sind, postoperativ weit weniger Schmerzen und behindern die Rehabilitation weit weniger als quere und schräge Schnitte, welche die Funktionsketten der Spannungsübertragung zerteilen.

Das eigene, im kleinen Team behandelte Krankengut frischer und alter Läsionen wurde systematisch durch uns per- und postoperativ über Jahre verfolgt und geführt. Diese laufende Qualitätskontrolle unserer Tätigkeit gab und gibt uns immer noch ein permanentes Feedback, das für die Steuerung unseres Vorgehens von größter Wichtigkeit ist. Fortwährend können wir sehen, welche Operationstypen kurz-, mittel- oder langfristig positive oder negative Resultate bringen, und diese laufenden Nachkontrollen am Patienten bilden auch den Grundstock unserer wissenschaftlichen Dokumentation. Zusätzliche experimentelle Untersuchungen konnten wir neben der Dienstleistungsverpflichtung nicht realisieren. Die Bedürfnisse der klinischen Tätigkeit führten uns aber zum genauen Studium der anatomischen Strukturen und so konnten wir schließlich aus Form und Funktion Zusammenhänge erkennen, die als erlebte funktionelle Anatomie in unserem klinischen Alltag als Arbeitsgrundlage wieder Verwendung fanden.

Eine ganz wesentliche Hilfe bedeutete die anregende Zusammenarbeit mit dem Anatomen Prof. A. v. Hochstetter, dem ich ganz speziell zu Dank verpflichtet bin. Diese Zusammenarbeit hat es ermöglicht, die kinematischen Gesetze in der dargestellten Struktur des anatomischen Präparats sichtbar zu machen und auf diese Weise zu belegen, daß Form und Funktion untrennbar miteinander verbunden sind und nur die Respektierung dieser Tatsache bei den Operationsverfahren überhaupt Aussicht auf einen echten Erfolg haben kann.

Wenn es uns gelungen ist, das Kniegelenk dem Arzt und Untersucher im allgemeinen und dem Operateur im speziellen mit viel Anschauungsmaterial verständlich näher zu bringen und damit für den Patienten die Diagnostik besser und die Therapie mit weniger Eingriffen wirkungsvoller zu gestalten, dann haben wir das gesteckte Ziel erreicht.

Gleichzeitig waren wir bestrebt, die Erkenntnisse aus der deutschsprachigen, skandinavischen, englisch-amerikanischen und französischen Literatur miteinander zu verbinden. Vieles wurde an Kongressen und aus Diskussionen entwickelt. Hinterher ist es oft schwierig, festzulegen, von welchem Autor welche Idee herstammt. Manches wird mit der Zeit reif und nimmt unabhängig an mehreren Orten zugleich Gestalt an. Vieles aber hat einen eigenständigen Wert.

Herrn Prof. K. S. Ludwig und den beteiligten Mitarbeitern vom anatomischen Institut der Universität Basel möchte ich an dieser Stelle für ihre wertvolle Unterstützung sehr herzlich danken. Universitätszeichner R. Muspach hat dort mit unermüdlichem Einsatz die Bilder festgehalten, welche für sich sprechend das Fundament für das Verständnis bilden, und er hat somit einen wesentlichen Anteil an der Gestaltung dieses Buches.

Bruderholz, Frühjahr 1982 WERNER MÜLLER

Inhaltsverzeichnis

Teil I

Teil II

Abkürzungen

AR	Außenrotation
IR	Innenrotation
Lca	Lig. cruciatum anterius
Lcl	Lig. collaterale laterale
Lcm	Lig. collaterale mediale
Lcmp	Lig. collaterale mediale posterius
Lcp	Lig. cruciatum posterius
Lftla	Lig. femorotibiale laterale anterius
NR	Neutrale Rotationsstellung

Teil I

Anatomie

Grundstein der Wiederherstellungschirurgie ist die Anatomie. Die anatomischen Strukturen sind nie Selbstzweck, sondern sie sind in der vorhandenen Größe und Stärke Ausdruck einer entsprechenden Funktion [226, 260, 261].

Individualität

Die Anatomie ist immer eine individuelle Angelegenheit. Die Streubreiten sind groß und die Varianten zahlreich. Das funktionelle System aber bleibt gewahrt.

Form, Funktion und Synergismen

Noble [254] beschreibt z. B. die kongenitale Aplasie des vorderen Kreuzbandes in einem Knie mit medialem Ringmeniskus. In unserem Krankengut sind uns drei Fälle bekannt, wo anstelle eines vorderen Kreuzbandes nur eine Art synovialen Septums bestand, welches offensichtlich keine mechanische Festigkeit garantieren konnte.

Es gibt nur wenige anatomische Strukturen, die für eine Funktion ganz allein verantwortlich sind. Fast immer spielen Zweit- und Drittstrukturen die Rolle von Synergisten. So kann ein Ringmeniskus oder ein Meniskus mit voluminösem Hinterhorn und fester meniskotibialer Verbindung [135, 136] auch eine Stabilisierung gegen den Vorschub der Tibia nach vorne bewirken, also teilweise die Funktion eines vorderen Kreuzbandes übernehmen. Damit ist schon ein Hinweis auf die bekannte Problematik gegeben, warum es nach Meniskektomie und in der Folge eine progrediente Insuffizienz des vorderen Kreuzbandes geben kann [338]. Über die normalen Synergisten des vorderen Kreuzbandes wird im entsprechenden Zusammenhang an anderer Stelle (s. S. 75 und 140ff.) berichtet.

Aber auch auf der lateralen Seite sind individuelle Varianten zahlreich, ja beinahe die Regel. Sehr unterschiedlich ausgebildet in bezug auf ihre Stärke sind die Sehne des M. popliteus, das laterale femorofibulare Seitenband und der Komplex des Lig. arcuatum (Lig. popliteum arcuatum) [21]. Es gibt Fälle, bei denen die Popliteussehne übermächtig dick ist, während gleichzeitig das femorofibulare Seitenband und die Strukturen des Lig. popliteum arcuatum nur wenig ausgeprägt vorhanden sind. Umgekehrt können gerade diese letztgenannten Strukturen imponierend kräftig sein, während die Popliteussehne mit dem Seitenband daneben schwach erscheint.

Etwas verwirrend mag es sein, daß die anatomischen Begriffe Lig. *popliteum obliquum* und Lig. *popliteum arcuatum* erscheinen. Beide Strukturen liegen in der hinteren Gelenkkapsel, welche der Fossa poplitea zugekehrt ist, und daher kommt die gemeinsame Bezeichnung „popliteum" für beide Ligamente. Das Lig. popliteum obliquum ist aber in Wirklichkeit einer der fünf Sehnenzüge des M. semimembranosus und gehört funktionell zum sog. Semimembranosuseck, während das Lig. popliteum arcuatum zum Sehnenkomplex des M. popliteus und damit zum Funktionssystem des sog. Popliteusecks gehört (Abb. 1–5).

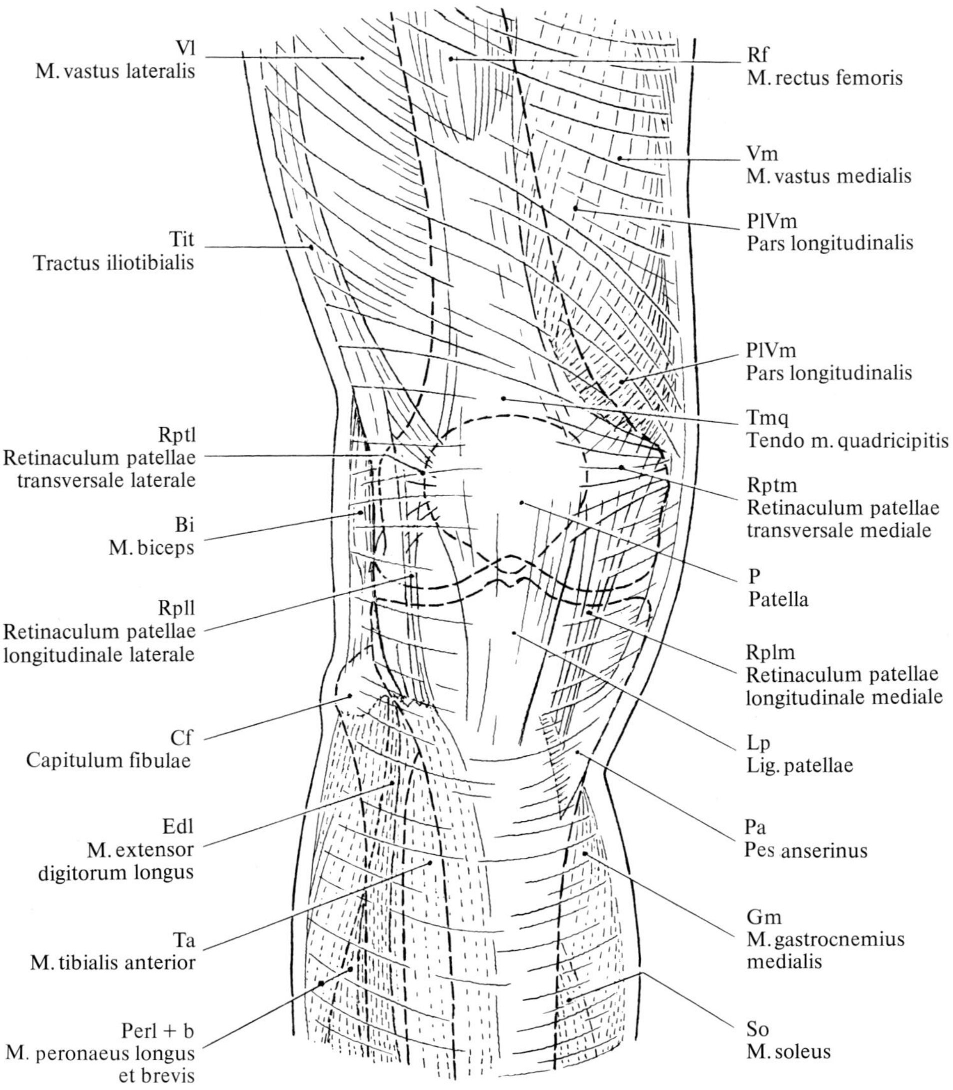

Abb. 1. Das Kniegelenk und seine wichtigsten anatomischen Strukturen in der Ansicht von ventral

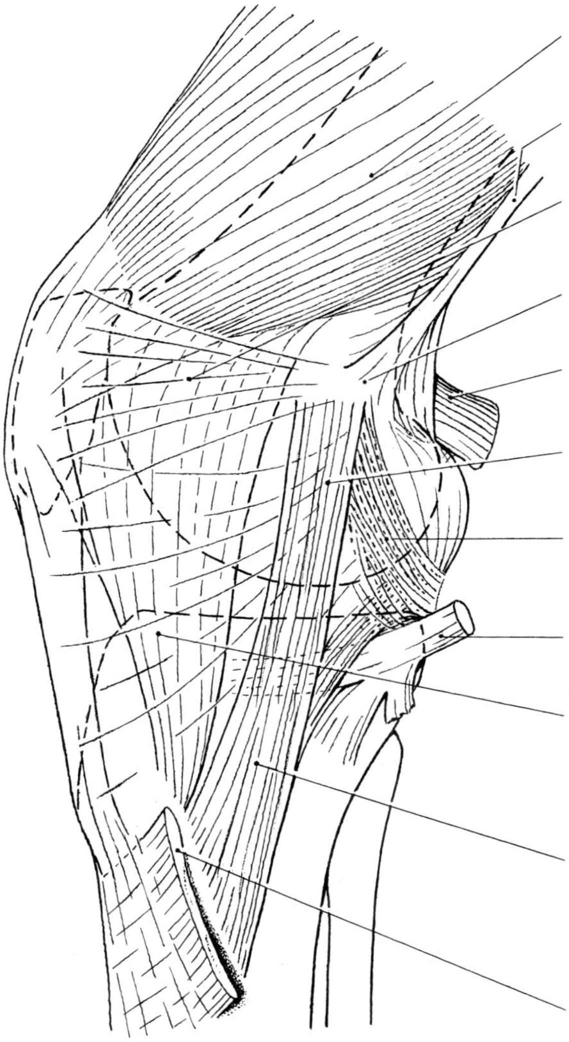

Abb. 2. Das Kniegelenk und seine wichtigsten anatomischen Strukturen in der Ansicht von medial

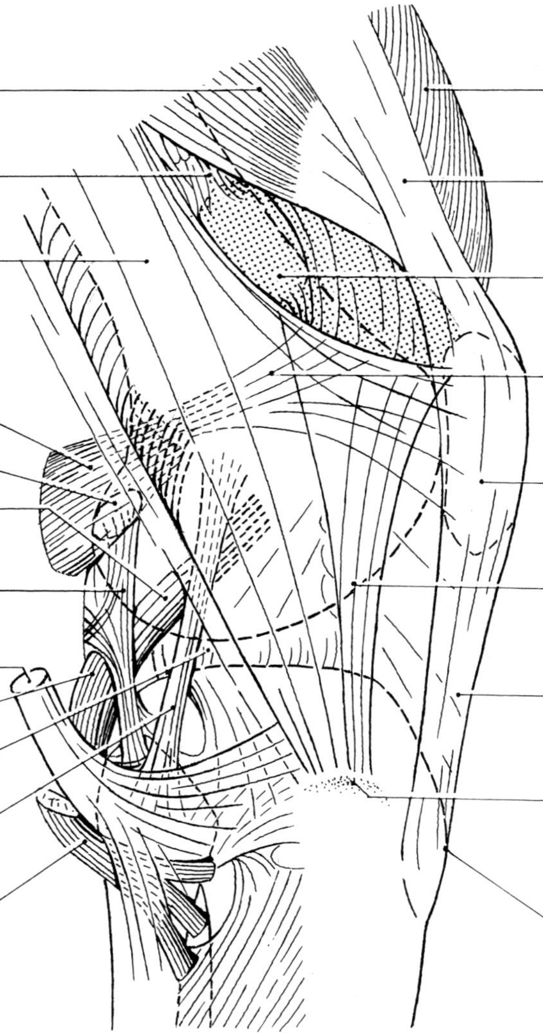

Abb. 3. Das Kniegelenk und seine wichtigsten anatomischen Strukturen in der Ansicht von lateral

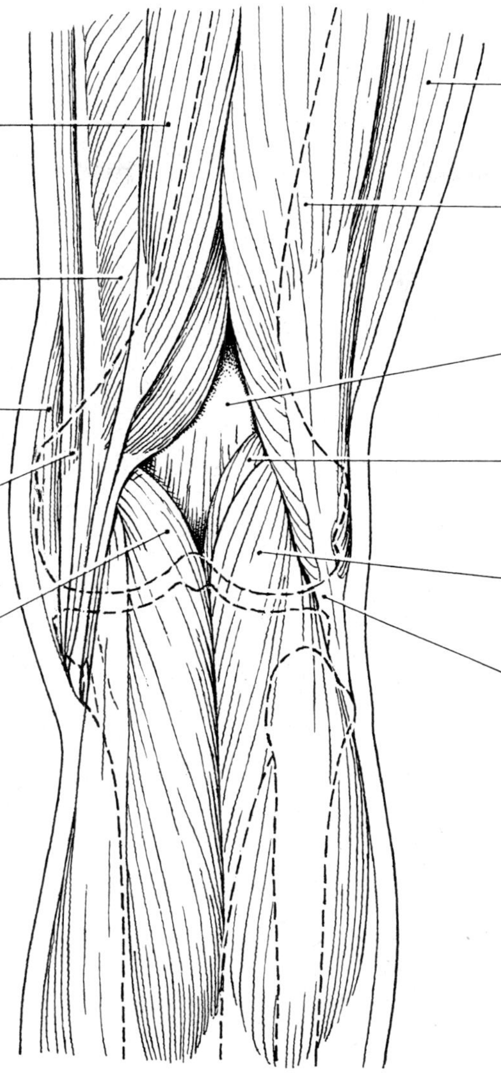

Abb. 4. Das Kniegelenk und seine wichtigsten anatomischen Strukturen in der Ansicht von dorsal

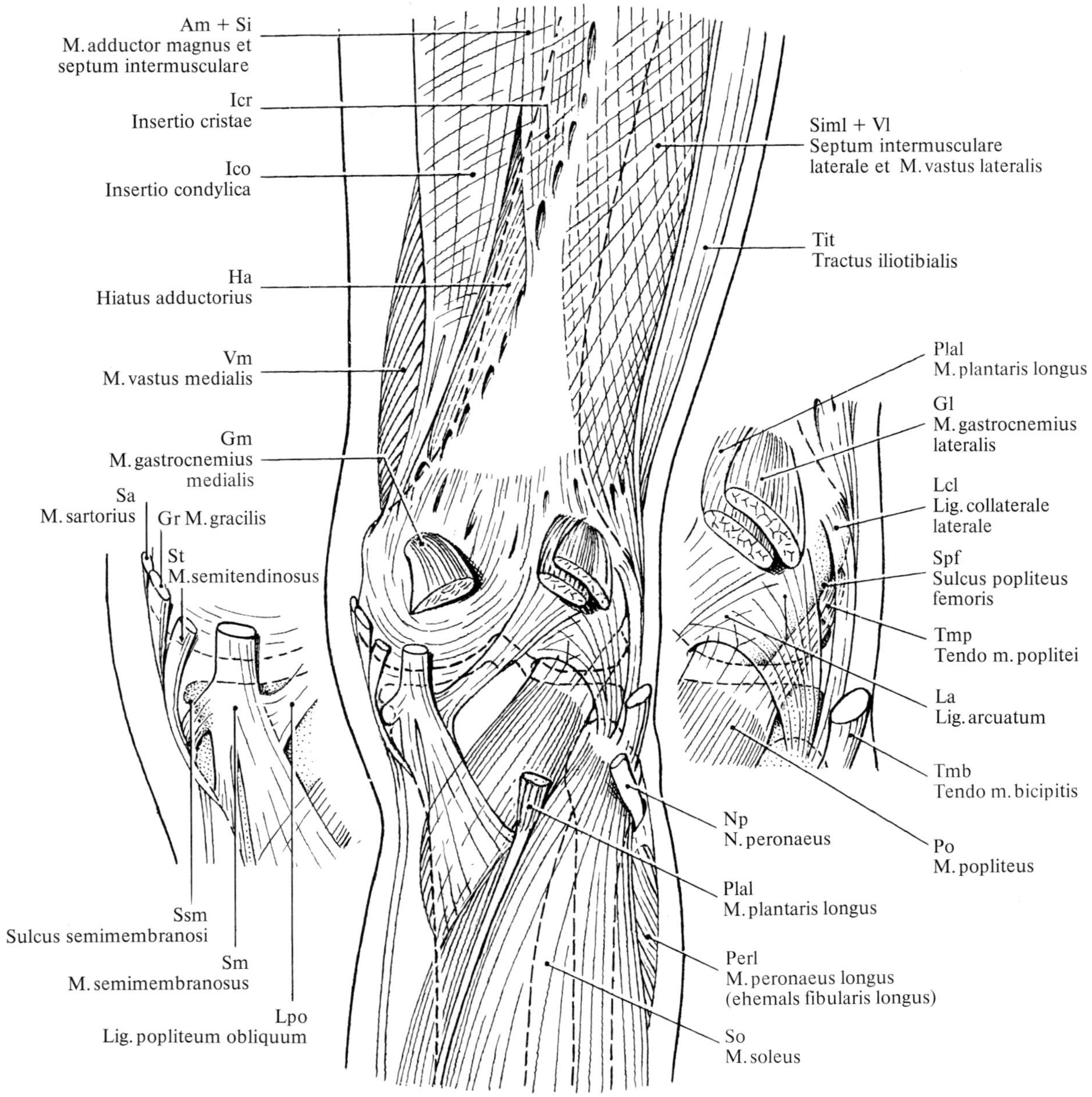

Abb. 5. Das Kniegelenk und seine wichtigsten anatomischen Strukturen der Tiefenschicht in der Ansicht von dorsal

Kinematik

Kinematik des Roll-Gleit-Prinzips

Nach der allgemeinen Überlieferung sind es die Brüder Weber [zit. in 219 - 221, 336] gewesen, welche 1836 erstmals die Kombination von Drehgleiten und Rollbewegung beschrieben haben. Strasser [336] befaßte sich 1917 eingehend mit dieser Problematik, und in unserer Zeit haben Groh [116], Kapandji [164], Frankel [97, 98], Menschik [219 - 221], Huson [139], Nietert [253] und Goodfellow und O'Connor [109] Anstöße zur Verfeinerung der Kenntnisse gegeben.

Interessanterweise klafft eine große zeitliche Lücke zwischen den präzisen Erkenntnissen der Anatomen des 19. Jahrhunderts und den Forschern der Gegenwart. Die auf die Makroform und Funktion konzentrierte Darstellung der Anatomen fand vermutlich keine Anwendungsmöglichkeit in der praktischen Medizin und noch nicht in der Chirurgie und Orthopädie, so daß diese Kenntnisse während der folgenden Phase der anatomischen Mikroerforschung aller Strukturen weitgehend in Vergessenheit geraten sind. Erst der jetzige Bedarf für praktische Anwendungsmöglichkeiten verwies die Forschung wieder auf diese alten Erkenntnisse. So sind es die Probleme der Exoprothesen bei Groh [116], der Endoprothesen bei Nietert [253], allgemeine Grundsatzüberlegungen bei Kapandji [164] und Huson [139] und schließlich Grundsatzfragen und spezielle Endoprothetikprobleme bei Menschik [219-221] und Goodfellow und O'Connor [109], die den Anlaß für weitere For-

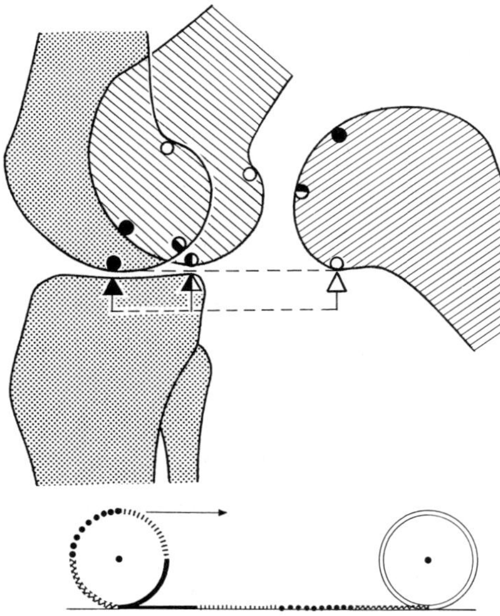

Abb. 6

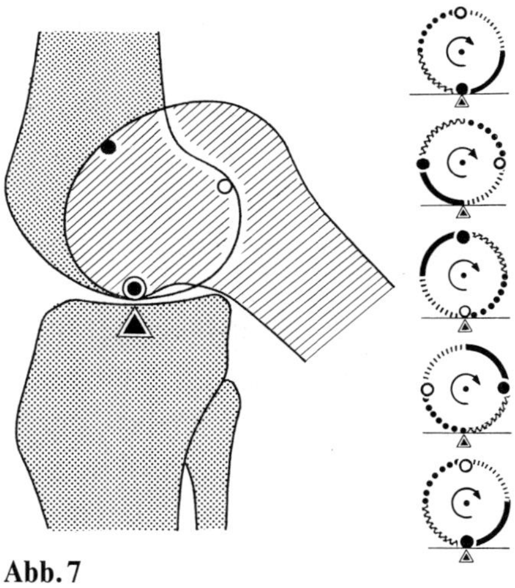

Abb. 7

Abb. 6. Bewegung des Femurs gegenüber der Tibia während des Flexionsablaufs mit den theoretischen Auflagepunkten, wenn es sich um eine reine Abrollung handeln würde. Das Femur würde über das Tibiaplateau hinausrollen. ▲ tibialer und ● femoraler Kontaktpunkt bei Extension; ▲◐ bei bei ca. 45° Flexion, △ ○ bei 135° Flexion

Abb. 7. Bewegung des Femurs gegenüber der Tibia während des Flexionsablaufs mit theoretisch einzigem Auflagepunkt, wenn es sich um ein reines Gleiten handeln würde, wie bei dem sich über einem einzigen Auflagepunkt drehenden Rad rechts. Dabei würde die Femurmetaphyse bei 130° Flexion auf der hinteren Tibiakopfkante aufschlagen

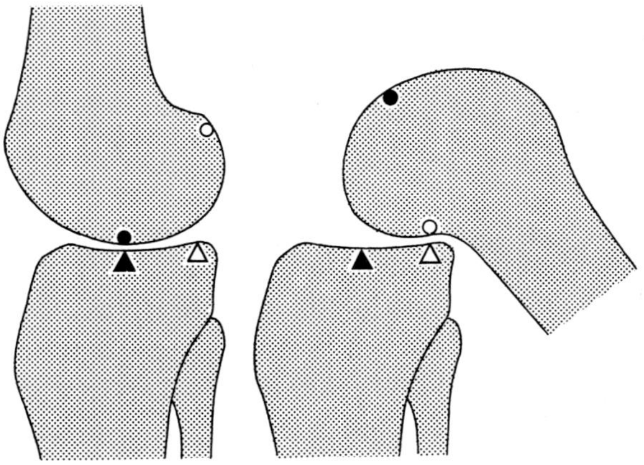

Abb. 8. Bewegung des Femurs gegenüber der Tibia im Verlauf der vollen Flexion mit den entsprechenden Auflagepunkten, wenn es sich um die Kombination des Rollens und des Gleitens handelt, wie dies physiologisch tatsächlich realisiert wird

schung bildeten. Die aktuelle Sportmedizin und die allgemeine Traumatologie können davon für die Beurteilung und Behandlung des verletzten Kniegelenks nur profitieren.

Man ist sich darüber einig, daß das Hauptprinzip der Bewegung zwischen Femur und Tibia eine Roll-Gleit-Bewegung ist. Im Detail wird es aber schon schwieriger, das Ausmaß der Vermischung von Rollen und Gleiten in den einzelnen Bewegungsphasen genau zu erkennen, weil sich zu den Bewegungen der Flexion/Extension in der sagittalen Hauptebene die automatische Initial- und Schlußrotation und die willkürliche Rotation überlagern.

Reduziert man das Problem aber vorerst auf das einer einzigen Ebene, der Sagittalebene, dann kann man das Rollen (Abb. 6), das Gleiten (Abb. 7) und die Vermischung zum Rollgleiten (Abb. 8) leicht demonstrieren und verständlich machen.

Modell der überschlagenen Viergelenkkette

Wie Kapandji [164], Huson [139] und Menschik [219–221] die früheren Erkenntnisse mit Figuren eindrücklich darstellten, ist das System der überschlagenen Viergelenkkette das elementare Bauprinzip der Kinematik des Kniegelenks.

Wir können einen einfachen Apparat konstruieren, der aus einer Zeichenunterlage besteht, auf der wir zwei Stangen, die wie Uhrzeiger drehbar sind, fixieren. Die beiden Fixationspunkte müssen auf einer Geraden liegen, welche die Längsachse in einem der Fixationspunkte in einem Winkel von 40° schneidet. Die eine der sich überkreuzenden Stangen ist in dem Verhältnis länger als die andere, wie das vordere Kreuzband in der Regel länger ist als das hintere. Am anderen Ende der Stangen wird zwischen diesen ein bewegliches Vierkantplexiglas befestigt. Das Plexiglasstück entspricht der sog. Koppel. In jeder beliebigen Position kann man entlang der Koppel eine Gerade ziehen und erhält schließlich eine Kurve, die aus diesen Tangenten resultiert. Diese sog. Koppelhüllkurve (Abb. 9) entspricht weitgehend der Form eines Sagittalschnittes durch die dorsale Hälfte einer Femurkondylenrolle (Abb. 10).

Wenn man als Koppel nicht eine gerade, sondern eine konkave oder konvexe Verbindung, wie sie den beiden Tibiaplateauhälften entspricht, einsetzen würde, dann wäre die

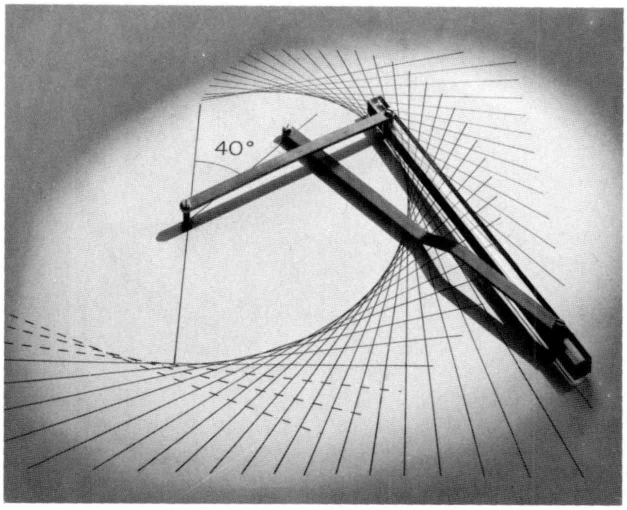

Abb. 9

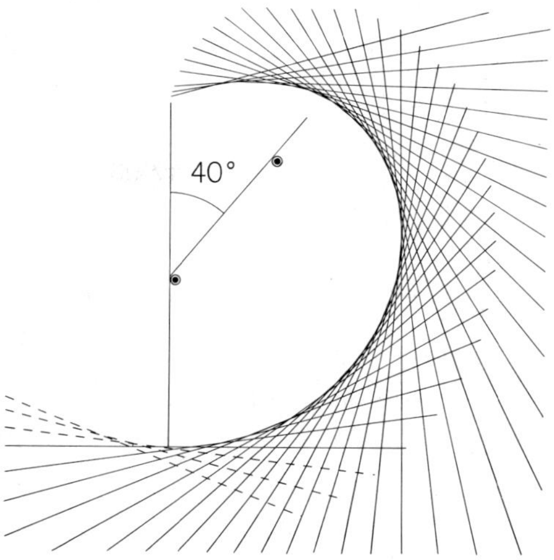

Abb. 10

Abb. 9. Modell einer überschlagenen Viergelenkkette. Im übertragenen Sinn sind die Kreuzbänder starre Stangen, welche zu einer Senkrechten in einem Winkel von 40° versetzt gelenkig befestigt sind. Ein dem Tibiaplateau entsprechendes Verbindungsstück wird hier durch einen Vierkantplexiglasstab dargestellt. Durch Ziehen einer Geraden beim jeweiligen Stand des Plexiglasstabes entsteht eine Kurve, welche praktisch der Krümmung des dorsalen Abschnittes einer Femurkondylenrolle entspricht (Foto Baur)

Abb. 10. Kurve, wie sie mit dem in Abb. 9 gezeigten Apparat zwangsläufig als sog. Koppelhüllkurve entsteht (Foto Baur)

Annäherung der Form dieser neuen Koppelhüllkurve an jene Form der natürlichen Femurrollen optimal. Dies gilt aber, wie schon gesagt, nur für die Theorie in einer einzigen Bewegungsebene ohne Berücksichtigung der Rotationsfreiheit.

An diesem Modell läßt sich auch die zwangsläufige Verschiebung der Auflagepunkte demonstrieren. Ob man nun die Koppel selber (Abb. 11) bewegt oder aber die als Resultat erhaltene Hüllkurve bei horizontal festgestellter Koppel, bleibt für den Zwangsablauf genau gleich. Bei horizontal festgehaltener Koppel (Abb. 12) wird aber die systemimmanente Rückverlagerung des Kontaktpunktes auf der Koppel viel augenfälliger. Als weiterer Vergleich dazu sind es (in Abb. 13) jetzt die eingesetzten Silhouetten von Tibia und Femur, die zur Darstellung der natürlichen Rückverlagerung des Auflagepunktes der Gelenkflächen während der Flexion dienen. Unter diesen Bedingungen ist eine Flexion auch möglich, ohne daß dorsal am Tibiaplateau der Femurschaft am Ende der Flexion aufschlägt (vgl. Abb. 7). Schon Meyer [226] war 1853 der eigenartige Dorsalüberhang des Tibiaplateaus aufgefallen: Hiermit ist eine zwingende Erklärung für diese Formphänomene gefunden.

Ungleiche Vermischung des Rollgleitens

Die genaue Aufzeichnung der Kontaktpunkte ergibt, daß nicht in jeder Phase der Flexion das Verhältnis des Rollgleitens gleicht bleibt. Zu Beginn entspricht dieses einem Verhältnis von ungefähr 1:2, um gegen das Ende der Flexionsbewegung bei etwa 1:4 zu liegen (Abb. 14).

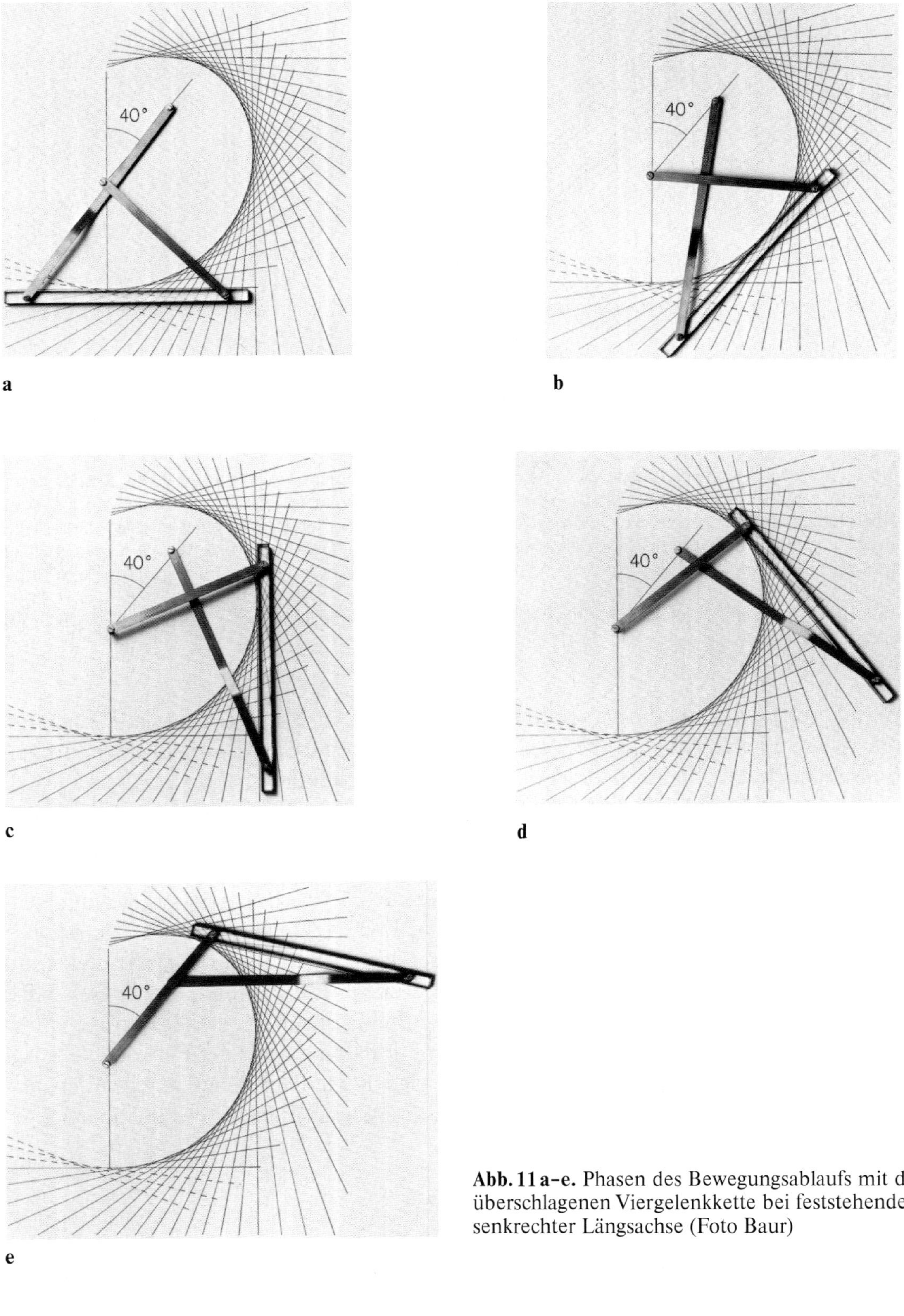

Abb. 11 a–e. Phasen des Bewegungsablaufs mit der überschlagenen Viergelenkkette bei feststehender senkrechter Längsachse (Foto Baur)

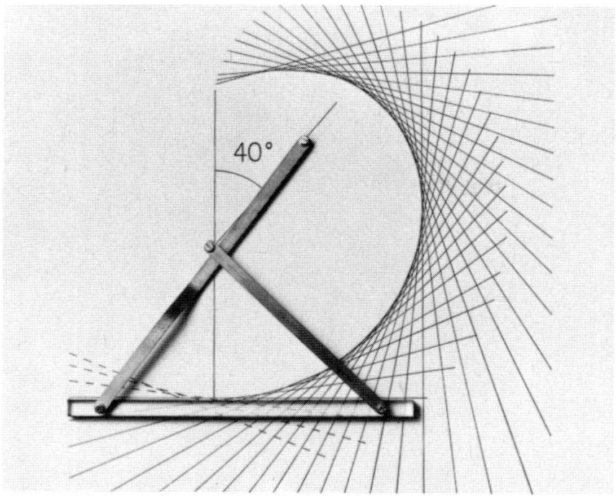

a

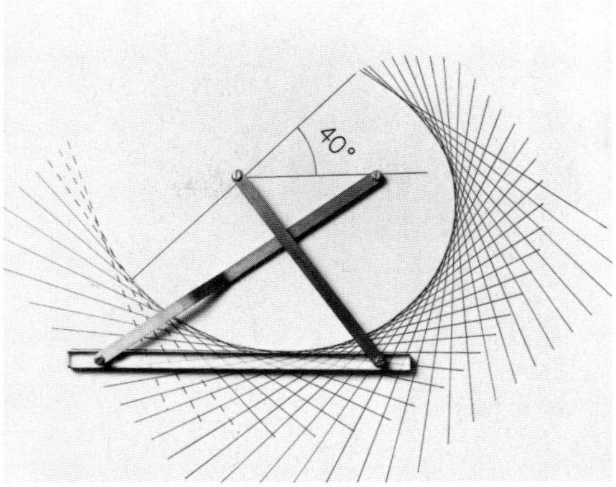

b

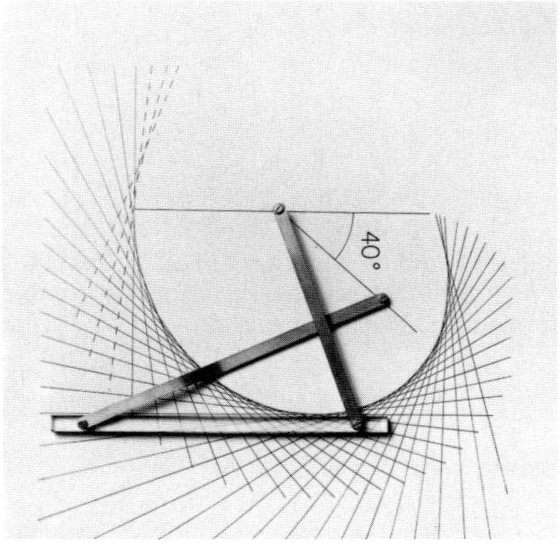

c

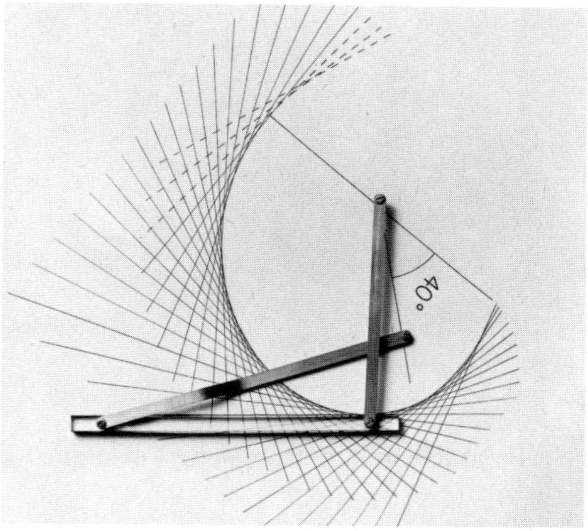

d

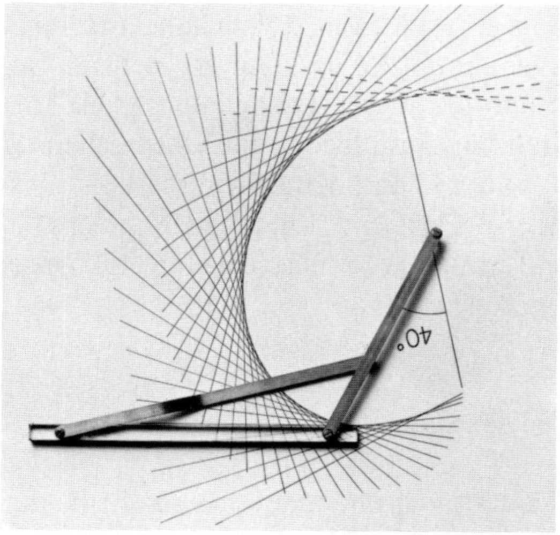

e

Abb. 12 a–e. Phasen der gleichen Bewegung mit der überschlagenen Viergelenkkette bei feststehender Plexiglaskoppel, welche in unserem Modell dem Tibiaplateau entspricht (Foto Baur)

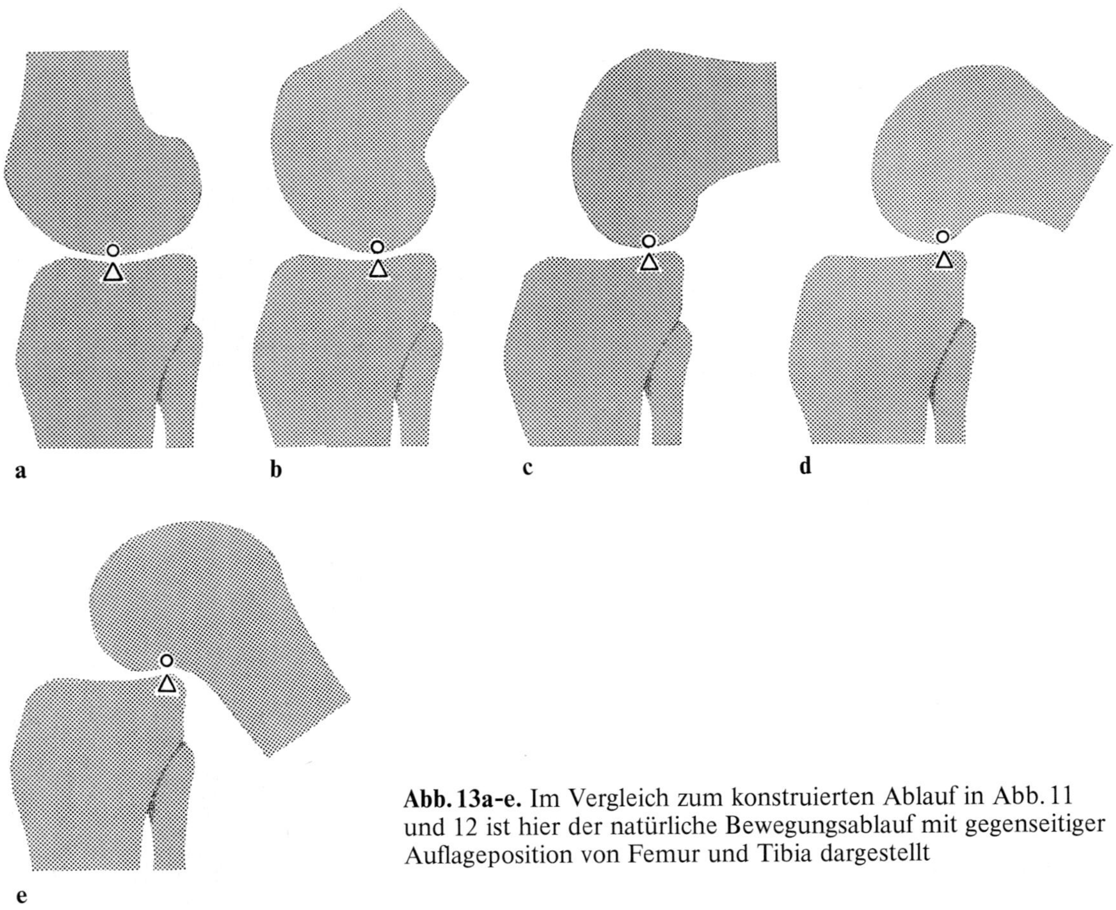

Abb. 13a-e. Im Vergleich zum konstruierten Ablauf in Abb. 11 und 12 ist hier der natürliche Bewegungsablauf mit gegenseitiger Auflageposition von Femur und Tibia dargestellt

Kinematik und anatomische Form der Kondylenrolle

Beim Vergleich von Röntgenbildern kann man feststellen, daß tatsächlich nur der dorsale Anteil der Femurkondylenrolle dieser Gesetzmäßigkeit unterliegt und daß deren Einfluß dort aufhört, wo die femoropatellare Gelenkfläche beginnt (Abb. 15).

Kommt es zu einer Überstreckung, dann erfolgt eine solche als Abknickung im Grenzsulcus der Konylenrolle des Femurs zwischen femorotibialer und femoropatellarer Gelenkfläche (Sulcus terminalis) und nicht als eine Fortführung des Drehgleitens (Abb. 16).

Bei instabilen Kniegelenken mit vorderer Kreuzbandinsuffizienz und entsprechender Überstreckbarkeit findet sich – entweder als frische Läsion oder als chronische Druckfolge – eine Impression, welche schon von Strasser 1917 [336] als Impressio terminalis bezeichnet worden ist. Diese Phänomenologie kann auch beim genuin schlaffen und hypermobilen Kniegelenk in analoger Weise gefunden werden [328].

Überlagerung des Patellagleitlagers an der Kondylenrolle

Ventral von diesem Sulcus oder dieser Impressio terminalis befindet sich dann eine nur mit der Patella artikulierende Knorpelfläche am Femur, die wie eine Trochlea gestaltet ist. Am Knie des Menschen artikuliert die Patella aber nicht nur mit der rein patellaren Gelenkfläche des Femurs, sondern bei ausgiebiger Flexion über 90° auch übergreifend mit

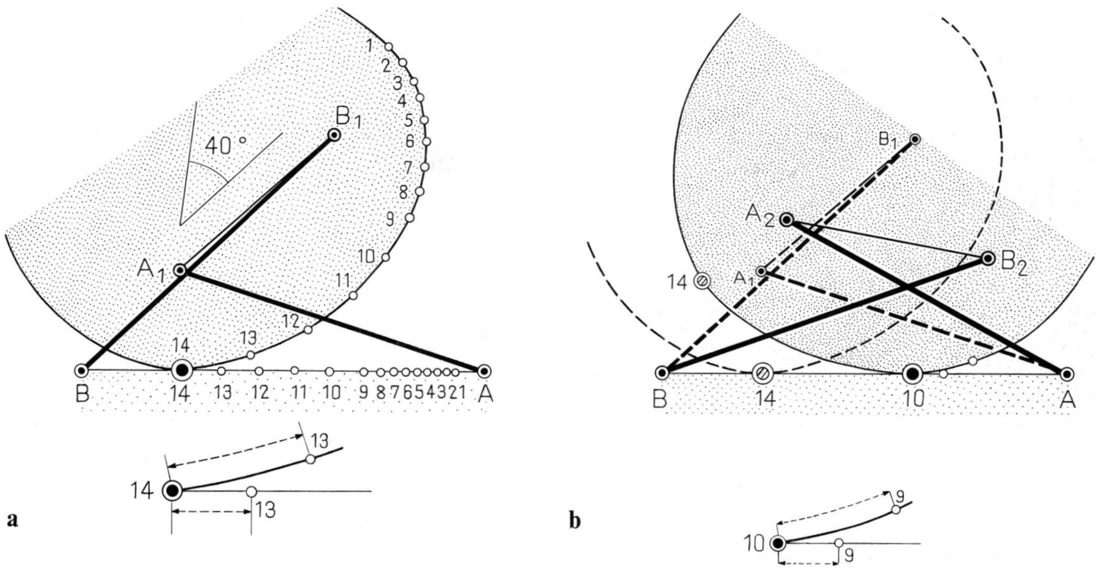

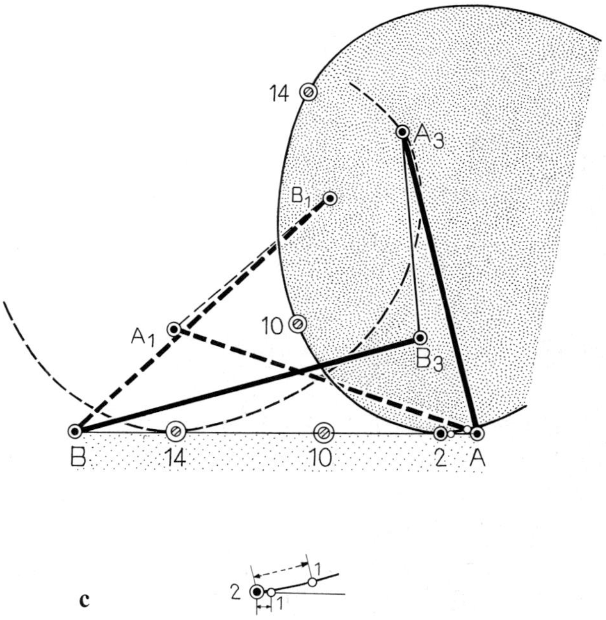

Abb. 14a-c. Drei Phasen aus dem Roll-Gleit-Bewegungsablauf am überschlagenen Viergelenkkettenmodell, wobei die jeweils darunterliegenden Teilzeichnungen das Ausmaß der Roll-Gleit-Distanz vom Femur zur Tibia darstellen. Zu Beginn der Flexion ist der Weg am Femur nahezu doppelt so groß wie an der Tibia und am Ende der Flexion etwa 4mal größer als derjenige an der Tibia. A^1, A^2, A^3 Ansatzpunkt Lcp am Femur, *A* Ansatzpunkt Lcp an der Tibia, B^1, B^2, B^3 Ansatzpunkt Lca am Femur, *B* Ansatzpunkt Lca an der Tibia

der durch die Tibia bestimmten Knorpelfläche der Kondylenrolle (Abb. 17 und 18), wie das Grant und Basmajian [113] schon 1965 illustriert haben. Beim Pferdeknie hingegen sind vergleichsweise diese Gelenkflächen des Femurs zur Patella und zur Tibia ganz voneinander abgesetzt (Abb. 19). Die Pferdepatella kommt also nie auf die tibiale Gelenkfläche der Kondylenrolle zu liegen.

a

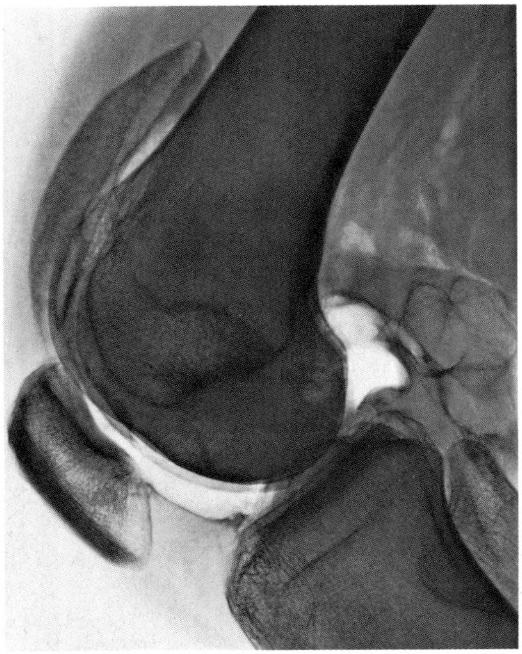

b

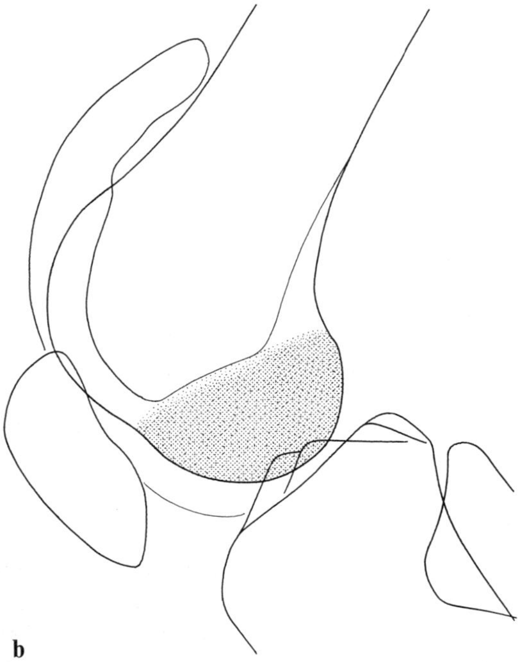

Abb. 15. a Röntgenbild und **b** dazugehörige Skizze, welche veranschaulichen, welcher Teil der Femurkondylenrolle seiner Form nach dem Gesetz der überschlagenen Viergelenkkette unterworfen ist. Dieser Teil entspricht genau dem mit der Tibia artikulierenden Teil des Femurs, während der proximal davon gelegene Teil, welcher mit der Patella artikuliert, anderen Gesetzmäßigkeiten für die Formgebung folgt. Man sieht hier nebenbei sehr klar, wie der Apex patellae ganz extraartikulär liegt und als Zapfen ins Lig. patellae hineinragt

a

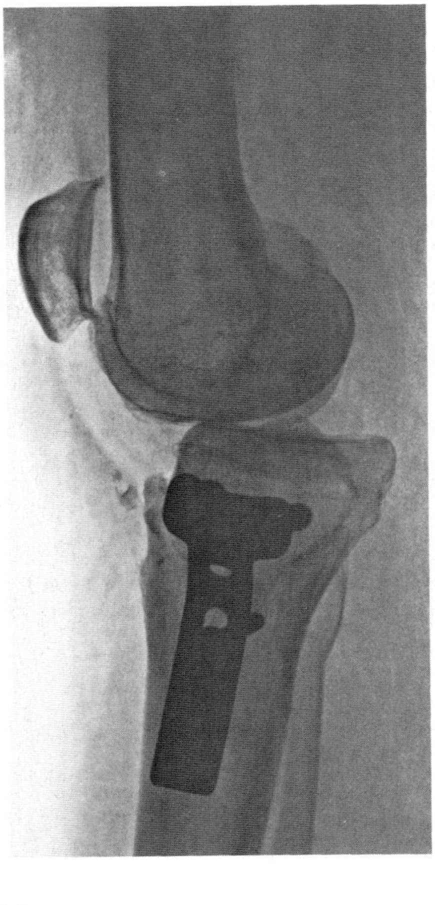

b

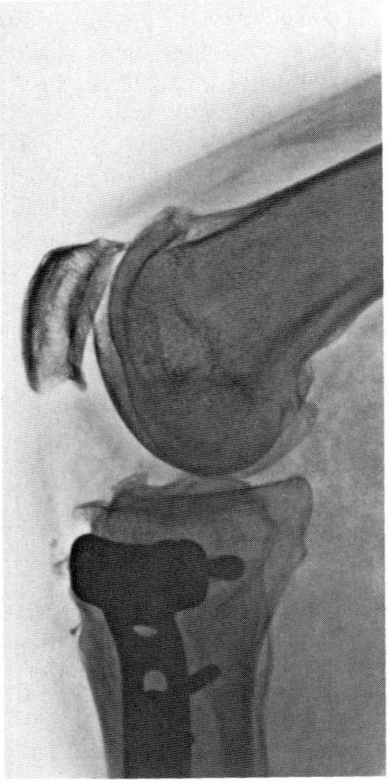

Abb. 16a, b. Röntgenbilder eines posttraumatischen Genu recurvatum. Die Überstreckung findet nicht als „Hineingleiten" der femoropatellaren Gelenkfläche statt, sondern durch ein Abknicken im Sulcus terminalis

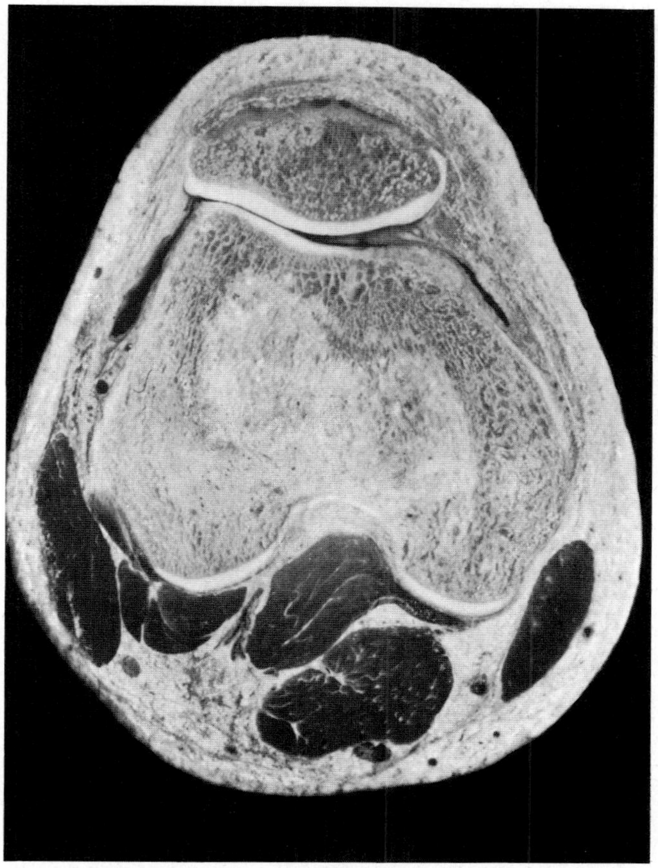

Abb. 17. Transversalschnitt durch das Kniegelenk auf der Höhe der Kondylenrolle mit dem femoropatellaren Gleitlager. Die Patella liegt auf diesem Präparat nicht zentriert in der Trochlea des Femurs, sondern ist nach lateral subluxiert. (Ficat [88] beschreibt dies als „malposition externe de la rotule, MER“). Der laterale Teil steht regelmäßig unter größerem Auflagedruck als die mediale Facette. Medial kann gelegentlich sogar ein freier Raum zwischen Patella und Femur bestehen, in welchem eine spezielle Plica synovialis, die Plica alaris medialis, Platz findet. (v. Hochstetter)

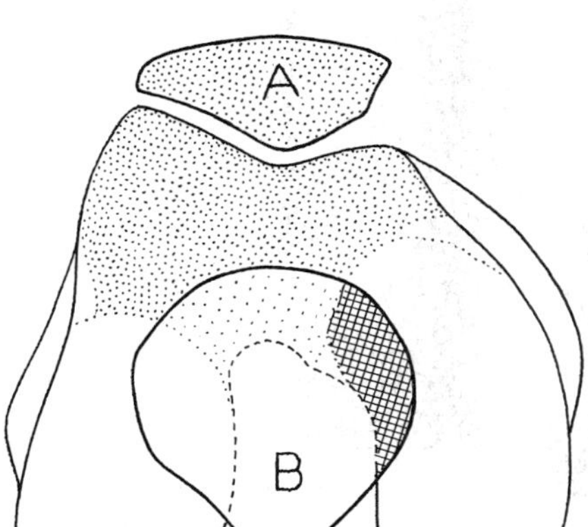

Abb. 18. Position der Patella in Relation zur Femurgelenkfläche. *A* Bei Extension artikuliert die Patella in einem rein femoropatellaren Bereich; *B* bei voller Flexion artikuliert sie hingegen auch mit den Kondylenrollen des eigentlichen femorotibialen Bereichs

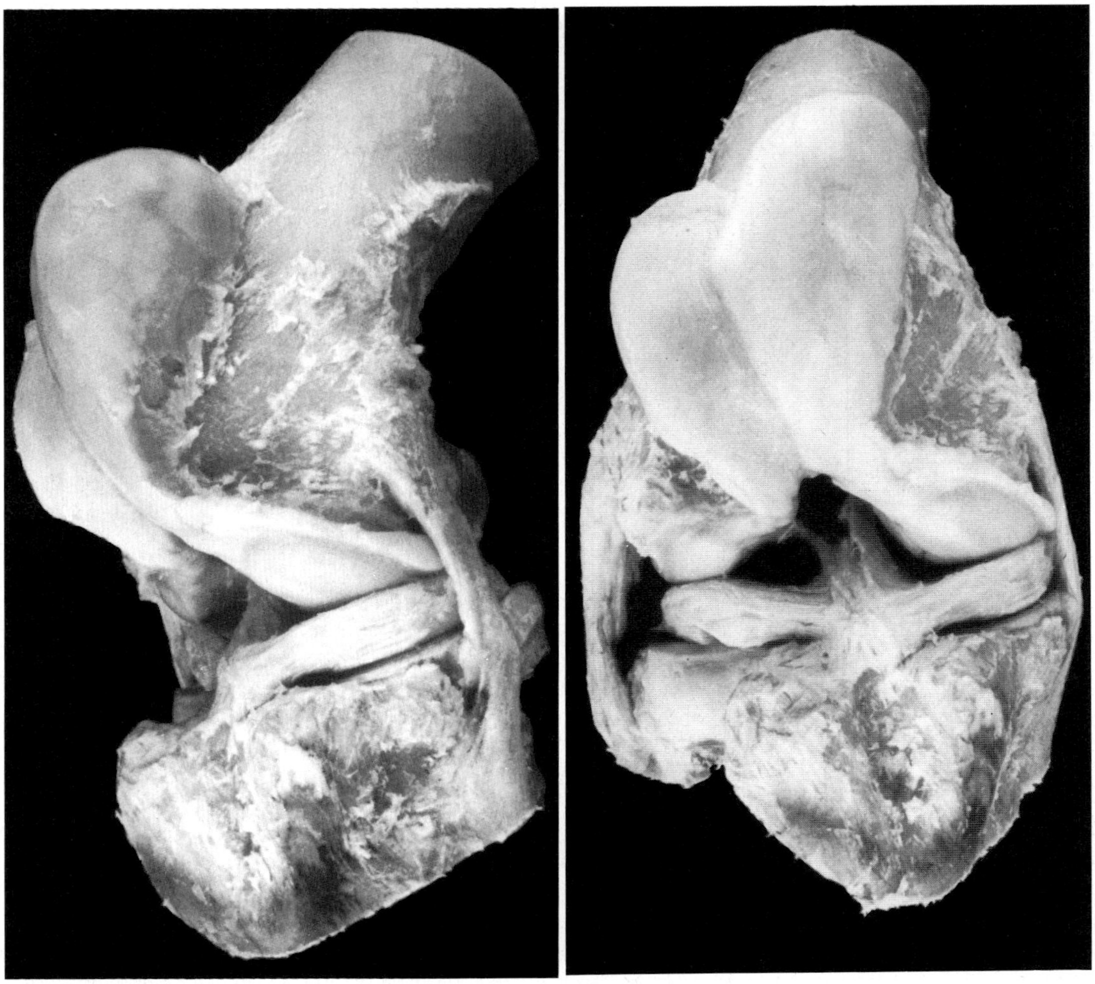

a b

Abb. 19 a,b. Präparat eines Pferdeknies, welches eine sanduhrartige Abgrenzung zwischen dem patellaren und dem tibialen Bereich am Femur aufweist. Das Pferdeknie ist mit zwei Kreuzbändern ebenfalls nach dem Prinzip der Viergelenkkette aufgebaut. (Boehnel)

Die Kreuzbänder als kinematisches Grundbauprinzip

Kreuzbandfunktion und Kondylenform sind untrennbar miteinander verbunden. Ohne Kreuzbänder gibt es die beschriebene Form der Kinematik nicht. Damit stellt sich die Frage, ob die Kreuzbänder oder die sich bewegenden Gelenkkörper zuerst da sind und ob ein Kniegelenk ohne - oder mit rupturiertem - Kreuzband vollwertig funktionieren kann. Tillmann [340] hat 1974 mit histologischen Schnitten dargelegt, wie beim menschlichen Embryo die Kreuzbänder angelegt sind, und zwar schon zu einem Zeitpunkt, in welchem es noch keinen Gelenkspalt mit freier Bewegung gibt. Die Grundform der Kondylenrolle ist dabei auch schon zu sehen. Die spätere Bewegung der Gelenkkörper wird also von Anfang an unter der Führung der Kreuzbänder erfolgen (Abb. 20). Auch der interkondyläre Dachwinkel von 40° ist bei diesem 10 Wochen alten Embryo schon gegeben (s. auch Abb. 24). Zu diesem Zeitpunkt sind auch die Menisken bereits deutlich angelegt. Diese sind noch scheibenförmig und mit dem Tibiakopf verbunden. Erst wenn die Bewegung kommt, müssen sie sich von der Tibia lösen, damit sie dem Femur bei der Rückverlagerung in Flexion folgen können.

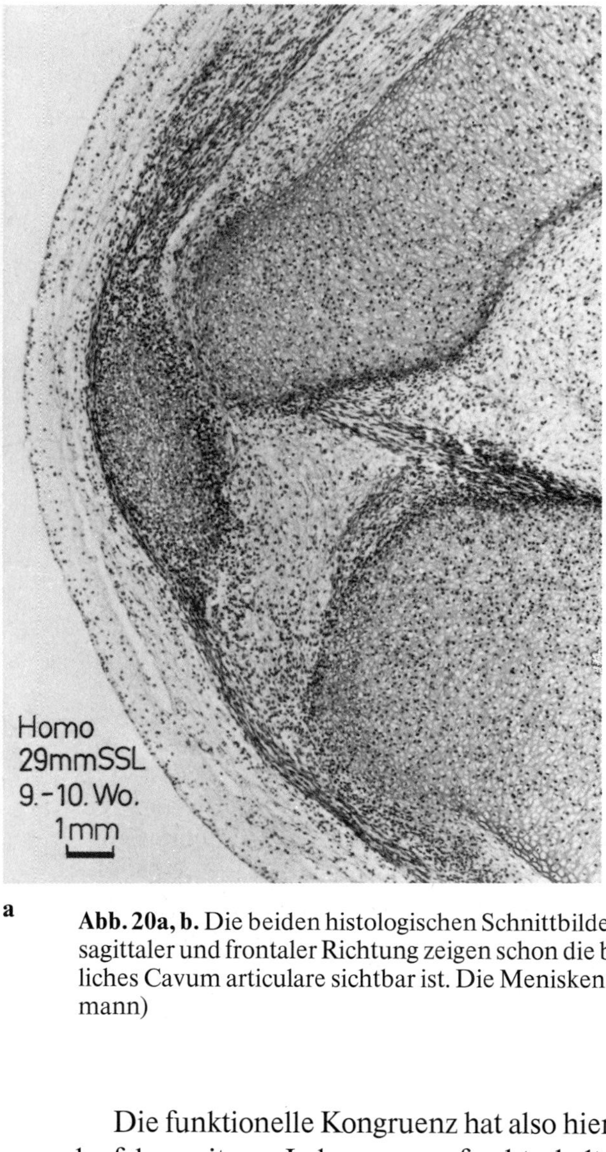

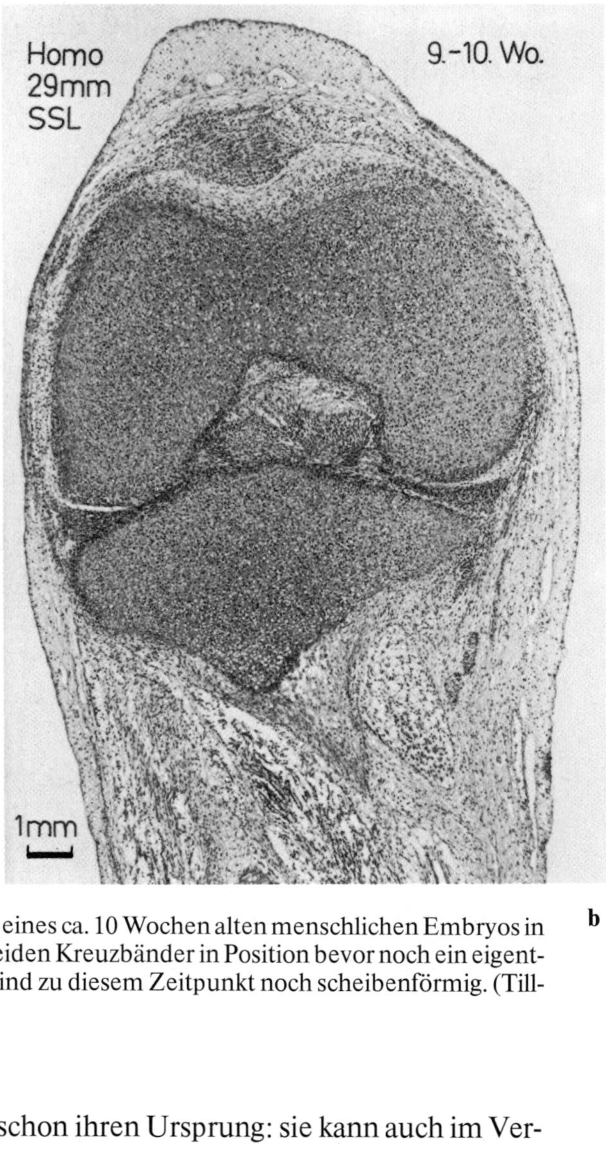

a

Abb. 20a, b. Die beiden histologischen Schnittbilder eines ca. 10 Wochen alten menschlichen Embryos in sagittaler und frontaler Richtung zeigen schon die beiden Kreuzbänder in Position bevor noch ein eigentliches Cavum articulare sichtbar ist. Die Menisken sind zu diesem Zeitpunkt noch scheibenförmig. (Tillmann)

b

Die funktionelle Kongruenz hat also hier schon ihren Ursprung: sie kann auch im Verlauf des weiteren Lebens nur aufrechterhalten bleiben, wenn suffiziente Kreuzbänder ihre Funktion weiter ausüben. Sie formen eine einfache Drehbewegung in eine komplizierte Bewegung der Koppel um. Die Kreuzbänder erfüllen damit nach Huson [139] und Menschik [219-221] die Funktion eines regelrichtigen Getriebes und bilden das Kernstück der Kinematik. Sowohl Trillat als auch Menschik haben in ihren Filmen bestätigt, daß mit der Durchtrennung eines Kreuzbandes sofort die Getriebeführung verloren geht, und daß die peripheren Bänder mitsamt der Kapsel nicht in der Lage sind, mit ihrer eigenen Funktion diese Getriebefunktion zu ersetzen.

Kinematik und angewandte Physiologie und Pathophysiologie der Ligamente

Kreuzbänder

Wenn wir vorläufig beim einfachen Schema der Bewegung in einer einzigen Ebene bleiben, dann bestreichen die Kreuzbänder als Radien mit gleichbleibender Länge einen kleinen Kreissektor. Ihre Endpunkte am Femur liegen bei festgehaltener Tibia auf einer Kreislinie (Abb. 21). Umgekehrt wäre bei bewegter Tibia und feststehendem Femur der femorale Endpunkt Mittelpunkt des Kreises. Diese Konstruktion hat logischerweise nur für die Ideallinie Gültigkeit. Von den vielen für die mechanische Festigkeit notwendigen Kreuzbandfasern finden nicht alle auf der Ideallinie Platz. Die sich daraus ergebenden Folgerungen werden auf S. 31 ff. besprochen.

Die Gesetze dieser Kreuzbandviergelenkkette, welche als Getriebe den Zwangslauf der Gelenkflächen mit der Rückverlagerung des Auflagepunktes bestimmen (Abb. 22), sind allein für diesen Funktionsablauf verantwortlich. Dieser Zwangslauf bleibt auch erhalten, wenn die Seitenbänder ganz wegfallen und die Extensions/Flexions-Bewegung zwischen Femur und Tibia in einer Ebene geführt bleibt.

Kreuzbänder und Bewegungsumfang des Kniegelenks

Auch der Bewegungsausschlag wird durch die Anordnung dieser Kreuzbandviergelenkkette bestimmt. Lägen ihre proximalen Drehpunkte z. B. auf einer Geraden, welche zur Femurlängsachse im rechten Winkel steht, dann würde eine Kniebeweglichkeit von 50° - 0 - 70°, also 50° Hyperextension und nur 70° Flexion resultieren (Abb. 23). Soll die normale Kniebeweglichkeit von 5° - 0 - 145° ermöglicht werden, dann müssen die femoralen Ursprungspunkte der Kreuzbänder auf einer Geraden liegen, welche mit der Femurlängsachse einen Winkel von 40° bildet.

Das Dach der Fossa intercondylaris bildet tatsächlich mit der Längsachse einen Winkel von 40° (Abb. 24).

Damit gibt es allein schon durch die beiden Kreuzbänder eine Limitierung der Extensionsbewegung mit Verhinderung der Hyperextension. Wenn die Extension bzw. Hyperextension erzwungen wird, kommt es zu einer für das schwächere vordere Kreuzband kritischen Situation mit der Möglichkeit einer akuten Läsion (s. Abb. 30). Die Untersuchungen der Kniegelenke mit chronischer Insuffizienz des vorderen Kreuzbandes bestätigen denn auch, daß in diesen Fällen immer eine pathologische Überstreckbarkeit vorliegt. Auch das hintere Kreuzband hat in maximaler Flexionsstellung einen Anschlag am knöchernen Dach zwischen den Kondylenrollen. Dieser Anschlag in der Endstellung ist hingegen nicht so verletzungsgefährdend für das hintere Kreuzband, wie es der Hyperextensionsanschlag für das vordere ist (Abb. 25).

Die Folgen falscher Reinsertion abgerissener vorderer Kreuzbänder

Es geschieht häufig, daß bei Kreuzbandrupturen die Reinsertion zu weit ventral im Dach der Fossa intercondylaris erfolgt (Abb. 26). Dies hat zur Folge, daß das bei Flexion zu kurze vordere Kreuzband die Flexion verhindern würde. Dafür ist aber das Band bei den gegebe-

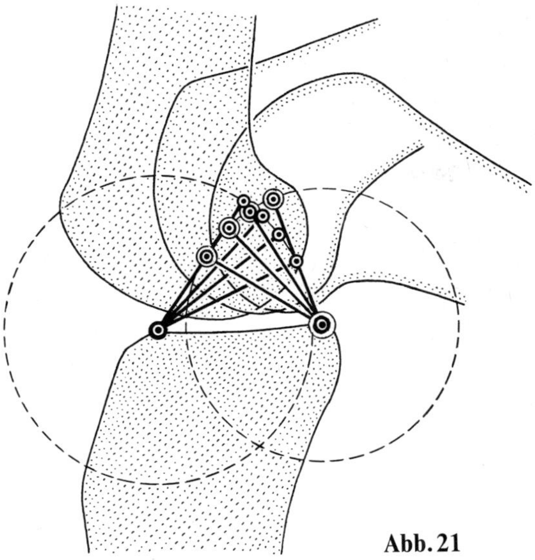

Abb. 21

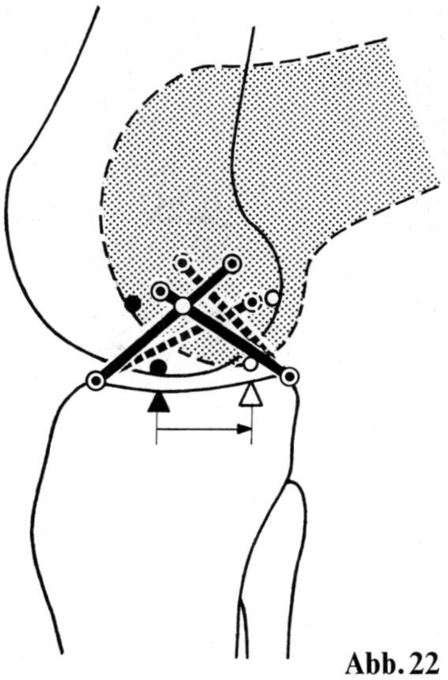

Abb. 22

Abb. 21. Die beiden Kreuzbänder bewegen sich während der Extension/Flexion nach dem Prinzip des überschlagenen Gelenkvierecks auf Kreisbahnen, wenn man schematisch auf eine Ebene reduziert

Abb. 22. Mit den sich auf Kreisbahnen bewegenden Kreuzbandinsertionspunkten gekoppelt, kommt es physiologischerweise zur automatischen Rückverlagerung des femoralen Aufliegepunktes auf dem Tibiaplateau

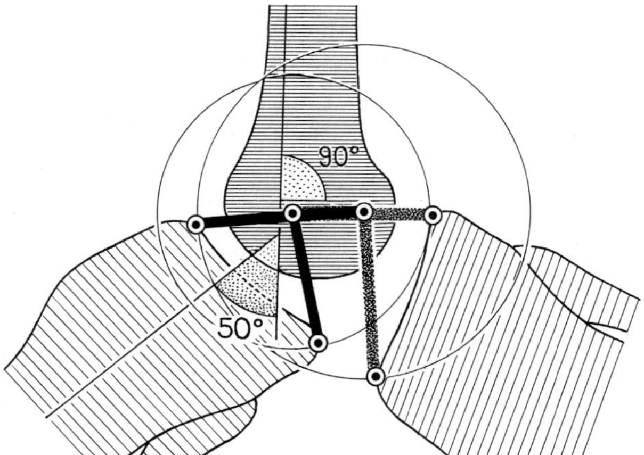

Abb. 23

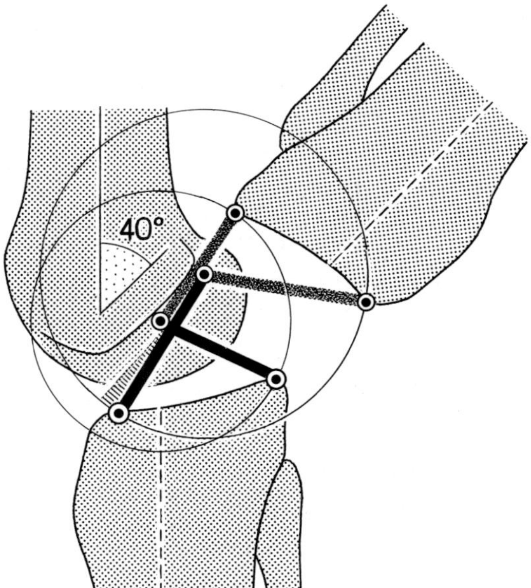

Abb. 24

Abb. 23. Lägen die Ursprungspunkte der Kreuzbänder am Femur auf einer Linie, welche mit der Femurlängsachse einen Winkel von 90° bildet, dann ergäbe sich daraus eine Beweglichkeit von 50°–0–70°. (Nach Menschik [219])

Abb. 24. Nur wenn die femoralen Ursprungspunkte der Kreuzbänder auf einer Linie liegen, welche mit der Femurlängsachse einen Winkel von 40° bilden, ist von der Kinematik her die normale Beweglichkeit an einem Kniegelenk von 5°–0–145° gegeben. Der Kreissektor (---) ventral vom vorderen Kreuzband deutet die mit dem vorderen Kreuzband verbundene Hyperextensionsproblematik an

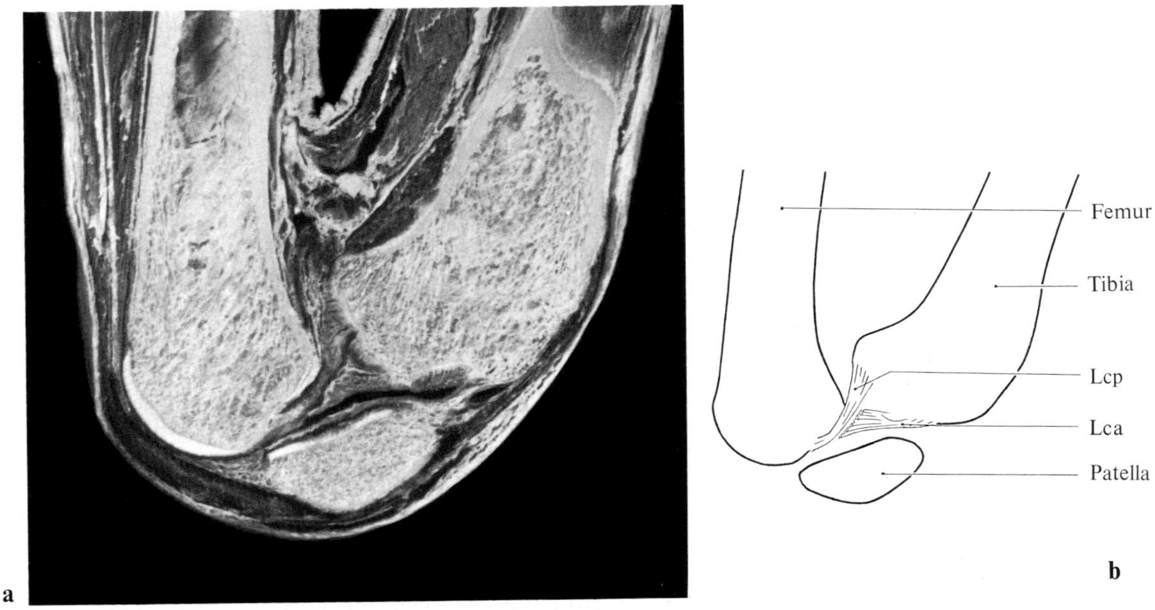

Abb. 25. a Anatomisches Schnittpräparat sagittal in der Medianebene (v. Hochstetter) und **b** Erläuterungsskizze bestätigen die extreme Kreuzbandlage bei passiv erreichter maximaler Flexion, bei welcher das hintere Kreuzband schon etwas abgeknickt verläuft

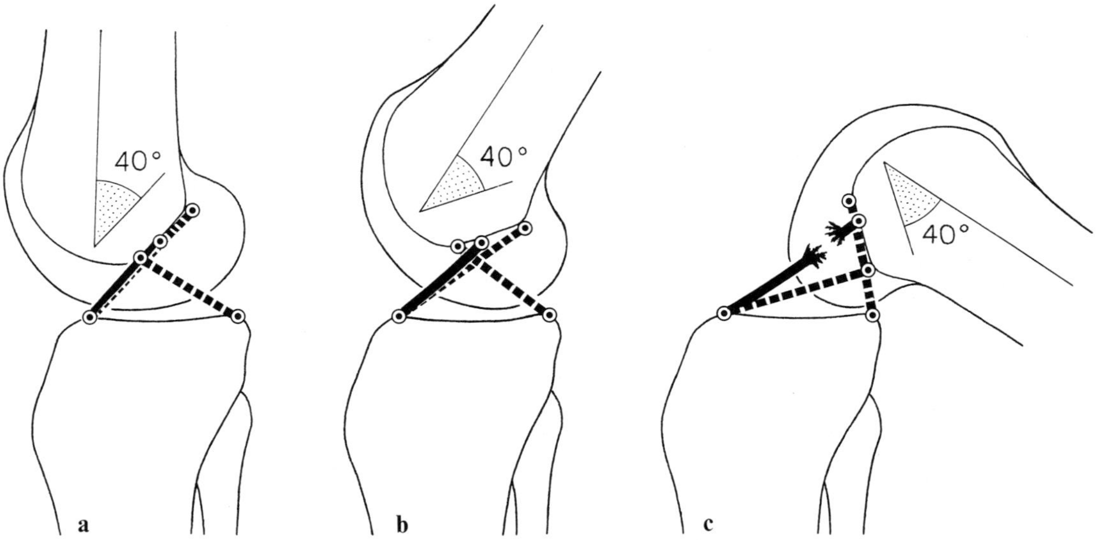

Abb. 26a–c. Falsch eingesetzte Kreuzbänder können sich während einer Flexion nicht auf Kreisbahnen bewegen; so erschlafft ein zu weit nach ventral (**a**) refixiertes vorderes Kreuzband bei ca. 40° Flexion (**b**). Bei 120° Flexion muß es wegen mangelnder Länge zerreißen (**c**)

nen Hebelarmen und Muskelkräften zu schwach. Als schwächstes Glied muß es bei Flexion also einreißen oder überdehnt werden. Dies betrifft nicht nur das Band, sondern es bricht auch der Fixationsdraht (Abb. 27). Die abgebrochenen Drahtteile können ins Cavum articulare gelangen und dort für einen chronischen hämorrhagischen Reizerguß mit entsprechender sekundärer Destruktion des Knorpels verantwortlich sein [289].

Die Bewegungsbilder zweier solcher Fälle belegen das Fehlverhalten des falsch reinserierten Kreuzbandes durch die sichtbare Drahtnaht (Abb. 28). In Extension (links im Bild) sind die Bruchenden des Drahtes beisammen, während sie in Flexion weit auseinander lie-

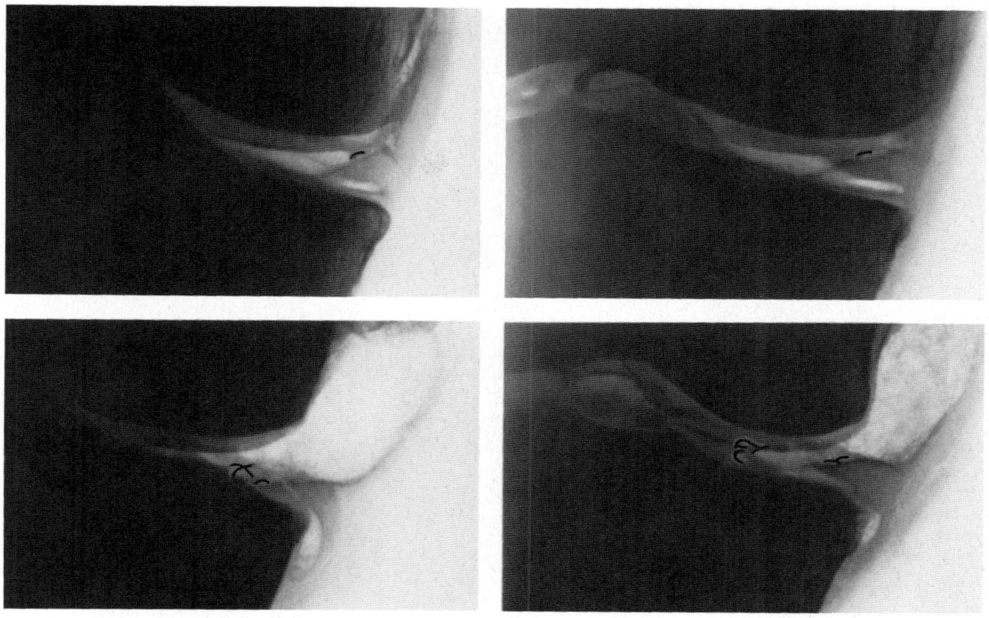

Abb. 27. Arthrographie eines Kniegelenks mit chronischem hämorrhagischem Reizerguß und multiplen metallischen Fragmenten, welche von einer zerrissenen Kreuzbanddrahtnaht stammen. Die Drahtfragmente liegen auf und unter dem Meniskus

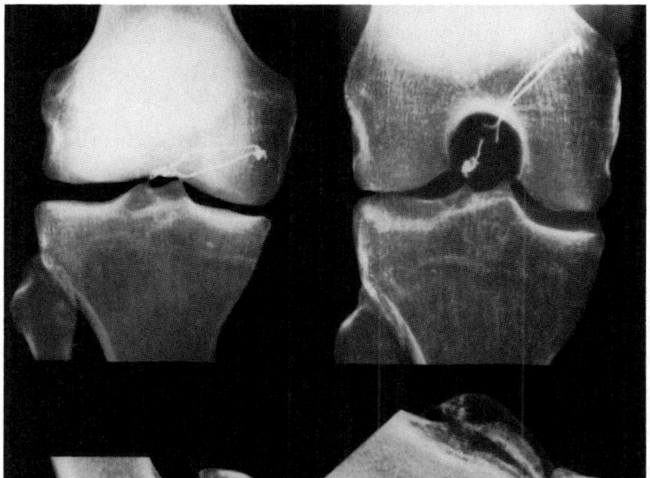

Abb. 28. Kniegelenk wie in Abb. 27 mit falsch reinseriertem vorderen Kreuzband. In Streckstellung sind die Rißenden des Drahtes beisammen, d.h. die Drahtlänge ist für das refixierte Kreuzband in dieser Position noch immer genügend, während sie am flektierten Kniegelenk eindeutig zu kurz ist und eine erhebliche Diastase zwischen den Drahtrißenden bedingt (s. auch Abb. 26)

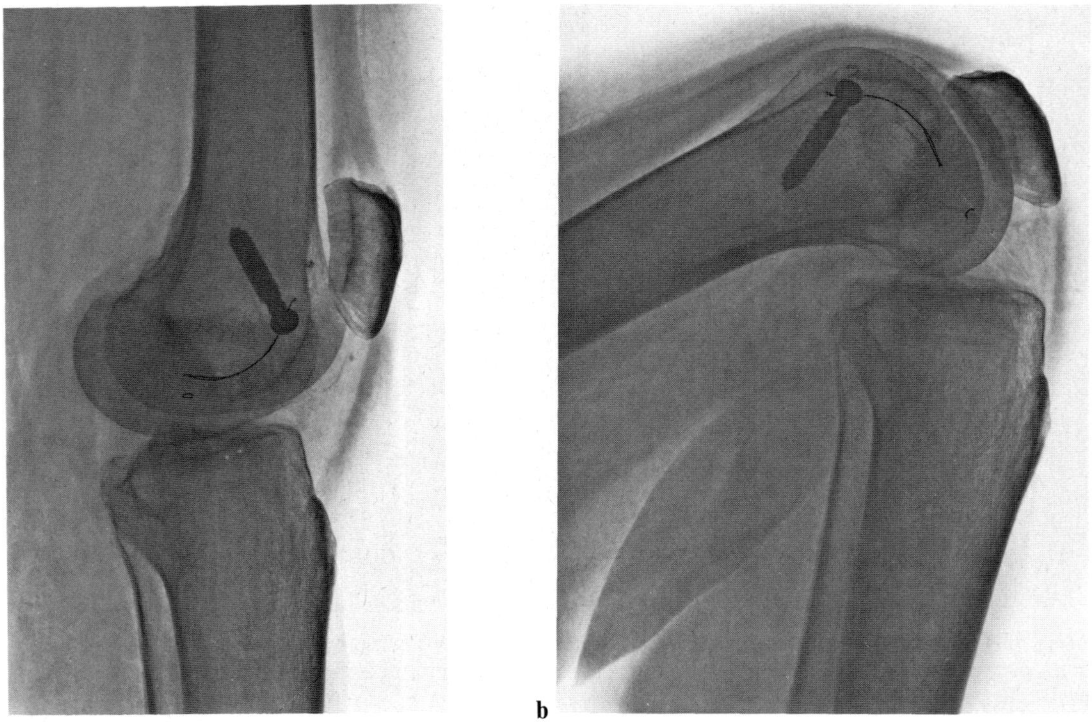

a b

Abb. 29a, b. Weiteres Dokument eines falsch, zu weit proximal-ventral reinserierten vorderen Kreuzbandes mit Ermüdungsfraktur der Drahtnaht. **a** In Extension sind die Rißenden beisammen, **b** in Flexion besteht eine erhebliche Diastase. Man beachte auch die Patella-Femur-Relation in Extension

gen (s. auch Abb. 26). Eine ganz ähnliche Situation bestand bei einer Patientin (Abb. 29), die mit einer erheblichen anteromedialen Instabilität sportunfähig war und das geliebte Bergsteigen nicht mehr ausüben konnte. Bei der Reoperation war es möglich, das Knie mit einer korrekten Refixation des vorderen Kreuzbandes und einer sekundären Naht des Lig. collaterale mediale posterius wieder so zu stabilisieren, daß nur noch eine kleine Restinstabilität mit jedoch guter Kompensationsmöglichkeit vorliegt. Die Patientin hat 1 Jahr nach dieser Rekonstruktion laut ihren eigenen Angaben wieder beschwerdefrei eine Traversierung des Piz Palü unternehmen können.

Hyperextension und vorderes Kreuzband

Die schwungvolle Hyperextension in Innenrotation mit viel kinetischer Energie oder auch die Hyperextension mit passiver Gewalt kann das vordere Kreuzband an der vorderen Kondylendachkante verletzen (Abb. 30). Genau dort befindet sich nach Grant und Basmajian [113] eine Rinne, in welche das vordere Kreuzband bei Extensionsstellung zu liegen kommt. An der Kante dieser „notch" von Grant kann es bei Hyperextension abgeknickt und zerrissen werden, während gleichzeitig die synergistischen Ligamentstrukturen medial im Semimembranosuseck und lateral im Popliteuseck nur überdehnt sein können.

Vorderes Kreuzband und Menisken

Die beiden Sagittalschnitte durch das mediale und das laterale Gelenkkompartiment (Abb. 31 und 33) veranschaulichen, wie wenig Kongruenz das Knie von der Form der Knochen und der Gelenkflächen her aufweist. Die vorhandene Kongruenz ist eine rein funk-

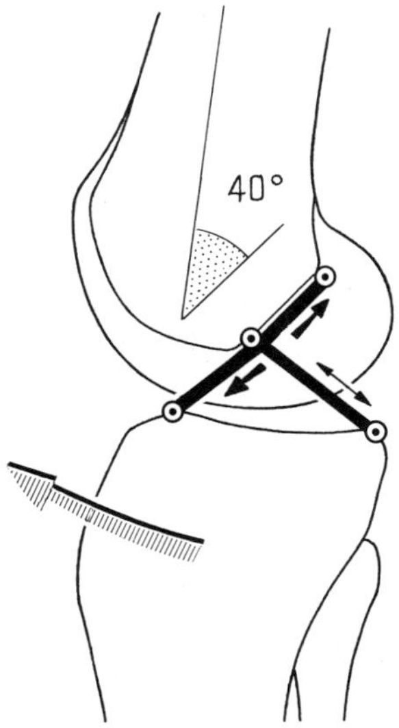

Abb. 30

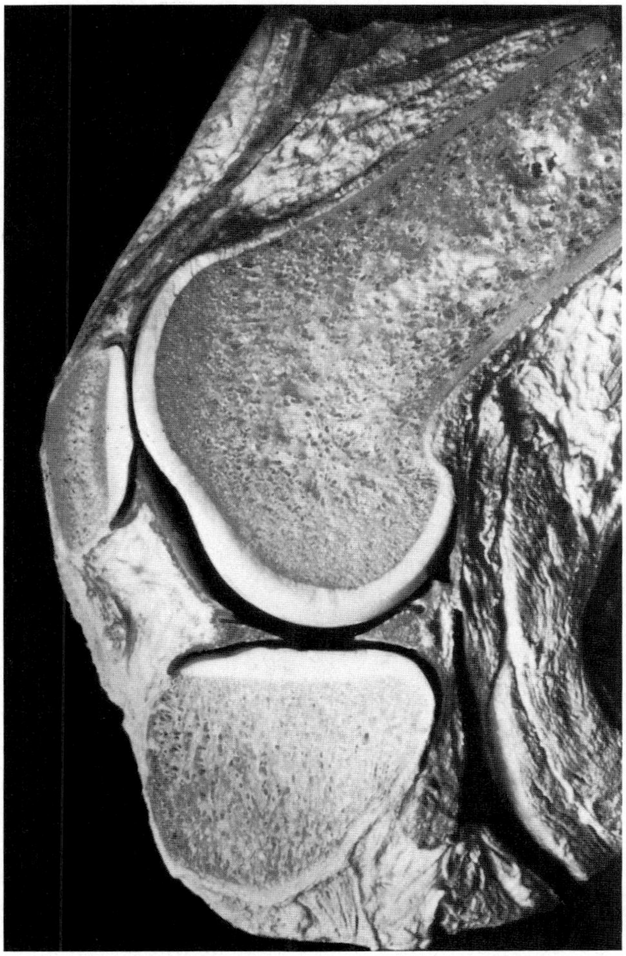

Abb. 31

Abb. 30. Die Hyperextensionsbewegung mit Schwung *(großer Pfeil)* führt vor allem in IR zu großen Spannungskräften im vorderen Kreuzband *(dicke kurze Pfeile)*, welches zudem am Vorderrand der Fossa intercondylaris eine zunehmende Abknickung erleidet. Auch das hintere Kreuzband wird gespannt *(dünner Pfeil)*

Abb. 31. Sagittalschnitt durch die mediale Kniegelenkhälfte. Er zeigt die Kontaktsituation Femur/Tibia mit nur punktförmiger Auflage des Femurs auf der Tibia. Hier wird auch deutlich, wie am Kniegelenk die Stabilität nicht von der Knochenform und der Kongruenz der Gelenkflächen gegeben ist, sondern daß die ganze Stabilisierung vom ligamentären System übernommen werden muß. Man beachte die Lage der Menisken und des Hoffa-Fettkörpers, die Grenzmulde zwischen femoropatellarer und femorotibialer Gelenkfläche am Femur und die Kontaktfläche der Patella. (v. Hochstetter)

tionelle, deren Kernstück das Getriebe der Kreuzbänder bildet. Alle anderen passiven und dynamischen Strukturen richten sich danach aus, so auch die Menisken. Diese verbessern die momentanen Kongruenzverhältnisse, müssen aber bei jeder Bewegung ausweichen, damit sie nicht bei der Verlagerung des Aufliegepunktes des Femurs unter die „Räder", d. h. unter die Kondylenrollen, kommen.

Kreuzbandinsuffizienz und Meniskusläsion

Wie Artmann und Wirth [14] 1974 demonstrieren konnten, führt die *vordere Kreuzbandinsuffizienz* tatsächlich zu einer *Desintergration* der *Roll-Gleit-Bewegung,* also zu einem Zerfall in partielles Rollen mit Nachholung des Gleitens.

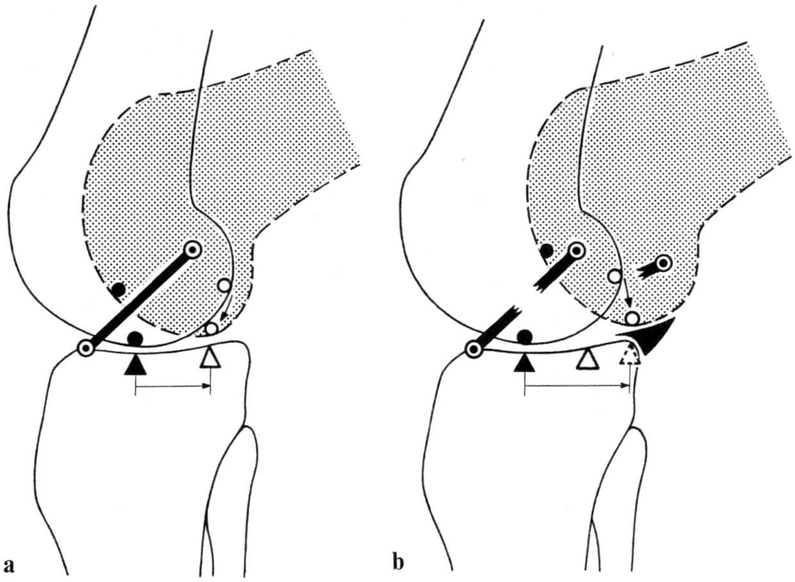

Abb. 32. a Funktion des intakten vorderen Kreuzbandes. **b** *Der Ausfall seiner Funktion* führt zu einem Überschießen der Rollbewegung, was sowohl medial als auch lateral eine pathologische Rückverlagerung des Femurauflagepunktes zur Folge hat. Dadurch werden die Meniskushinterhörner als nächste Beanspruchungslinie über Gebühr zur Abbremsung dieser Rollbewegung eingesetzt und erliegen damit einer chronischen Abnützung mit Usur. △ regulärer Auflagepunkt in Flexion; ⚠ pathologischer Auflagepunkt bei vorderer Kreuzbandinsuffizienz

Das Femur rollt bei zerrissenem vorderem Kreuzband auf den Meniskus und dessen Hinterhorn hinauf und gleitet auf ihm förmlich zurück (Abb. 32). Daraus entwickelt sich der bekannte und auch von Chalandre [48] 1977 beschriebene, zwangsläufig negative Ablauf einer Krankengeschichte: Zuerst tritt auf der einen Seite eine Meniskussymptomatologie mit späterem Riß auf. Nach der erfolgten Meniskektomie auf dieser Seite kommt es häufig in der nächsten Phase zur Ausbildung einer Meniskussymptomatologie mit Riß auf der anderen Seite. Schließlich wird auch dieser zweite Meniskus reseziert. Es resultiert daraus der Scherbenhaufen eines Kniegelenks mit beidseitiger Meniskektomie bei vorderer Kreuzbandinsuffizienz und einem sich progredient entwickelnden Knorpelschaden. Als nächste Phase kommt es bei diesen Leidensgeschichten, wie sie z. B. del Pizzo et al. [66] zusammengestellt haben, zu bandplastischen Ersatzoperationen aller Art.

Der Zerfall der funktionellen Kongruenz bei vorderer Kreuzbandruptur führt später auch, wie das Olsson et al. [277] 1972 am Hund beschrieben haben, zur Bildung von reaktiv-degenerativen Osteophyten. So führt dieser Circulus vitiosus weiter über die Instabilität und den Spätschaden zur Arthrose.

Gudde und Wagenknecht [119] berichteten 1972 über 50 Fälle mit sehr schlechten Resultaten nach medialer Meniskektomie bei unbehandelter vorderer Kreuzbandläsion. Sie fanden bei der Nachkontrolle an diesen Kniegelenken passive Hyperextensionsmöglichkeiten, vordere Schubladen zwischen 10 und 20 mm und Arthroseosteophyten.

Die von ihnen geschilderten Erfahrungen decken sich fast vollständig mit unseren Beobachtungen am eigenen früheren Krankengut und an den zugewiesenen Spätfällen.

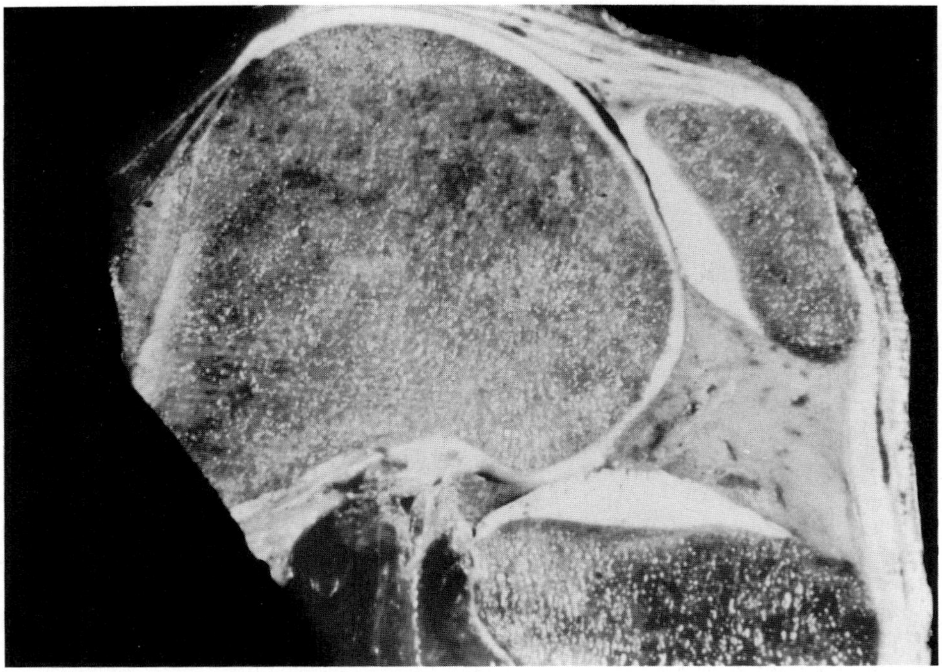

Abb. 33. Sagittalschnitt durch die laterale Kniegelenkhälfte. Man sieht die Relation des Meniskushinterhorns zu der Femurkondylenrolle und dem Tibiaplateau bei starker Flexion mit dem sehr weit hinten liegenden Kontaktpunkt Femur/Tibia. Deutlich sichtbar ist auch die konvexe Form des lateralen Tibia-„Plateaus“ und die besonders große Schichtdicke des Gelenkknorpels sowohl am lateralen Tibiaabschnitt wie auch an der Patella. (McIntosh)

Die vordere Kreuzbandinsuffizienz und das Lateral-pivot-shift-Phänomen

Slocum und Larson [324] lenkten 1968 die Aufmerksamkeit auf die pathologische Rotationsfreiheit bei kombinierten Instabilitäten und gaben damit dem Studium über die Auswirkung von Rupturen der einzelnen Ligamente eine neue Richtung.

Die Namen der Kanadier McIntosh und Galway sind heute mit dem Begriff des „lateral pivot shift” eng verbunden. 1972 schrieb Galway [102] seinen inzwischen allgemein bekannten Bericht, und 1974 gab uns außerdem Kostuik (persönliche Mitteilung) den ersten Anschauungsunterricht in der Basler Klinik.

Der Verdacht lag nahe, daß die Insuffizienz des vorderen Kreuzbandes für dieses Subluxationsphänomen verantwortlich war, das ein ganzes Syndrom von Begleitveränderungen, wie Abflachung des Femurkondylus, Knorpelerosionen und laterale Meniskusrupturen nach sich ziehen konnte. Ségal et al. [314] haben 1980 den zwangsläufigen Ablauf dieser Sekundärveränderungen topographisch und chronologisch dargestellt.

Jakob und Noesberger haben 1977 [in 49] am stabilen Leichenknie feststellen können, daß die Durchtrennung des vorderen Kreuzbandes Grundbedingung für die Auslösbarkeit dieses Phänomens war. Zusätzliche Durchtrennung des medialen hinteren tiefen Ligamentes (Semimembranosuseck) und lateraler Strukturen verstärkte das Phänomen.

Bei völliger Durchtrennung der tiefen und langen Bänder auf der medialen Seite war das Phänomen nicht mehr auslösbar, weil das Knie nicht mehr, wie für diesen Test wichtig, unter Valgusstreß gesetzt werden konnte. Auch Galway et al. sprachen 1979 [103] von einem vorderen Kreuzbandinsuffizienzsyndrom.

Zur weiteren Erklärung des Phänomens muß kurz auf den Test von MacIntosh Bezug genommen werden.

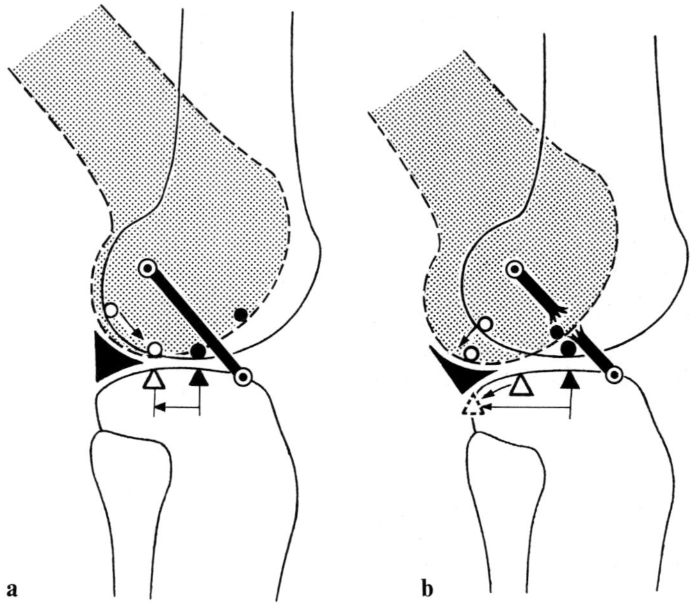

Abb. 34a, b. Bei Insuffizienz des vorderen Kreuzbandes rollt das Femur besonders leicht über die dorsale Hälfte des Tibiaplateaus hinunter. Dieses Phänomen liegt auch dem „lateral pivot shift", einem klinischen Zeichen der vorderen Kreuzbandinsuffizienz, zugrunde

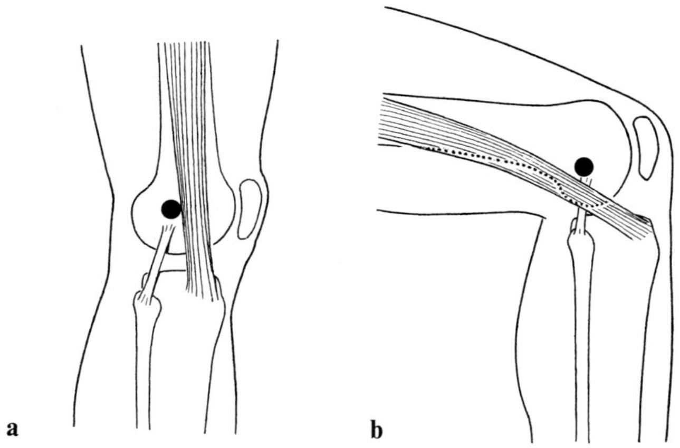

Abb. 35a, b. Der Tractus iliotibialis als gemischt passives und aktives laterales Halteelement hat die physiologische Eigenheit, daß er während der Bewegung des Kniegelenks zwischen 0 und ca. 40° Flexion auf der Extensorenseite der Flexionsachse liegt (**a**). Bei der weiteren Flexion gleitet er über die Drehachse und damit den lateralen Femurkondylus nach hinten und funktioniert synergistisch mit den Flexoren (**b**). Auch diese Tatsache spielt beim Zustandekommen des Lateral-pivot-shift-Phänomens eine Rolle

Bei einer vorderen Kreuzbandinsuffizienz gibt es bei ca. 30 – 40° Flexion ein eindrückliches Subluxationsschnappen, wenn das gestreckte Knie unter Valgus- und Innenrotationsstreß langsam flektiert wird.

Beobachtet man diesen Vorgang am Kniegelenk kurz vor dem Schnappunkt, dann sieht man einen zunehmenden pathologischen Vorschub der Tibia, der im Moment des Schnappens ruckartig verschwindet. Nach dieser Reposition finden sich Femur und Tibia wieder in einer dem Flexionswinkel entsprechenden normalen Relation zueinander. Das Phänomen veranschaulicht deutlich die Desintegration der Roll-Gleit-Bewegung als eine Folgeerscheinung der vorderen Kreuzbandinsuffizienz.

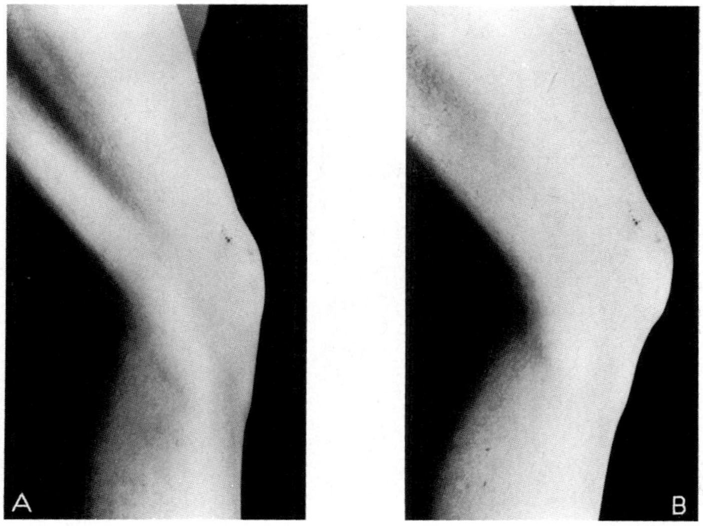

Abb. 36a, b. Phasen eines Lateral-pivot-shift-Phänomens von der Außenseite her. In Narkose wurde präoperativ das Kniegelenk im von McIntosh angegebenen Streßtest bis an *den* Punkt heran flektiert, wo man unmittelbar nach einem weiteren Flektieren das Schnapp-Phänomen beobachten kann. **a** Hier wird der extrem gespannte Tractus iliotibialis, der noch ventral von der Flexionsachse zur Tibia zieht, und auch die vordere Schubladenposition der Tibia gezeigt; **b** diese ist nach Weiterführen der Flexion um wenige Grade in die Normalposition zurückgesprungen. Die Silhouette zeigt auch deutlich, daß der Tractus jetzt hinter der queren Flexionsachse durchzieht

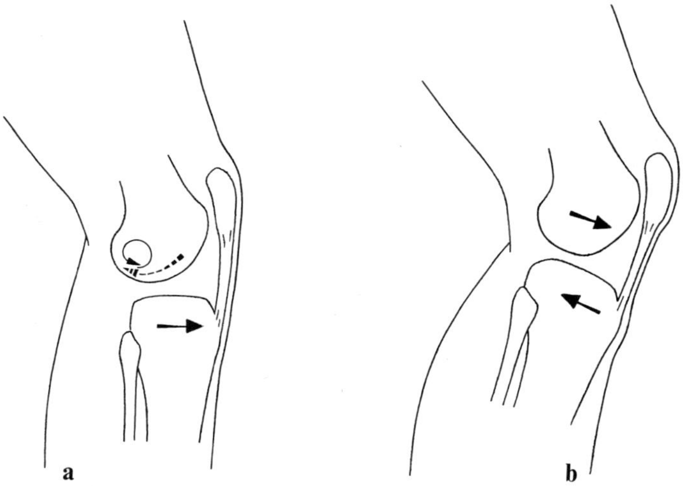

Abb. 37a. Die Skizze verdeutlicht in der Silhouette das vermehrte Abrollen *(Drehpfeil* und *gestrichelter Pfeil)* des Femurs nach hinten mit dem relativen Vorverschieben der Tibia *(gerader Pfeil)* und **b** die Reposition der beiden Gelenkteile im Moment des Zurückschnappens

Wirth und Artmann [389] haben diese Desintegration 1974 in einem anderen Zusammenhang demonstriert und damit den Beweis für die Möglichkeit ihres Erscheinens bei der vorderen Kreuzbandinsuffizienz erbracht. Die Desintegration bedeutet in der vorliegenden Situation, daß das Femur bis zu 30° Flexion nur rollt und so zu weit nach dorsal auf dem Tibiaplateau zu liegen kommt (Abb. 36 und 37). Begünstigt wird dies durch die kranialkonvexe Form des lateralen Tibiaplateaus, und erzwungen wird das Phänomen durch den starken Valgusdruck, der das Rollen gegenüber dem Gleiten favorisiert, wenn gleichzeitig durch die Innenrotation der Tibia der Tractus iliotibialis straff gespannt wird (Abb. 35). Der Tractus drückt die laterale Kondylenrolle mit ihrer gegen dorsal zu Y-förmi-

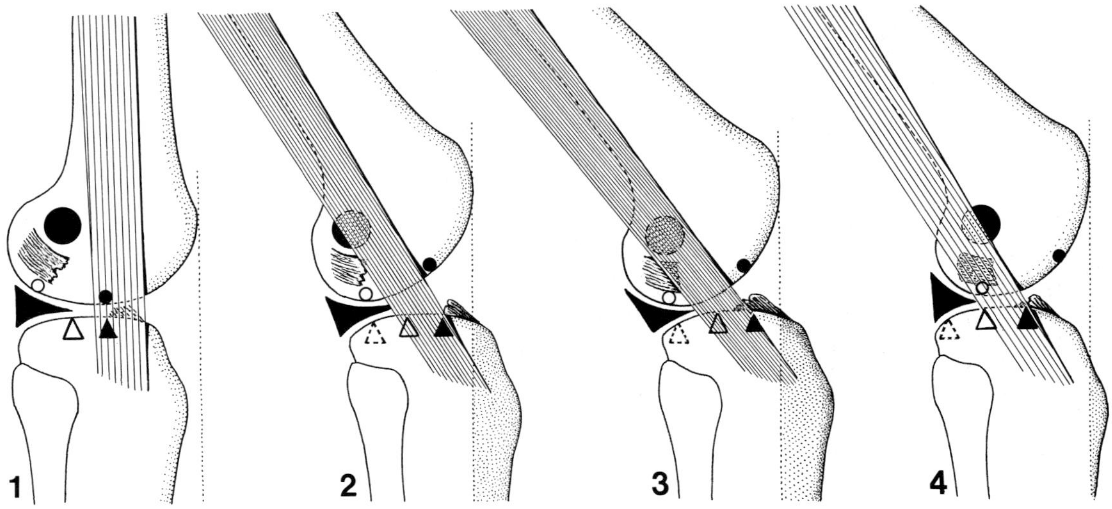

Abb. 38. Schematische Darstellung des Lateral-pivot-shift-Phänomens bei vorderer Kreuzbandinsuffizienz in 4 Phasen. *Phase 1.* Normale Ausgangsstellung in Streckung. *Phase 2.* Vermehrtes Nach-hinten-Rollen des Femurs bei der vorderen Kreuzbandinsuffizienz. Der Tractus iliotibialis verläuft noch ventral von der queren Flexionsachse und dem lateralen Kondylenhöcker. Die Tibia steht in vorderer Schubladenposition. *Phase 3.* Hält den Moment des Überschnappens des Tractus über die Flexionsachse und den Kondylenhöcker fest. Der Tractus ist am stärksten gespannt und die Tibia weist den größten Vorschub auf. *Phase 4.* Der Tractus liegt jetzt hinter der queren Flexionsachse und hinter dem Kondylenhöcker. Das Femur konnte in seine dem Flexionswinkel entsprechende Auflageposition an der Tibia nach ventral zurückschnappen. In umgekehrter Richtung konnte die Tibia sichtbar aus ihrer Vorschubposition in die normale Kontaktposition zum Femur zurückspringen. Dies wird während des Lateral-pivot-shift-Phänomens deutlicher gesehen als die Bewegung des Femurs. Die nach proximal konvexe Wölbung des lateralen Tibiaplateaus (Abb. 33) spielt neben vorderer Kreuzbandinsuffizienz und Pathophysiologie des Tractus auch noch eine zusätzliche formbedingte Rolle beim Zustandekommen des Schnapp-Phänomens; ● schematisch für Flexionsachse

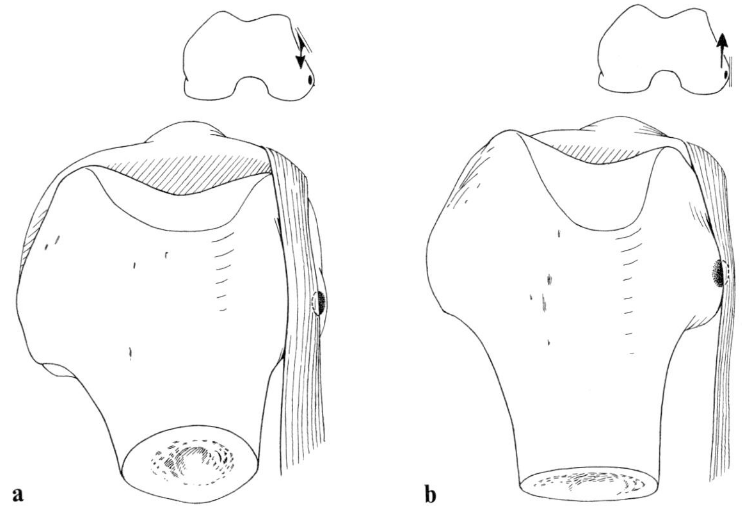

Abb. 39a, b. Tractus iliotibialis beim Zustandekommen des Pivot-shift-Phänomens (Transversalschnitt). In den ersten 40° Flexion, in welchen das Knie in IR und unter Valgusstreß manuell langsam flektiert wird, drückt der Tractus die V-förmige Kondylenrolle rückwärts und zwingt sie in die reine Rollbewegung, wie das bei vorderer Kreuzbandinsuffizienz möglich wird. Sobald die Flexion zwischen 40 und 50° den kritischen Winkel überschritten hat, liegt der Tractus neben und hinter dem Kulminationspunkt des lateralen Femurkondylenhöckers und erlaubt diesem das Zurückschnellen in seine ungezwungene Normalposition. Der Tractus ist in diesen Fällen in seinem ligamentären Teil nicht mehr richtig via Septum intermusculare an der lateralen Kondylenrolle befestigt gen Verbreiterung während des Rollens auf der Tibia nach hinten, bis er zwischen 30- und 40° Flexion den Kulminationspunkt der Rolle und gleichzeitig die momentane Flexionsachse überstrichen hat. In diesem Moment kann das Femur wieder in die normale Auflageposition nach vorne zurückschnappen. Da das Femur aber via Hüftgelenk mit der Masse des Rumpfes verbunden ist, macht es die schnelle Bewegung nicht mit, sondern es ist die Tibia, welche gegenüber dem Femur zurückspringt (Abb. 38 und 39).

Zu dieser Erklärung muß man hier noch auf eine weitere Eigenheit der Kniephysiologie näher eingehen, ohne die das Phänomen in dieser Art kaum ausgelöst werden könnte.

Der Tractus iliotibialis hat eine komplexe Aufgabe und spielt daher auch mehrere Rollen im Funktionsgeschehen. Er ist als Sehne des M. tensor fasciae latae mit diesem zusammen während einer Knieflexion von 0-30° Extensor und zwischen 40-145° Flexor des Kniegelenks. Die Passage über die momentane quere Flexionsachse erfolgt bei 30-40°-Flexionsstellung des Kniegelenks. Diese neutrale Funktionslage des Tractus wird auch beim Test von Slocum (s. S. 146) für die Prüfung der Schubladenfreiheit ausgenützt.

Gleichzeitig ist der Tractus auch ein sehr eindrückliches Beispiel für ein dynamisiertes Ligament. Er inkorporiert als Ausläufer des Septum intermusculare femorotibiale Bandfasern, welche vom proximalen Teil des Femurkondylus zum Tuberculum von Gerdy[1] an die Tibia ziehen. Dieser Bandanteil ist bei der anterolateralen Instabilität nicht mehr suffizient und spielt als Instabilitätsfaktor ebenfalls eine Rolle bei der Auslösbarkeit dieses Lateral-pivot-shift-Phänomens. Mehr über dieses „femorotibiale Außenband" und dessen physiologische Bedeutung wird später berichtet.

Für die ausreichende Besprechung des Lateral-pivot-shift-Phänomens ist hier noch von Bedeutung, daß das Femur um so weiter nach dorsal rollen und somit subluxieren kann, je größer die vordere Kreuzbandinsuffizienz und je größer auch die Insuffizienz des femorotibialen Bandanteils des Tractus ist. Die weiteren Tests von Hughston und Losee zur selben Problematik werden im Abschnitt „Untersuchung" S. 146 zur Darstellung kommen.

Kollateralbänder

Entsprechend der Idealkonstruktion der Kreuzbänder als überschlagene Viergelenkkette gibt es eine ideale Konstruktion für die Kollateralbänder. Auch diese können sich während des kinematischen Ablaufs auf einer zumindest angenäherten Kreislinie bewegen. Diese Strecke entspricht natürlich nur einem kleinen Sektor des Kreises bei bewegtem Femur (Abb. 40 und 41) und einem etwas größeren bei bewegter Tibia.

Menschik [219-221] beschreibt 1974 nach Zusammenarbeit mit der Technischen Hochschule in Wien die „Burmesterkurve" und zitiert [in 49] das 1888 erschienene *Lehrbuch der Kinematik* des Münchner Mathematikers Burmester.

Nach Burmester gibt es eine Kurve, welche sich aus einer sog. „Scheitelkubik" und einer „Angelkubik" zusammensetzt (Abb. 42). Diese Kurve ist für die Ansatzstellen der Ligamente am Knie von fundamentaler Bedeutung. Verbindet man einen Punkt auf der

---

[1] In der offiziellen Nomenklatur heißt dieses Tuberculum von Gerdy „Tuberositas tractus iliotibialis". Die Bezeichnung nach dem französischen Anatomen Gerdy ist heute aber allgemein geläufig, weil sie eine Verwechslung der zwei nebeneinander liegenden Tuberositates (T. tibiae und T. tractus iliotibialis) vermeiden hilft.

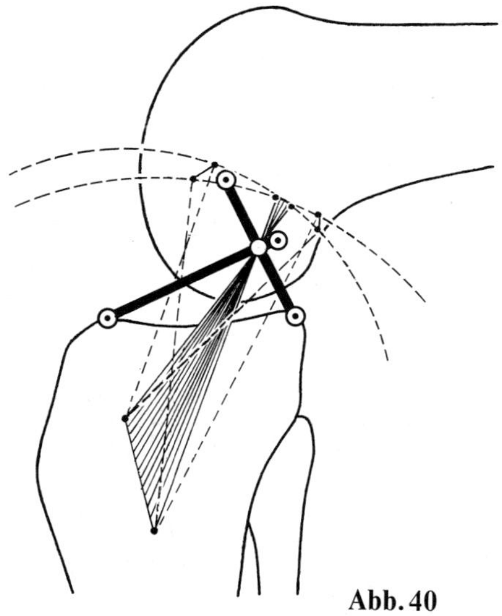

Abb. 40

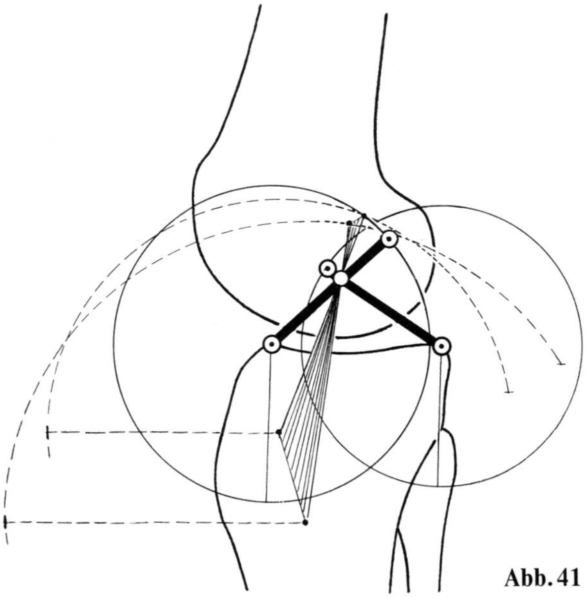

Abb. 41

Abb. 40. So wie sich die Insertionspunkte der ideal konstruierten Kreuzbänder auf einer Kreislinie bewegen, so bewegen sich auch die Insertionspunkte der in Faserzüge zerlegten Kollateralbänder im Idealfall auf Kreislinien. Die Seitenbandpositionen (---) zeigen die Endstellung in Extension und in Flexion an

Abb. 41. Kreislinien (—) der Kreuzbandbewegungen; der kleinere Kreis gehört zum in der Regel kürzeren, hinteren Kreuzband, der größere Kreis zum längeren, vorderen Kreuzband. Die *gestrichelten* Linien gehören zu den ventral und dorsal begrenzenden Randfasern des medialen Seitenbandes und ergeben ebenfalls einen kleineren Kreis für die ventralen und einen größeren für die dorsal an der Tibia ansetzenden Begrenzungsfasern

Scheitelkubik über eine Gerade, welche durch den Kreuzungspunkt P der Viergelenkkette geht, mit einem Punkt auf der Angelkubik, dann bewegen sich diese beiden Punkte bei Bewegungen der Kette derartig auf angenäherten Kreisbahnen, daß ihr Abstand voneinander auf der Geraden praktisch gleich bleibt. Dabei wird noch nicht ganz klar, inwiefern es im Idealfall wirkliche oder sonst nur annähernde Kreisbahnen sind. Wir haben Physikern dieses Problem vorgelegt, doch sind sie uns bis heute eine definitive Antwort schuldig geblieben.

Ob es nun in Wirklichkeit richtige oder nur angenäherte Kreislinien sind, ist hier kaum wesentlich, denn die Natur bestätigt mit ihren Bandansätzen die Richtigkeit der erwähnten Gesetzmäßigkeiten. Die Bandansätze liegen an den theoretisch zu erwartenden Stellen und auch der Verlauf der Ligamente entspricht der Theorie (Abb. 43).

Mediales Kollateralband

Verbindet man bei einer Flexionsstellung von 43° [219–221] Punkte aus dem Kulminationspunkt der Angelkubikschleife unter Passieren des Kreuzungspunktes mit den dazugehörigen Punkten des absteigend auslaufenden Schenkels der Angelkubik, dann erhält man eine Konstruktion für das mediale Kollateralband, welche in Form und Länge dem natürlichen medialen Kollateralband entspricht (Abb. 44). Dieses weist denn auch in Wirklichkeit eine Überkreuzung des Faserwerks auf (Abb. 43). Es erweckt den Eindruck, als ob hier ein weiteres System einer überschlagenen Viergelenkkette vorliege.

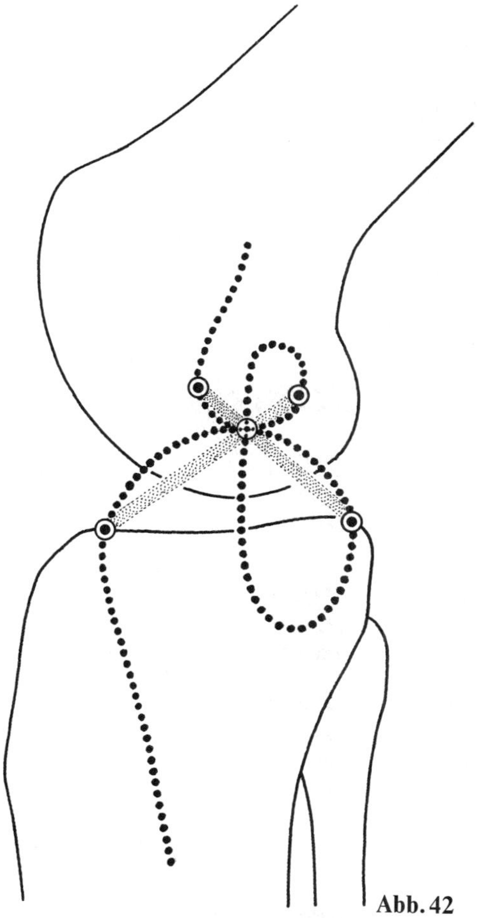

Abb. 42

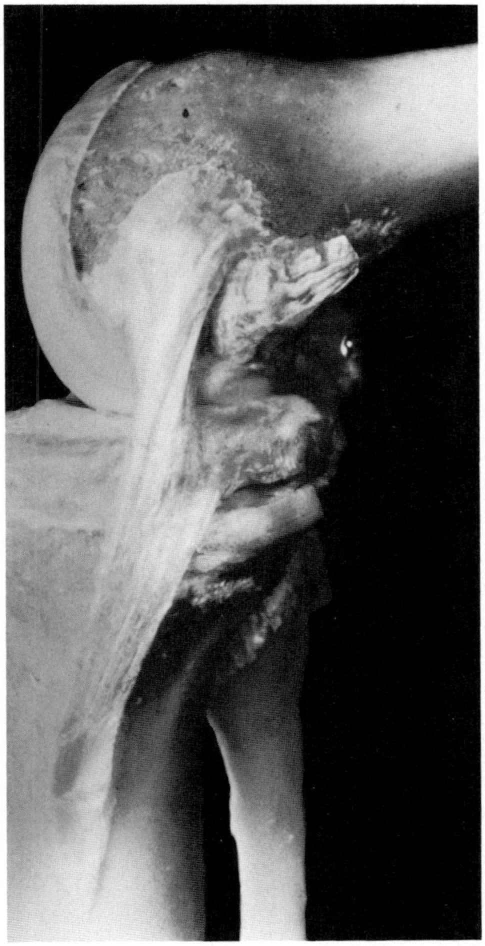

Abb. 43

Abb. 42. Burmester-Kurve. Zur kinematischen Gesetzmäßigkeit der Viergelenkkette gehört die Kurve von Burmester. Sie besteht aus der Angelkubik und der Scheitelkubik. Ein Punkt auf der Angelkubik, der sich durch das Zentrum mit einem Gegenpunkt auf der Scheitelkubik mittels einer Geraden verbinden läßt, läuft bei bewegter Kette auf einer angenäherten Kreisbahn um seinen Gegenpunkt (s. auch Abb. 62 und 63)

Abb. 43. Anatomisches Präparat des medialen Seitenbandes, welches mit 2/3 der Länge an der Tibia und mit 1/3 am Femur zu verfolgen ist. Seine Form und Lage entspricht fast vollständig den Forderungen der Burmester-Kurve. (v. Hochstetter)

Zwangsweise Plazierung von Ligamentfasern außerhalb der theoretischen Ideallinie

Die Menge der Kollagenfasern eines Ligamentes, welche notwendig ist, um die mechanische Festigkeit zu gewährleisten, findet auf der Ideallinie allein nicht genügend Platz. Wo können also solche Fasern noch bestehen?

Bandfasern innerhalb der Schleife

Zeichnet man Faserinsertionspunkte innerhalb der Schleife der Angelkubik in die Silhouette des natürlichen Bandverlaufs ein, dann kann man für diese Punkte eigene Kreise mit dem Radius ihrer Länge konstruieren (Abb. 45 und 47). Nimmt man an, daß diese kür-

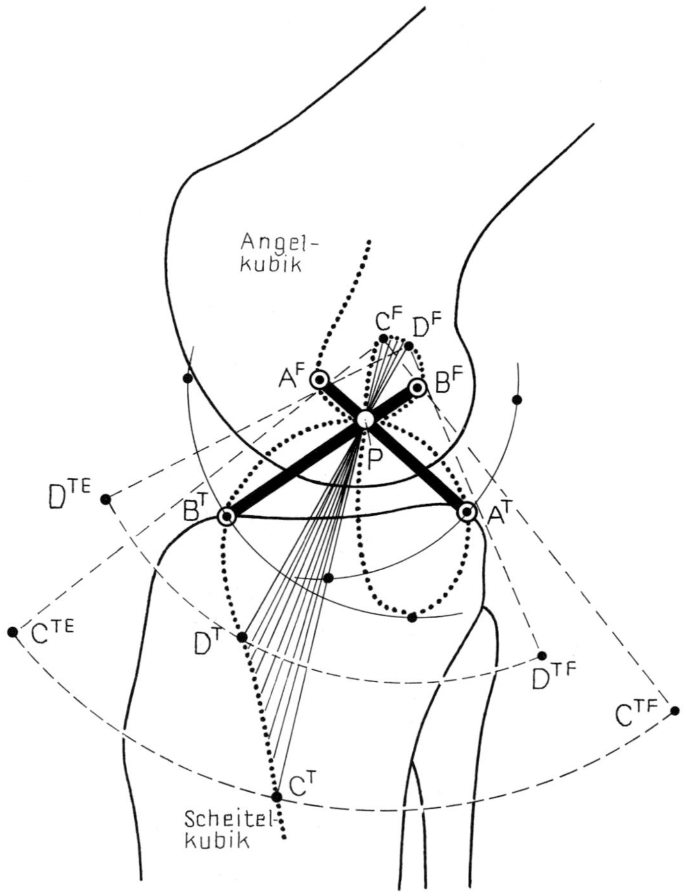

Abb. 44. Der theoretische Verlauf des medialen Seitenbandes und seine Lage im Verhältnis zur Burmester-Kurve. In unserem vereinfachten Schema nach Menschik [220] bewegt sich die Tibia zum feststehenden Femur. Wird ein Punkt C^F auf der Angelkubik am Femur mit einem Punkt C^T auf der Scheitelkubik an der Tibia durch das Zentrum *P* verbunden, dann läuft dieser Punkt C^T bei Bewegung der Tibia, wenn nicht auf einer idealen, so doch auf einer weitgehend angenäherten Kreislinie. Im folgenden können wir deshalb zur zeichnerischen Vereinfachung in unseren Schemata die ideale Kreislinie zur Darstellung der Bewegung verwenden. So bewegt sich also der Punkt C^T (Tibia), welcher zu C^F (Femur) gehört, auf einer solchen Kreisbahn aus der Extension C^{TE} in die Flexion C^{TF}. Analog verhält es sich mit den Bandbegrenzungspunkten *D*, während die Kreuzbandendpunkte sich auf der Tibia A^T und B^T ohnehin bei der im Schema in die Sagittalebene reduzierten Bewegung (ohne Rotation) auf Kreisbahnen bewegen können

zeren Fasern in Extension angespannt sind wie die Fasern auf der Ideallinie, dann müssen sich die Kreise in der Extensionsposition schneiden. Bei 45° Flexion überlappt dieser zweite kleinere Kreis den ersten aus der Ideallinie. Das heißt also, daß diese kürzeren Fasern aus dem Innern der Angelkubikschleife in diesem Flexionswinkel nicht voll ausgedehnt, also schlaff sind. Menschik [219 - 221] sieht darin die Erklärung für die normalerweise beobachtete Lockerung des Gelenks in mittlerer Flexion.

Wenn sich für diesen Konstruktionsfall die Bewegungskreise der Bandlängen nicht dekken, so ist es doch möglich, daß die kürzeren Fasern aus dem mehr zentral gelegenen Gebiet der Angelkubikschleife „bestehen können", da sie in keiner Flexionsposition überdehnt werden können. Nach Noyes und Grood [258] und Noyes et al. [259 - 261] können kollagene Bandfasern höchstens um 5 % ihrer Länge gedehnt werden, nach anderen Angaben bis zu 6 %.

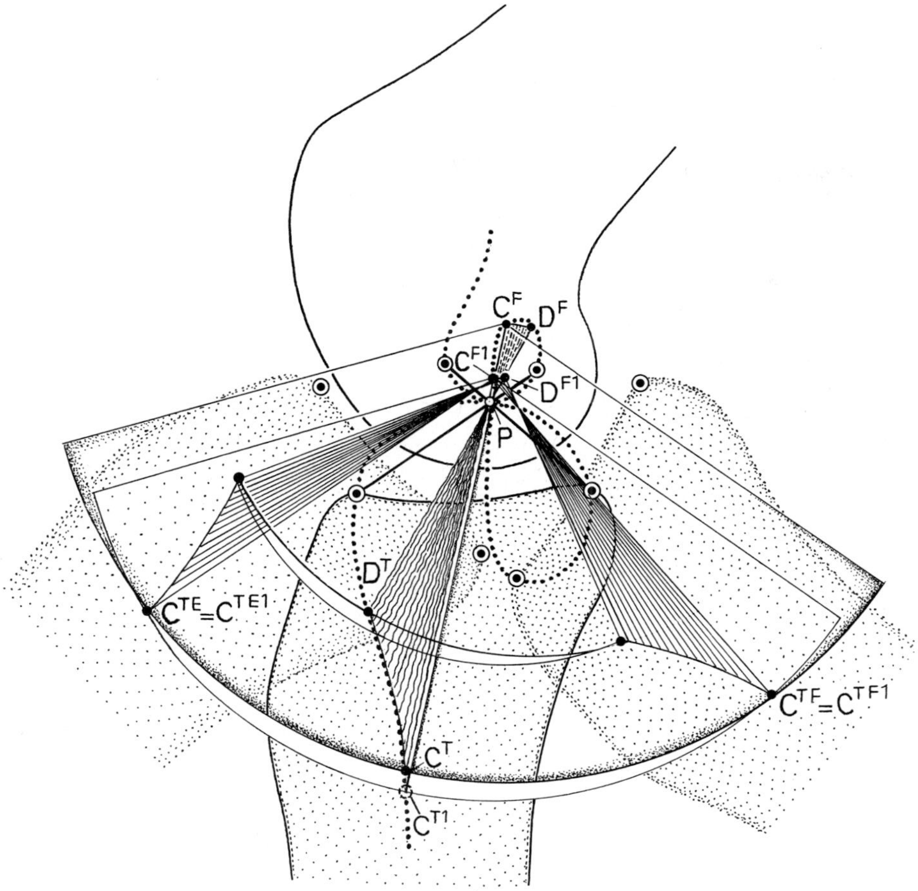

Abb. 45. Auf der eigentlichen Ideallinie nach Burmester finden nicht alle Seitenbandfasern Platz, welche quantitativ für die Gewährleistung der passiven Stabilität nötig sind. Dafür sind viel mehr Kollagenfasern nötig, so daß sich ein großer Teil derselben mit einem Insertionsplatz neben der Burmester-Kurve begnügen muß. Im Vergleich zu den Punkten C^F und D^F, die auf der Ideallinie liegen, befinden sich die herausgezeichneten Punkte C^{F1} und D^{F1} deutlich innerhalb der Angelkubik der Kurve, liegen aber noch eindeutig im theoretischen Ausbreitungsbereich des Seitenbandes. Man kann annehmen, daß die Bandfasern, welche am Femur von C^F und von C^{F1} ausgehen, straff sind und in Extension im Punkt C^{TE}, welcher demzufolge mit dem Punkt C^{TE1} zusammenfällt, an der Tibia enden. Die Bandfaser C^F-C^T kann sich auf einem Kreis mit dem Radius ihrer Länge von C^{TE} über C^T nach C^{TF} bewegen. Der Kreis für die Bandfaser C^{F1}- C^{TE1} reicht zwischen den Punkten C^{TE} und C^{TF} über den Kreis der Faser C^F-C^T hinaus. Im Punkt C^T können damit nicht mehr beide Fasern (C^F-C^T und C^{F1}-C^{T1}) straff gespannt sein. Nehmen wir an, daß die Faser C^F-C^T angespannt hält, dann wird sich die Faser C^{F1}-C^{TE1} in der Stellung C^{F1}-C^{T1} nicht auf ihre Länge ausdehnen können. Sie bleibt in einer mittleren Flexionsstellung schlaff (s. auch Abb. 47). Diese Konstruktion eröffnet interessante Aspekte. Man kann sich vorstellen, daß es Bandfasern gibt, welche in der mittleren Flexionsstellung z.B. gerade um 1% ihrer Länge nicht angespannt sind. Findet jetzt für die Faser C^F-C^T durch Beanspruchung eine Dehnung von 1% statt, dann sind automatisch und sofort die um 1% erschlafften Fasern innerhalb der Angelkubik straff. Mit zunehmender Verlängerungsdeformation der Faser C^F-C^T werden progredient mehr der entspannten Fasern straff und vermehren so steigernd den Widerstand gegen die Deformationskraft. Es kommt also nicht zu einer definitiven ruckartigen Anspannung, sondern zu einer fließenden Kräfteveränderung. Das Band wird somit nicht wie eine Metallkette bei zu großer Spannung aufbrechen oder am Knochen mit der Verankerung ausreißen, sondern eher wie ein gewebtes Gummiband stufenweise Rißerscheinungen zeigen. Die Deformationsgeschwindigkeit wird demnach auch bestimmen, wie die Rupturform aussehen wird. Je schneller die Deformation erfolgt, desto eher wird man einen ossären Ausriß oder eine glatte Ruptur finden, während eine ganz langsame Deformation eine große Banddehnung mit mikroskopisch nachweisbaren Kaskadenrupturen im Inneren der Bandfeinstruktur nach sich zieht (In Anlehnung an Menschik [220])

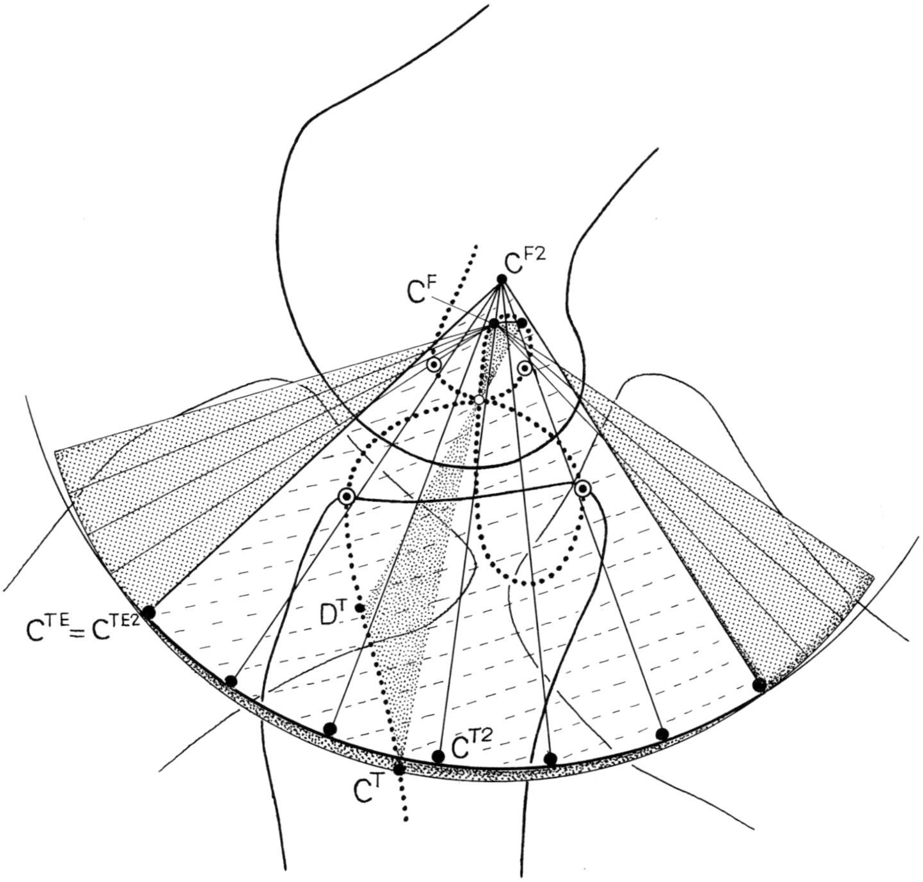

Abb. 46. Würde am Femur im Punkt C^{F2} proximal von der Angelkubikschlaufe eine Bandfaser ansetzen und auf einer Kreislinie wie ein Pendel so durchschwingen, daß sich analog zur Abb. 45 in Extension C^{TE} und C^{TE2} decken – d.h. die reelle Bandfaser aus C^{F} und die hypothetische aus C^{F2} sind in Streckstellung angespannt –, dann wäre die hypothetische Bandfaser aus C^{F2} in mittlerer Flexionsstellung erheblich zu kurz, da der Pendelkreis innerhalb des für die normale Bandlänge geforderten Kreises durchschwingt. Die zu kurze Bandfaser müßte die Bewegung im Gelenk hemmen. Tatsächlich gibt es auch von weiter proximal am Femur in Wirklichkeit keine Bandverbindung zur Tibia mehr. Die einzigen Kollagenfasern, welche man in Richtung Tibia in dieser Femurregion proximal von der Angelkubikschlaufe noch finden kann, sind nicht mehr am Femur befestigt, sondern enden teilweise in der Adduktorenfaszie und -sehne, und vor allem in der Faszie und im sehnigen distalen Ende des M. vastus medialis. Sie können also bei der Bewegung im Kniegelenk als sog. „dynamisiert" aktiv gespannt und entspannt werden. In der Realität finden wir diese letztgenannten dynamisierten Fasern sehr oft mit der oberlächlichsten Schicht des medialen Seitenbandsystems verwoben. Sie bilden ein wichtiges Element der aktiven Stabilisierung

Eine kritische Überdehnung könnte in der angenommenen Konstruktion aber erst bei einer Flexion über 90° zustande kommen. Bei einem solchen Flexionsausmaß findet jedoch automatisch eine Innenrotation (IR) mit zunehmender Varushaltung auf Kosten der sich reduzierenden Valgus-Flexion-Außenrotationsstellung der ersten Flexionsphase statt. Diese IR führt auch automatisch zu einer Entspannung der Seitenbänder und verunmöglicht auf diese Weise eine unphysiologische Überdehnung der kollagenen Bandfasern.

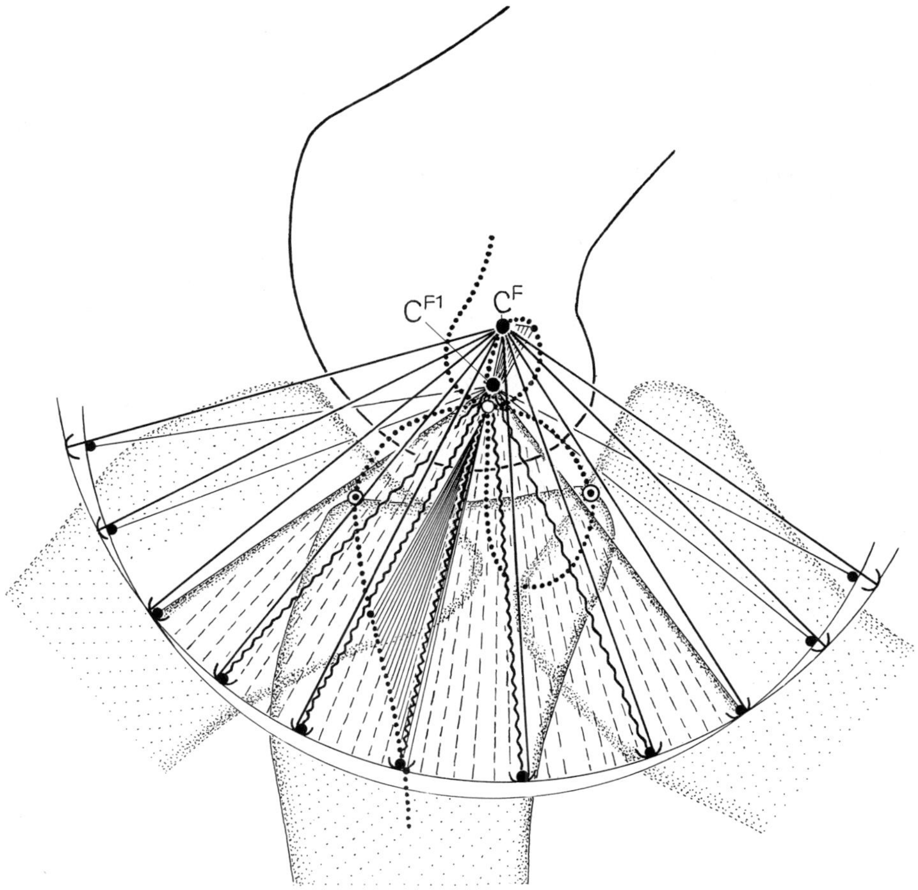

Abb. 47. Die Bandfasern aus C^F und C^{F1} haben, wenn sie in Extensionsstellung gespannt sind, nicht dieselben Bewegungskreise. Im mitteleren Abschnitt, welcher einer mittleren Flexionslage entspricht, würde der Kreis um C^{F1} den Kreis um C^F um den *halbmondförmigen weißen Sektor* überschneiden. Stellt man sich um C^F und C^{F1} zwei schwingende Pendel vor, wobei am C^F-Pendel eine Schale schwingt, während am C^{F1}-Pendel eine Kugel hängt, dann verhindert die Schale am C^F-Pendel das Ausschwingen der Kugel am C^{F1}-Pendel, indem es diese Kugel auffängt. Damit kommt es in der mittleren Flexionslage von 45° zu einer Verkürzung des C^{F1}-Pendels um die Distanz von der äußeren zur inneren Kreislinie des *halbmondförmigen weißen Sektors.* Obwohl der Vergleich mit zwei Pendeln unterschiedlicher Länge wegen der ungleichen Schwingzeit etwas hinkt, kann man sich doch so das Mitführen von Bandfasern in verschiedenen Spannungszuständen erklären.

Bandfasern außerhalb der Schleife

Konstruiert man in analoger Weise den Bewegungskreis für einen theoretischen Bandinsertionspunkt weiter proximal außerhalb der Angelkubikschleife am Femur, so wären die dazugehörigen Ligamentfasern bei mittlerer Flexion zu kurz und würden entweder die Bewegung blockieren, oder sie würden selber überdehnt (Abb. 46). Solche Fasern können nicht bestehen, wenn sie über die 5 - 6 %ige Elastizitätsreserve der kollagenen Fasern hinaus beansprucht werden. Warren et al. [380] fanden zwar bei ihren Berechnungen der Seitenbandbewegungen Verlängerungen derselben bis zu 10 %. Dies ist jedoch von der Physiologie der Kollagenfasern her ausgeschlossen und dürfte auf die Meßtechnik zurückzuführen sein. Tatsächlich finden sich weder an unseren Präparaten noch bei unserem klinischen Krankengut außerhalb der von Burmester angegebenen Kurve Bandansätze für das mediale Kollateralband.

Die beschriebene Lockerung des Kniegelenks bei mittlerer Flexion gibt dem Bandsystem gleichzeitig die erwünschte Elastizitätsreserve, welche für die Rotation von Bedeutung ist. Am unbelasteten Band sind nur die Bandfasern auf der Ideallinie gespannt, die anderen verharren in leicht bis stärker entspannter „Wartestellung". Werden bei Zugbeanspruchung die ideallangen Fasern theoretisch durch Dehnung um 1% verlängert, dann kommen sofort die um 1% kürzeren Fasern unter volle Spannung. Die mechanische Haltefestigkeit wird dadurch zunehmend um so größer, je stärker die Zugbeanspruchung wird.

Diese zunehmende Zugfestigkeit ermöglicht eine stufenfreie Kraftübertragung, ohne daß es zu einer plötzlichen Erreichung der Deformierungstoleranzgrenze kommt.

Bei einem abrupten Erreichen mit praktisch gleichzeitiger Überschreitung dieser Grenze könnten die momentan auftretenden Kraftspitzen nicht genügend abgefedert und neutralisiert werden. Das Beschädigungsrisiko aller beteiligten Gewebe und vor allem auch des empfindlichen Knorpels wäre dann erheblich größer und die Bänder müßten fast explosionsartig zerreißen. Bei einer exzessiven Beanspruchung, wie z. B. beim Leistungssport, wäre dann mit gehäuften Abnützungs- und Dauerschäden zu rechnen. Goodfellow und O'Connor [109] haben die Zusammenhänge zwischen Bandfestigkeit, Stabilität und Gelenkflächendruck schematisch gut dargestellt.

Die Ideallinien der Bandinsertionen und das Prinzip der Dynamisierung von Gelenkbändern

Seit uns die Gesetzmäßigkeiten der Bandansätze in der beschriebenen Art bekannt sind, haben wir jede Rekonstruktionsoperation bei frischen und alten Verletzungen gleichzeitig als Experiment aufgefaßt, in dem wir die Wirklichkeit mit den Gesetzen der Kinematik vergleichen konnten.

Daraus ergaben sich mehrere interessante Beobachtungen:

1. Bandreinsertionen, bei welchen ein Band oder Nähte während der Extensions- bzw. Flexionsbewegungen schlaff wurden oder einrissen, waren falsch gewählt. Eine topographisch bessere Reinsertion ergab jeweils isometrische Spannungsverhältnisse der Naht über den gesamten Bewegungsumfang.
2. Die eigentlichen Ligamente lagen immer innerhalb der theoretischen Ideallinien.
3. Außerhalb der Ideallinien gab es keine Möglichkeit, eine Naht zu plazieren, die bei den Bewegungsprüfungen nicht eingerissen oder schlaff geworden wäre.
4. Es gibt proximal am Femur bandartige Kollagenfasern, welche *über die Ideallinien hinaus zu verfolgen sind;* sie liegen dem normalen Band wohl dicht auf und scheinen über einen Teil der Verlaufsstrecke sogar im Band integriert zu sein, *enden aber alle direkt oder indirekt* am M. vastus medialis oder an der Faszie und der Sehne der Adduktoren. Diese Fasern weichen damit ihrer möglichen Überdehnung aus, indem sie am einen Ende nicht direkt am Knochen fixiert sind, sondern an einem dynamisch-beweglichen Teil, also direkt oder indirekt via Faszie am Muskel.

Wir fanden große individuelle Unterschiede in der Mengenrelation zwischen den starren, nur passiven Bandfasern von Knochen zu Knochen und den dynamisierten Bandfasern von Knochen zu Sehne und Muskel. So gab es in einzelnen Fällen sehr viele, ja sogar mehr dynamisierte als passive Fasern und in anderen Fällen überwogen wiederum bei weitem die letzteren.

Die Existenz dieser dynamisierten Bänder liefert die Erklärung dafür, daß man bekanntlich mit einer guten Muskelfunktion objektiv festgestellte, passive Instabilitäten mit Erfolg überspielen kann.

Es erklärt ferner auch, warum diese Form der Stabilisierung nicht in allen Fällen erfolgreich ist und warum sich Instabilitäten bei muskelschwachen und speziell bei gelähmten Patienten besonders negativ auswirken. Man gewinnt sogar den Eindruck, daß das postpoliomyelitische Schlottergelenk eine Folge von Erschlaffung durch *chronische Überdehnung* der „starren" Bänder ist, wenn diese nicht mehr von einem aktiv dynamisierten Bandanteil vor Überbeanspruchung geschützt werden können.

5. Diejenigen Bandfasern, welche sich nach dorsal zu bei Flexion/Extension nicht isometrisch verhalten können, sind mit dem M. semimembranosus verbunden, welcher sie in Flexion noch anspannen kann (s. Abb. 96).

Alle diese dynamisierten Fasern des medialen Bandapparats (M. vastus medialis, M. adductor, M. semimembranosus) liegen in der oberflächlichsten Schicht des Seitenbandes und bilden ein untereinander zusammenhängendes System, das bei Warren und Marshall [379] als „supporting structures and layers" bezeichnet wird. Auch der „superficial arm" des posterior oblique ligament von Hughston und Eilers [136] muß funktionell hierzu gerechnet werden.

6. In der Möglichkeit, den dynamisierten Anteil von Bandfasern durch Training fast unbegrenzt zu verstärken, liegt wohl die Anpassungsfähigkeit an höhere Leistung. Gleichzeitig liegt darin auch eine Erklärung dafür, daß gut trainierte Sportler weniger Verletzungen haben als schlecht trainierte [193, 194].

Die „supporting structures and layers" von Warren und Marshall [379] können im gleichen Zusammenhang betrachtet werden. Oberflächlich gesehen bestehen vielartige Unterschiede, die vorwiegend die quantitative Verteilung der Fasern in den verschiedenen Schichten betreffen, wobei aber Form und Prinzip ähnlich bleiben.

Retinaculum und Pes anserinus als „dynamisierte Ligamente"

Das Retinaculum longitudinale mediale patellae als dynamischer, anteromedialer Längsstabilisator

Unsere Nachforschungen über die Insertionsstellen der Bänder ergaben regelmäßig, daß das distale tibiale Ende des medialen Kollateralbandes immer entsprechend der Scheitelkubik ganz scharf entlang der Ideallinie abgegrenzt war. Auf der Fortsetzung dieser Linie nach ventral proximal setzen mit Regelmäßigkeit bandartige Fasern an, die oft vom eigentlichen Seitenband kaum zu unterscheiden sind. Diese Fasern überbrücken die ventrale Gelenkhälfte wie ein Band nach proximal. Da aber dort am Femur keine Ansatzmöglichkeiten mit Isometriebedingungen mehr vorhanden sind, strahlen diese Fasern plattenartig in die Faszie des M. vastus medialis und die Quadrizepssehne ein. Sie sind also aktive mediale Stabilisatoren. Da sie vor der Flexionsachse des Knies liegen, werden sie gleichzeitig zum Extensor. Daher kommt auch die nicht gerade sinnvolle Bezeichnung des „Reservestreckapparates." In Wirklichkeit handelt es sich mindestens zu einem gleichen Teil um einen aktiven Stabilisator der medialen Seite. Die Tatsache, daß auch dieses Retinaculum als „dynamisiertes Band" auf der Burmester-Kurve an der Tibia ansetzt, unterstreicht die Bedeutung, welche diese Linie in der Kinematik und für die Faserphysiologie am Kniegelenk hat.

Der Pes anserinus als aktiver Hilfsstabilisator der medialen Seite

In analoger Weise findet sich auch für den Pes anserinus eine funktionelle Verwandtschaft zum medialen Kollateralband.

Das Kollateralband setzt an der Tibia direkt auf der Scheitelkubik an. Der Ansatz des Pes anserinus liegt nicht mehr als 1 mm getrennt davon ganz parallel unmittelbar ventral davor. Beim gestreckten Knie liegt er wie ein Band dem medialen Kollateralband als äußerste Schicht direkt parallel auf. Es handelt sich also sozusagen um eine aktive Doppelung des Innenbandes, welche proximalwärts am Femur wie das Retinaculum keinen Ideallinienansatz mehr haben kann, sondern mit eigenen Muskelbäuchen selbständig dynamisch im Sinne des Bandes stabilisiert. Daß dieser Pes anserinus neben seiner bandschützenden Wirkung in Extension auch bei Flexion, wenn er gegen die Außenrotation (AR) spannt, eine synergistische Wirkung zum medialen Kollateralband entfaltet, wird noch eingehend behandelt.

Das mediale Bandsystem während der Bewegung

Nach wie vor gehören die immer wieder zitierten Arbeiten von Palmer 1938 [279], Brantigan und Voshell 1941 und 1943 [34, 35], Abbot et al. 1944 [2] zu den grundlegenden Arbeiten, die später von Kaplan [170], Smillie [328], von Wang et al. [375], von Warren et al. [380], durch Bartel et al. [20] und nochmals durch Warren und Marshall [379] ergänzt worden sind.

In diesen Arbeiten werden Spannungsunterschiede der Ligamente in Abhängigkeit von der Flexionsstellung angegeben. Auch widersprüchliche Aussagen sind zu finden. Horwitz (zit. in [380]) fand z. B. die langen medialen Kollateralbandfasern bei 90° Flexion stärker gespannt als in Extension.

Keine der aufgeführten Untersuchungsmethoden konnte mit ihren Aussagen richtig befriedigen. Die abgesteckten Endpunkte der Ligamente entsprechen nicht sicher den Endpunkten der Fasern im Innern der Bänder.

Längenveränderungen von 10 bis 20% wie bei Wang et al. [375] scheinen unwirklich. Es kann sich dabei höchstens um ein dynamisiertes Ligament handeln, das zumindest an einem Ende in Form einer Faszie, Sehne oder direkt eines Muskels durch ein elastisches oder bewegliches Zwischenstück mit dem Knochen verbunden sein muß.

Ein normales ergußfreies Kniegelenk ist in keiner Stellung unstabil. Trotzdem bestehen Unterschiede in der Stabilität, da nicht in allen Bewegungslagen genau gleich viel Ligamente für den passiven Halt verantwortlich sind. So sind in Extensionsstellung alle Ligamente und die hintere Kapsel mit ihren Sehnenzügen gespannt. Die Muskulatur stabilisiert synergistisch; nur in Richtung Flexion ist ein Ausweichen möglich. In einer mittleren Flexionslage hingegen kann das Knie jederzeit in IR oder AR abweichen oder seinen Flexionswinkel in zwei Richtungen verändern. Die kranialkonvexe Form des lateralen Tibiaplateaus erlaubt auch ein Abgleiten der lateralen Kondylenrolle mit Veränderungen der Relation des Abstandes Femur zu Tibia, was zu einer unterschiedlichen Beanspruchung der Bänder führt. Diese Fakten können sehr leicht Lockerung und Instabilität vortäuschen, obwohl es sich um vermehrte Funktionsmöglichkeiten am gebeugten Knie handelt. Am flektierten Knie gewinnen folglich die dynamischen Stabilisatoren erheblich an Bedeutung.

Das Paar der Kreuzbänder und die Kollateralbänder stabilisieren das Knie gemeinsam bei den Rotationen und bei der Beanspruchung im Varus- oder Valgussinn, sowie gegen eine Verschiebung der Gelenkkörper nach ventral oder dorsal.

Je nach Richtung der mechanischen Beanspruchung und je nach Funktionsstellung des Kniegelenks ist die Wirkungsweise dieser Bänder für die Stabilisierung eine ganz andere.

In AR sind die Kollateralbänder mehr gespannt und verhindern eine Aufklappung im Varus- oder Valgusstreß, während sich die Kreuzbänder in entspannter Position befinden. Umgekehrt sind bei IR die Kollateralbänder entspannt, während jetzt die straff gespannten Kreuzbänder eine Aufklappung im Varus- oder Valgussinn verhindern, weil der so torquierte Kreuzbandzentralpfeiler beide Gelenkflächen vom Zentrum her zusammenzieht und aufeinanderpreßt. Die Kombinationsmöglichkeit der Beanspruchung ist groß, und ebenso vielfältig ist die Kombination der Einsatzmöglichkeiten der Ligamente. Prüft man also bei einem Kreuzbandschaden die Seitenstabilität bei gemäßigter IR, wird man eine relative Lockerung im Varus- oder Valgussinne finden können. Aus diesem Grund behält die Aussage Smillies [328] ihren Wert, wonach alle Ligamente für eine reguläre Stabilisierung zusammenspielen und die einzelnen Ligamente in ihren Funktionen schwierig zu isolieren sind.

Spezialbedingungen für die vordersten Faserzüge des medialen Kollateralbandes

Diejenigen Ligamentfasern, welche am weitesten ventral liegen und noch als echte Ligamentfasern bezeichnet werden können, unterliegen einer Art Aufrollmechanismus am Femur um den sich bei der Flexion drehenden, oval geformten Schleifenteil der Angelkubik (Abb. 48–50). Dieses Spezialverhalten des vordersten Seitenbandanteils ist schon in den immer noch bedeutungsvollen Arbeiten von Brantigan und Voshell [34, 35] und von Kaplan [170] beschrieben worden. Ebenfalls einer Art Aufrollmechanismus unterliegt der

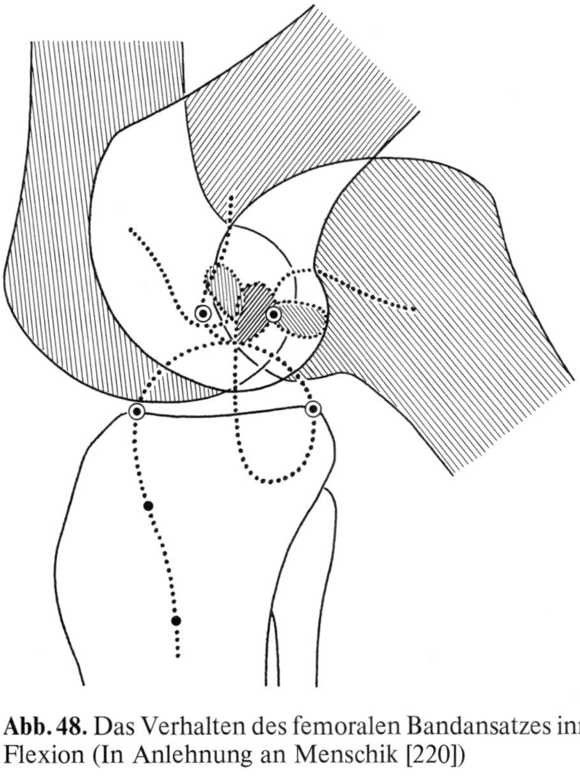

Abb. 48. Das Verhalten des femoralen Bandansatzes innerhalb der Angelkubik während der Extension/Flexion (In Anlehnung an Menschik [220])

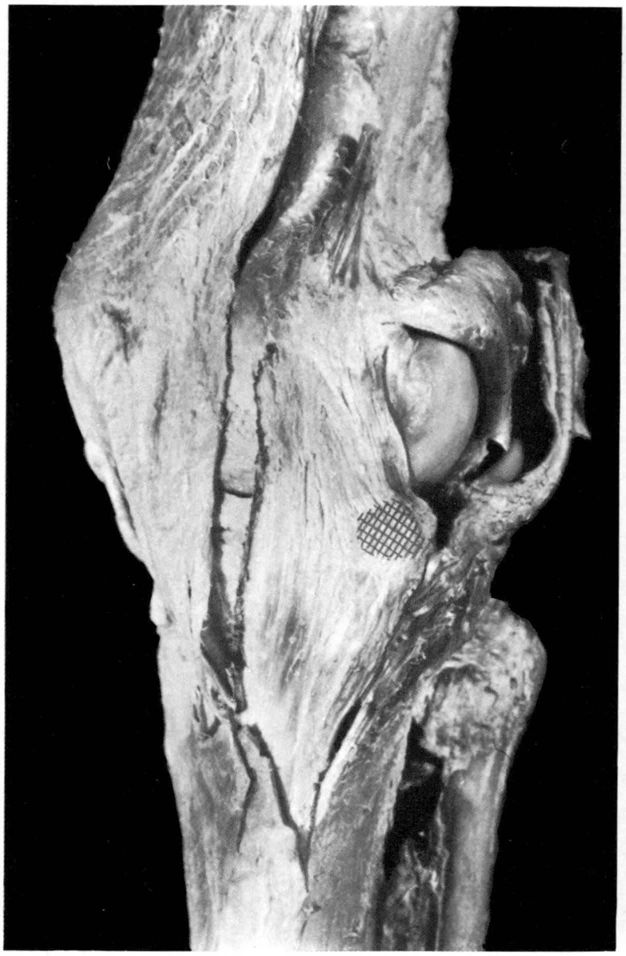

Abb. 49

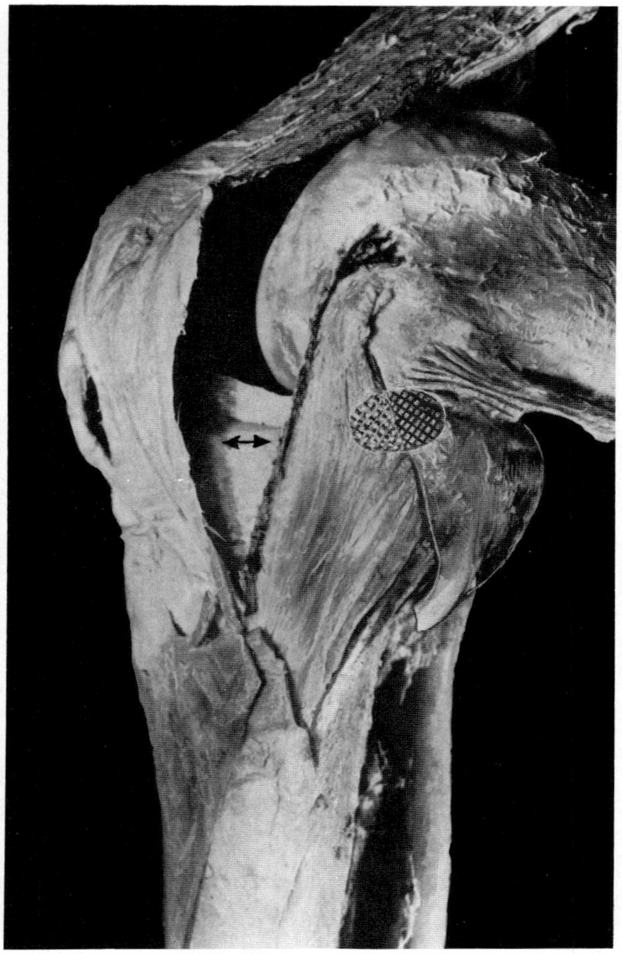

Abb. 50

Abb. 49. Ansicht des medialen Seitenbandsystems und des getrennt gehaltenen Quadrizepsstreckapparates in Extension. Bezirk des Ansatzes des Lcmp am Meniskushinterhorn und an der Tibia *schraffiert;* die Vorderkante des Lcm ist *dunkel* eingefärbt, damit man ihre Verschiebung zum Tibiakopf und den Aufrollmechanismus ihrer ventralen Fasern (s. auch Abb. 50) besser erkennen kann (v. Hochstetter)

Abb. 50. Der Quadrizepsstreckapparat wurde während der Flexion des Femurs in seiner ursprünglichen Lage belassen, damit die Rückverlagerung des Femurs bei der Flexion und auch die Rückverschiebung des Lcm *(Pfeile)* am Tibiakopf deutlich wird. Nur die hinteren Teile des Ligamentsystems *(schraffiert)* sind mit Tibia und Meniskus fest verbunden und verschieben sich lediglich im Rahmen der Zurückdrängung des medialen Meniskus. (v. Hochstetter)

ganz dorsal am Femur inserierende Bandanteil, welcher schon etwas außerhalb der Grenzen der Angelkubikschleife liegt. Dieser hintere Bandanteil verschwindet bei Flexion unter den oberflächlicheren und längeren, ventral davon gelegenen Bandfasern.

Unter den Gesichtspunkten dieser physiologischen Vorgänge fällt es schwer, z. B. für die „five one plastic" einzutreten, denn bei jener Methode werden die Schichten nicht unter diesen physiologischen Gesichtspunkten, sondern umgekehrt, d. h. die hintere über die vordere vernäht [252]. Auf diese Weise nach ventral über die langen Bandzüge fixiert, können die dorsalen Bandanteile beim Abrollen des Femurs nicht kulissenartig hinter den langen Zügen verschwinden.

Verschieblichkeit des medialen Kollateralbandes gegenüber dem Tibiakopf

Das Femur verlagert sich mit zunehmender Flexion nach dorsal. Dieser Bewegung folgt auch das Ansatzoval des Bandes an der medialen Kondylenrolle. Als Folge davon müssen sich die langen Fasern des Hauptbandes gleitend über den Tibiakopf nach dorsal verschieben. Das eigentliche mediale Kollateralband kann somit gar nicht mit dem medialen Meniskus ligamentär verbunden sein, weil beide Teile – die tiefe Schicht mit dem Meniskus und das lange Band – für sich getrennt eine andere Bewegung im System ausführen.

Hinter diesem oberflächlichen Längsband, wo sich die oberflächliche und die tiefe Schicht vereinigen, wie das Warren und Marshall [379] klar darstellen, gibt es einen Bezirk im System, wo sich die Meniskusperipherie und das darüber ziehende hintere Innenband im Bewegungsablauf gleichsinnig bewegen. Dort ist das periphere Faserwerk des medialen Meniskus mit jenem nach Meyer [226] bezeichneten Lig. collaterale mediale posterius ganz dicht verwoben (Abb. 49 und 50 bezeichnen diese Stelle mit einer Schraffur).

Verfolgt man unter dem langen medialen Seitenband den Verlauf der tiefen Fasern (Abb. 51 und 52), dann wird einem die Gegensinnigkeit der Bewegung in den zwei Schichten ganz besonders deutlich. In Extension laufen die tiefen femoromeniskalen Ligamentfasern praktisch parallel zum vorderen Kreuzband. Da dieses als Grundbauelement die Kinematik mitbestimmt, müssen parallel dazu verlaufende Faserzüge logischerweise den gleichen kinematischen Gesetzmäßigkeiten folgen.

Trotz großer räumlicher Verschiebung und erheblicher Positionsveränderungen folgen die Fasern der tiefen Schicht der Bewegung mit gleichbleibender Länge.

Das laterale Kollateralband

Verbindet man diesmal, wiederum nach Menschik und Burmester [219–221], Punkte aus dem distalen Schleifenteil der Scheitelkubik mit dem nach proximal auslaufenden Schenkel der Angelkubik über den Kreuzpunkt der Viergelenkkette miteinander, dann erhält man zeichnerisch wieder annähernd Form, Länge und Lage des fibularen, also des lateralen Kollateralbandes. Dieses verläuft im Vergleich zum medialen Kollateralband in entgegengesetzter Richtung von proximal ventral femoral nach fibular dorsal distal (Abb. 53).

Die tiefen ligamentären Strukturen der Außenseite

Auf der lateralen Seite sind die einzelnen Bandelemente viel besser abzugrenzen und zu individualisieren als medial, aber die möglichen anatomischen Varianten sind zahlreich und weisen nach unseren Erfahrungen eine große Streubreite auf. Diesbezügliche systematische Untersuchungen an anatomischen Präparaten sind noch im Gang. So wie Lahlaïdi [187] um das Lig. meniscofemorale posterius zwischen Meniskusverankerung und hinterem Kreuzband einen an Varianten reichen Anatomiebereich gefunden hat, so ist auch das ganze hintere laterale Eckgebiet sehr unterschiedlich gestaltet. Etwa 20% aller Individuen weisen beispielsweise eine Fabella auf. Diese liegt analog zu der Patella, welche am ventralen Kreuzungspunkt von Quer- und Längszugkräften im Kreuzstreß liegt, hinten in einem Gebiet mit sich überkreuzenden Zugspannungen. Sie findet sich lateralseits am Endpunkt des Lig. popliteum obliquum (Semimembranosuszug) in der hinteren Kapsel und in der Gastrocnemiussehne, wo auch ein Anteil des Lig. arcuatum als sog. Lig. fabellofibulare [170] mit Einstrahlung endet. Vallois [362] sowie Basmajian und Lovejoy [21] se-

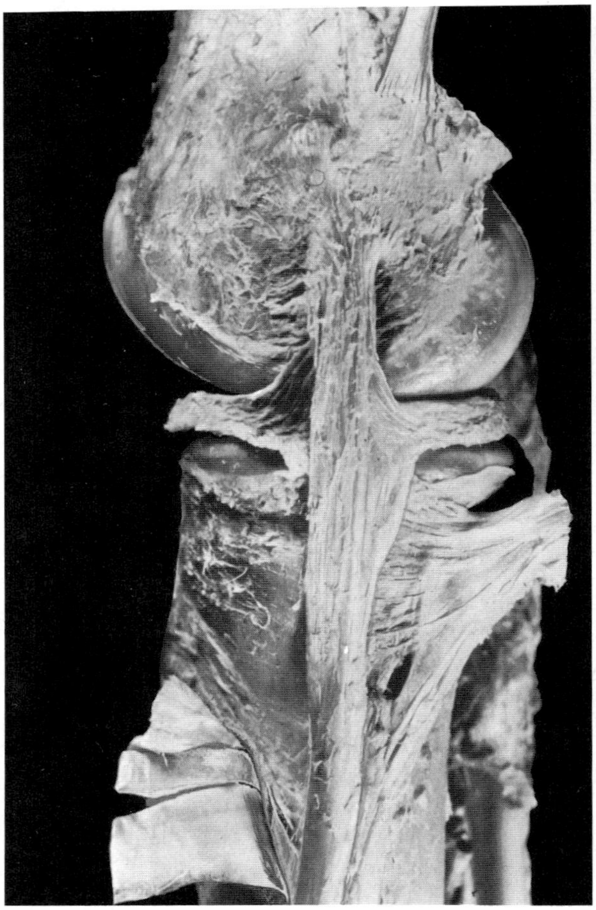

Abb. 51

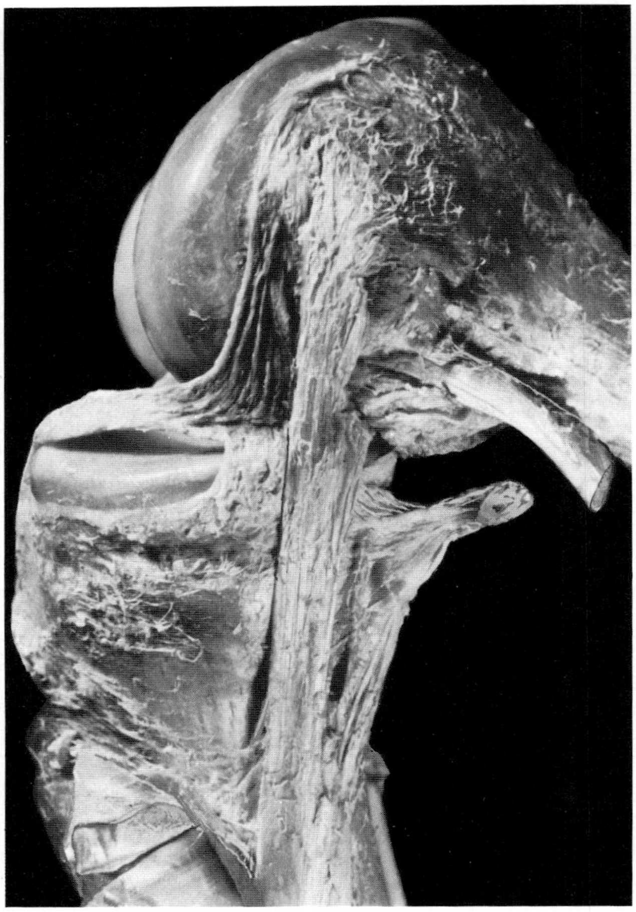

Abb. 52

Abb. 51. Die tiefen femoromeniskalen Bandstrukturen liegen unter dem Lcm, welches auf dieser Höhe nicht mit dem Meniskus verwachsen ist und sich gegen diesen und den Tibiakopf verschiebt. Die Faserorientierung dieser erwähnten Bandstrukturen läßt sich mit derjenigen des vorderen Kreuzbandes vergleichen. (v. Hochstetter)

Abb. 52. In Flexion sind auch diese Fasern in ihrer ganzen Länge gestreckt und können dem Bewegungsablauf in gestrecktem Zustand folgen. Der Meniskus geht ausgleichend mit nach dorsal und ermöglicht so den Fasern, ihre Länge beizubehalten. Man sieht hier deutlich, daß der dorsale Teil des Lcm mit der Semimembranosussehne verbunden ist. (v. Hochstetter)

hen in diesen Teilen des Lig. arcuatum nur Ansatzvarianten der Sehne des M. popliteus, und Meyer [226] beschreibt auch hier auf der fibularen Seite ein Lig. collaterale laterale posterius.

In der ventralen Hälfte der tiefen lateralen Gelenkkapsel gibt es keine femorotibiale Bandverbindung. Klappt man bei größeren Operationen an der Außenseite jeweils den Tractus iliotibialis mit seinem Ansatzpunkt, dem Tuberculum von Gerdy, bis zum anderen Ansatz des Tractus proximal an der Kondylenrolle hoch, dann hat man die bestmögliche Übersicht über die tiefen Strukturen. Allein die Abmeißelung des Tuberculum von Gerdy verursacht sogleich:

1. eine laterale Aufklappbarkeit im Varusstreß,
2. eine ganz markante anterolaterale Rotationsinstabilität.

Diese so erzeugten Instabilitäten haben ein Ausmaß von ca. 10 mm und mehr. Die darunter liegende vordere Kapsel ist in der Regel wie eine synoviale Umschlagfalte dünn und

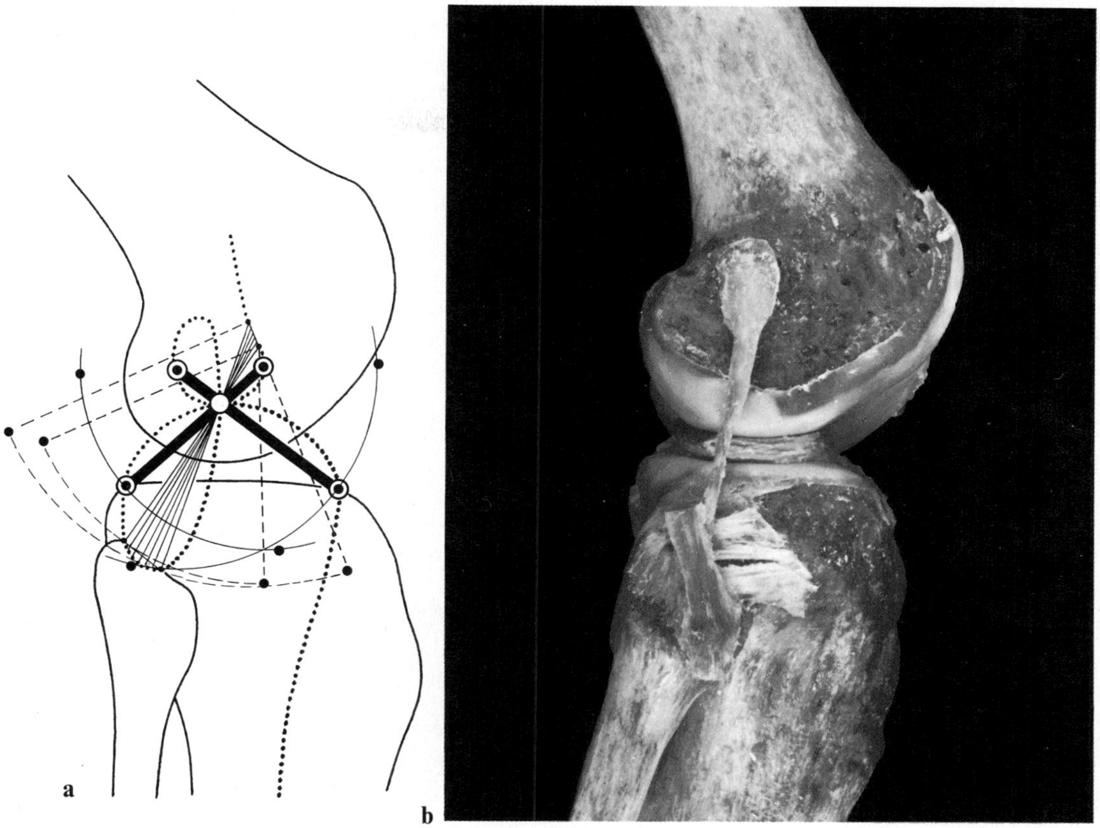

Abb. 53. a Theoretische und wirkliche Orientierung des Lcl nach den Prinzipien der Burmester-Kurve und **b** im anatomischen Präparat. (Anatomisches Institut der Unversität Basel)

zart und dehnt sich sogleich elastisch bei der Stabilitätsprüfung, wenn der Tractus abgelöst ist. Diese tiefe Kapsel, welche nach ventral mit Fett durchsetzt in den Hoffa-Fettkörper ausläuft und mit dem Meniskus fest verbunden ist, ist gegenüber dem bandfesten Tractus ganz frei verschieblich. Wir fanden in ihrer vorderen Hälfte keine mechanisch wirksame bandartige Struktur außer der nicht regelmäßig vorhandenen Verbindung des Lig. meniscopatellare [161–170]. Erst in der hinteren Hälfte der lateralen Kapsel gibt es festere femorotibiale Strukturen. Das von Segond [316] beschriebene Ausrißfragment lateral am Tibiakopf genau unterhalb des Gelenkknorpels und oberhalb des Fibulaköpfchens (s. Abb. 230e - 231a) ist ein Beweis für die Existenz zugresistenter kollagener Faserzüge in der Außenkapsel.

Neben diesen nur schwer zu definierenden Strukturen ist der M. popliteus mit seiner Sehne das wichtigste Stabilisierungselement der tiefen Schicht. Seine quantitative Anlage ist zusammen mit derjenigen des Lig. popliteum arcuatum individuell auch sehr unterschiedlich ausgebildet. Man gewinnt den Eindruck, daß die *Summe* der Ligamentstärke an diesem Eck wichtig ist und nicht so sehr die Stärke seiner Einzelstrukturen. Der M. popliteus aber behält auf jeden Fall seine wichtige Bedeutung. Nach Basmajian zieht er den lateralen Meniskus bei Flexion und IR vor der Kondylenrolle zurück, bewirkt eine Rotationsstabilisierung des Femurs auf der Tibia und ist der wesentlichste posterolaterale Synergist zum hinteren Kreuzband. In der seitlichen Ansicht verläuft der M. popliteus mit seiner Sehne parallel zum hinteren Kreuzband. Analog zur Innenseite bestehen auch hier Strukturen, die parallel zu einem Kreuzband verlaufen und dadurch nicht nur für die Isometrie während der Bewegung nach den kinematischen Gesetzen richtig liegen, sondern auch eine synergistische Funktion zu diesem Kreuzband ausüben.

Diese Fakten erklären auch die klassischen Kombinationen der Bandverletzungen. So wird es gut verständlich, warum in ca. 80% der Fälle [359] eine Läsion des hinteren Kreuzbandes mit einer Läsion der posterolateralen Außenseite oder eine Läsion der Innenbandstrukturen mit einer Verletzung des vorderen Kreuzbandes verbunden ist. Die restlichen 20% der Läsionen verteilen sich auf die übrigen Kombinationsmöglichkeiten bei selteneren Verletzungsmechanismen.

Das laterale Bandsystem während der Bewegung

Betrachtet man die laterale Seite nach Entfernung der femorotibialen Elemente des Tractus iliotibialis (Abb. 54) und nach Abklappung des M. biceps mit seiner Sehne am Fibulakopf des Präparates (Abb. 55), dann findet sich nur noch das fibulare Kollateralband und

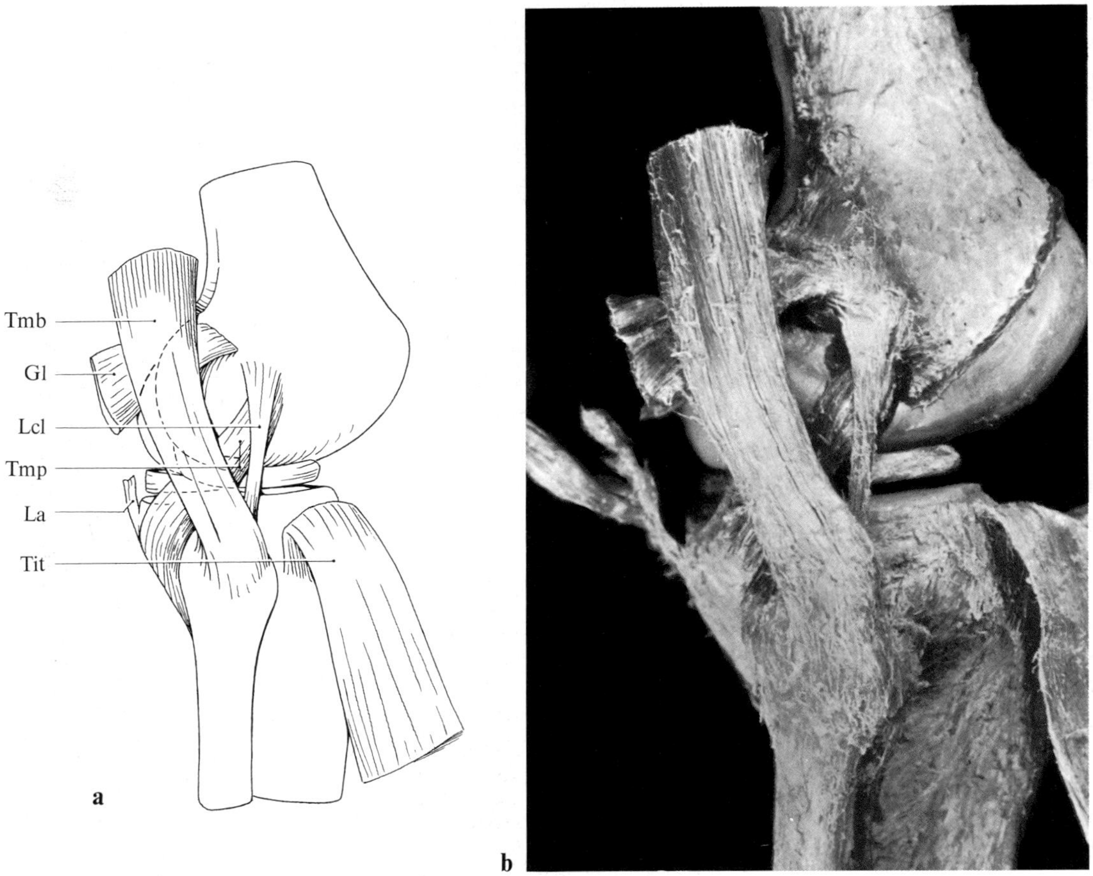

Abb. 54. a Erläuterungsskizze und **b** anatomisches Präparat der lateralen tiefen Elemente im Verein mit Lcl, Bizepssehne, lateralem Gastrocnemius und Tractus iliotibialis. Der Popliteussehnenanteil ist in diesem Präparat weitgehend im kapsulären Fasersystem integriert. (v. Hochstetter)

Abb. 56a, b. Das Präparat in Flexion, wobei auch die tiefen hinteren Bandstrukturen den Bewegungsablauf in gleichbleibender Länge mitmachen (v. Hochstetter). Bemerkung: Die Popliteussehne war in diesem Präparat nicht wie üblich isoliert darzustellen. Der begleitende Faserverlauf entspricht aber ganz ihrer Verlaufsrichtung ▷

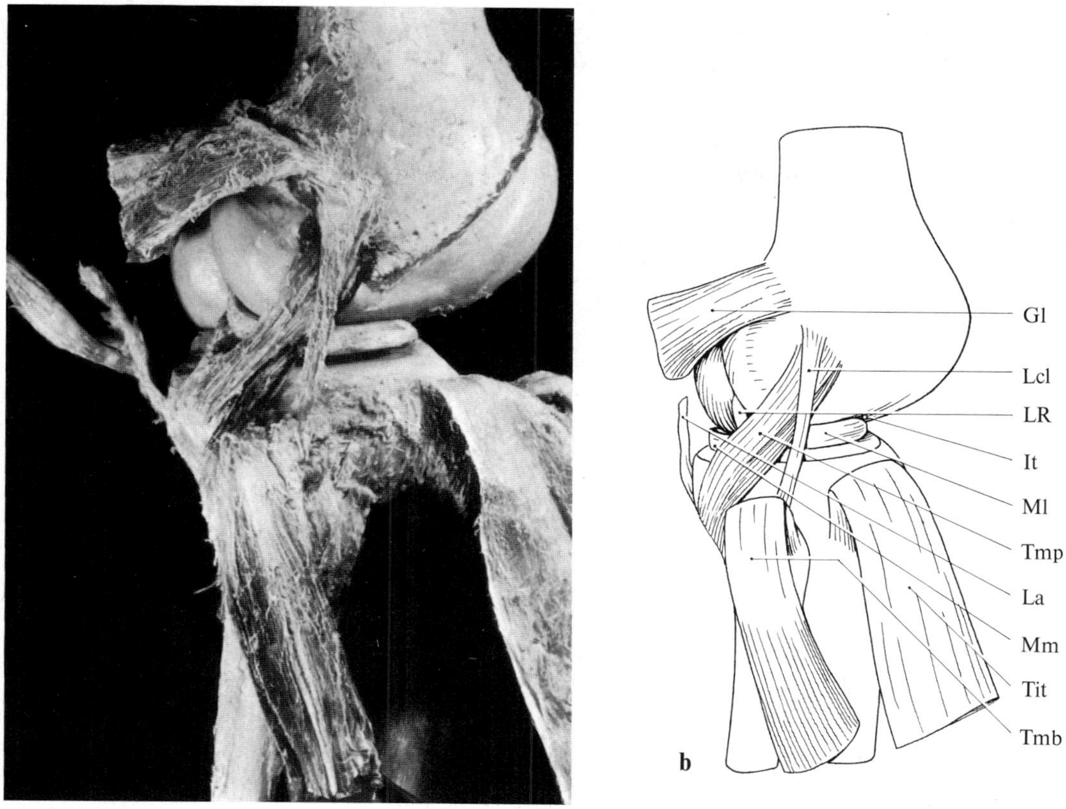

a b

Abb. 55. a Präparat (v. Hochstetter) mit **b** Erläuterungsskizze nach Herunterklappen des M. biceps. Die wichtigen tiefen Strukturen liegen hier ähnlich wie das hintere Kreuzband, wenn man das System in einer Ebene betrachtet. *It* Impressio terminalis, *LR* = *Lmfp* Lig meniscofemorale posterius

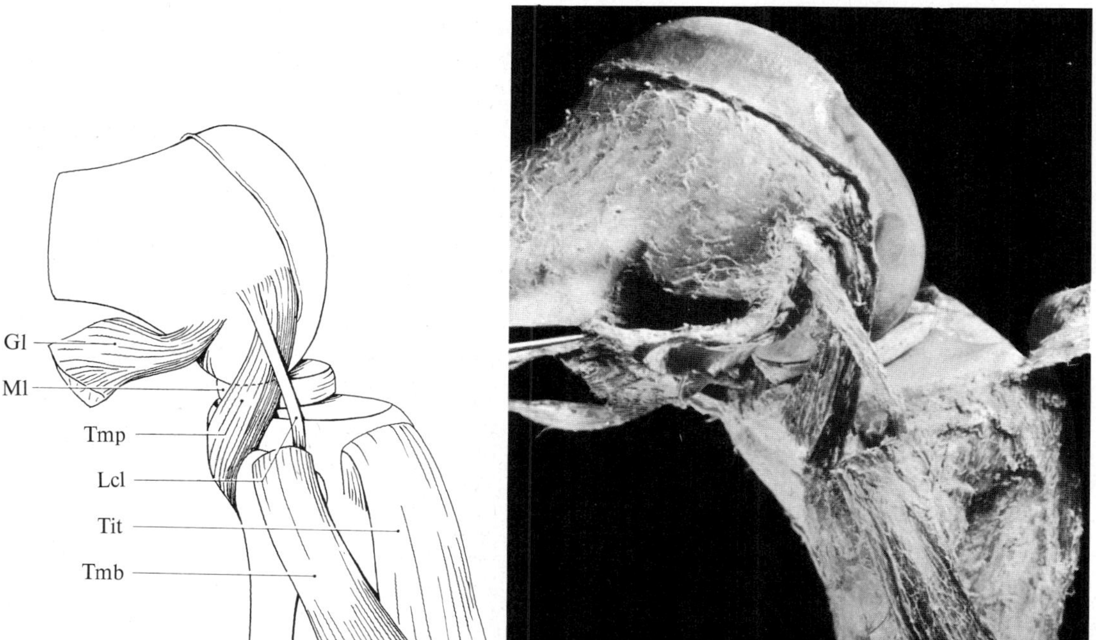

a b

das tiefe Band. Man könnte im abgebildeten Fall mit Meyer [226] von einem Lig. collaterale laterale posterius sprechen, denn tatsächlich war hier anstelle einer Popliteussehne vorwiegend ein kräftiges kollagenes Band vom Femur zur Tibia vorhanden. In den meisten anderen Fällen finden wir anstelle dieses tiefen und hinteren Bandes eine kräftige Popliteussehne und ein schwächeres Band. Dieses Beispiel ist nur eine Möglichkeit mehrerer Varianten. Aber sei es nun eine Sehne oder ein Band, für ihre Verlaufsrichtung gibt es nur *eine* Möglichkeit, weil diese durch das Gesetz der Kinematik vorgezeichnet ist.

Wie auf der medialen Seite rollt sich die hintere tiefe Bandschicht während der Flexion unter dem Seitenband an der Kondylenrolle ein Stück weit auf (Abb. 56). Wegen der großen Verschiebebewegung des lateralen Plateaus bei der willkürlichen Rotation können die Isometriebedingungen weit weniger gut eingehalten werden als medial. Deswegen finden sich auf der lateralen Seite mehr dynamisierte Strukturen. Darunter fallen im weiteren Sinne der M. biceps und im engeren der M. popliteus und der Tractus iliotibialis (M. tensor fasciae latae).

Der Tractus iliotibialis als direktes femorotibiales laterales Seitenband

Die Abmeißelung des Tractus an der Tibia hat wie erwähnt, eine sofortige und ausgeprägte Aufklappmöglichkeit des Gelenks im Varussinne zur Folge. Gleichzeitig kann das laterale Tibiaplateau in IR-Stellung ebenfalls um eine markante Strecke nach ventral gezogen werden. Es handelt sich dabei um eine erste Stufe der anterolateralen Instabilität.

Versucht man nun, den nach proximal umgeschlagenen Tractus weiter in Richtung Hüfte hochzuziehen, dann gelingt dies nicht, weil dieser Tractus mit dem System des lateralen Septum intermusculare direkt am proximalen Teil der lateralen Femurkondylenrolle eine feste Verbindung eingeht.

Diese anatomische Tatsache, die Realität der auftretenden Instabilität nach Abmeißelung des Tuberculum von Gerdy und die klinische Erfahrung [167], daß nach plastischen Ersatzoperationen mit Streifen des Tractus iliotibialis in Anlehnung an die Verfahren von McIntosh und Darby [215] oder Ellison et al. [76] ähnliche, gravierende laterale Varusinstabilitäten auftreten können, sind Beweis für die femorotibiale Ligamentfunktion des Tractus. Es muß hier auch darauf hingewiesen werden, daß wir mehrfach bei frischen Verletzungen vom Typus der medialen „unhappy triad" eine frische Abscherung des Tractus von der lateralen Kondylenrolle feststellen konnten.

Vergleicht man Lage und Orientierung dieses als Band wirkenden Abschnittes des Tractus mit der Lage der Burmester-Kurve, dann sieht man sogleich, daß dieses Band analog zum medialen Seitenband eine Verlaufsrichtung von proximal dorsal am Femur nach ventral distal an der Tibia aufweist. Man kann deshalb von einem lateralen femorotibialen Seitenband sprechen (Abb. 57). Wenn auf der lateralen Seite die Ansatzlinien der Bandverbindung Femur – Tibia sich nicht so klar mit den Forderungen der Burmester-Kurve zur Deckung bringen lassen, dann ist dies eine Folge des viel größeren Bewegungsspiels des lateralen Tibiaplateaus nach vorne und nach hinten bei den willkürlichen Rotationen, deren Längsachse ja mehr in der medialen Kniegelenkshälfte liegt (s. auch Abb. 90 und 91).

Kapandji [164] hat 1970 diesen Unterschied der Bewegungen zwischen medialer und lateraler Gelenkhälfte als Nachlaufen der lateralen Kondylenrolle bezeichnet, da diese mit 10–12 mm anfänglich doppelt so weit nach hinten rollt wie die mediale mit nur 5–6 mm.

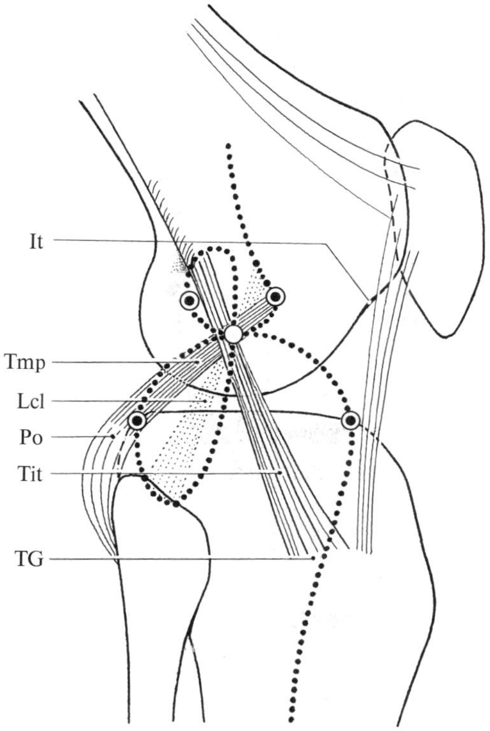

Abb. 57. Die tiefen dorsalen Anteile des Tractus iliotibialis, welche mit dem Septum intermusculare proximal des Lcl an der sich nach proximal verjüngenden Kondylenrolle befestigt sind, haben femorotibiale Bandfasern. Auch ihre Insertionspunkte liegen weitgehend auf der Burmester-Kurve. Das beschriebene „Band" liegt damit ziemlich genau parallel zum Lcm; wir bezeichnen es deswegen als Lig. femorotibiale laterale anterius, Lftla

Nach etwa 20° Flexion kommt es nach seiner Darstellung zu einem Ausgleich der Bewegungen (s. auch den Abschn. „Initialrotation", S. 53).

Aus demselben Grund muß auch ein großer Teil des Tractus seine Bandfunktion dynamisiert ausüben. Dies geschieht von proximal mit dem M. tensor fasciae latae, und interessanterweise ziehen über das Tuberculum von Gerdy viele Fasern im dichten und flachen Verband direkt in die Aponeurose des M. tibialis anterior weiter. Dieser M. tibialis anterior hat von seiner Muskelseite her eine dichte Muskelfaserverbindung mit dieser Aponeurose, die dann, dünner werdend, als Faszie der vorderen Muskelloge ausläuft. Man muß daher annehmen, daß auch von distal eine Dynamisierung erfolgt. Möglicherweise ist diese letztgenannte aktive Verstrebung mehr eine wichtige allgemeine laterale Zuggurtung gegen jede deformierende Kraft im Varussinne von außen.

Das theoretische Zusammenspiel der Kreuz- und Seitenbänder

Nach Menschiks [219–221] Konstruktionen schneiden sich die Faserzüge dieser Bänder immer im Momentanzentrum, welches gleichzeitig auf der queren Flexionsachse liegt. Am durchscheinend gezeichneten Femur bildet sich daraus ein radiäres Strahlengebilde wie die Speichen eines Rades (Abb. 58 und 59). Diese Speichen sind etwas ungleich auf den Kreis verteilt. Es gruppieren sich einerseits mediales Seitenband und vorderes Kreuzband und andererseits laterales Seitenband und hinteres Kreuzband, was auch wieder die erwähnten Verletzungskombinationen erklärt.

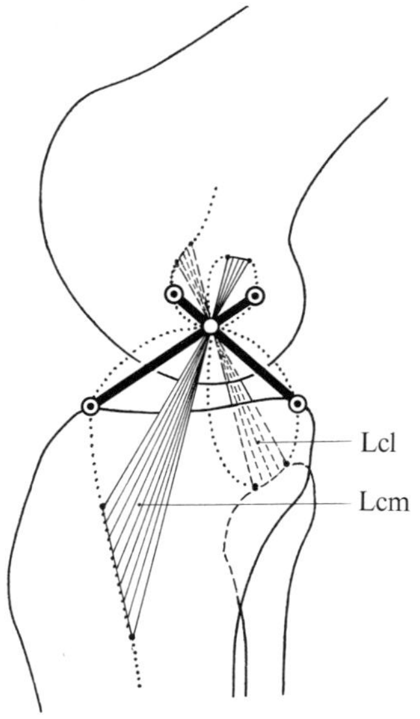

Abb. 58. Verlauf der Kreuzbänder als überschlagene Viergelenkkette und Verlauf des medialen und lateralen Kollateralbandes nach den Prinzipien der Burmester-Kurve. Alle Elemente schneiden sich im Kreuzungspunkt der Viergelenkkette. (Nach Menschik [220])

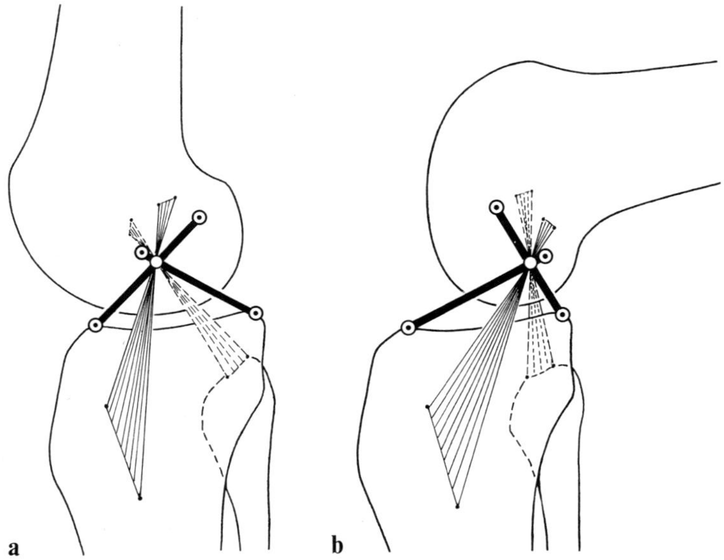

Abb. 59a, b. Dieser Kreuzungspunkt kann **a** in Extension und **b** in Flexion eingehalten werden und stellt wahrscheinlich auch den Durchgangspunkt der momentanen Flexionsachse dar. (Nach Menschik [220])

Es ist bekannt, daß Groh [116], Frankel [97, 98] und Nietert [253] die Lage der Flexionsachse und den Momentanpol anders berechnet und mit anderen Konstruktionen sichtbar gemacht haben als Menschik. Topographisch liegen deren Achsen aber sehr nah bei jenem Bewegungszentrum, wie es sich aus der Konstruktion von Menschik ergibt. Deshalb kann sowohl nach dieser als auch nach jener Theorie das Prinzip des Speichenrades funktionieren.

Auf einen wesentlichen Unterschied der genannten Arbeiten möchten wir hier noch eingehen. Die Konstruktion von Menschik ist eine Individuallösung für jedes einzelne Knie. Unterschiedliche Längenrelationen der beiden Kreuzbänder, wie sie auch Beauchamp et al. [23] beschrieben haben, bringen zwangsläufig eine andere Kondylenform mit

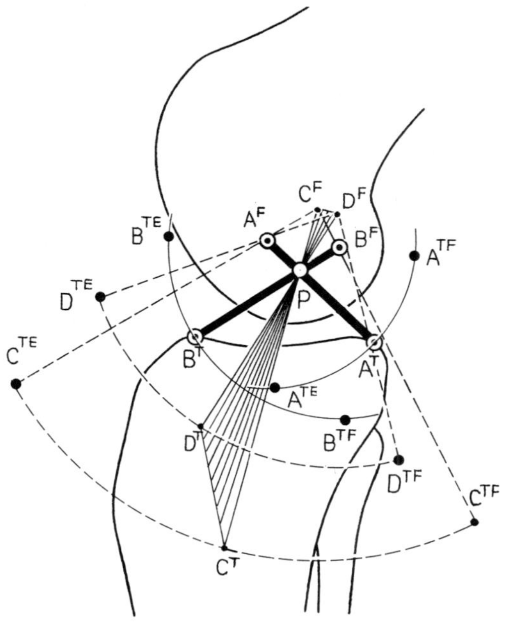

Abb. 60. Bei der normalen Bewegung folgen die Ansatzpunkte der Kreuzbänder und Seitenbänder im Idealfall zumindest annähernd Kreislinien (---). (Nach Menschik [220])

sich. Beides zusammen ergibt wieder eine individuelle Lage der Burmester-Kurve. Somit wird auch die Lage und Länge der Kollateralbänder bei jedem Individuum anders sein. Dies kann von der Klinik her bestätigt werden, da wir im Röntgenbild die oft großen Unterschiede der Rollenform laufend registrieren. Diesen individuellen Bedingungen müssen wir auch in der Rekonstruktionschirurgie Rechnung tragen.

Groh und Nietert versuchten, mit ihren Forschungen eine durchschnittliche Flexionsachse zu finden, um für den exoprothetischen Beinersatz (Groh) und für die Konstruktion von Endoprothesen (Nietert) standardisierte Ersatzgelenke schaffen zu können. Die Zielsetzung bei diesen Untersuchungen war damit eine ganz andere als bei Menschik. Deswegen konnten diese Autoren auch die Rotationen beim Ausmessen der Röntgenbilder während des Flexionsablaufs übergehen.

Beide Betrachtungsweisen haben ihre Berechtigung. Beim Prothesenbau muß man funktionell optimal ausgedachte Standardformen verwenden, während bei den rekonstruktiven Weichteiloperationen die Individualität jedes Kniegelenks Priorität hat, wobei zu beachten ist, daß z. B. die Rotationsmöglichkeit bei Flexion mit der in der medialen Hälfte gelegenen Rotationsachse und der dadurch bedingten größeren Bewegungsfreiheit auf der lateralen Seite auch schon zu einem in Einzelheiten unterschiedlichen Roll-Gleit-Muster der lateralen Rolle führt [389], welches aber im großen Rahmen mit dem Roll-Gleit-Prinzip der medialen Seite vergleichbar bleibt.

Verlust der Isometriebedingungen bei falschen Bandansatzpunkten

Anhand von Menschiks Konstruktionen (Abb. 60) kann man deutlich zeigen, wie folgenschwer eine Verschiebung des Bandansatzes um nur 10 mm nach ventral für das Längeverhalten des Bandes während Extension/Flexion ist (Abb. 61).

Im Beispiel (Abb. 61c) wird das falsch eingesetzte Band um 1/6 = 16,7% verlängert. Peroperativ kann man das Experiment bestätigt sehen, in dem gelegte Nähte den Versuch

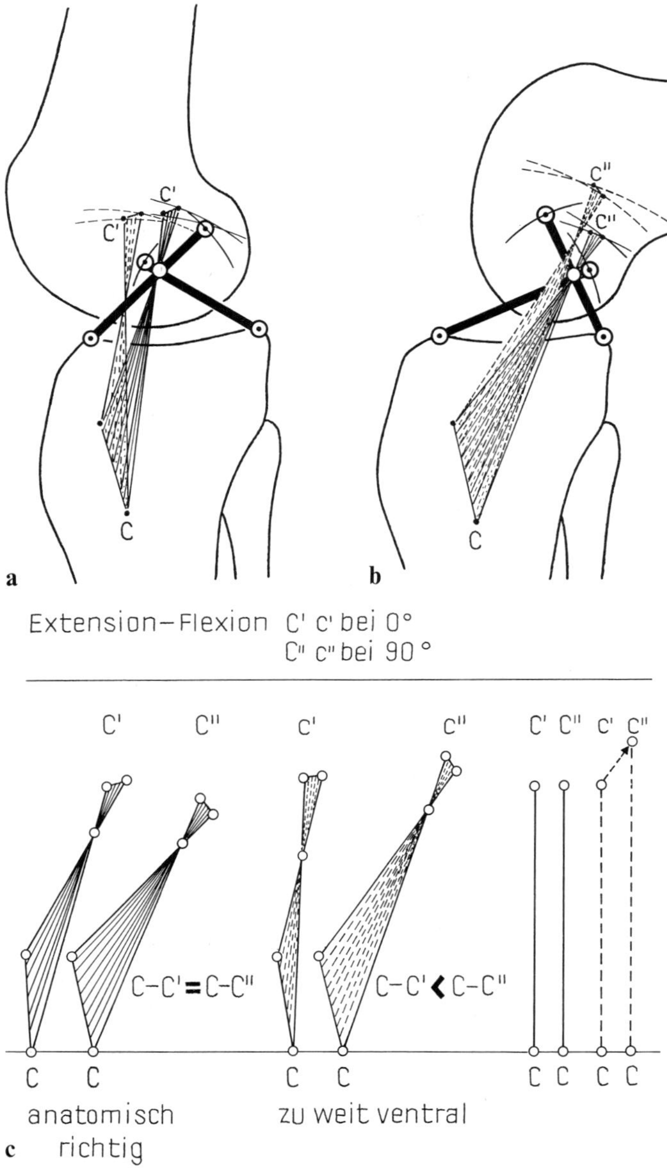

Abb. 61a-c. Wenn wir ein Lcm fälschlicherweise zu weit ventral am Femur reinserieren, wie es dem Band (---) in der linken Bildhälfte **a** entspricht, dann liegt dieses außerhalb des Gesetzes der Burmester-Kurve und wird bei jeder Flexion überdehnt

über Extension/Flexion nur dann gut überstehen, wenn sie auf der richtigen Linie liegen (Abb. 62 und 63). Eine falsch gelegte Naht reißt ein.

Im Vergleich zum normalen Band mit gekreuztem Faserverlauf kann schon eine rechteckige Bandform nicht mehr mit unveränderter Faserlänge folgen (Abb. 64). Der vordere Bandrand würde überdehnt und der hintere erschlaffen. Müller [243] und Bartel et al. [20] erklärten 1977 im Hinblick auf eine vorzunehmende Versetzung des Bandansatzes nach proximal, daß dies aus Gründen der Banddeformierung bei Flexion eine nicht geeignete Methode sei. Noch ungünstiger werden die theoretischen Deformierungskurven, wenn der Ansatz an der Tibia nicht lang genug und zu breit ist (Abb. 65).

Damit sind heute Operationen vom Typus Mauck [212] oder Lange [190] als nicht-physiologische Eingriffe von fraglichem Wert.

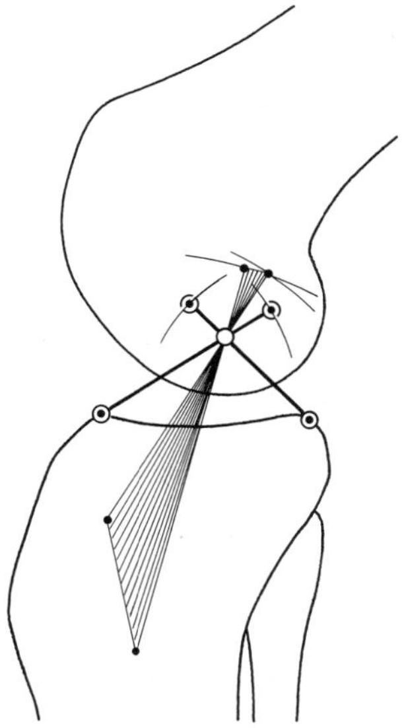

Abb. 62. Ausgangsbild mit Kreislinienausschnitten zum Vergleich mit falschen Seitenbandformen und Rekonstruktionsverfahren, wie sie auch für Bandplastiken angegeben wurden (Abb. 63ff.)

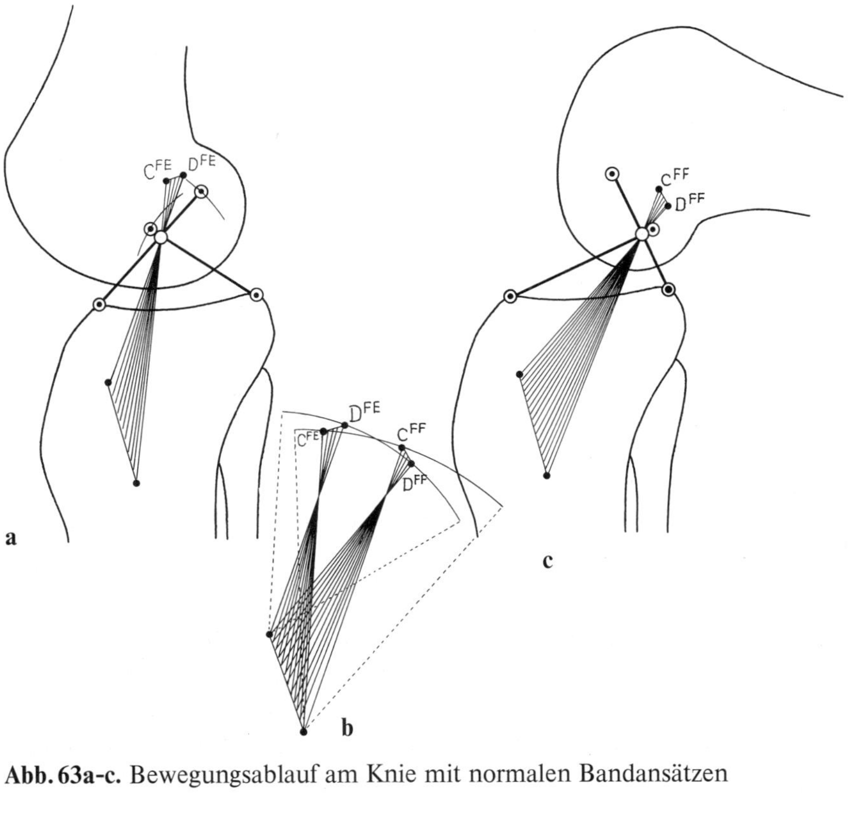

Abb. 63a-c. Bewegungsablauf am Knie mit normalen Bandansätzen

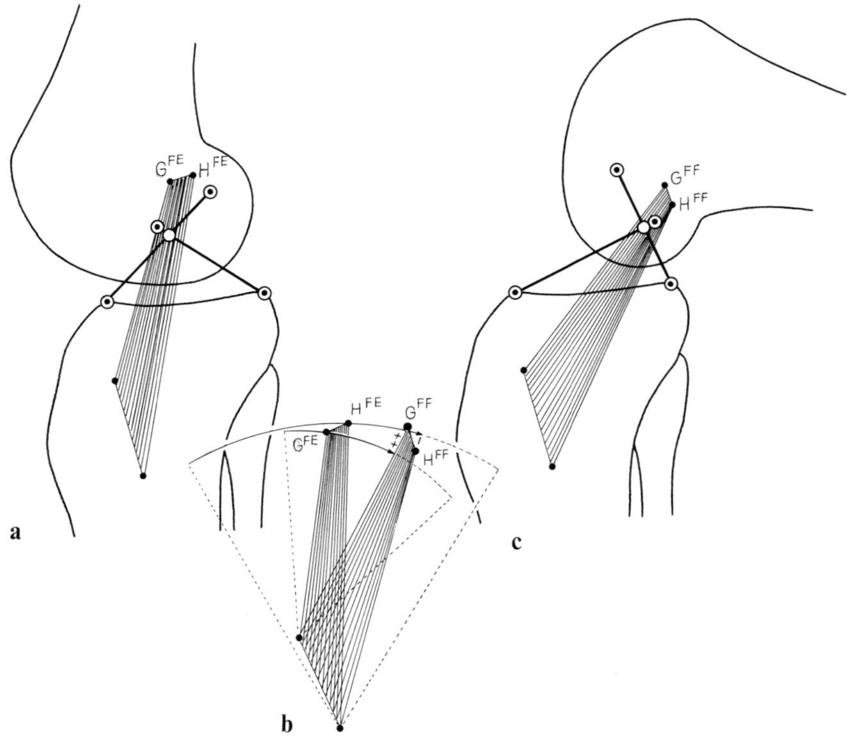

Abb. 64a–c. Bewegungsablauf eines Bandsystems ohne Überkreuzung seiner inneren Faserarchitektur. **b** Der vordere Anteil erweist sich nach der Flexion als zu kurz und muß um die Plusstrecke in die geforderte Position überdehnt werden. Die hintere Ligamentkante wäre um die Minusstrecke zu lang und in Flexion schlaff

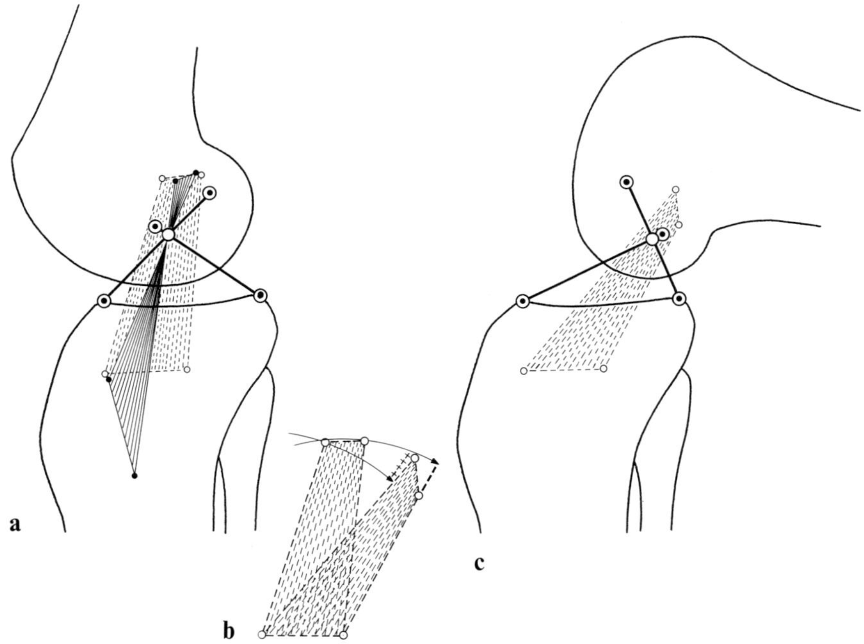

Abb. 65a–c. Praktisches Beispiel eines plastischen Ersatzes für das Lcm, wie er noch heute anzutreffen ist, und wie er niemals ohne erhebliche Verzerrung eine Extension/Flexion mitmachen kann. Bei der angegebenen Form müßte die vordere Kante während der Flexion nahezu um 1/5 verlängert werden, während die hintere nach der Flexion mehr als 1/5 zu lang und damit völlig wirkungslos schlaff wäre

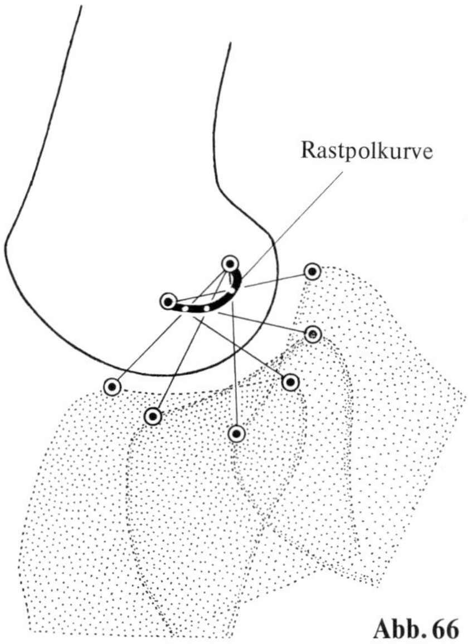

Abb. 66

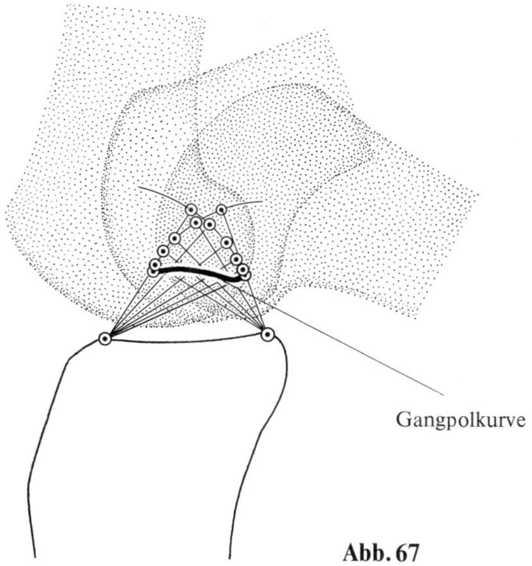

Abb. 67

Abb. 66. Rastpolkurve. Diese stellt den Ort aller Kreuzungspunkte der Kreuzbänder dar, wenn bei fixiertem Femur die Tibia aus Extension in Flexion bewegt wird. (Nach Menschik [219] und Huson [139])

Abb. 67. Gangpolkurve. Diese stellt den Ort aller Kreuzungspunkte der Kreuzbänder dar, wenn bei fixierter Tibia das Femur aus Extension in Flexion bewegt wird. (Nach Menschik [219] und Huson [139])

Gang- und Rastpolkurve

Wenn man das Femur festhält, die Tibia von Extension nach Flexion bewegt und die vom Momentanzentrum beschriebenen Durchgangspositionen als Kurve aufzeichnet, dann entsteht die sog. *Rastpolkurve* (Abb. 66).

Bei feststehender Tibia und durchbewegtem Femur entsteht eine andere Kurvenform, die sog. *Gangpolkurve.* Auch in diesem Fall entsteht die Kurve als Aufzeichnung der Durchgangspositionen des Momentanzentrums (Abb. 67) [139]. Interessanterweise sind beide Kurven genau gleich lang und könnten aufeinander abgerollt werden (Abb. 68). Die Getriebefunktion der Kreuzbänder wird von Menschik und Huson besonders betont. Daß in diesem Zusammenhang die Evolute als Ort der verschiedenen Krümmungszentren der hinteren Kondylenhälfte mit der Getriebekinematik nichts mehr zu tun hat und damit nur einen geometrisch beschreibenden Wert behält, sei zur Abrundung der Thematik noch beigefügt (Abb. 69).

Automatische Rotation – Schlußrotation – Initialrotation

Schon 1853 hat Meyer [226] auf das Phänomen einer automatisch ablaufenden Rotation zu Beginn der Flexion oder am Ende der Extension hingewiesen. Strasser [336] hat 1917 festgestellt, daß die Kreuzbänder nicht einfach in der sagittalen Ebene liegen, sondern sich in einer Ebene befinden, die um einen Winkel von etwa 15° dazu versetzt ist. Menschik hat die Kreuzbänder mit Kontrastmittel markiert und ihre Verschiebung während der Endphase der Streckung mit Röntgenbildern in axialer Aufsicht verfolgt. Er stellte auf diese Weise fest, daß eine Verschiebung der markierten Kreuzbänder von 15° vor sich geht. Eine Verschiebung also, die gerade der bekannten sog. Schlußrotation entspricht. Diese

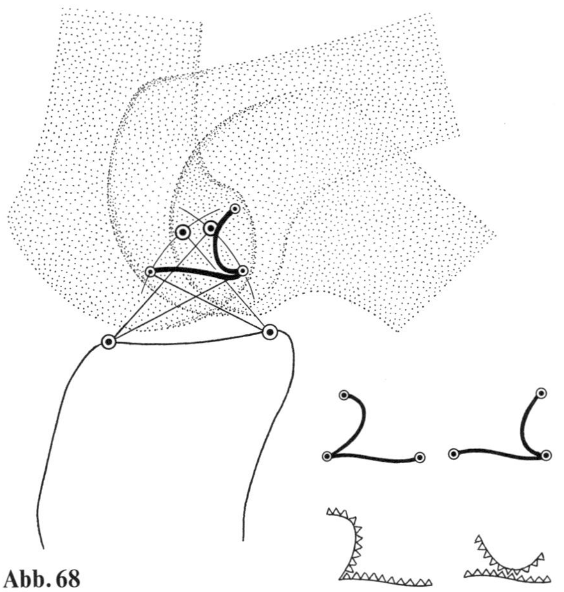

Abb. 68

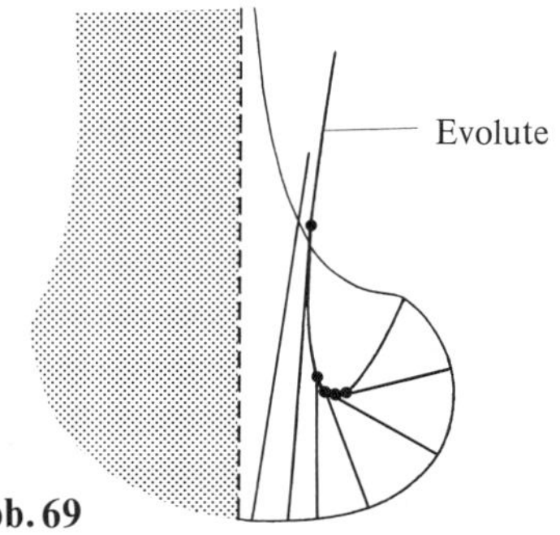

Abb. 69

Abb. 68. Gangpolkurve und Rastpolkurve sind genau gleich lang und können ohne jegliche Gleitbewegung aufeinander abrollen; d.h. man könnte diese beiden Kurven ineinander verzahnen. (Nach Menschik [219] und Huson [139])

Abb. 69. Evolute. Ort aller Mittelpunkte von Kreisradien, welche sich aus der dorsalen (femorotibialen) Kondylengelenkfläche konstruieren lassen. (Nach Menschik [221])

Schlußrotation läuft während der letzten 20°-Streckung automatisch ab und wird deswegen im französischen und englischen Sprachbereich *automatische* Rotation genannt. Zu Beginn der Flexion läuft sie in umgekehrter Reihenfolge wie eine Initialrotation ab.

Die anatomische Erscheinungsform des Kniegelenks wird durch diese automatische Rotation auch in wichtigen Einzelheiten geprägt.

Die 15°-Rotation des Tibiaplateaus während der Endstreckung bewirkt auf der lateralen Seite eine Veränderung der Koppellänge und Koppelform, was sich zwangsläufig auf die Koppelhüllkurve, also die Form der lateralen Kondylenrolle, auswirkt (Abb. 70).

Die Veränderung der Koppellänge bei praktisch gleichbleibender Länge der Kreuzbänder ergibt schon in der Konstruktionszeichnung eine Delle in der Kondylenrolle zwischen der tibiofemoralen Rolle und der patellaren Trochlea. Bei der Arthrotomie finden wir diese abgrenzende Senke regelmäßig; ihre Tiefe ist aber individuell sehr unterschiedlich. Es ist deswegen nicht verwunderlich, daß in der früheren Nomenklatur von Meyer [226] und Fick [91] die Bezeichnung *Sulcus terminalis* und von Strasser [336] *Impressio terminalis* verwendet wurde.

Diese Senke ist im Sinne der Impressio terminalis immer auch dann vertieft, wenn wir es mit einem Fall von chronischer Kreuzbandinsuffizienz zu tun haben. Das einseitige posttraumatische Genu recurvatum ist eine Begleiterscheinung der chronischen vorderen Instabilität.

Frische, echte Impressionen mit Knorpelfrakturen sahen wir auch mehrmals bei großen, nur ligamentären Kombinationsverletzungen vom Typus der medialen „unhappy triad" mit vorderer Kreuzbandruptur. Nicht jedesmal ist ein Hyperextensionstrauma für die Verletzung verantwortlich. Neben den durch ein Trauma veränderten Kniegelenken sind es auch die idiopathischen Genua recurvata, welche einen markanten Sulcus aufwei-

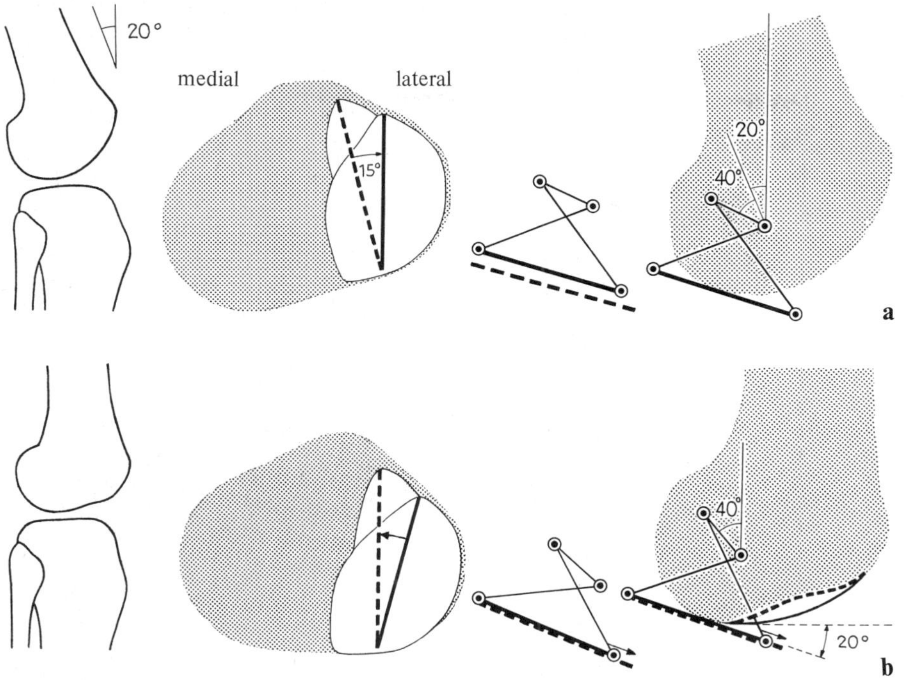

Abb. 70a, b. Die automatische Rotation während der letzten 20° der Endstreckung, die sog. Schlußrotation, führt zu einer typischen Formveränderung an der lateralen Femurkondylenrolle. **a** Bei einer Flexionsstellung von 20° dient die ausgezogene Sagittallinie im lateralen Tibiagelenkabschnitt als Koppel. Ihre Länge ist verantwortlich für die Form der Koppelhüllkurve, also der Form der Femurkondylenrolle. **b** Hier ist die Situation nach der 15gradigen automatischen AR während der Endstreckung dargestellt. Das Tibiaplateau hat sich um 15° gedreht, und die Linie (---) ist nun zur Koppel geworden. Sie liegt jetzt in der Sagittalebene. Da diese Durchmesserlänge des lateralen Tibiaplateaus (---) länger ist als der andere Durchmesser (—), kommt es bei der Bewegung der Koppel im System der überschlagenen Viergelenkkette zu einer veränderten Koppelhüllkurve. Es entsteht dadurch die charakteristische Eindellung der lateralen Kondylenrolle an der ventralen Begrenzung des der Tibia zugeordneten Gelenkabschnittes, also der Sulcus terminalis oder die Impressio terminalis der femorotibialen Gelenkfläche. (Nach Menschik [221])

sen. Da in den meisten Fällen eine allgemeine ligamentäre Schwäche vorliegt, wird die Extension ungenügend oder zu spät gebremst und die Kondylenrolle läuft noch mit Schwung vorne beim Meniskusvorderhorn auf der Plateaubegrenzung auf. Dies führt dort zu den Druckschäden, die sich bis zur Impressio auswirken können, wie das auch Morscher [230c] mehrfach betont hat. Allen Kniegelenksprothesen vom Typus der Scharnierprothese fehlt diese Schlußrotation mit dem Bremseffekt. Deswegen spüren die Patienten den unangenehmen, oft hörbaren Anschlag, wenn die Prothesenteile ungebremst in der Extension aufeinanderschlagen. In dieser wiederholten Erschütterung liegt u.a. auch ein Grund für die frühzeitge Lockerung dieser Implantate.

Die ungleiche Länge der Kondylenrollen und die automatische Rotation

Die ungleiche Rollenlänge des medialen und des lateralen Kondylus ist schon in alten anatomischen Beschreibungen festgestellt worden.

Betrachtet man ein Femur von distal in axialer Richtung, dann ist die Asymmetrie ganz besonders auffällig. In der Regel ist die mediale Rolle so geformt, als ob ihr ein zusätzlicher Kreisringsektor eingesetzt worden wäre, der ungefähr einem Winkel von 50 bis 60° entspricht (Abb. 71). Beim gleichen Einblick in ein von vorne freigelegtes Knie mit Flexion

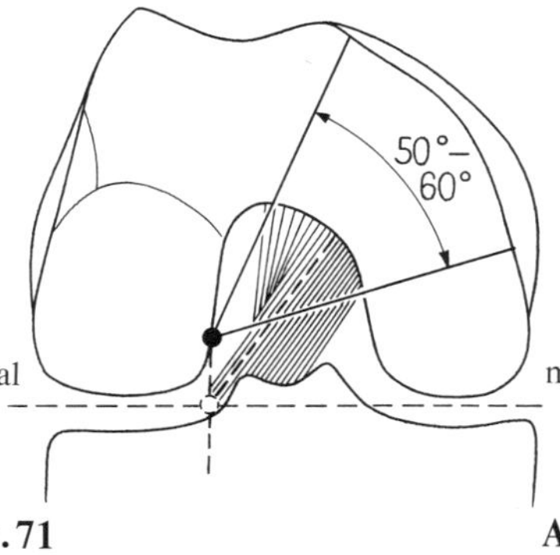

Abb. 71

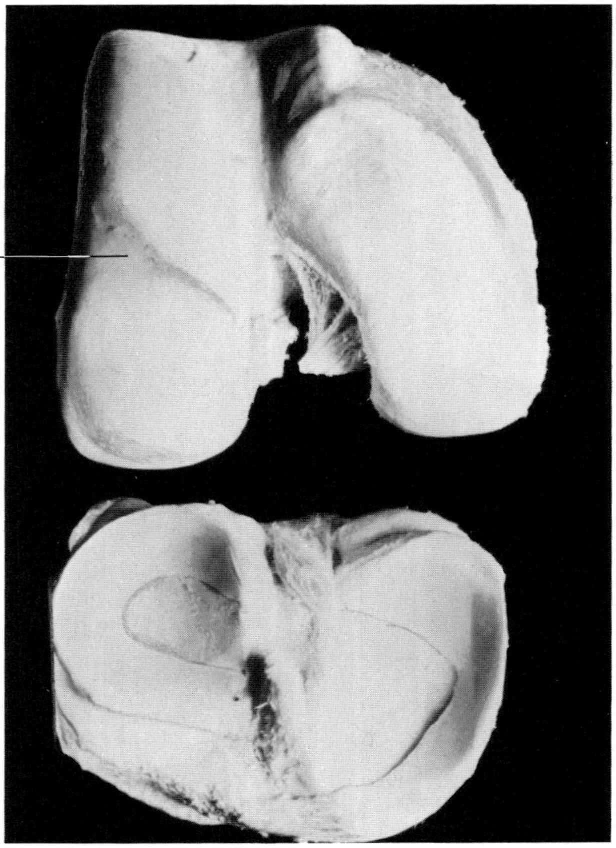

Abb. 72

Abb. 71. Das hintere Kreuzband steigt aus der Transversalebene in einem Winkel von 50-60° auf. Dazu weist die mediale Kondylenrolle, welche (s. auch Abb. 72) um wesentliches länger ist als die laterale, einen zusätzlichen Gelenkabschnitt auf, der praktisch einem Kreisringsektor von ebenfalls 50-60° entspricht. (Nach Menschik [221])

Abb. 72. Anatomisches Präparat, welches deutlich die unterschiedliche Konfiguration der medialen und der lateralen Kondylenrolle zeigt. Man sieht den in Abb. 71 beschriebenen Abgangswinkel der Faserbündel des hinteren Kreuzbandes vom Femur. Die Gestaltung des Tibiaplateaus und die Formdifferenz der beiden Meniskusspangen ist den unterschiedlichen Femurkondylen angepaßt. (v. Hochstetter)

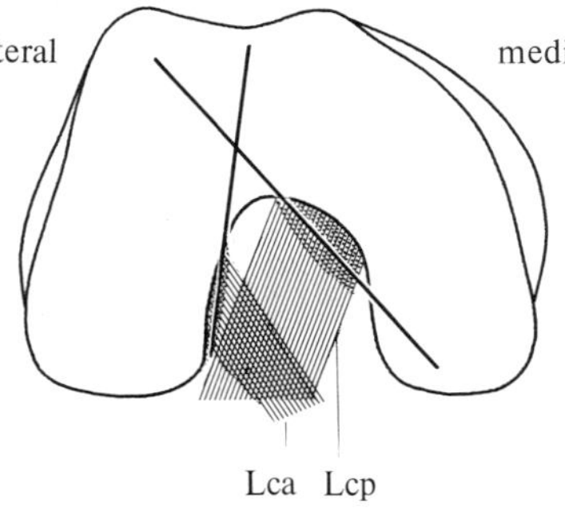

Abb. 73. Der Winkel von 50-60° wiederholt sich auch in der gegenseitigen Versetzung der Ursprungsebenen beider Kreuzbänder am Femur

von 90° weist das hintere Kreuzband einen gleichartigen Winkel mit der Horizontalen auf. Seine Fasern ziehen wie Radien dieses Kreisringsektors nach oben an das Femur (Abb. 72). Nach Menschik [219 - 221] stehen auch die femoralen Ansatzflächen der Kreuzbänder zueinander in einem Winkel von 50 bis 60° (Abb. 73 - 75).

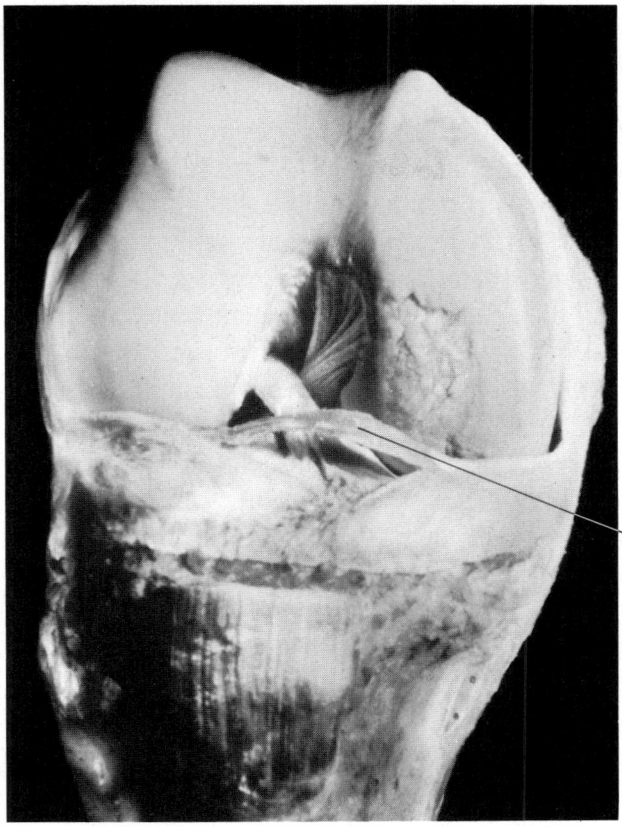

Abb. 74. Auch im Präparat finden wir diesen Winkel bestätigt. In der Frontalansicht in das flektierte Kniegelenk mit den Kreuzbändern sieht man auch, deutlich abgehoben, das Lig. genus transversum, welches die beiden Menisken ventral vor den Kreuzbändern miteinander verbindet. Der zufällig abgebildete Knorpelschaden liegt an der bei der Rotation wichtigen Belastungszone gegenüber dem Eminentiasokkel. (v. Hochstetter)

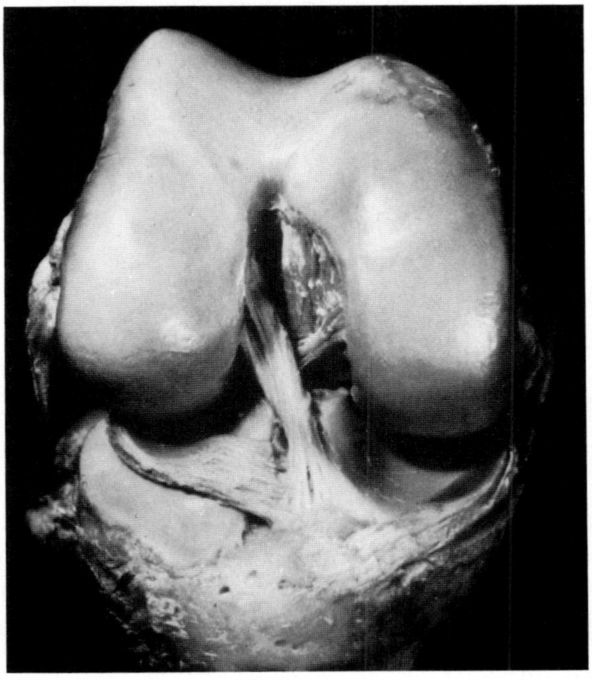

Abb. 75. Auch bei maximaler Flexion sind diese Winkel sichtbar. Zudem wird hier deutlich, wie weit bei einer regulären Flexion die Auflagepunkte vom Femur auf der Tibia nach dorsal zurückgehen. Die Femurkondylen haben in dieser Stellung mit den beiden Meniskushinterhörnern einen sehr engen Kontakt. Entsprechend groß ist auch die mechanische Beanspruchung der Hinterhörner in dieser Stellung. Oben am ventralen Dach der Fossa intercondylaris sieht man sehr schön die „notch" von Grant, in die das vordere Kreuzband in Extension zu liegen kommt. (v. Hochstetter)

Diese Form der medialen Kondylenrolle mit dem eingesetzten Kreisringsektor und den dazugehörenden Kreuzbandradien veranlaßte uns, die automatische Rotation an mehreren Präparaten zu studieren. Das Ergebnis war folgendes: Tatsächlich läuft die automatische Rotation um eine eigene Rotationsachse ab, welche mit jener der willkürlichen Rotation nichts zu tun hat. Dies bestätigen auch Shaw und Murray [317] und Wang et al. [376]. Die willkürliche Rotation hat ihre Achse medial vom hinteren Kreuzband und der Eminentia in der hinteren Tibiagelenkhälfte, während diejenige der automatischen Rotation lateral dorsal von der Eminentia zu suchen ist. In den zitierten Arbeiten liegt die Achse der willkürlichen Rotation weiter medial und diejenige der automatischen weiter lateral als nach unseren Berechnungen. Shaw et al. [317] plazieren letztere auch noch medial. Kelley (zit. in [317]) beschreibt die Achse der automatischen Rotation ebenfalls lateral, „near the center of the lateral tibial condyle". Nach Shaw läßt ein defektes vorderes oder hinteres Kreuzband eine begrenzteVerschiebung der Achse der automatischen Rotation zu.

Läßt man experimentell an einem stabilen Kniegelenk Kreuzbänder und Seitenbandsystem als kinematische Führungsstrukturen stehen, dann kann man es mit erhaltener Stabilität bewegen und die Gelenkflächen von vorne und von hinten gerade genügend einsehen.

Wenn bei den letzten 20° der Extension zwangsläufig die automatische Rotation beginnt, dann liegen die Fasern des hinteren Kreuzbandes schon beinahe horizontal. Sie verhalten sich tatsächlich wie Radien für den Kreisringsektor. Das Zentrum dieser Rotation liegt dorsal lateral. Ihre Achse steht bei dieser „beinahe-Extensions-Stellung" so, daß sie gleichzeitig auch durch den Ansatzpunkt des vorderen Kreuzbandes am Femur geht. Während der weiteren Extensionsbewegung bis zum Erreichen der vollen Streckung stößt die laterale Kondylenrolle schon mit dem Sulcus terminalis an der Tibia an, während der zusätzliche mediale Kreisringsektor noch Grad für Grad hineingleiten kann. In Abb. 76 haben wir diesen Vorgang dargestellt. Durch das „Eindrehen" des Sektors stellt sich die mediale Femurrolle medial schräg auf der Tibia ein und bremst auf diese Weise mit konvergierend eingestelltem Rad (Menschik) die Extension.

Mechanisch bedeutungsvoll ist auch die Tatsache, daß diese Aufliegefläche ganz mit nach ventral kommt, weil so der Hebelarm der dorsalen Kapselspannungskraft, welche ebenfalls die Extension bremsen muß, erheblich vergrößert wird (Abb. 77).

Somit finden wir eine Erklärung dafür, daß es am bandstabilen Knie eigentlich sehr wenig ligamentäre Hyperextensionsverletzungen gibt. Das ist erstaunlich, wenn man bedenkt, wie lang die Hebelarme von Tibia und Femur sind, und wie viel kinetische Energie sehr oft beteiligt ist. Allerdings stehen der hinteren Kapsel auch viele kräftige Beugemuskeln für den Schutz vor übermäßiger Extension bei. Die Abb. 78 führt uns wieder zur automatischen Rotation mit den ungleich langen Kondylenrollen.

Ein Kniegelenk ohne hintere Kapsel bietet Einblick auf die Kreuzbänder und die Menisken. In einer Stellung von ca. 20° Flexion ist die mediale Kondylenknorpelfläche noch weniger nach hinten durchgeglitten als diejenige der lateralen Rolle (Abb. 78 a). Nach erreichter Streckstellung ist von der medialen Rolle jetzt mehr zu sehen als von der lateralen (Abb. 78 b). Gleichzeitig läßt sich auch die veränderte Rotationsstellung der beiden Knochen zueinander erkennen. Das hintere Kreuzband hat sich in seiner Lage verändert. Es ist stärker gespannt und nach medial abgedreht. Das Lig. meniscofemorale posterius ist sichtbar ausgestreckt.

Dieses Eindrehen eines zusätzlichen Kreisringsektors medial führt auch zu einer Neuverteilung der Roll- und Gleitverhältnisse für die letzten 20° der Extension.

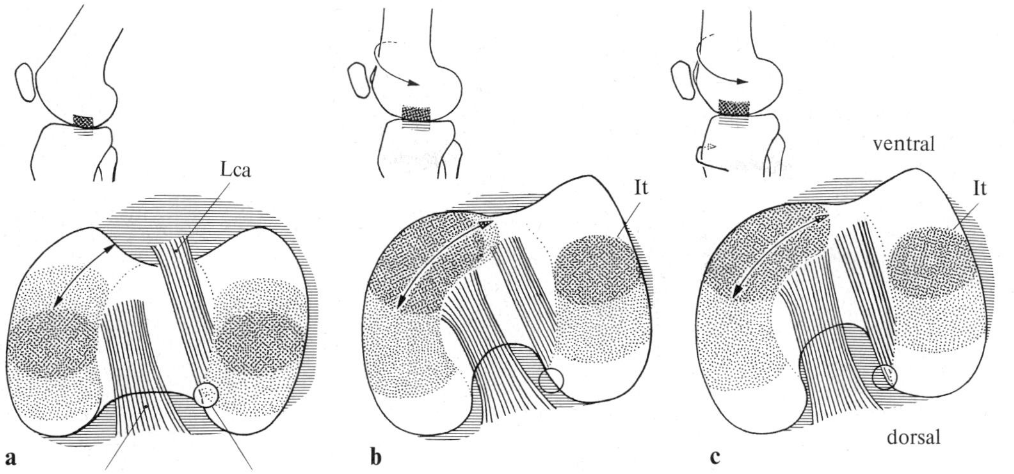

Abb. 76a-c. Mit dem Eindrehen des Kreisringsektors rotiert die Tibia im Vergleich zum Femur nach außen, was praktisch dem Ausmaß der sog. Schlußrotation von 15° entspricht. Die *dunkel schraffierten Flächen* entsprechen den Auflagebezirken, welche anfänglich symmetrisch sind und beim Abschluß der Extension medial eine viel größere Aufliegefläche aufweisen als lateral. Der Drehpunkt für die automatische Rotation während der Endstreckung liegt in einem Gebiet, in welchem sich auch das Zentrum des Kreisringsektors (Abb. 71) befindet. **a** Die *dunklen* Flächen entsprechen den Auflagepunkten des Femurs auf der Tibia bei einem Flexionsgrad von ca. 30°, also noch bevor die automatische Rotation während der weiteren Extension ihren Anfang nimmt. **b** Während der weiteren Extension gleitet der in der medialen Kondylenrolle integrierte Kreisringsektor auf der Tibia gegen medial dorsal. Die laterale Kondylenrolle ist dabei schon mit ihrer Abrollbewegung am Ende und bei der „Impressio terminalis“ aufgefahren. Die mediale Rolle hingegen hat noch immer eine Gleitreserve im Bereich des Kreisringsektors. **c** Nun ist auch dieser Gleitprozeß zu Ende, und das Kniegelenk hat seine Endstreckstellung erreicht. Die von den Kreuzbändern durch ihre Lage gesteuerte und von der Form der medialen Kondylenrolle mit einem Kreisringsektor zwangsläufig erfolgende automatische Rotation führt zu einer Einwärtskreiselung des Femurs auf dem Tibiaplateau oder vice versa zu einer Auswärtsdrehung der Tibia gegenüber dem Femur

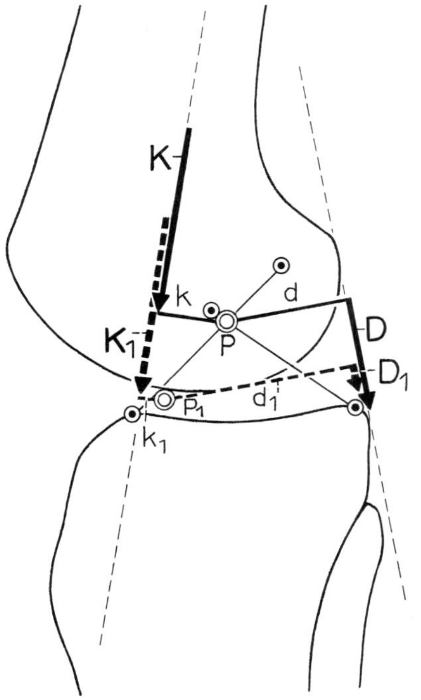

Abb. 77. Das Zentrum P mit der momentanen Querachse für die Extension/Flexion verlagert sich während der Endstreckung mit automatischer Rotation aus P nach distal ventral zu P_1. Durch diese Verlagerung werden die Hebelarme der wirkenden Kräfte wesentlich verändert. Die Extensions-/Hyperextensionskraft K erhält als K_1 (- - -) einen sehr kleinen Hebelarm k_1. Als Folge davon bekommt die durch die hinteren Kapselstrukturen gelieferte Kraft D als Kraft D_1 einen sehr langen Hebelarm d_1. Damit wird die Kraft D_1 wesentlich kleiner als die Kraft D. Es verhält sich: $D_1 : D = 1 : 6{,}2$. (Nach Menschik [221])

a 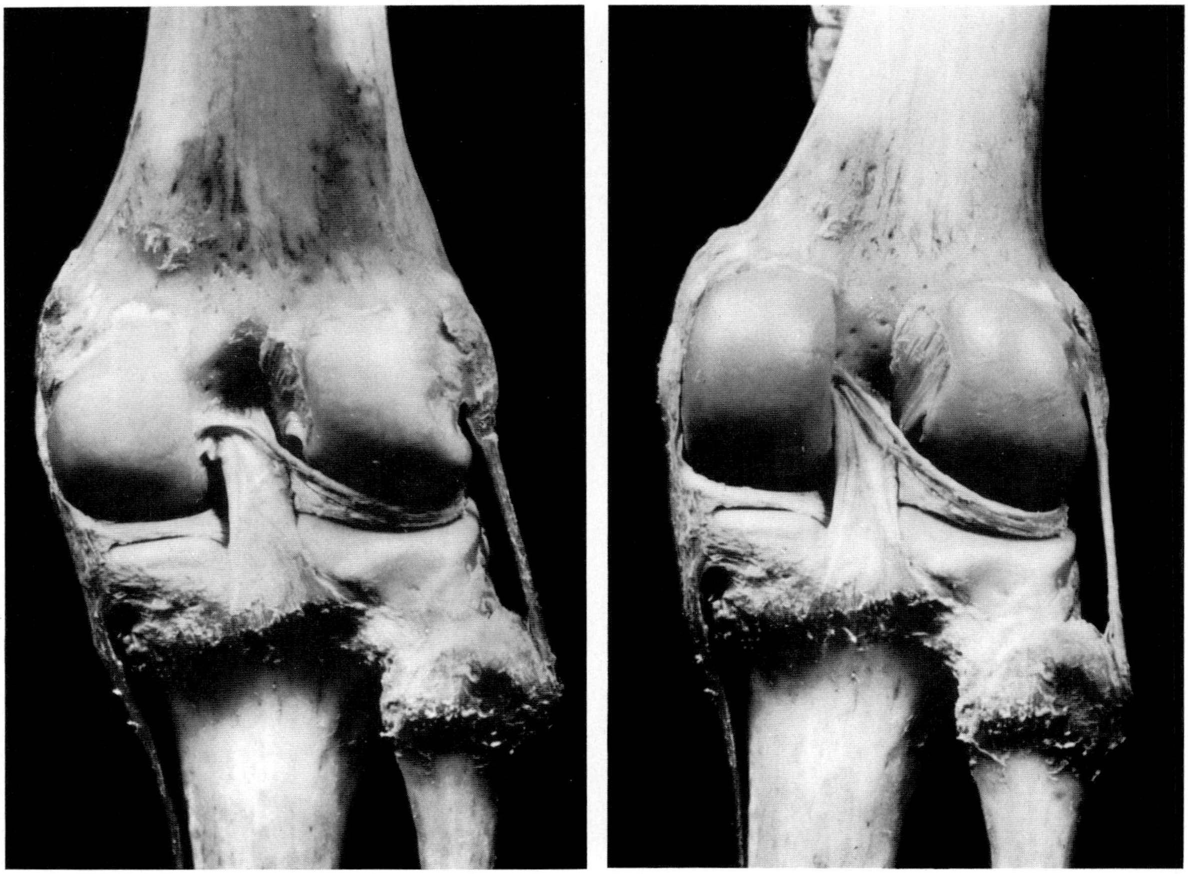 b

Abb. 78a, b. Darstellung der unterschiedlichen Lage der Kreuzbänder **a** in ca. 30° Flexion und **b** in voller Extension. Die mediale Kondylenrolle hat sich schon weiter nach hinten hineingedreht, während von der lateralen Rolle hinten nicht viel zusätzliche Gelenkfläche erschienen ist (**b**). Das Lig. meniscofemorale posterius mit seinem nach Wrisberg benannten, dorsal vom hinteren Kreuzband verlaufenden Anteil, spannt sich dabei definitiv an und kommt von lateral unten ungefähr aus der Gegend des Zentrums des femoralen medialen Kondylenkreisringsektors. Man beachte auch den sehr weit dorsal liegenden Ursprung des vorderen Kreuzbandes (**b**), welcher die später noch beschriebene „Over-the-top“-Nahttechnik geradezu herausfordert. (v. Hochstetter)

Die Abb. 79 hält die Mischung der Bewegung und der einzelnen Funktionen fest. Es verschmelzen 20° Endstreckung, 15° automatische Rotation und das Eindrehen des Kreisringsektors miteinander und ergeben eine Situation mit langem Gleiten gegenüber kurzem Rollen.

Auch im Bereich der Rollenform der Kondylen gibt es wiederum erhebliche Individualunterschiede. Vielleicht liegt darin auch ein Grund dafür, daß Nietert [253] erhebliche Abweichungen in bezug auf die Größe der Aufliegefläche in der Standphase fand, oder daß widersprüchliche Angaben über das Ausmaß des Roll-Gleit-Verhältnisses während der initialen Flexionsphase zu finden sind. So ist nach Nietert die Feststellung von Braune und Fischer [36], wonach eine reine Abrollung die Flexion einleite, höchstens dann richtig, wenn schlaffe Bänder erst angespannt werden müssen, bevor die zwangsläufigen Bewegungsmechanismen ablaufen können.

In diesem Zusammenhang sind auch die neueren Untersuchungen von Girgis et al. [107] sowie von Wang et al. [375] über die Kreuzbänder sehr interessant. Aber auch sie bringen bis jetzt noch keine Klarheit darüber, wie es mit den Spannungsverhältnissen in

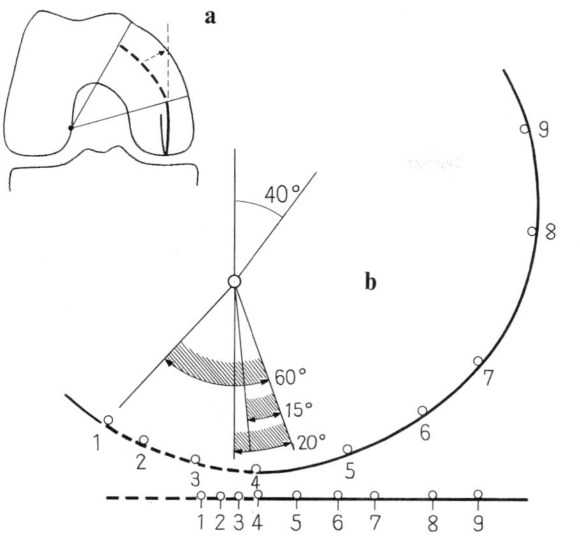

Abb. 79a, b. Zusätzliches Rollgleiten während der automatischen Rotation. Wenn wir die ganze Ablauflinie der femorotibialen Kontaktfläche an der medialen Kondylenrolle in eine Ebene legen (**a**), dann ergibt sich für die letzten 20° der Streckung mit 15° automatischer Rotation und dem 50° großen medialen Kreisringsektor ein neues Verhältnis der Rollgleitbewegung im medialen femorotibialen Gelenkabschnitt. Auf der Tibia liegen die Auflagepunkte *4* bis *1* nur wenig auseinander, während sie am Femur um ein Mehrfaches voneinander entfernt sind; d.h. das Gleiten überwiegt um das 3-4fache das Rollen. Das Verhältnis ist ähnlich wie bei der endgradigen Flexion. (Nach Menschik [221])

den Kreuzbändern steht, wenn ein Knie unter wirklich physiologischen Bedingungen bewegt wird.

Eine Veränderung des Längenverhältnisses der beiden Kreuzbänder bringt - wie erwähnt - zwangsläufig eine Veränderung der Koppelhüllkurve und damit aller Gelenkkörperformen mit sich. Dies kann auch der Grund dafür sein, daß Girgis et al. [107] nach Durchschneidung einzelner Kreuzbänder feststellen konnten, daß die dadurch entstandenen zusätzlichen Bewegungsfreiheiten so unterschiedlich groß waren.

So betrug in Extension die durchschnittliche Zunahme der IR nach Durchtrennung des vorderen Kreuzbandes 8°, wobei die Streuung zwischen 0 und 15° lag.

Eine pathologische Hyperextension von zusätzlichen 25° war bei dieser artifiziellen vorderen Kreuzbandinsuffizienz ebenfalls zu registrieren. Auch für diese Hyperextension gab es eine große Streubreite von 10 bis 30°.

Diese Werte beziehen sich natürlich auf ein Kniegelenk mit ringsum erhaltener Kapsel. Sogar die Inzision in der Kapsel, welche als Zugang zum Kreuzbandschnitt nötig war, ist vom Untersucher vor der Stabilitätsprüfung wieder verschlossen worden.

Nietert [253] fand bei seinen Berechnungen, daß man die Kreuzbänder nicht als starr annehmen darf, da sie im interkondylären Raum in bedrängter Position sein können. In den Endlagen werden sie an den Nachbarstrukturen, z. B. am Knochen, sozusagen aufgewickelt und deformiert. Dies äußert sich sogleich in einer Formveränderung der Polkurven.

In diesem Zusammenhang muß man noch anfügen, daß es bis heute wohl keinen Apparat gibt, in welchem man die Kniebewegungen unter wirklich physiologischen Bedingungen ausmessen kann. Wenn man die physiologischen, mit der Flexion parallel laufenden Rotationen, die Valgisierung und die Revarisierung eliminiert, dann setzt man die Bänder unter unphysiologische Spannungen. Frankel und Burstein [98] haben diesen

Nachteil erkannt. Deswegen ist bei allen Messungen mit Ausschluß der Rotationen Zurückhaltung am Platz.

Automatische Schluß- und Initialrotation beim schnellen Bewegungsablauf und beim Gehen auf unebenem Gelände

Bei normaler Gehgeschwindigkeit von 3,5 km/h wird das Bein im Kniegelenk nur bis 60° flektiert. 7,5°-Gefälle erhöht den Beugewinkel gegen 70°. 7,5°-Steigung wirkt sich nicht flexionssteigernd aus. Der Winkel bleibt kleiner als 60° [253].

Eine schnellere Gangart von 8,5 km/h erhöht den Flexionswinkel auf ~ 90° (6,5 km/h bedeutet normalerweise schon Laufschritt). Dabei wird die Streckung nicht mehr erreicht [399]. Das Bewegungsausmaß liegt dann zwischen 90–20–0° (Nulldurchgangsmethode) für Flexion/Extension. Es wird also der Umweg über Initial- und Schlußrotation umgangen. Sicher wird so Zeit gewonnen; ob andere Vorteile, wie besseres Abfedern der Stoßenergie, auch mitspielen, bleibe dahingestellt [253]. Beim Schnellauf (bis 30 km/h und mehr) wird im Schwung sogar das ganze normale Flexionsvermögen beansprucht. Deswegen dürfen bei Sportlern nach der Behandlung von Knieverletzungen keinerlei Flexionsbehinderungen vorliegen, da sonst das Lauftempo durch den Flexionsausfall limitiert wird.

Die Kreuzbänder und die Bewegung des Kniegelenks in mehr als einer Ebene

Mit einer Ausnahme bei der automatischen Rotation wurde bisher nur die Viergelenkkette in einer Ebene besprochen. In einer einzigen Ebene gesehen, ist es gut möglich, die kinematischen Gesetze in Form und Funktion des Kniegelenks wiederzuerkennen. Das Prinzip des ganzen Aufbaus ist klar, doch die Verwirklichung stellt sogar die Natur vor technische Probleme. Wie bei den Seitenbändern können nicht alle für die mechanische Festigkeit notwendigen Kreuzbandfasern auf der Ideallinie Platz finden.

Nehmen wir das Grundmodell mit den starren Kreuzbandstangen zum Vergleich, dann sind diese in der Sagittalebene am Femur und an der Tibia so befestigt, daß sie sich bei der Bewegung im Kreis drehen können. Am Knie ist dieses Problem mit dem fächerförmigen Ansatz der Kreuzbänder und ihrer Zweiteilung gelöst. Jedes Kreuzband besteht aus zwei Teilen [107], die sich untereinander selber wieder wie eine überschlagene Viergelenkkette verhalten. Dies ist vorerst eine begründete Hypothese, die man wissenschaftlich noch genauer erforschen müßte.

Je länger wir uns mit Bandproblemen befassen, um so mehr gewinnen wir den Eindruck, daß es möglich ist, mit dem Prinzip der sich überkreuzenden Fasersysteme Bedingungen zu schaffen, unter denen sich Kollagenfaserzüge innerhalb der Elastizitätsreserve mit gleichbleibender Länge bewegen können. Auf diese Weise kann auch ausreichend kollagenes Faserwerk an einem bestimmten Ort zum Einsatz gelangen. Damit wird neben der Erfüllung der durch die Kinematik gegebenen Forderungen auch die notwendige Festigkeit geschaffen.

Die räumliche Viergelenkkette und der Zentralpfeiler

Huson [139] beschrieb 1974 ein räumliches Modell einer Viergelenkkette und baute auch ein Modell des Kniegelenks mit Viergelenkkette und zwei Kondylenrollen aus Plexiglas, das er *in einer Ebene* zwischen parallelen Schienen geführt rollen ließ; dabei wurden die bisher beschriebenen Gesetzmäßigkeiten bestätigt. Als zweites Modell entwickelte er eine Konstruktion mit Rotationsmöglichkeit, also ein dreidimensionales bewegliches System. Aus den parallelen Schienen, welche in der Mitte die Bewegung führten, baute er einen kreisrunden Führungssockel wie eine Drehscheibe mit dem Durchmesser des Kondylenabstandes. Dieser erhabene Drehzapfen mußte sich bei der Flexion mit der Rückverlagerung des Auflagepunktes ebenfalls zurückverschieben, damit die Rotation weiterhin möglich blieb.

Der zentrale Drehpfeiler „pivot central"

In der Wirklichkeit übernimmt die Eminentia intercondylaris diese Funktion des Sockels des zentralen Drehpfeilers. Die Tatsache, daß sich dieser Sockel des Drehzapfens nicht nach vorne und hinten verschieben kann, wird funktionell auf folgende Weise korrigiert: Die Meniskusvorderhörner und die für die Rotationsbremsung noch wichtigeren Hinterhörner sind mit dem Eminentiasockel so verbunden, daß aus diesem Verbund ein innerhalb bestimmter Grenzen plastisch verschiebbarer Sockel des Drehzapfens wird. Dieser leistet genügend Widerstand, um die zentrale Führung bei Flexion/Rotation zu garantieren. Drei Kriterien bestätigen diese Annahme:

1. Es gibt an der Eminentia intercondylaris eine ganz dicke und widerstandsfähige Knorpelschicht, welche für die Aufnahme von Belastung geeignet ist. Den gleichen dicken Knorpel findet man am entsprechenden Gegenüber, der Kondylenrolleninnenseite. Und schließlich ist der Meniskusknorpel in seinem hinteren Übergangsbereich zur Eminentia viel härter und weniger deformierbar, als in seinen beweglichen drei Fünfteln zwischen Hinter- und Vorderhornverankerung. Dies läßt sich bei Operationen gut feststellen, wenn man ihn fassen und abtrennen muß.

2. Goodfellow und O'Connor [109] stellen ganz klar dar, wie wichtig die Eminentiae und die Kondyleninnenseiten für die Druckaufnahme und die Bewegungsführung bei Varus-, Valgus- und Rotationsstreß sind. Die anteroposteriore Mittellage des Zentralpfeilersockels der Eminentia ist naturgemäß so gegeben, daß diese Erhebung genau in den mittleren Flexionslagen die beste Führung übernehmen kann, nämlich dann, wenn bei noch starker axialer Belastung der Freiheitsgrad der Rotationen gleichzeitig sehr groß ist. Diese Flexionslage entspricht zudem auch derjenigen Stellung, in welcher der periphere Bandapparat des Kniegelenks relativ locker ist. Auch deshalb ist in dieser Situation eine feste, zentrale Führung besonders wichtig.

3. Wilson [387] beobachtete, daß Patienten mit einer Osteochondrosis dissecans mit auswärts rotierter Tibia gehen; dies war der Grund für die Ausarbeitung seines klinischen Tests: Er wählte am liegenden Patienten (vorwiegend Kindern) eine Ausgangslage für das zu untersuchende Kniegelenk von 90° mit Innenrotation. Dann streckte er langsam das Knie in dieser IR-Stellung und stellte fest, daß es zu einem Schmerz kam, der bei einer Flexionsposition von 30° sehr deutlich war, und der durch AR in dieser 30°-Flexionsstellung sofort verschwand. Auf Grund dieser Tatsachen sehen wir heute das Problem der dissezierenden Osteochondrosis nicht mehr als einen Prozeß im sog. unbelasteten Kondylenabschnitt, sondern als ein Problem großer Belastung an der wachsenden Femurepiphyse bei der Rotation.

Insuffizienz des Zentralpfeilers und arthrotische Entwicklung

Es wird also immer deutlicher, daß man durch experimentell geschaffene Kreuzbandläsionen [214] die Entwicklung von Arthrosen in Gang setzen kann, denn durch eine solche Maßnahme wird ja nicht nur die Funktion des Kreuzbandes, sondern auch die vielseitige Funktion des ganzen Zentralpfeilers und damit die funktionelle Kongruenz zerstört. Auch Kettelkamp [177] bestätigt, daß abnorme Positionen der Kniebauteile zu Inkogruenz und arthrotischen Entwicklungen führen. Er verlangt deswegen, daß alle rekonstruktiven Maßnahmen die normalen momentanen Bewegungszentren wiederherstellen oder zumindest dem Gewebe erlauben müssen, diese selbst wieder durch ihre adaptiven Fähigkeiten zu schaffen. Kettelkamp steht mit diesen Feststellungen nicht allein, denn auch Frankel und Burstein [98] vertreten die Ansicht, daß Frakturen und Bandrupturen die momentanen Bewegungszentren verschieben und deswegen indirekt vermehrte Beanspruchung und Abnützung hervorrufen.

Der zentrale Drehpfeiler bei zunehmender Flexion

Das hintere Kreuzband ist mit Abstand das reißfesteste aller Ligamente am Knie. Kennedys et al. [175] Untersuchungen ergaben eine durchschnittliche Reißfestigkeit bis zu 80 kg, während beim vorderen Kreuzband und medialen Seitenband die Reißfestigkeit nur etwa bei der Hälfte dieses Wertes liegt, also knapp unter 40 kg.

Beauchamp et al. [23] fanden bei ihren Meßverfahren für die Kreuzbänder, daß das hintere Kreuzband in 50% der Fälle dicker ist als das vordere, was ebenso in der bereits zitierten Arbeit von Girgis et al. [107] zum Ausdruck kommt; damit wird auch die durchschnittlich größere Reißfestigkeit erklärt.

In der Natur ist nichts kräftig angelegt, was nicht entsprechend beansprucht wird. Die allgemein bekannte, sofort einsetzende Hyp- oder gar Inaktivitätsatrophie ist ein stehender Beweis dafür. Das hintere Kreuzband muß also schon wegen seiner Stärke eine besonders beanspruchende Funktion haben, denn während das vordere Kreuzband durch die Flexion mehr und mehr in eine horizontale Lage kommt, wird das hintere Kreuzband aufgerichtet, wodurch es praktisch allein zum Drehzapfen der Rotation wird. Die Rotationsachse verläuft dann nach Wang et al. [376] im hinteren Teil der medialen Gelenkhälfte sehr nahe beim oder sogar im hinteren Kreuzband. Damit liegt die Hauptverantwortung für die Rotationsstabilisierung und auch die Hauptbeanspruchung im hinteren Kreuzband.

Das hintere Kreuzband wird somit zum wichtigsten Band am Knie. Hughston [134, 137] hat wiederholt auf diese prädominierende Rolle des hinteren Kreuzbandes hingewiesen. Es gibt in dieser Flexionsstellung auch keinen ligamentären Synergisten, der seine Funktion zufriedenstellend übernehmen könnte. Als wichtiger, nicht ligamentärer, aber aktiv schützender Synergist wirkt allerdings der starke M. quadriceps. Obwohl das Band in dieser Stellung nicht so geschützt ist wie in extensionsnahen Flexionspositionen, in denen Synergisten mithalten, wird es relativ selten verletzt.

Die derzeitige Technik des Skifahrens bringt aber Gefahrenmomente auch für dieses Band. Während der letzten Skisaison haben wir neben den üblichen Verletzungen gleich zwei außerordentliche Fälle mit einer hinteren Kreuzbandruptur gesehen. Interessanterweise kamen diese beiden Rupturen ohne Sturz zustande. Die Situationsbeschreibungen beider Fahrer waren identisch. Sie fuhren mit Tempo, Gesäß tief nach moderner Technik mit entsprechend stark flektiertem Kniegelenk. Auf einer Welle oder an einem Schneehaufen verschlug es den Fahrern den Ski auf der später verletzten Seite. Beide konnten

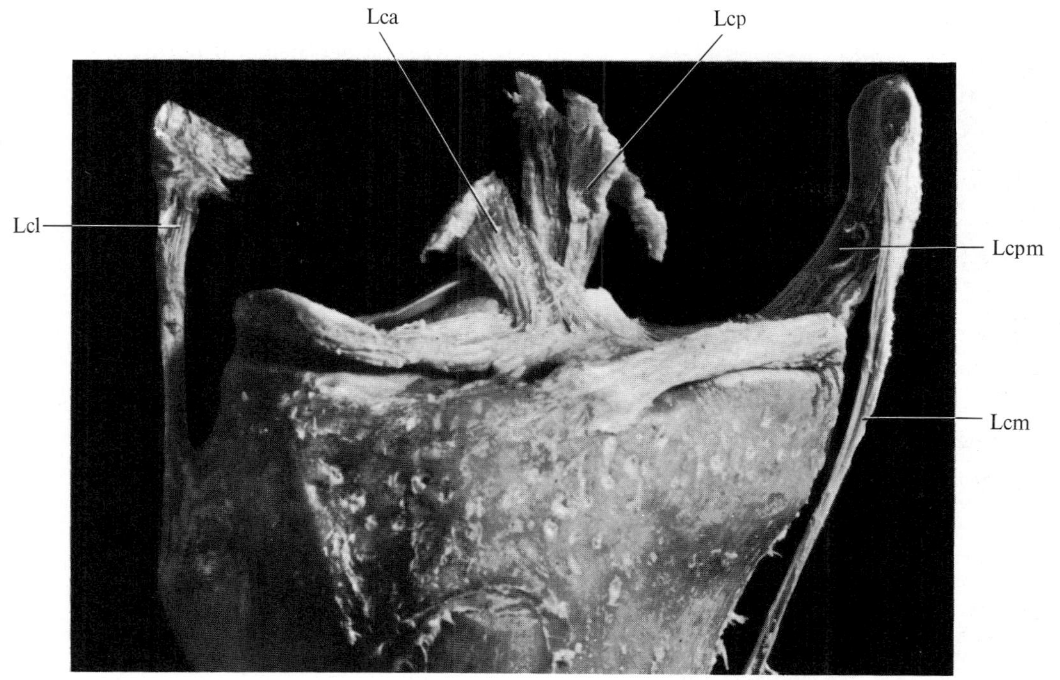

Abb. 80. Kreuzbänder, Menisken und Seitenbänder in ihrer Relation zum Tibiakopf von ventral. (v. Hochstetter)

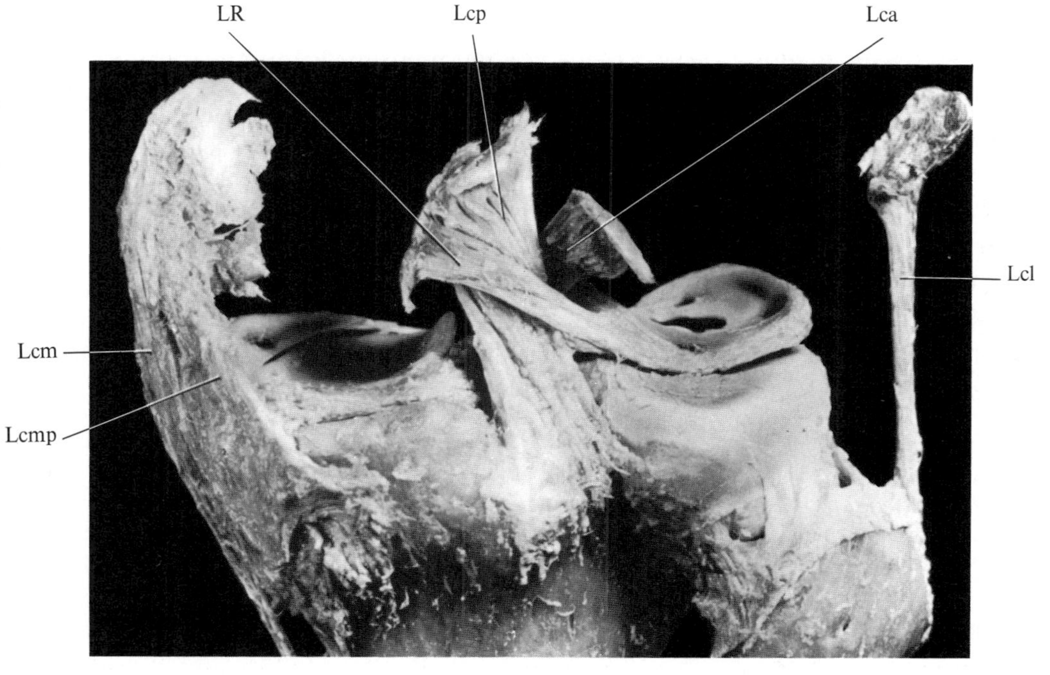

Abb. 81. Kreuzbänder, Menisken und Seitenbänder in ihrer Relation zum Tibiakopf von dorsal. Das Lig. meniscofemorale posterius zieht vom lateralen Meniskushinterhorn in den Fächer des hinteren Kreuzbandes. Es ist Y-förmig gegabelt, und von dieser Gabelung zieht ein Teil als Lig. Wrisberg dorsal, also vorne im Bild vorbei ans hintere Kreuzband, während der andere Schenkel des Y als Lig. Humphrey zwischen Lcp und Lca nach ventral in den Zentralpfeiler ausstrahlt. (LR = Lig. Roberti heißt nach neuer Nomenklatur Lig. meniscofemorale posterius, Lmfp). (v. Hochstetter)

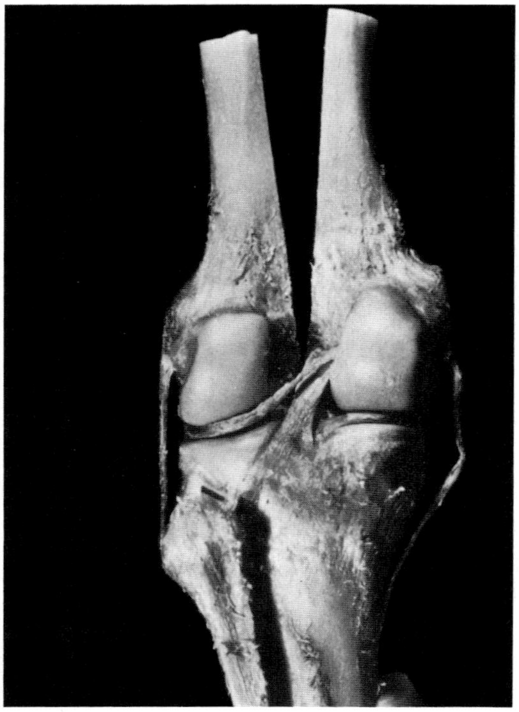

Abb. 82. Zersägt man das Femur in einer sagittalen Ebene genau zwischen den beiden Kreuzbandursprüngen in zwei Hälften, dann wirken diese Kreuzbänder beim Auseinanderspreizen der Femurhälften im Sinne „innerer Kollateralbänder" für die jeweilige Gelenkhälfte seitenstabilisierend; das Lcp für die mediale und das Lca für die laterale Hälfte. (v. Hochstetter)

ihren ausgebrochenen Ski jeweils bei gleichbleibender Fahrt wieder unter Kontrolle bekommen, ohne daß es zu einem Sturz kam. Allein die schlagartig rasche Verdrehbewegung, die sich ganz auf das Knie übertragen mußte, weil Ski, Fuß und Unterschenkel durch die Skibindung und die hohen straffen Schuhe eine Einheit bildeten, führte zu einem Durchriß des hinteren Kreuzbandes. Da es in beiden Fällen auch eine Ruptur des posteromedialen Ecks gab, kann man wohl annehmen, daß auch eine Valgisationskraft mitbeteiligt war.

Das Präparat in Abb. 80 und 81 mit einer proximalen Tibia und ihren Kreuz- und Seitenbändern ohne Femur stellt den zentralen Drehpfeiler dar. Abbildung 81 mit dem Anblick von hinten verdeutlicht die axiale Ausrichtung des hinteren Kreuzbandes und stellt gleichzeitig auch das hintere mediale Innenband (Lcmp) mit seiner Verbindung zum Meniskus dar. Diese Abbildung zeigt auch, daß die sehr gleichartige Orientierung im Raum kaum zufällig ist, und daß darin eine Erklärung für die gemeinsame Läsion „hinteres Kreuzband mit posteromedialem Eck" bei den beschriebenen zwei Skifahrern zu suchen ist.

Weitere Funktionsmöglichkeiten der Elemente des Zentralpfeilers

Sägt man von proximal her das Femur sagittal bis zum Zentralpfeiler so auseinander, daß man an jeder Femurhälfte noch ein Kreuzband stehen hat (Abb. 82), dann eröffnen sich neue Perspektiven. Da mediales und laterales Kollateralband ebenfalls noch stehen, ist es möglich, mit jeder Kondylenrolle für sich allein eine geführte Extensions-Flexions-Bewegung auszuführen (Abb. 83). Das jeweils beteiligte Kreuzband wirkt dann für seine Kondylenrolle als Seitenband. Wie es Abb. 82 belegt, kann man die beiden Femurhälften in Streckstellung nur wenig auseinanderspreizen. Ist ein Außen- oder Innenband nach Riß oder Überdehnung insuffizient, dann halten die Kreuzbänder vom Zentrum her allein und im Verband mit den restlichen Bändern das Knie ebenfalls gegen Varus- und Valgusstreß.

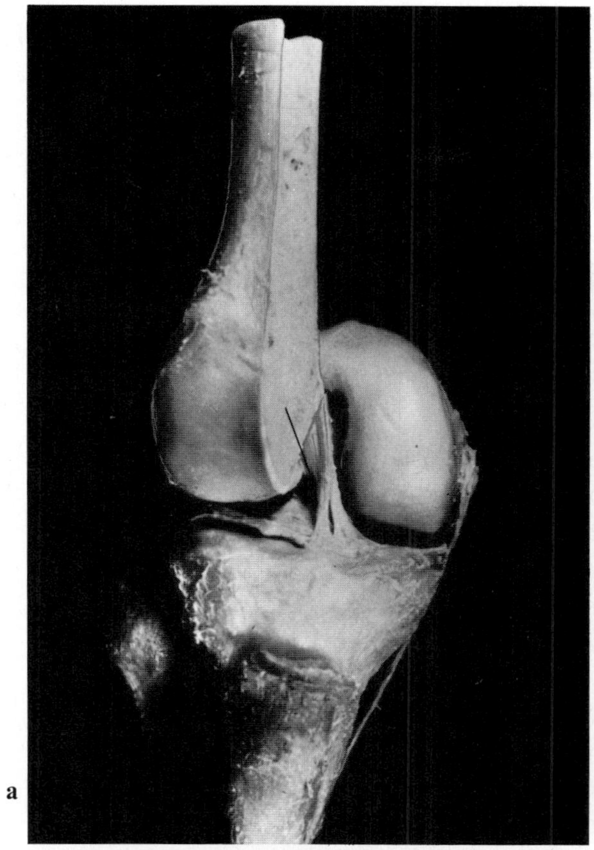

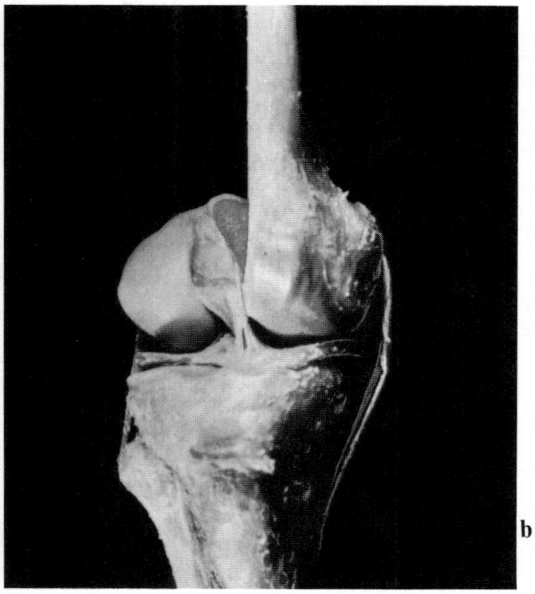

Abb. 83a, b. Die Seitenstabilität der so geschaffenen medialen und lateralen Kompartimente bleibt auch bei Flexion/Extension der einzelnen Femurhälften erstaunlich gut gewährleistet. (v. Hochstetter)

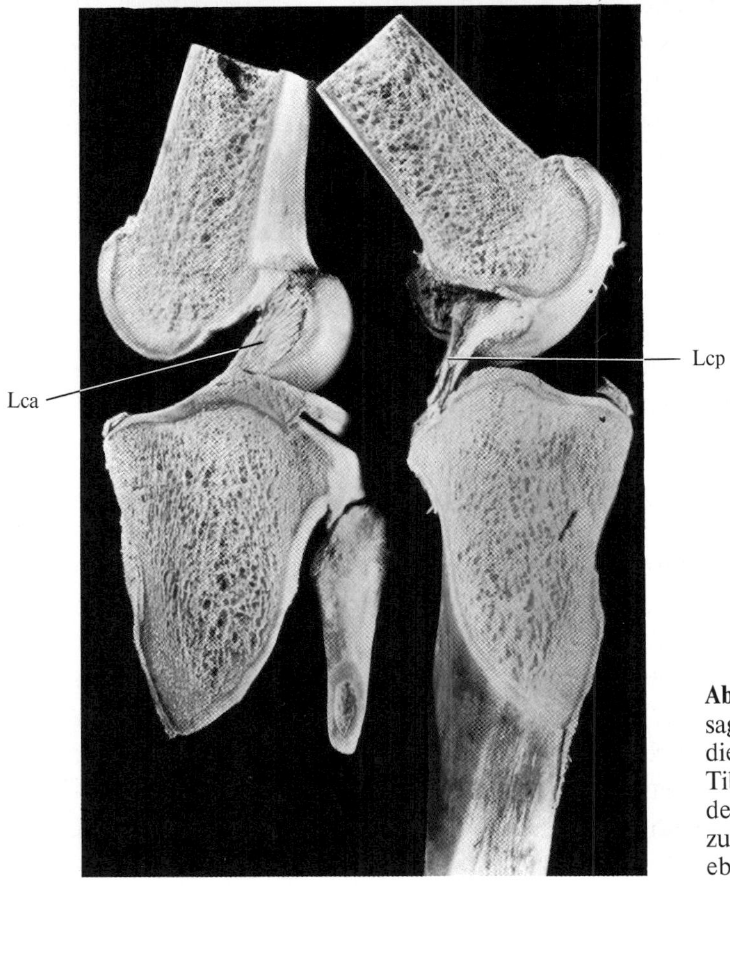

Abb. 84. An einem anderen Beispiel ist der sagittale Schnitt durch das Femur zwischen die beiden Kreuzbänder hinein bis durch die Tibia hindurch vervollständigt und zeigt so den Verlauf und das Bett der sich gegenseitig zugekehrten Kreuzbänder von der Medianebene aus. (v. Hochstetter)

Das sagittale Schnittbild mit der Hälftenansicht von innen (Abb. 84) ist auch deswegen interessant, weil man die Ansatzpunkte der Kreuzbänder aus ungewohnter Sicht vor sich hat und sich so das räumliche Verständnis vertiefen kann.

Das posteromediale Gelenkeck (Semimembranosuseck)

- „Ligamentum collaterale mediale posterius"
- „Postero-medial corner"
- „Posterior oblique ligament"
- „Hinteres Innenband"
- „Hinteres mediales Kapseleck"
- „Point d'angle postéro-interne (PAPI)"

Dies sind Begriffe, die alle auf dieses funktionsmäßig so außerordentlich wichtige Gebiet hinweisen, und keiner dieser Ausdrücke kann alles richtig umfassen. Einzelne bringen nur Teilelemente und andere beschreiben nur einen Funktionsort. Sicher ist, daß sich trotz enger topographischer Verbindung mit dem medialen Kollateralband das „hintere Kapseleck" in Wesen und Funktion grundsätzlich vom eigentlichen medialen Kollateralband unterscheidet.

Da seine Elemente nicht alle auf der Burmester-Ideallinie Platz finden konnten, werden die hintersten Bandteile bei der Flexion locker. Analog zum Retinaculum longitudinale mediale, welches als ventralster Anteil der medialen Seitenstabilisatoren durch den M. vastus medialis dynamisiert werden muß, wird der hinterste Anteil der medialen Seitenstabilisatoren vom M. semimembranosus dynamisch stabilisiert. In Streckstellung zieht der Muskel mit seiner Sehne parallel zum Femur und ist so ein aktiver Mitstabilisator aller angespannten medialen Bänder, während er in Flexion von beispielsweise 90° rechtwinklig von der Tibia wegzieht und gleichzeitig die lockeren Bandfasern anspannt. In dieser Flexion ist er aktiver Stabilisator gegen die AR. Dies bewerkstelligt er einesteils direkt als aktiver Muskel, andererseits indirekt über die Anspannung der hinteren Innenbandpartie (Abb. 85). Da der M. semimembranosus mit seinen Ansätzen und seiner Funktion das Gebiet hauptsächlich beherrscht, haben wir uns bei der Namensgebung für dieses posteromediale Eck auf den Begriff „Semimembranosuseck" festgelegt (Abb. 86).

Die einzelnen Funktionselemente des Semimembranosusecks

In der Reihenfolge von zentral nach peripher finden sich:

Meniskushinterhorn. Wie noch speziell gezeigt wird, bildet das Meniskushinterhorn eine essentiell wichtige Umlenkstelle für Kraftübertragungen, ohne die der Wert des Semimembranosusecks wesentlich geschmälert wäre. Allein schon die Refixation eines Meniskushinterhorns anläßlich einer Rekonstruktionsoperation mit dem koronaren Ligament reduziert eine horizontale a.-p.-Instabilität weit stärker als bisher allgemein angenommen.

Lig. collaterale mediale posterius, Lcmp (Abb. 87). Hughston und Eilers [136] haben 1973 auf das „posterior oblique ligament" (nicht zu verwechseln mit dem Lig. popliteum obliquum) und seine wichtige Rolle mit Nachdruck hingewiesen. Während des Studiums der anatomischen Strukturen und ihrer Funktionszusammenhänge sind wir im Anatomischen Institut der Universität Basel auf ein instruktives Präparat gestoßen. Wolf hatte 1948 das in den Abb. 87 und 88 zur Darstellung gekommene Kniegelenk präpariert. Ange-

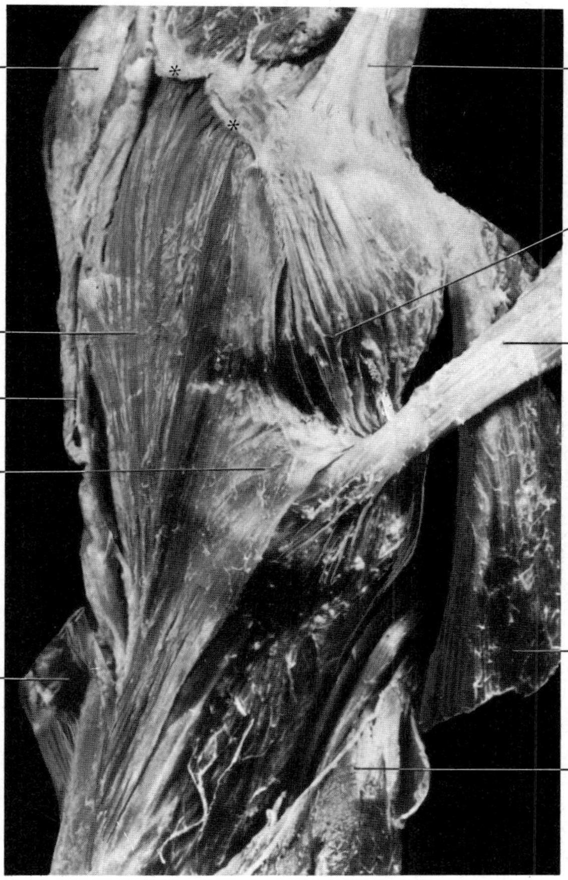

Abb. 85

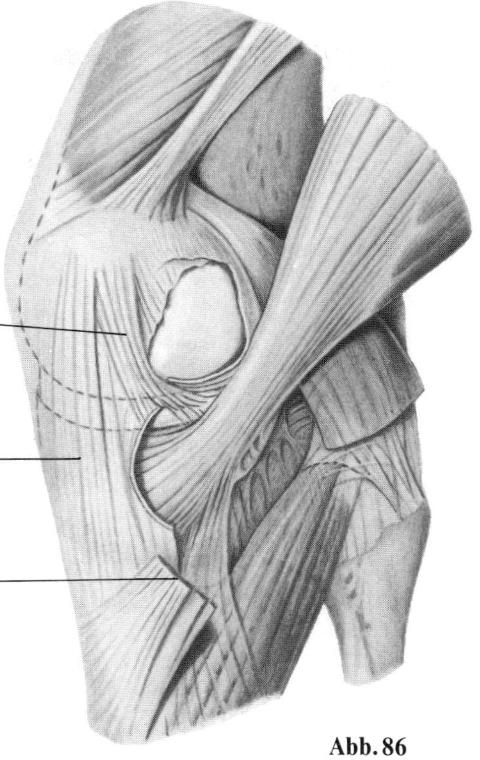

Abb. 86

Abb. 85. Das posteromediale Gelenkeck (Semimembranosuseck). Zwischen der Adduktorsehne, Tma, und der Semimembranosussehne, Sm, liegt schrägverlaufend das Lig. collaterale mediale posterius, Lcmp. Durch seine Verbindung mit der Sm wird das Lcmp im Semimembranosuseck zu einem funktionellen Schlüsselelement der medialen Stabilität am Knie. ⋆ vom M. vastus medialis abgetrennte oberflächlichste Schicht, die als sog. dynamisierte Schicht über die ganze mediale Seite wie eine Hülle ausläuft. (v. Hochstetter)

Abb. 86. Das posteromediale Gelenkeck und seine Verbindung zur Semimembranosussehne. Zwischen der Gastrocnemius-medialis-Sehne und dem Lcmp ist die Gelenkkapsel nur sehr dünn. Sie ist hier als Fenster ausgeschnitten. Bei Injektion von Flüssigkeit ins Gelenk wölbt sich die Kapsel dort ballonartig vor und spielt somit hier für die mechanische Stabilität keine große Rolle. (Anatomisches Institut der Universität Basel)

schrieben war das konservierte Knie mit: Inneres und äußeres Seitenband. Das weitere Studium ergab dann zu unserem nicht geringen Erstaunen, daß Meyer schon 1853 [226] das Lcmp ausführlich beschrieben hat. Spätere Anatomen wie Fick [91] und Strasser [336] haben dann die Zweigliederung des Innenbandes in das eigentliche Kollateralband (Lcm) und in das Lcmp übernommen. Übrigens hat Meyer auch für die Außenseite den Begriff des Lig. collaterale laterale posterius geprägt (s. S. 41 und Abb. 54 und 55).

Das Lcmp ist sehr eng mit dem Meniskus verbunden. Mindestens die Hälte bis $^{2}/_{3}$ seiner Fasermassen ziehen aber durchgehend vom Femur zur Tibia. Also handelt es sich um ein echtes femorotibiales Band. Daneben befinden sich in der tiefen Schicht Fasern mit nur einem Teilverlauf vom Meniskus zum Femur oder vom Meniskus zur Tibia als sog. femoromeniskale oder meniskotibiale Bandfasern. Die letzteren, welche ringsum vom Meniskus zur Tibia ziehen, werden für sich als Einheit auch als Lig. coronarium bezeichnet.

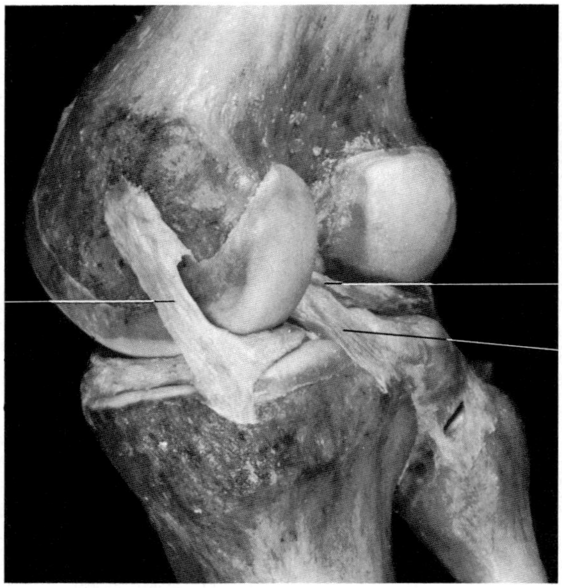

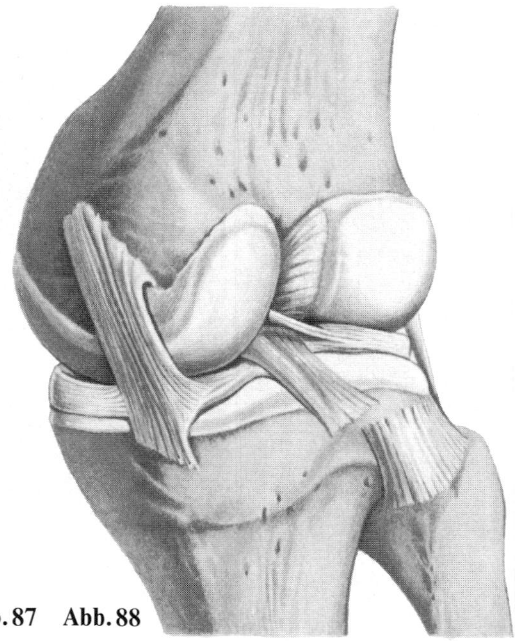

Abb. 87   Abb. 88

Abb. 87. Zeichnung eines anatomischen Präparates von Wolf (1948) die das für sich isolierte Lcmp darstellt. Dieses wichtige femorotibiale Band ist gleichzeitig durch seine femoromeniskalen und meniskotibialen Fasern mit dem medialen Meniskushinterhorn fest verbunden. Es ist *dies der Ort,* an welchem der mediale Meniskus mit dem Bandsystem eng verflochten ist. Ventral davon liegt das Lcm, welches sich während der Flexion bei der Rückverlagerung des Femurs auch gegenüber dem Meniskus verschieben muß und daher mit diesem gar nicht verbunden sein kann, obwohl dies oft so beschrieben wird. (Anatomisches Institut der Universität Basel)

Abb. 88. Historisches Dokument (1948) zur Existenz des „posterior oblique ligament" von Hughston [136] oder „Ligamentum collaterale mediale posterius" von Meyer (1853). (Anatomisches Institut der Universität Basel)

M. semimembranosus. Er ist der Muskel des ganzen inneren hinteren Ecks. Mit seinen fünf Füßen hält er dort wie ein Gummisaugnapf. Da die Zugrichtung während der Flexion stark ändert, ist diese Art der Insertion auf jeden Fall günstig. Die fünf Ansätze verteilen sich wie folgt (Abb. 97):

1. als Pars reflexa unter das mediale Seitenband an die Tibia (direkter Zug in Flexion),
2. direkt an die mediale hintere Seite der Tibia (direkter Zug in Extension),
3. als Lig. popliteum obliquum diagonal über die hintere Gelenkkapsel bis nach lateral zur Fabella oder zum topographisch entsprechenden Punkt,
4. als Zug in die hinteren Fasern des Lcmp,
5. als Zug in die Aponeurose des M. popliteus.

Mit dem dritten und vierten Sehnenfuß hat der M. semimembranosus die Verbindung zum hinteren Kapseleck, was ihn somit zum Leit- und Führungselement des Semimembranosusecks macht.

Das Zusammenspiel der Ligamente bei der Rotation

Wenden wir uns nach der Betrachtung des zweidimensionalen Systems nun erneut dem Verhalten der Ligamente während der Rotationen zu (Abb. 89). Die Kreuz- und Seiten-

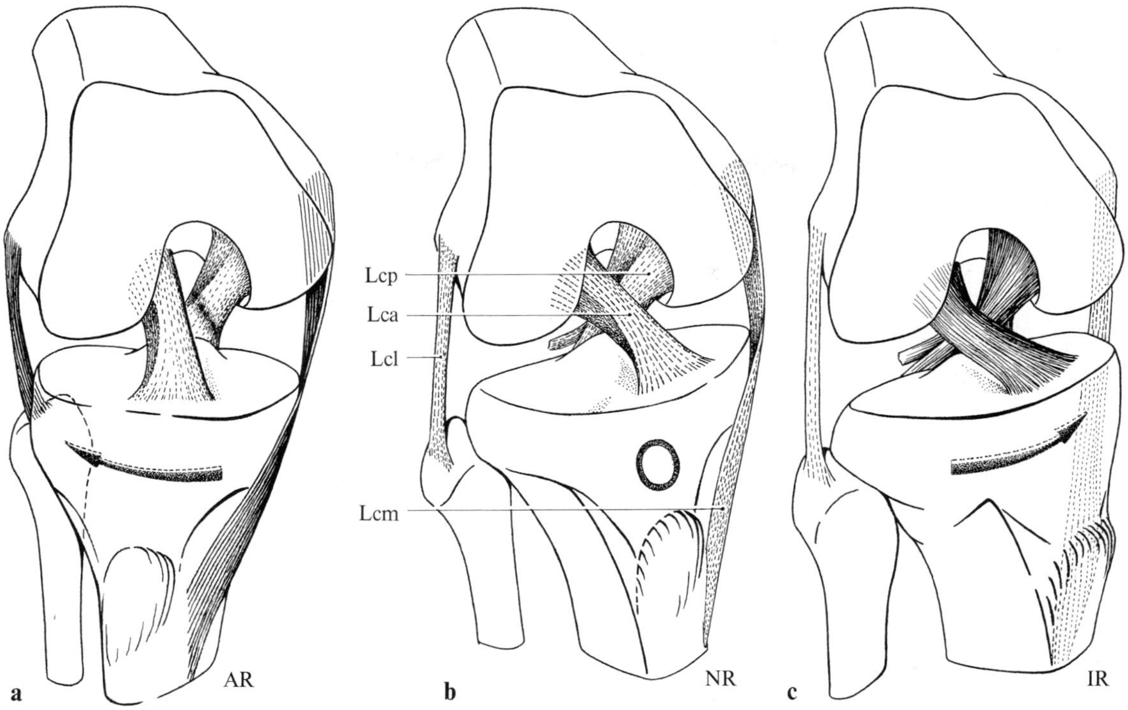

Abb. 89a-c. Die Kreuzbänder und die Seitenbänder haben neben synergistischen Funktionen eine antagonistische Grundfunktion bei den Rotationen. **a** In AR sind es die Seitenbänder, welche sich wegen ihrer zueinander gekreuzten Lage anspannen und ein Ausdrehen verhindern. Das Lcm läuft von dorsal proximal am Femur nach ventral distal an der Tibia und das Lcl in kreuzender Richtung von ventral proximal am Femur nach dorsal distal zum Fibulaköpfchen; **b** in NR wird keine der 4 Ligamentstrukturen besonders gefordert; **c** in IR sind die Seitenbänder mehr längs als diagonal orientiert und verlaufen mehr parallel zueinander. Sie werden dadurch entspannt, während die Kreuzbänder quirlartig gewunden und stark gespannt werden

bänder sind so angeordnet, daß sich die Kreuzbänder bei AR entspannen und bei IR durch Verquirlung anspannen. In IR erreichen sie eine maximale Spannung mit Kompression der femoralen und tibialen Gelenkfläche aufeinander und limitieren gleichzeitig die IR.

Im Sinne eines Antagonismus spannen sich die Seitenbänder von ihrer topographischen Lage her bei AR und werden locker bei IR. Sie konrollieren und limitieren die AR, wenn die Kreuzbänder locker sind. Durch diesen Mechanismus erhöhen Kreuz- und Seitenbänder wechselweise den Druck der Gelenkflächen aufeinander und verbessern damit den Gelenkschluß in maximaler IR und AR.

Auch mit geschädigten, lockeren Bändern kann man noch eine solche Stabilisierung erreichen, doch wird die Rotation größer. Die größere Rotationsfreiheit ist dann eine erste Stufe von Rotationsinstabilität.

Innenrotation, Wringmechanismus der Kreuzbänder und Form des lateralen Tibiaplateaus

Wenn die Kreuzbänder nach der Menschik-Theorie in neutraler Rotationsposition schon gespannt sind, dann wäre ein weiteres Verwringen derselben gar nicht mehr möglich, da die Bänder nicht die nötige Längenreserve besitzen. Huson [139] sah die trotzdem mögliche IR als eine Folge des hinten abfallenden lateralen Tibiaplateaus. Wenn sich bei der IR das äußere Tibiaplateau nach vorne bewegt, gleitet das Femur nach hinten unten. Dabei

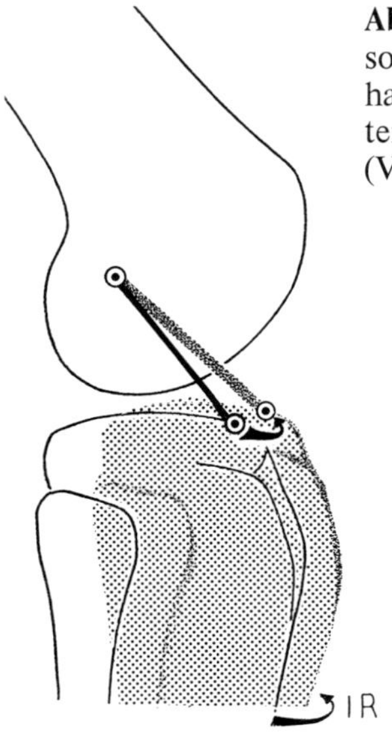

Abb. 90. Die laterale Tibiagelenkhälfte ist nach proximal konvex gewölbt. Nur so wird die IR mit gleichbleibender Länge der gespannten Kreuzbänder überhaupt möglich. Die Femurrolle gleitet auf dem hinteren Plateauabhang hinunter, und damit erhält das vordere Kreuzband die nötige Zusatzlänge für die IR (Verwringung der Kreuzbänder)

werden die Kreuzbänder etwas lockerer und können so gerade die normalen 15–20° IR ermöglichen (Abb. 90).

Die willkürliche Rotation, ihr Ausmaß und ihre Drehachse

Mehrere Autoren haben die Rotationen gemessen, indem jeder in einem bestimmten Apparat den Fuß faßte und im Knie drehte. Die Werte weisen eine erhebliche individuelle und autorenabhängige Streubreite auf. Lanz und Wachsmuth [192] nennen 10° IR und 42° AR, Moss [306] kam auf 17° Innenrotations- und 18° Außenrotationsfreiheit. Im allgemeinen war die Rotation im Knie am größten bei 45° Flexion. Ruetsch und Morscher [306] kamen auf 15° IR und 21° AR bei 90° flektiertem Knie.

Da die Rotationsachse nicht in der Mitte steht, sondern nach medial veschoben ist, sind die Ausmaße der Rotationsbewegungen mit der Verschiebung des Femurs gegenüber der Tibia nicht in beiden Gelenkhälften gleich groß. Deswegen sind auch die knorpelüberzogenen Flächen, welche nur bei den Rotationen vom Meniskus überstrichen werden, medial und lateral nicht gleich ausladend (Abb. 91). Auf der medialen Seite sind nur kurze zusätzliche Gleitbahnen für das Meniskusvorderhorn bei IR und für das Hinterhorn bei AR vorhanden. Im Gegensatz zu diesen kurzen Gleitlagern auf der medialen Seite sind diejenigen auf der lateralen Seite viel länger. Vor allem nach vorne kann der laterale Meniskus recht weit über das Tibiaplateau ausschwenken, wenn er der bei AR nach vorne kommenden Femurrolle ausweichen muß. Nach hinten ist die Gleitbahn kürzer, weil die durchschnittliche IR-Verschiebung kleiner ist.

Die passive und aktive Stabilisierung durch das Semimembranosuseck bei der Rotation und beim Schub in anteroposteriorer Richtung

Rund um das Knie finden wir eine Fülle trigonaler Strukturen (Abb. 100). Oft imponieren diese Konstruktionen von Band- und Sehnenzügen zwar nur als V-förmige Anlage, weil ein Schenkel des Dreiecks z. B. durch den Knochen gebildet wird.

Auch die Verbindungen Tibia-Lcm-Femur/Femur-Lcmp-Tibia stellen solche „Dreiecke" dar. Im Abschn. „Physiologie der Rotationen" S. 106 wird noch ausführlich auf dieses

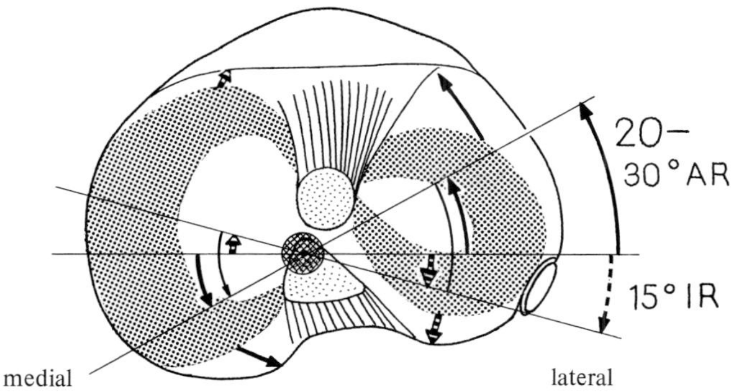

Abb. 91. Rechtes Tibiaplateau mit den Meniskusverschiebungswegen während der willkürlichen Rotationen am flektierten Kniegelenk. Da die Rotationsachse mehr auf der medialen Seite, irgendwo im Bereich des kleinen Kreises liegt, verschiebt bei AR die Femurkondylenrolle die Menisken *entsprechend den schwarz ausgezogenen Pfeilen* medial dorsal nach hinten und um einen erheblich größeren Weg lateral ventral nach vorne. Umgekehrt verschiebt sie bei IR die Menisken um die Distanz der *unterbrochenen Pfeile* nach medial vorne und um einen erheblich größeren Weg nach lateral hinten

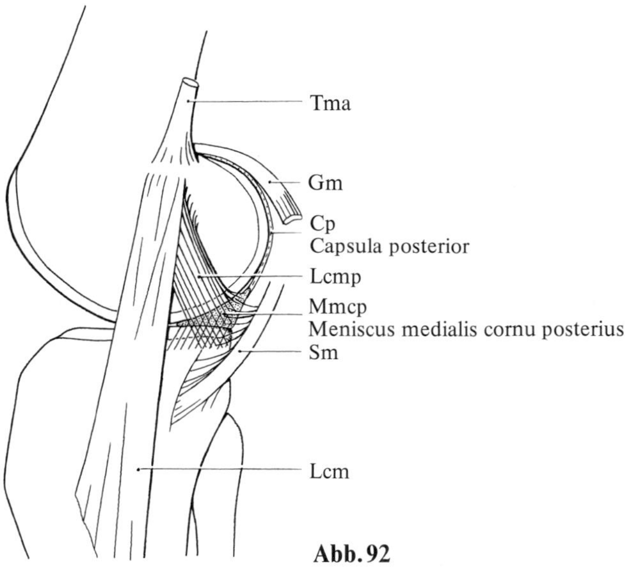

Abb. 92

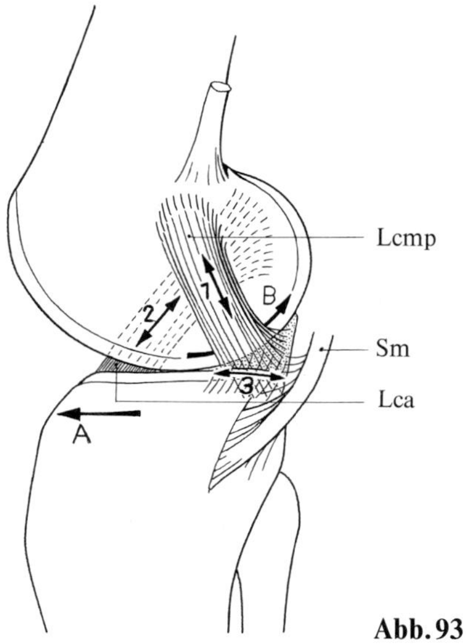

Abb. 93

Abb. 92. Schematische Darstellung des Semimembranosusecks

Abb. 93. Das Lcmp hat eine synergistische Funktion zum Lca (*2*). Bei einer Ventralverschiebung der Tibia *(Pfeil A)* gegenüber dem Femur wird das Lca unter Spannung gesetzt. Gleichzeitig muß aber die Kondylenrolle den Meniskus nach hinten zurückschieben oder auf ihm wie auf einer Radschuhbremse hochgleiten *(Pfeil B)*. Da der Meniskus im Bereich des Lcmp eine feste Verbindung mit der Tibia durch seine meniskotibialen Fasern *(3)* aufweist, kann er nicht beliebig zurückgeschoben werden. Somit funktioniert er zusammen mit dem femoromeniskalen Anteil des Lcmp *(1)*, welches ebenfalls stark unter Spannung kommt, als Bremskeil gegen die Ventralverschiebung der Tibia. Dieses strukturell wichtige System funktioniert nur dann richtig, wenn die Elemente Lcmp, das Meniskushinterhorn und der Semimembranosusansatz noch eine unverletzte Einheit bilden. Schon eine kleine Läsion führt zur ersten Stufe einer anteromedialen Rotationsinstabilität

Prinzip eingegangen. Hier geht es um die Darstellung des Semimembranosusecks im funktionellen Detail (Abb. 92). Zum Zweck der Vereinfachung wählten wir für die Darstellung in Abb. 93–95 nur eine Kraftbeanspruchung in anteroposteriorer Richtung.

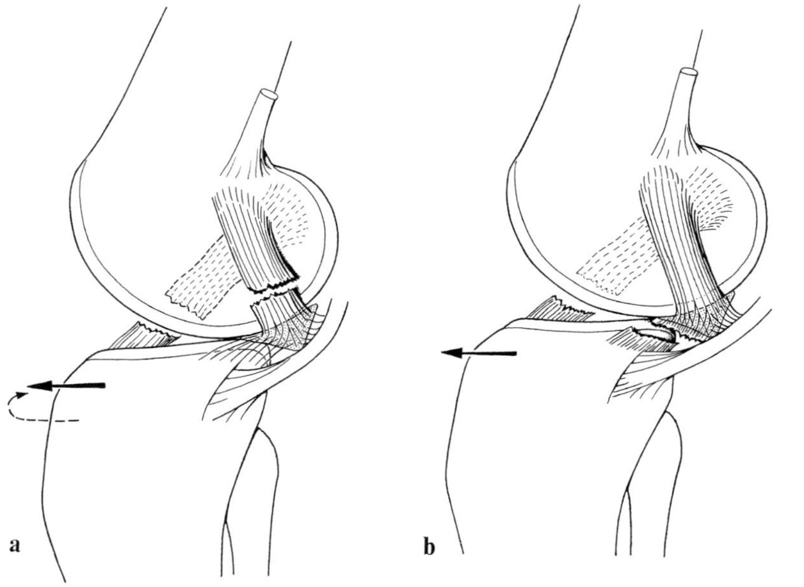

Abb. 94a, b. Eine Ventraldislokation der Tibia *(schwarzer Pfeil)* im Sinne der vorderen Schublade zusammen mit einer Außenrotation *(gestrichelter Pfeil)* verursacht eine Läsion des Lca und des Lcmp (**a**). Der Riß des letzteren kann proximal vom Meniskushinterhorn liegen oder auch distal davon (**b**). Gelegentlich können beide Strukturen des Bandes, also die proximalen und die distalen, vom Meniskushinterhorn abgetrennt sein. Das klinische Bild imponiert dann so wie eine Meniskusverletzung. Allerdings liegt eine solche Läsion nicht im kartilaginären Meniskus, sondern weiter peripher in seinem kapsulären ligamentären Insertionsbereich. Es handelt sich hier also um eine Bandverletzung, die genäht werden muß und nicht um eine Meniskusverletzung. Die Meniskektomie ist in solchen Fällen nicht nur ungerechtfertigt, sondern geradezu kontraindiziert

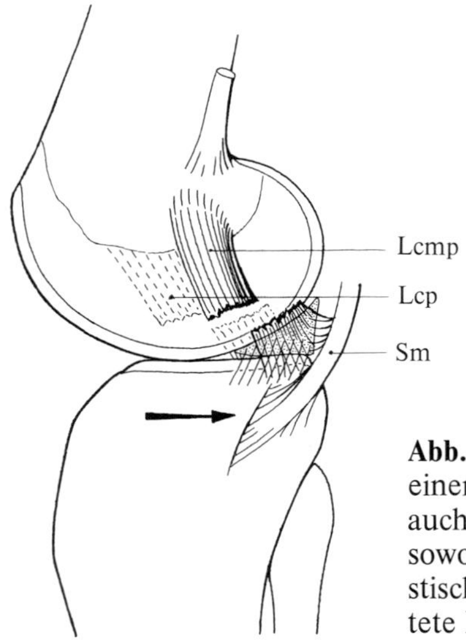

Abb. 95. Eine Dislokation der Tibia nach hinten *(Pfeil)* verursacht bei einem gewissen Ausmaß eine Ruptur des Lcp und des Lcmp. Daraus ist auch ein Synergismus des Lcmp mit dem Lcp ersichtlich. Daß das Lcmp sowohl mit dem hinteren als auch mit dem vorderen Kreuzband synergistisch funktionieren kann, ist deshalb möglich, weil der zwischengeschaltete Meniskus als Kraftumformer für beide Richtungen wirken kann

Bei einem Schub der Tibia nach vorne muß gegenläufig das Femur auf der Tibia zurückgleiten. Bei dieser Bewegung müßte das Femur auf dem Hinterhorn hochsteigen, was bei intakter Bandstruktur aber nicht möglich ist. Besonders beansprucht wird in dieser Situation auch ein Teil des Lig. coronarium, welcher als meniskotibiales Zwischenstück im Lcmp integriert ist.

Anläßlich von Rekonstruktionsoperationen bei frischen Verletzungen konnten wir immer wieder zeigen, wie allein die isometriegerechte und exakte Naht des Semimembranosusecks jede vordere Schublade und jede anteromediale Rotationsschublade aufhebt, und zwar längst bevor der erste Faden einer Kreuzbandnaht festgemacht ist. Ganz besonders schlüssig kann man den Beweis erbringen, wenn es sich um den seltenen Bandabriß zwischen Meniskus und Tibia handelt, bei welchem eigentlich der Komplex des Semimembranosusecks für sich intakt bleibt aber die Tibia nicht mehr gehalten wird (s. auch Abb. 218g).

In einer solchen Situation genügt es, mit 2–3 Einzelnähten die meniskotibiale Verbindung des Semimembranosusecks wiederherzustellen, um wieder eine vollkommene anteroposteriore Stabilität der medialen Gelenkhälfte zu erhalten. Die Stabilisierung durch diese ersten Nähte geht so weit, daß neben der Verhinderung der vorderen Schublade auch jede Valgisierungsmöglichkeit in Streckstellung wegfällt, noch lange bevor das Lcm und das vordere Kreuzband befestigt sind.

Das Semimembranosuseck ist also der Synergist des vorderen Kreuzbandes auf der medialen Gelenkseite.

Es sei in diesem Zusammenhang vorweggenommen, daß das im Tractus iliotibialis integrierte femorotibiale Außenband als lateraler Synergist das dritte Element der vorderen Stabilisation bildet [165].

Meist werden diese synergistischen Strukturen auch miteinander verletzt, wobei mit dem vorderen Kreuzband fast immer das Semimembranosuseck verletzt ist, während das femorotibiale Außenband des Tractus mit der ihm eigenen dynamischen Beweglichkeitsreserve eher ausweichen kann und deswegen nur fakultativ mitverletzt ist. Abb. 94b gibt eine seltene, besondere Form der Kombinationsverletzung vorderes Kreuzband/Semimembranosuseck wieder. Gerade dieser Läsionstyp hinten medial wird leicht übersehen oder ungenügend versorgt und hinterläßt besonders ausgiebige vordere Instabilitäten.

Der funktionsmäßige Synergismus des Semimembranosusecks mit dem hinteren Kreuzband

Das Lcmp verläuft parallel zum hinteren Kreuzband (Abb. 95), was die gemeinsame Funktion dieser beiden Bänder erklärt. Daraus ergibt sich die Möglichkeit einer gemeinsamen Läsion bei bestimmten Fällen von Krafteinwirkung in posteromedialer Richtung.

Der funktionsmäßige Synergismus des Semimembranosusecks mit dem vorderen Kreuzband und die Funktion des medialen Meniskus

Die gekreuzte Lage des Lcmp zum vorderen Kreuzband läßt die gemeinsame Funktion nicht erwarten. Nur dank dem Meniskus mit seinem Hinterhorn ist diese paradoxe Funktion möglich. Der Meniskus wirkt als Umlenker der Krafteinwirkung, da er mit seinem Keil eine Verschiebung nach vorne verhindert, obwohl das Lcmp in die andere Richtung läuft. Er ist also ein wesentlicher Bestandteil des Semimembranosusecks und hat selber einen Stabilisierungseffekt gegen eine anteromediale Tibiadislokation. Deswegen kommt es zwangsläufig bei jeder medialen Meniskektomie zu einer anteromedialen Rotationsinstabilität. Diese ist um so größer, je totaler die Meniskektomie praktiziert wird. Eine echte totale Meniskektomie nach den Angaben von Mandl [Zit. in 397], also die Exstirpatio menisci, bedeutet eine Resektion in der Kapsel, d. h. außerhalb oder peripherwärts vom Meniskusknorpel. Damit kommt es automatisch zur ausgeprägten Zerstörung desjenigen Bandanteils, welcher zum Lcmp gehört (Abb. 96).

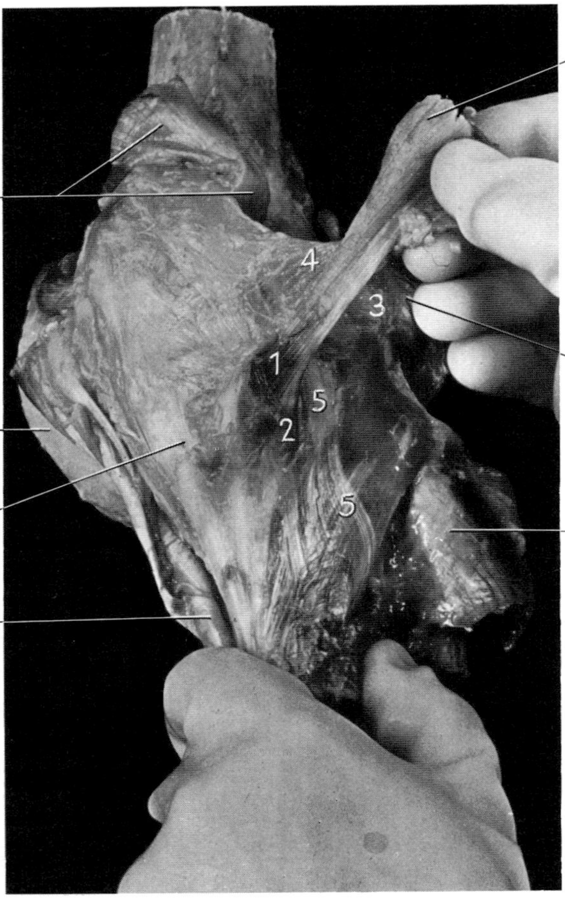

Abb. 96

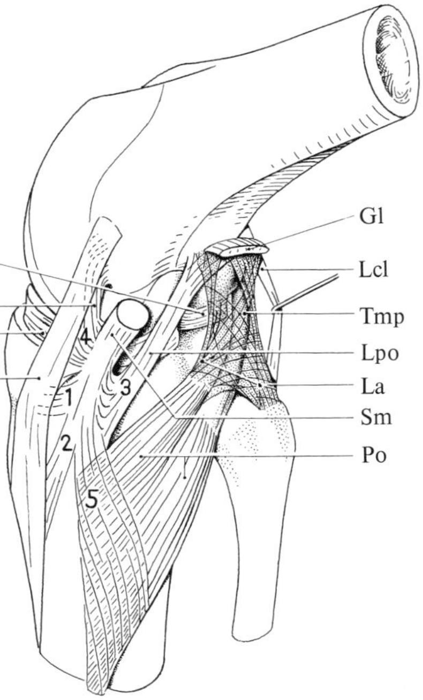

Abb. 97

Abb. 96. Der M. semimembranosus ist der aktive Steuer- und Stabilisierungsmuskel des Semimembranosusecks. Seine Sehne strahlt bis zum Meniskushinterhorn und ins Lcmp aus. Sie spannt damit in den verschiedenen Flexionslagen und in IR den posteromedialen Gelenkkapselabschnitt auch dann, wenn das Lcmp etwas lockerer wird. Am gestreckten Knie läuft die Zugrichtung ziemlich parallel zum Femurschaft an die hintere mediale Tibiaecke. Der Semimembranosus wirkt als kräftiger Seitenstabilisator gegen eine Valgisierung und zieht am rechtwinklig flektierten Knie praktisch rechtwinklig an den Tibiakopf und in das Semimembranosuseck. Er kontrolliert aktiv die AR und verhindert u.a. eine Überdrehung nach außen. Nach ventral läuft seine oberflächlichste Schicht in diejenige des Lcm aus. Diese Lcm-Faserschicht ist demnach von proximal her durch den M. vastus medialis (s. S. 36) und von dorsal her durch den M. semimembranosus dynamisiert. Diejenigen Teile dieser Semimembranosussehneneinstrahlungen, welche indirekt auch Femur und Tibia miteinander verbinden, entsprechen dem „superficial arm of the posterior oblique ligament" bei Hughston und Eilers [136] und bestehen mehr aus sehnigen als aus rein ligamentären Anteilen. Auch diese Verbindungsschicht muß aber sowohl bei frischen wie auch bei alten Verletzungen genau wiederhergestellt werden.

Abb. 97. Die fünf Ansatzpunkte der Semimembranosussehne am posteromedialen Eckpunkt. *1* Pars reflexa, welche fast parallel zur Tibiagelenkfläche unter dem langen Bündel der Seitenbandfasern nach ventral zieht und die im Röntgenbild oft sichbare Knochengrube, den Sulcus semimembranosi ausfüllt; *2* direkter Ansatz an die Tibiakante, in Längsrichtung ins Periost auslaufend; *3* Ansatz, welcher als Lig. popliteum obliquum bis in die Sehne des lateralen Gastrocnemiuskopfes zum dortigen Sesambein, der Fabella, zieht; *4* Ansatz in das Lcmp auslaufend (s. auch Abb. 96); *5* Ansatz, der verwoben in die Faszie des M. popliteus übergeht und damit eine funktionelle Verbindung mit diesem eingeht. Durch diese Verbindung kommt es zu einer gemeinsamen Rezeption von Spannungsveränderungen, welche für die reflexgesteuerte aktive Rotationskontrolle unerläßlich sind. Der M. popliteus mit seinen verschiedenen Ansatzeinstrahlungen in das Popliteuseck bildet funktionell eine Art aktives Gegenstück für die laterale Seite. Beide Strukturen wirken gemeinsam als Innenrotatoren der Tibia, wenn diese vom Fuß her nicht fixiert ist und frei bewegt werden kann

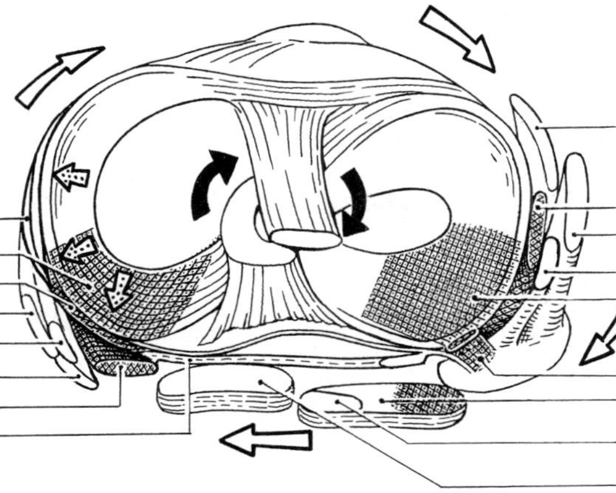

Abb. 98. Das Semimembranosuseck und das Popliteuseck bestehen aus je einem funktionell gekoppelten Dreierblock. Medial setzt er sich aus dem medialen Meniskushinterhorn, dem damit verbundenen Lcmp und dem M. semimembranosus zusammen. Lateral besteht er aus dem lateralen Meniskushinterhorn, der Popliteussehne, dem Lig. popliteum arcuatum und auch der lateralen Gastrocnemisussehne. *schwarze Pfeile* Torsionsbeanspruchung im Zentralpfeiler; *weiße Pfeile* gleichzeitige Rotationsbeanspruchung der peripheren Bänder; *gepunktete Pfeile* Beanspruchung der medialen Seite und des Semimembranosusecks. (In Anlehnung an Nicholas [252])

Semimembranosuseck und Popliteuseck

Es ist kein Zufall, daß der fünfte Sehnenzug des M. semimembranosus in die Aponeurose des M. popliteus zieht. Die Mm. popliteus und semimembranosus bilden ein Funktionspaar. Beide sind miteinander durch das Faserwerk verbunden. So wie der M. semimembranosus ein aktiver Stabilisator und Zügler der Innenseite ist, so ist der M. popliteus mit seiner meist mehr als bleistiftdicken Sehne entsprechender Stabilisator und Zügler auf der Außenseite. Er stellt mit seiner Hauptsehne und mit seinen Einstrahlungen in die hintere Kapsel zum lateralen Meniskushinterhorn und ins Lig. arcuatum ein Musterbeispiel eines Stabilisators dar, welcher einesteils mit der freien Sehne das Femur lateral auf der Tibia zurückhält und andernteils den Bandkomplex des Lig. arcuatum dynamisiert, und damit auch in Flexionsstellung des Kniegelenks zur Stabilisierung beiträgt (Abb. 97 und 98).

Das posterolaterale Gelenkeck (Popliteuseck)

- „Lig.-popliteum-arcuatum-Komplex"
- „Postero-lateral corner"
- „Hinteres laterales Kapseleck"
- „Point d'angle postéro-externe" (PAPE)

Analog zur medialen Seite ist keiner dieser Begriffe umfassend genug, um den funktionellen Wert dieser Eckstrukturen zu definieren.

Da das aktive Steuerelement der M. popliteus ist, bezeichnen wir dieses Eck als *Popliteuseck.*

Die einzelnen Funktionselemente des Popliteusecks

Drei Bestandteile bilden diesen für die laterale Stabilität wichtigen Funktionskomplex:

1. der laterale Meniskus mit seinem Hinterhorn
2. der Komplex des Lig. popliteum arcuatum mit seinen Detailstrukturen: Lig. fabellofibulare Vallois, tiefe Kapselanteile, meniskotibiale Verbindung
3. M. popliteus
4. M. gastrocnemius

Die Bandelemente sind auf der lateralen Seite verhältnismäßig unscheinbar. Trotzdem sind sie für die Stabilität sehr wichtig, vielleicht noch wichtiger als auf der medialen Seite. Weil die Ligamente Spannungsrezeptoren sind, muß ihre Länge genau stimmen, damit die dynamischen Stabilisatoren gezielt zum Einsatz kommen können. Deshalb wirken sich Spätschäden nach Verletzungen hier viel invalidisierender aus als auf der Innenseite, obwohl mit M. biceps, Tractus iliotibialis und M. popliteus eine bedeutende aktive Stabilisierungskraft eingesetzt werden kann.

Vermutlich ist bei einer lateralen Bandinsuffizienz der Ausfall der „Meßgerätefunktion" der Ligamente so folgenschwer. Wenn sie zerrissen oder ganz locker sind, werden sie nicht mehr im richtigen Moment angespannt und können daher nicht mehr die für die aktive Stabilisierungshilfe nötigen propriozeptiven Einsatzsignale abgeben; Maßstäbe und Nullpunkte im System der Bewegung fehlen und die Aktiv-Passiv-Koordination kann wegen Steuerungsausfall nicht mehr geordnet funktionieren.

Der M. popliteus (Abb. 99 und 100) ist wohl der hauptbeteiligte Steuerzug, der mit seinen vielen Sehnenzügen und Spannungsfühlern Meßgerät und Moderator zugleich ist.

Bach Basmajian und Lovejoy [21] erfüllt er mit seinem Y-Zug zudem eine wichtige Funktion als Rückzieher des lateralen Meniskus, wenn bei IR die laterale Femurkondylenrolle schnell nach hinten gleitet. Von seiner Lage her ist er auch Synergist zum hinteren Kreuzband.

Da die proximalste Verlaufsstrecke des Lig. arcuatum vom Fabella-Ort bis zum Femur in die Sehnenplatte des M. gastrocnemius integriert ist, muß auch der M. gastrocnemius zum weitgefaßten Begriff des Popliteusecks gezählt werden.

Die propriozeptiv gesteuerte, aktive Stabilisierung

Die Sehnenspindeln als Spannungsrezeptoren finden sich nach von Hochstetter (persönliche Mitteilung und unveröffentlichte Dokumente) besonders dicht an den sich auffächernden Sehnenendigungen, welche wie beim M. semimembranosus Verbindungen zu Bändern, zur Gelenkkapsel und zu anderen Sehnen eingehen. Eine quantitative vergleichende Auszählung wäre interessant und gäbe erwünschte weitere Aufschlüsse.

Im selben Zusammenhang ist auch die Feststellung bemerkenswert, daß sich in der Großhirnrinde ein überdurchschnittlich großes Areal für die Registrierung der sensiblen Afferenz von der unteren Extremität befindet. Ihre Verarbeitung muß für die Kybernetik des Gleichgewichts und der vielseitigen Bewegungsabläufe besonders wichtig sein. Das entsprechende Areal für die obere Extremität ist bedeutend kleiner.

Freeman und Wyke [100] haben die Innervation des Kniegelenks an Katzen untersucht und eine reiche Versorgung im Bereich der ganzen hinteren Kapsel, des „posterior oblique ligament", des hinteren Kreuzbandes und der koronaren Ligamente beider Menisken ge-

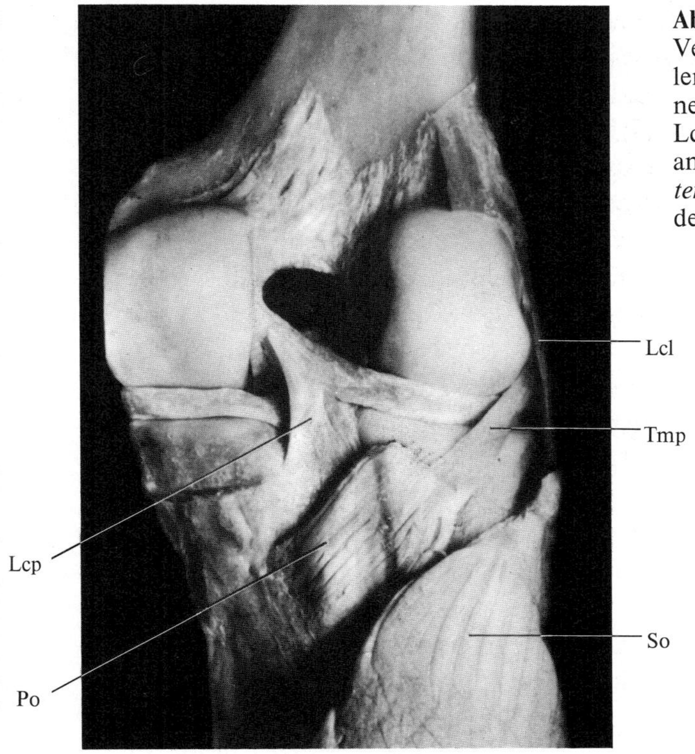

Abb. 99. Hinterer Kniegelenksaspekt mit dem Verlauf des M. popliteus und seiner am lateralen Meniskushinterhorn vorbeiziehenden Sehne, welche in der Regel bleistiftdick unter dem Lcl durchzieht und ventral davon am Femur ansetzt. Die größere Muskelmasse *(rechts unten)* gehört zu dem zum Fibulakopf auslaufenden M. soleus. (v. Hochstetter)

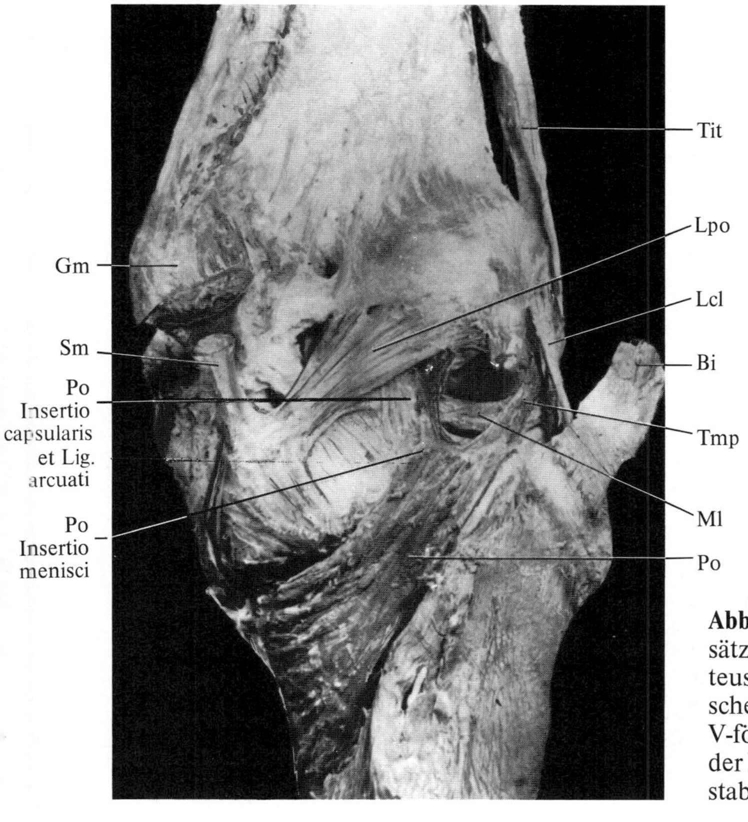

Abb. 100. Die Einstrahlungen der Sehnenansätze der Mm. semimembranosus und popliteus in die hintere Gelenkkapsel. Das anatomische Präparat ist ein Dokument für diese meist V-förmige oder auch trianguläre Anordnung der Faserbündel, was für die passive Rotationsstabilität besonders wichtig ist. (v. Hochstetter)

funden. Neben einem „posterior articular nerve" fand sich anteromedial ein „medial articular nerve" und lateral noch ein „lateral articular nerve." Diese letzteren zwei Nerven versorgten eher kleinere Gebiete. Freeman und Wyke fanden vier Typen von Nervenendigungen, von denen sie die Typen I, II und III als Mechanorezeptoren bezeichnet haben: Typ I mit niederer Reizschwelle und langsamer Reaktion, Typ II mit niederer Schwelle und schneller Reaktion, Typ III mit hoher Reizschwelle sich nur langsam adaptierend. Einen Typ IV ordneten sie der Schmerzperzeption und vasomotorischen Funktionen zu.

Die verschiedenen Typen waren nicht gleichmäßig auf alle Gewebe verteilt. Typ III war in allen Ligamenten, inkl. den Kreuzbändern zu finden, wie das auch Kennedy et al. [174] bestätigt haben.

Auch Stilwell [333, 334] hat ausführlich die Innervation von Fasern, Aponeurosen und Sehnen beschrieben. Er fand dreierlei Strukturen, welche am propriozeptiven Steuersystem beteiligt sein dürften („... facilating and inhibiting influence emanate from stretch afferents in the knee joint capsule.").

Viele Nervenendigungen finden sich an den Muskel-Sehnen-Übergängen und auch die Faszien sind sowohl von der Muskel- als auch von der Hautseite her reichlich mit Muskel- und Hautnervenästen versorgt.

Das pathophysiologische Beispiel des postpoliomyelitischen Schlottergelenks bildet auch in diesem Zusammenhang nochmals einen wesentlichen Hinweis auf die Wirksamkeit der aktiven Stabiliserungshilfe der Muskulatur.

In diesem Rahmen verdient eine Arbeit von Palmer [280] besondere Beachtung. Er hat die tiefen Anteile des medialen Seitenbandes in einen Reizzustand versetzt und als Antwort eine Kontraktion des M. vastus medialis erhalten.

Schmitt und Mittelmeier [311] fanden bei anteromedialen Instabilitäten langwierige Vastus-medialis-Atrophien, die ihre Ursachen nicht in einem mangelnden Training haben, sondern es liegen hier mit Wahrscheinlichkeit auch reflektorisch-kinematische Zusammenhänge vor, wie sie von Ségal et al. [314] ebenfalls beschrieben wurden.

Rotation

Physiologie und Pathophysiologie der freien und aktiven Rotation

Sämtliche Muskeln, welche das Kniegelenk überbrücken, haben bei einer genaueren Funktionsprüfung eine mehr oder weniger ausgeprägte Rotationswirkung. Auch die beiden Gastrocnemiusbäuche, deren Funktion am Knie noch wenig geklärt ist, wirken mit.

Die aktive Rotation durch die Extensoren

M. quadriceps

Dieser Muskel ist aus verschiedenartigen Extensoren zusammengesetzt und weist in seiner Verlaufsrichtung über die Patella und das Lig. patellae eine Achsenabweichung von ca. 10–15° auf (Abb. 101). Diese Abwinkelung mit ihrer Spitze über der Patella wird mit dem Winkel Q bezeichnet (Abb. 102a, schematische Darstellung dieses *Quadrizepswinkels* finden wir bei Dejour [63] und bei Insall et al. [144]). Ohne daß die beiden seitlichen Muskeln, der M. vastus medialis und der M. vastus lateralis in die Betrachtungen miteinbezogen werden müssen, bewirken schon die Mm. rectus und vastus intermedius wegen dieser abgewinkelten Zugrichtung eine Innenrotation der Tibia zum Femur (Abb. 102a). Es besteht dabei ein Unterschied, ob die Tibia frei beweglich hängt und nach innen gedreht werden kann, oder ob sie vom Fuß her fixiert ist und deshalb die laterale Kondylenrolle von der Patella zurückgestoßen werden muß, also auf dem Tibiaplateau nach außen gedreht wird.

Es ist aber nicht allein dieser Winkel Q, der eine Rotation im Kniegelenk durch den M. quadriceps zur Folge hat. Für die aktive Steuerung der Rotation durch den M. quadriceps ist die Anordnung der Mm. vastus medialis und vastus lateralis mindestens ebenso wichtig. Der M. vastus medialis ist mit seiner distalen Pars transversalis die direkte Gegenkraft gegen die aus dem Q-Winkel resultierende Rotationskraft K (Abb. 102a). Auch er dreht zwar die Tibia via Lig. patellae nach innen, aber unter gleichzeitiger Druckentlastung im lateralen patellofemoralen Abschnitt. Der M. vastus lateralis kann dieser Zugkraft auf seine Weise antagonistisch entgegenarbeiten: Bei einer starken Innenrotation oder bei großem Varusstreß zieht er die Patella nach außen zur lateralen Kondylenrolle hin und wirkt einer weiteren Innenrotation der Tibia entgegen. Der Q-Winkel bewirkt auch eine Lateralisierung jener vom M. quadriceps ausgehenden Kraft, welche Femur und Tibia aufeinanderpreßt. Dies ist als Antagonismus der Kräfte wiederum besonders bedeutungsvoll, wenn bei dynamischer Varusbelastung, z. B. beim Schnellauf (Abb. 116), die Druckübertragung nach medial verlagert wird.

Interessante Hinweise zu diesen Mechanismen geben uns die Beobachtungen an Sportlern. Die Gewichtheber, welche ihre großen Kraftleistungen mit Innenrotation im Kniegelenk vollbringen, haben eine relative Hypertrophie des M. vastus lateralis. Der M. vastus medialis dagegen wird bei dieser Leistungssportart nur verhältnismäßig wenig entwickelt. Nach den Untersuchungen von Cadilhac et al. [43] gibt es in den beiden genannten Muskeln auch eine unterschiedliche Mengenverteilung der Muskelfasern vom

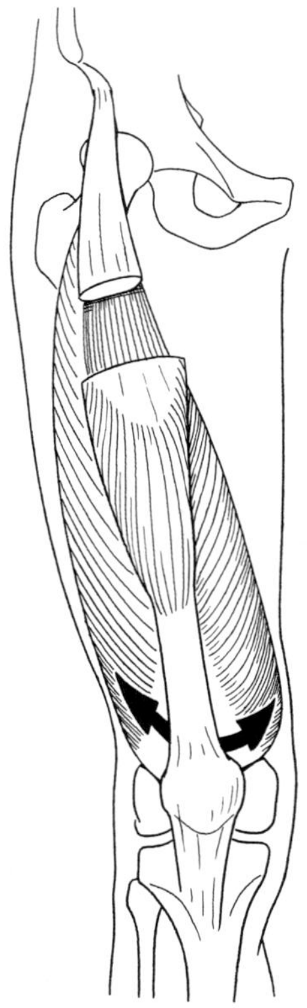

Abb 101. Der Quadrizepsstreckapparat wirkt mit der Pars transversalis *(rechter Pfeil)* distal im M. vastus medialis und mit dem M. vastus lateralis *(linker Pfeil)* als aktiver Rotator und Rotationsstabilisator

Typ I und II („slow" and „fast twitch"). Im M. vastus lateralis finden sich überwiegend Typus-I-Fasern, welche für Ausdauerarbeit im statischen Halteapparat geeignet sind. Im M. vastus medialis hingegen finden sich viele Typus-II-Fasern, welche für schnell wechselnde, phasische Aktionen eingesetzt werden.

Nach unseren klinischen Erfahrungen wirkt sich schon die alleinige Varisierung oder Valgisierung im Knie auf den Tonus der Vasti aus (s. auch Palmer [279, 280]). Setzt man an mageren Patienten mit gut sichtbarer Patella und gut ansprechenden Reflexen das Kniegelenk unter Varus- resp. Valgusstreß, dann sieht man am ca. 15° flektierten Knie mit Varusdruck ein Abweichen der Patella nach lateral und umgekehrt beim Valgusdruck nach medial. Das Bewegungsausmaß ist nicht groß, aber eindeutig als eigenständige Bewegung zu erkennen.

Nach früheren Auffassungen wurde dem M. vastus medialis nur eine Aktion in den letzten 20° der Streckphase, also während der automatischen Rotation, zugebilligt. Eine Analyse von Sportbildern (Abb. 102b–d) ergibt aber, daß der M. vastus medialis in allen Flexionslagen zu kräftigem Einsatz gelangen kann.

Wie die Abb. 103 weiter zeigt, ist auch nach Kapandji [164] die Aktivität des M. vastus medialis von der Rotationsposition des Kniegelenks abhängig. In Abb. 103c steigert die AR den Aktivitätseinsatz des M. vastus medialis, während die IR in Abb. 103a den M. vastus medialis nicht zu ausgeprägter Kontraktion bringt.

Die abwechselnden Aktionen der Mm. vastus medialis und vastus lateralis bringen auch eine unterschiedliche Druckbeanspruchung der Patellahälften gegenüber dem Femur mit sich.

In einer neutralen Rotationsstellung (NR) besteht keine große Differenz in den Muskelzugkräften (Abb. 103b). Bei starker IR folgt die Patella passiv einem Druck gegen die mediale Kondylenrolle, während der aktive Zug des M. vastus lateralis ansteigt und diesem

Abb. 102. a Die Zugrichtung des M. quadriceps verläuft auch in der Frontalebene nicht gestreckt gerade von proximal bis zur Tuberositas tibiae, sondern sie ändert sich so, daß ein nach lateral offener Winkel, der sog. Quadrizepswinkel, entsteht. Dieser *Q*-Winkel hat entsprechend dem Parallelogramm der Kräfte zur Folge, daß an der Patella eine nach lateral gerichtete Kraft *K* zur Wirkung kommt. Der laterale Anteil der Femurkondylenrolle wird über seine steil angehobene Trochleahälfte nach dorsal gedrängt, während die Tibia gegenüber dem Femur gleichzeitig nach innen rotiert. Der M. vastus medialis ist mit seiner distalen Pars transversalis ein Antagonist zu dieser Kraft *K*. Er kann die Patella nach medial ziehen und damit die mediale Kondylenrolle zurückhalten. **b-d** Dieser Vastus medialis wird nicht nur in der Endstreckung aktiv eingesetzt, sondern kann bei 30, 60 und 100° Flexion genauso aktiv mitwirken. (102b aus: Schweizer Illustrierte 1974; 102c,d aus: World Cup 1974)

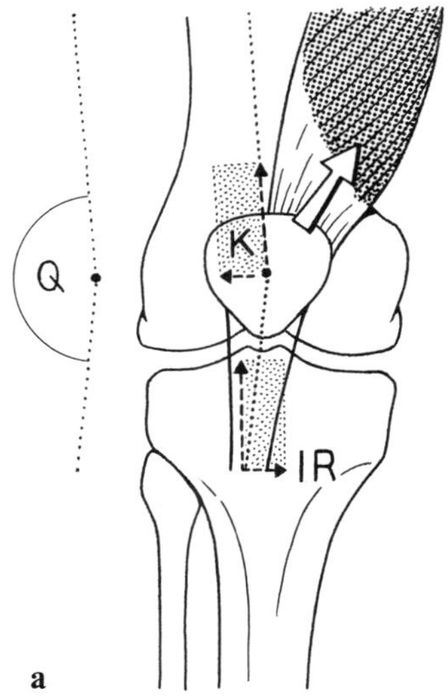

a

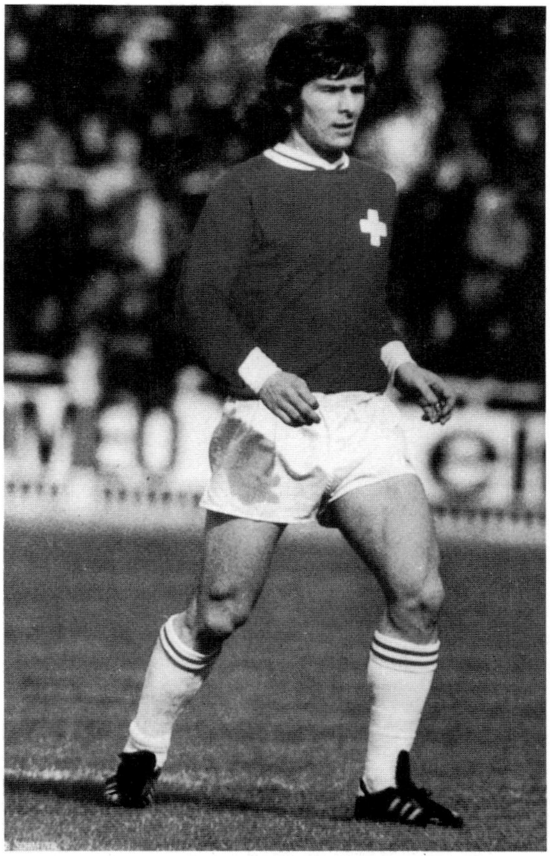
b

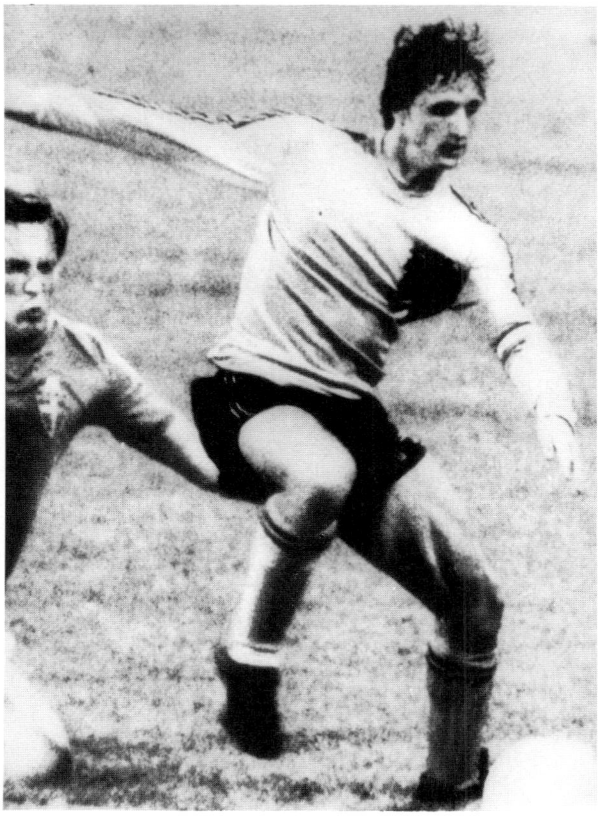
c

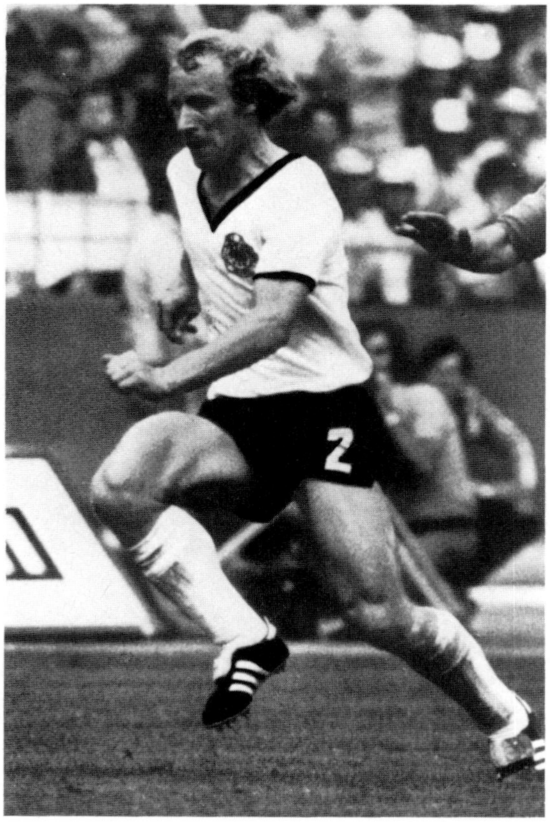
d

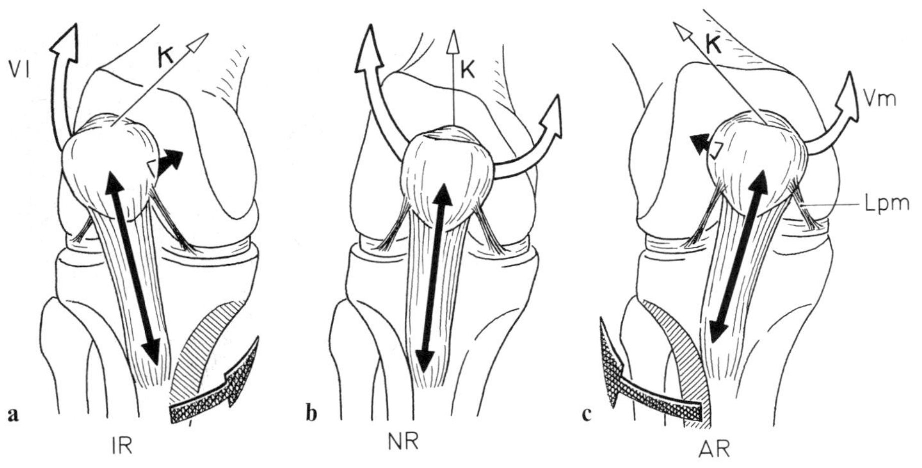

Abb. 103a-c. Der Quadrizepsstreckapparat mit seiner patellofemoralen Komponente in verschiedenen Rotationslagen. **a** Die Abwinkelung in IR führt zu einem Druck gegen die mediale Kondylenrolle *(kurzer Pfeil),* wenn eine in der Mitte liegende Kraft *K* zieht. Der M. vastus lateralis wird dann gespannt und als ausgleichender Antagonist eingesetzt; **b** in NR können die Mm. vastus medialis und lateralis zu gleichen Teilen agonistisch und antagonistisch funktionieren; **c** bei AR wird die Patella unter Wirkung der Kraft *K* gegen die laterale Kondylenrolle *(kurzer Pfeil)* gedrückt und der M. vastus medialis kommt reflektorisch unter Spannung und zur Gegenaktion

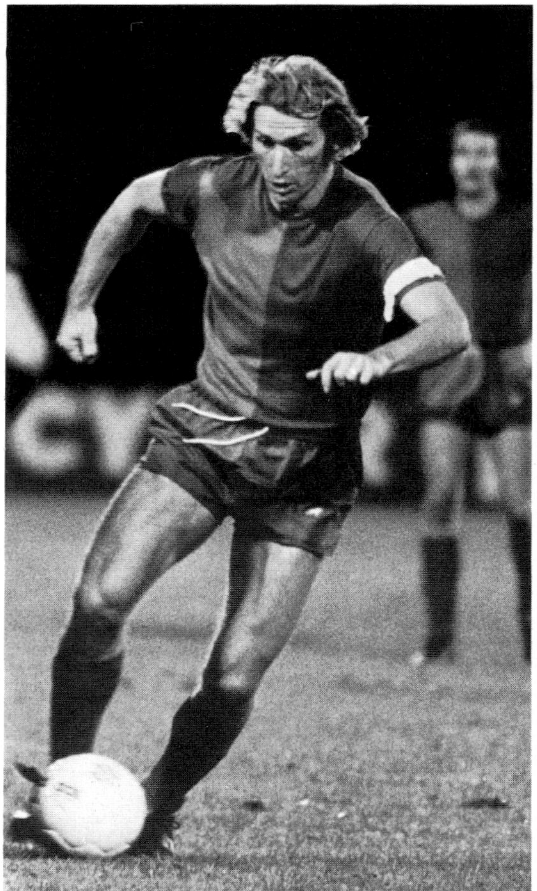

a

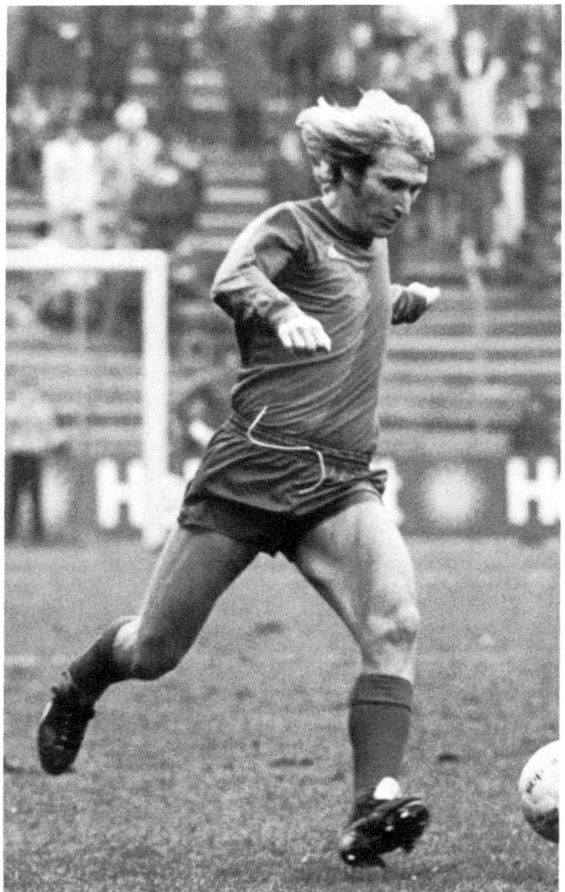

b

Abb. 104a, b. Ein Fußballspieler führt den Ball einmal mit außenrotiertem und einmal mit innenrotiertem Unterschenkel. **a** Die AR wird durch eine kräftige Kontraktion des Vastus medialis gesichert; **b** die IR läuft dagegen ohne großen Einsatz des Vastus medialis ab. (Foto Baumli)

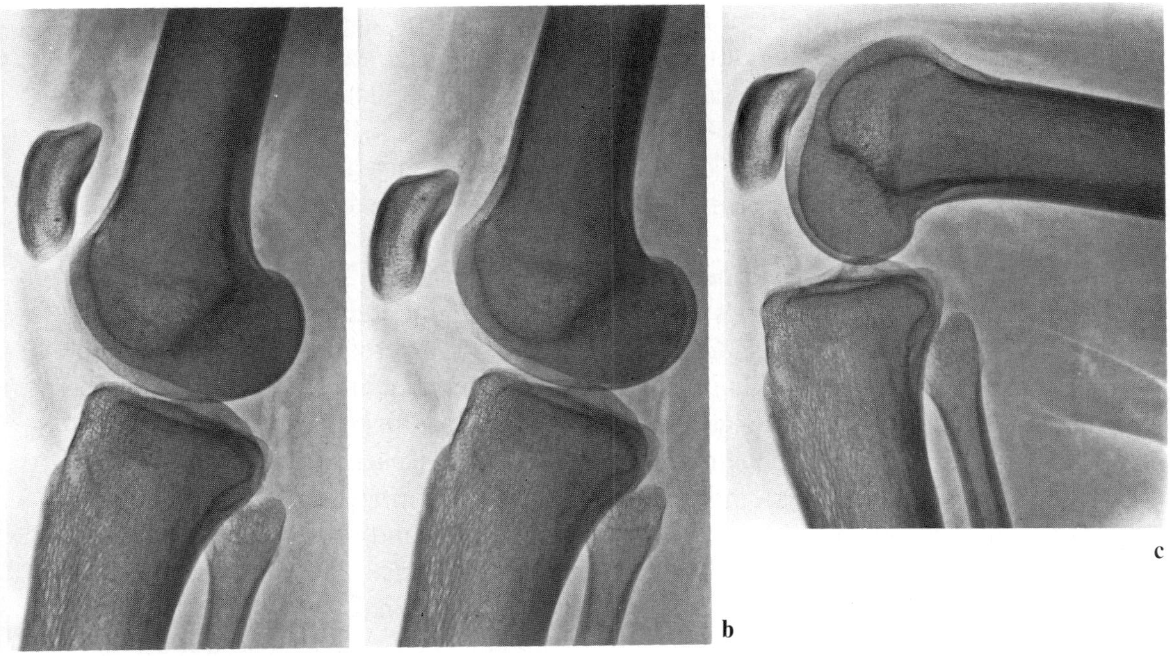

a b c

Abb. 105a–c. Die Relation der Patella zum Femur **a** in Extension bei *gespanntem* Quadrizeps artikuliert nur der distale Anteil der Patella mit dem Femur. Das ebenfalls gespannte Lig. patellae *(Schatten)* verläuft ganz gestreckt zur Tuberositas tibiae. **b** in Extension bei *entspanntem* Quadrizeps sinkt die Patella und artikuliert schon in ihrem mittleren Abschnitt mit dem Femur. Das Lig. patellae ist nun ebenfalls entspannt. **c** In 90° Flexion liegt die Patella mit ihrer proximalen Gelenkfläche der Trochlea gerade oberhalb der Fossa intercondylaris auf

Druck entgegenwirkt. Umgekehrt findet sich bei einer kräftigen AR der Tibia ein spontaner Aufliegedruck der Patella an die laterale Kondylenrolle, während die aktive Muskelzugkraft im M. vastus medialis ansteigt (Abb. 104). Bei diesem Steuermechanismus spielen auch die Ligamente zwischen der Patella und den Menisken eine wichtige Rolle (Abb. 103). Sie sind nach Kaplan [170] von Pauzat [281] als Ligg. patello-meniscalia beschrieben worden. Diese Ligamentverbindungen, die allerdings nicht bei allen Individuen gleich ausgeprägt vorkommen, sind nach unserer Auffassung auch dafür verantwortlich, daß sich das klinische Bild der medialen Patellachondropathie und das des medialen Meniskusschadens oft so schlecht voneinander unterscheiden lassen. Durch diese Ligamente sind die beiden Läsionsherde sozusagen auf einer funktionellen Achse miteinander verbunden und bewirken möglicherweise funktionsbedingte Schmerzausstrahlungen vom einen Herd zum andern.

Das Patellofemoralgelenk ist ganz von der Funktion des M. quadriceps abhängig und weist spezielle Eigenschaften auf. So überrascht es, daß die Patella nicht mit ihrer ganzen Gleitfläche schön regelmäßig in der femoralen Trochlea aufliegt. Mehrere Autoren, z. B. Grant [113], Maquet [205], Henche et al. [401] und – mit instruktiven Bildern – Goodfellow [110,111], haben in Untersuchungen bestätigt, daß die Patella wohl während der Extension/Flexion nach bestimmten Regeln aufliegt, aber nie mit ihrer ganzen Fläche. Der distale Anteil, der Apex patellae, weist keine Gelenkfläche auf und kann mit dem Femur nie in Kontakt kommen, da er als kegelförmige Sehnenansatzstelle von der Patellarsehne vollkommen umscheidet ist. Proximal davon gibt es (s. auch Abb. 105) eine distal an der Patella liegende Kontaktfläche zum Femur in Extensionsstellung, welche mit zunehmender Flexion an der Patella bis zum proximalen Pol derselben wandert. Geht die Flexion dann über

90° hinaus bis zur normalerweise möglichen Flexion von 135°, dann liegt die Patella vor der Fossa intercondylaris am Femur und hat eine Auflagefläche, welche nur noch die beiden seitlichen Facetten, die mediale „odd facet" und die laterale Facette umfaßt (Abb. 106). Auch im femoropatellaren Gelenkabschnitt gibt es ein Roll-Gleit-Prinzip, aber mit einer Gleitphase an der Patella, die der Abrollrichtung entgegenläuft, im Gegensatz zum femorotibialen Gelenkabschnitt, in welchem das Rollen und das Gleiten in der gleichen Richtung vor sich gehen.

Daß vor allem die mediale Facette der Patella eine sehr große Schichtdicke ihres Gelenkknorpels aufweist, wollen wir als Phänomen hier nur am Rande miterwähnen. Diese Schichtdicke bringt auch nach Bandi [17] und Morscher [231] ernährungsphysiologische Schwierigkeiten mit sich, da die Diffusionsernährung bei zunehmender Distanz einen langsameren Stoffaustausch zur Folge hat. Suffizienz und Insuffizienz liegen hier sehr nah beieinander. Geringfügige Störungen im Funktionsablauf sind nach Ficat [86,88] in der Lage, dieses fein ausbalancierte System zur Dekompensation zu bringen. Es ist auch noch wenig geklärt, wie eng Rotationsphysiologie, Knorpelernährung und Chondropathia patellae am Patellofemoralgelenk zusammenhängen. Bestimmt spielen auch die Physiologie und Pathophysiologie der Rotation und die ligamentäre Instabilität in diesem Geschehen eine wichtige Rolle, wie das Ségal [314] besonders betont hat. Die Druckwechsel auf die verschiedenen Aufliegeflächen der Patella, sowohl medial und lateral als auch proximal und distal, sind zusammen mit den Verschiebungen der Patella nach medial und lateral durch den unterschiedlichen Zug des M. quadriceps von beiden Seiten unerläßliche Elemente für das Wohlergehen der Gewebe im Femoropatellargelenk.

Häufig finden wir ja bei der Operation frischer Verletzungen auch bei Leistungssportlern die verschiedensten Chondropathien, vom Ödem über die Fibrillation bis zur Exulzeration, ohne daß der Betreffende deswegen je Beschwerden gehabt hätte. Postoperativ können dann aber typische Chondropathiebeschwerden auftreten (s. auch Abschn. „Rehabilitation" S. 297).

Patellofemoralgelenk und Luxation der Patella

Das Luxationsphänomen der Patella reiht sich als pathophysiologisches Geschehen der aktiven Rotation an die physiologischen Abläufe im Bereich Quadrizeps-Femoro-Patellar-Gelenk logisch an.

Beispiel: Eine adoleszente, aber im Knochen ausgewachsene Patientin kommt mit einer Patellaluxation vom Stiefelanziehen. Bei der genauen Befragung ließen wir uns den Mechanismus mit dem gesunden Bein nochmals vorführen. Die nun folgende Vorstellung hat uns einen weiteren Einblick in die femoropatellaren Funktionszusammenhänge ermöglicht. Die junge Dame führte in IR (!) und Spitzfußstellung ihren Fuß und Unterschenkel in die sehr engen, kniehohen Stiefel ein. Im Moment, als während der Fersenpassage auf Sprunggelenkhöhe des Stiefels der Widerstand im Bewegungsablauf stieg, begegnete die Patientin diesem mit einem Extensionseffort im Kniegelenk, welches noch immer in IR gehalten wurde. Während dieser Demonstration bemerkten wir auch am gesunden Bein in genau dieser Phase ein Subluxationsschnappen der Patella. Bei einem Flexionswinkel von etwa 30° sah man, wie der M. vastus lateralis die Patella auf die laterale Rollenkante hinauszog, bis sie nachher während der weiteren 20° der Streckung wieder zur Mitte zurückgleiten konnte.

Diese Beobachtung machte uns auch klar, daß die Patella nicht irgendwo über die laterale Femurkondylenrolle luxiert, sondern nur im Bereich des Sulcus terminalis, also am Übergang der femoropatellaren zur femorotibialen Gelenkfläche. Im Bereich dieser Eindellung (s. Abschn. „Mechanik", S. 12ff.) ist natürlich lateral keine seitliche Führung vor-

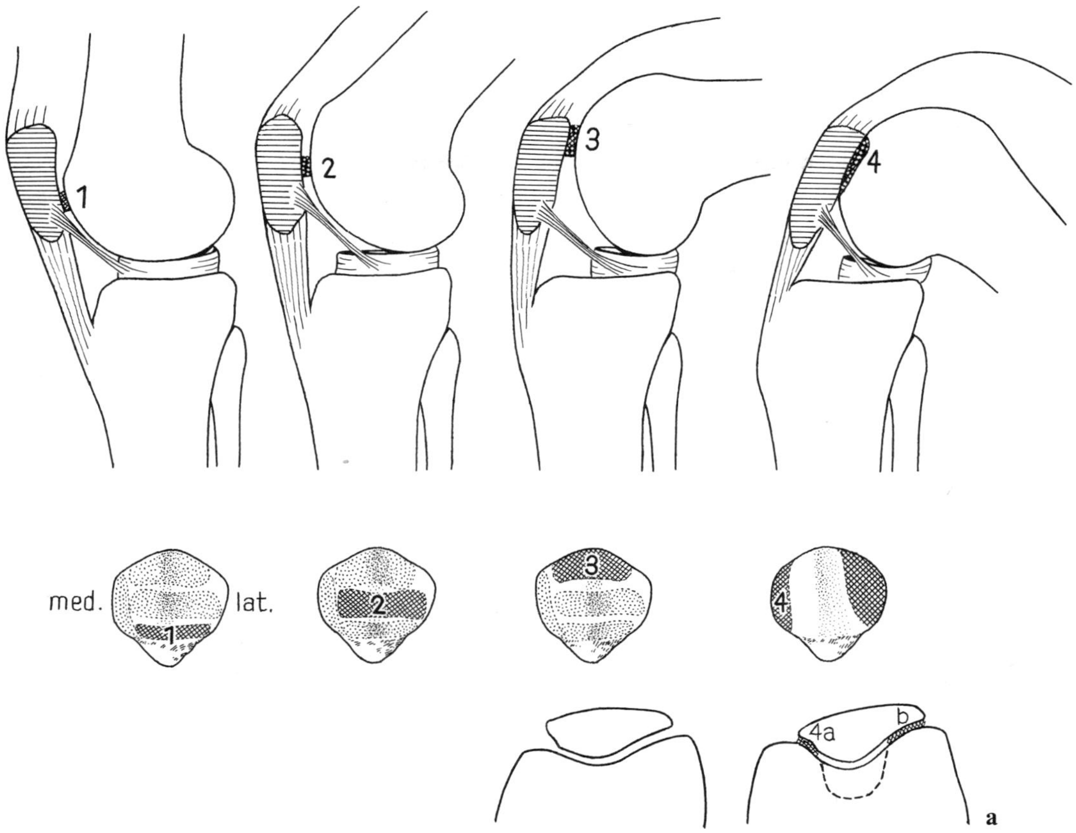

a

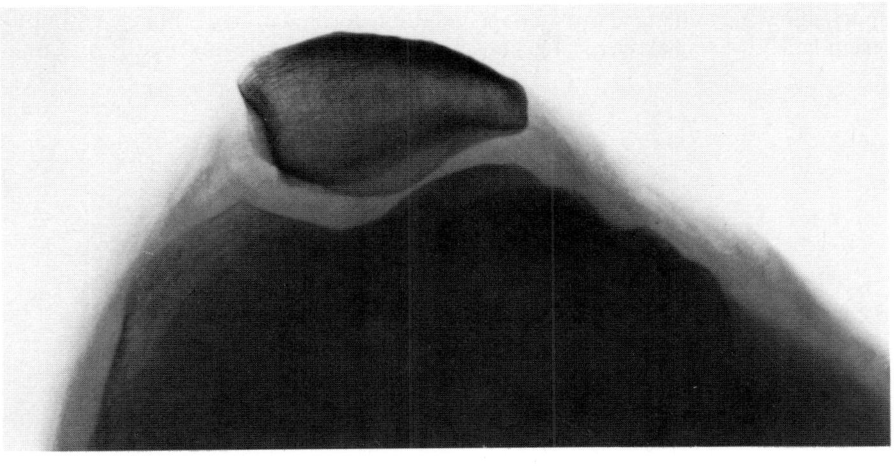
b

Abb. 106. **a** Schematische Darstellung der Auflageflächen der Patella nach Grant und Basmajian [113] und Goodfellow et al. [110, 111]. In den verschiedenen Bewegungsstellungen des Kniegelenks von voller Extension (*1*) über mittlere Flexionen (*2* und *3*) zu voller Flexion (*4*) zeigen sich jeweils ganz andere Auflageflächen der Patella zum Femur. Besonders wichtig ist, daß erst in Phase *4* die eigentliche mediale Patellakantenfacette, die „odd facet" (*4a*) mit dem Femur zur Artikulation kommt. Auch im femoropatellaren Gelenkabschnitt gibt es ein Roll-Gleit-Prinzip, jedoch mit einer Gleitphase an der Patella, die der Abrollrichtung entgegenläuft, im Gegensatz zum femorotibialen Abschnitt, in welchem das Rollen und das Gleiten in der gleichen Richtung vor sich gehen. **b** Axiales Röntgenbild einer Patella mit schön sichtbarer medialer „odd facet", welche als Zeichen der Beanspruchung eine gut ausgebildete subchondrale Skleroseschicht des Knochens aufweist handen, und der Weg für die Patellaluxation ist im wahrsten Sinne des Wortes geebnet. Die klinische Erfahrung von Eriksson [80] und die Arbeit von Scheller und Martensen [309] zeigen zudem, daß bei der Luxation der Patella noch keine „flake fractures" entstehen, sondern daß diese jeweils erst nach der Reposition zu finden sind. Dies bestätigt unsere Beobachtung, daß die Luxation sich ohne Hindernisse auf einem vorgegebenen Weg ereignet und daß dies ohne eine Abscherung von Knorpel-Knochen-Fragmenten geschieht. Erst wenn die Reposition in der nachfolgenden Streckstellung durch die Rückziehung der Patella nach medial über die hohe laterale Kondylenkante erfolgt, brechen die Fragmente aus (Abb. 107). Auf Grund dieser Tatsachen hat nach unserer Meinung der von Laurin et al. [196] angegebene Trochlea-Patella-Außenfacettenwinkel für das Zustandekommen der Patellofemoralluxation keine wesentliche Bedeutung. Dieser Winkel ist nur in einer Momentanposition der Patella zum Femur existent und reicht für die dreidimensionale Beurteilung der dynamischen Vorgänge nicht aus (Abb. 108a–d).

Diese von der Patella und vom Femur stammenden osteochondralen Fragmente sind auch von Morscher [231] beschrieben worden. Er weist in diesem Zusammenhang noch speziell darauf hin, daß nach den in der Literatur erwähnten Beobachtungen nie Meniskusverletzungen zusammen mit einer Patellaluxation gefunden worden sind, obwohl ein Valgus-Flexion-AR-Mechanismus als Ursache für die Läsion angenommen wurde. Auch in unserem Krankengut konnten wir diese Verletzungskombination nie beobachten.

Überdenken müssen wir in diesem Zusammenhang die Frage, ob sich die Patellaluxation bei AR oder IR ereignet. Der erwähnte Fall von Luxation beim Stiefelanziehen, welche sich bei einem IR-Extensionsmechanismus ereignet hat, wird durch jüngere Beobachtungen ergänzt.

In einem Fall handelte es sich um einen jungen Skiläufer, der einen zum Training in der Ebene ausgesteckten Slalom durchlaufen mußte. Beim Verlassen eines Tores nach rechts blieb er mit der rechten Skispitze an der Torstange hängen. Es kam zu einer IR und in dem Moment zu einer Patellaluxation, als er versuchte, den knapp hängengebliebenen Ski mit dem rechten Bein doch noch an der Stange vorbeizudrücken. Auch in diesem Fall führte ein aktiver Extensionsmechanismus mit erzwungener IR zur Luxation.

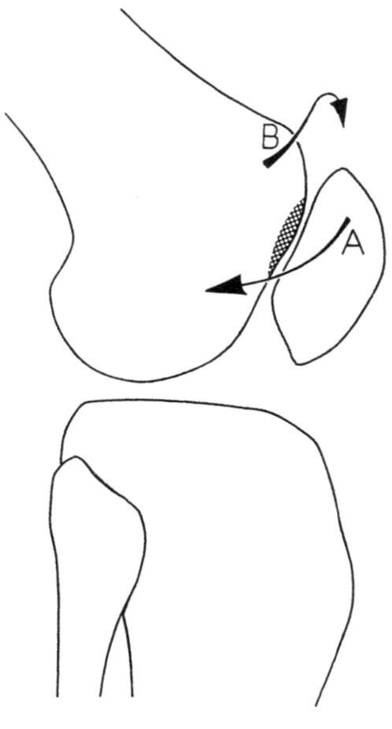

Abb. 107. Patellaluxation und Reposition. Die spontane Luxation erfolgt bei angebeugtem Knie, wobei die Patella an der lateralen Seite im Prädilektionsbereich des Sulcus terminalis abgleitet *(Pfeil A)*. Die Reposition geschieht durch ein Zurückspringen der Patella in Streckstellung; dabei passiert sie im Bereich *Pfeil B* die hohe laterale Trochleakante, und es kommt zur Bildung der osteochondralen Abscherfragmente (s. auch Abb. 108a). Dabei gibt es an der Patella zwei Ausbruchmöglichkeiten. Im einen Fall wird, wie es mit Fragment 1a gezeichnet ist, die zentrale Kante (Crista patellae) miterfaßt, während 1 b den Ausbruch der „odd facet" darstellt

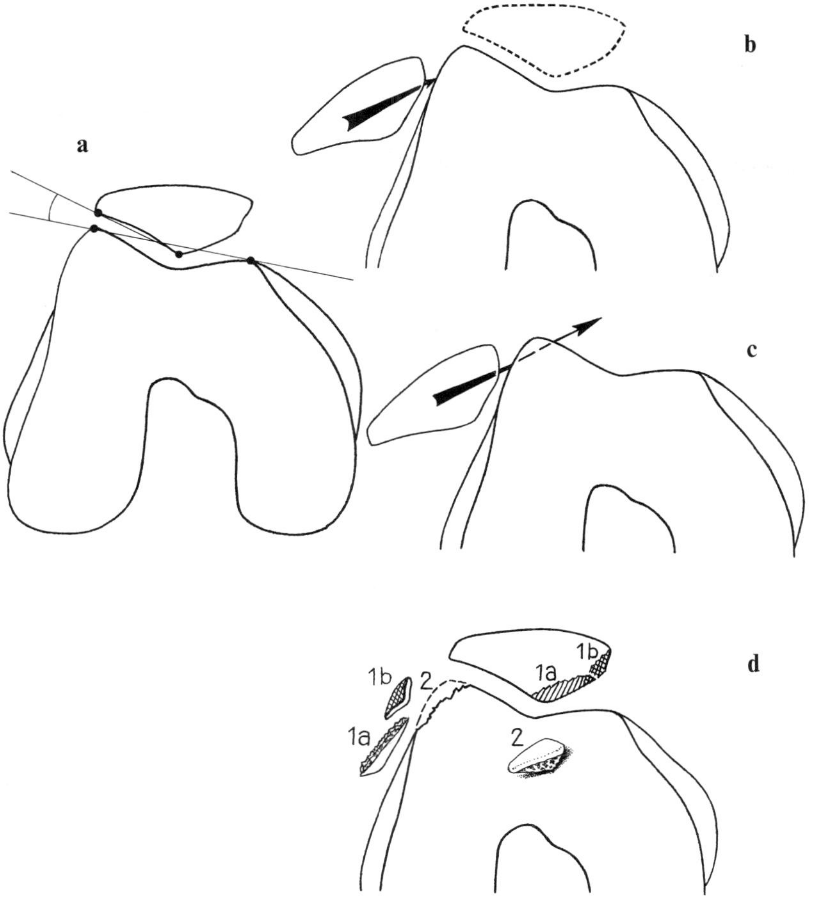

Abb. 108a-d. Diese „flake fractures“ entstehen erst bei der Reposition. **a** Der von Laurin angegebene Winkel ist nur in einer Ebene existent. Er ist also für die Beurteilung der dynamischen Problematik bei der Patellaluxation nur von beschränkter Bedeutung; **b, c** Luxationsstadien ohne „flake fractures“ und **d** die reponierte Patella mit den Knorpel-Knochen-Fragmenten. Das Kondylenkantenfragment *(2)* wird in die vordere Gelenkhälfte gestoßen, während die abgescherten Patellafragmente (*1a* und *1b*) in der Regel lateral an der Seite der Kondylenrolle liegen bleiben

Die Annahme, daß es sich um einen aktiven Luxationsmechanismus durch den Zug des M. vastus lateralis handelt, wird eben dadurch erhärtet, daß nie eine Meniskusverletzung zusammen mit einer Patellaluxation beobachtet worden ist, denn eine solche Kombination hätte bei einem AR-Mechanismus über kurz oder lang doch festgestellt werden müssen. Möglicherweise können diese Luxationen sowohl in der einen wie in der anderen Rotationsposition erfolgen, wobei der M. quadriceps vermutlich bei den erwähnten zwei Mechanismen nicht dieselbe Rolle spielt. Man kann sich vorstellen, daß die Patella beim Valgus-AR-Mechanismus wegen des größeren Q-Winkels durch den M. quadriceps als ganzes nach lateral befördert wird, ohne daß der M. vastus lateralis eine besondere Wirkung zu entfalten braucht.

Wie der Vorgang bei der Patellaluxation im einzelnen auch sei, die nuancierte Funktion, die dem Quadrizeps bei der Steuerung von Varus-Valgus-Belastung und auch bei der Rotationsbeanspruchung zukommt, bleibt unangefochten.

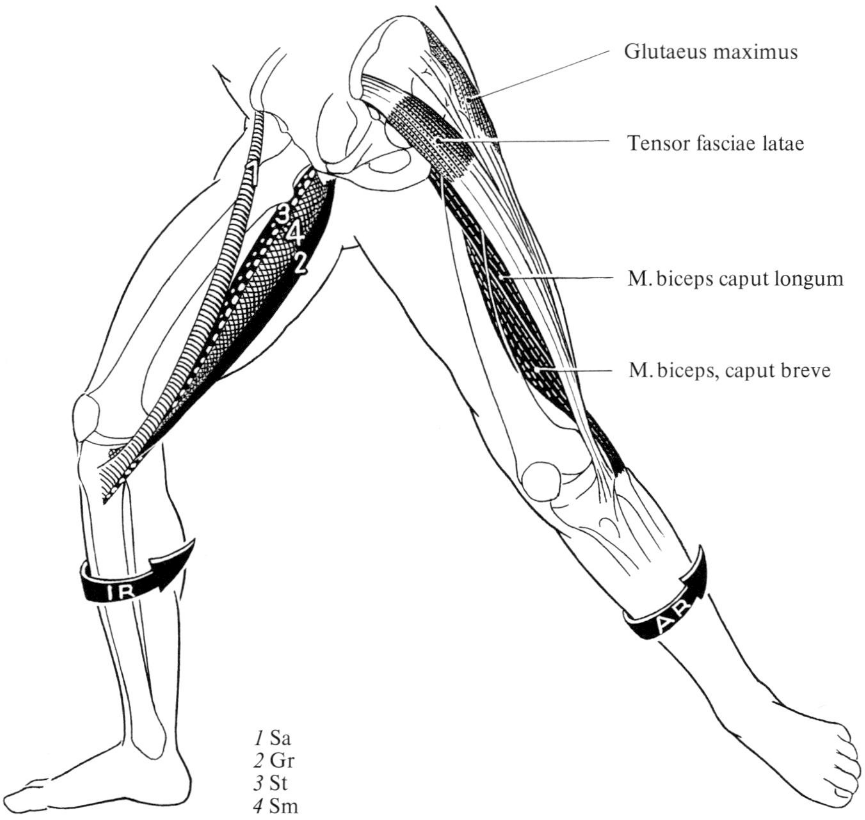

Abb. 109. Die aktiven willkürlichen Rotatoren im Bereich des Kniegelenks. Als Innenrotatoren arbeiten am *rechten* Bein die Muskeln der Pes-anserinus-Gruppe, Sartorius, Gracilis und Semitendinosus, unterstützt vom weiter dorsal ansetzenden mächtigen Semimembranosus. Am *linken* Bein wirken die aktiven Außenrotatoren. Der kurze Bizepskopf ist mit seinem rein fibulofemoralen Verlauf nur eingelenkiger Außenrotator, während der lange, ischiofibulare Bizepskopf zweigelenkiger Außenrotator am Knie und Extensor an der Hüfte ist. Die beiden aktiven Muskelkräfte, welche über den Tractus iliotibialis an die Tibia übertragen werden, sind die zweigelenkigen Mm. tensor fasciae latae und glutaeus maximus

Die aktive Rotation durch die Flexoren

Eingelenkige Rotatoren/Flexoren

Der M. popliteus, der zu lange Zeit bei funktionellen Betrachtungen am Kniegelenk wenig beachtet wurde, wie das Southmaid und Quigley [330] bestätigen, ist von seiner Hauptorientierung her mit knienahem, diagonalem Verlauf fast reiner Rotator. Seine Lage hinter der Flexionsachse macht ihn aber auch zum Flexor, doch bleibt seine Flexionswirkung wegen der kurzen Hebelarme gering.

Der M. popliteus hat mehrfache Funktionen:

- als Innenrotator der Tibia wirkt er bei frei hängendem Unterschenkel und fixiertem proximalem Ansatz;

- als „Rückdreher" des Femurs und allgemeiner Rotationsstabilisator wirkt er, wenn der Unterschenkel durch den Fuß fixiert ist. Es kann dann nur das Femur auf dem Tibiapla-

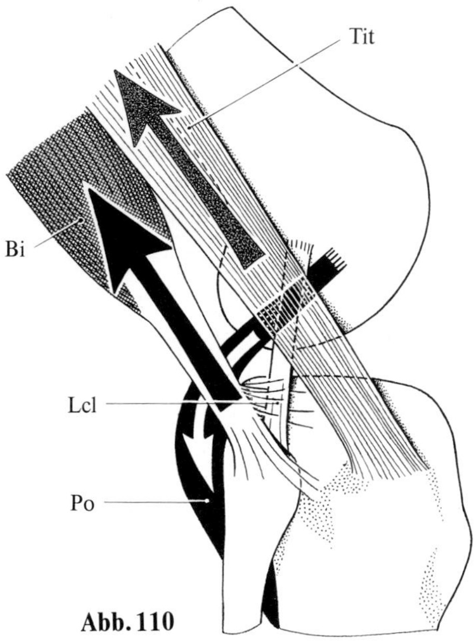

Abb. 110

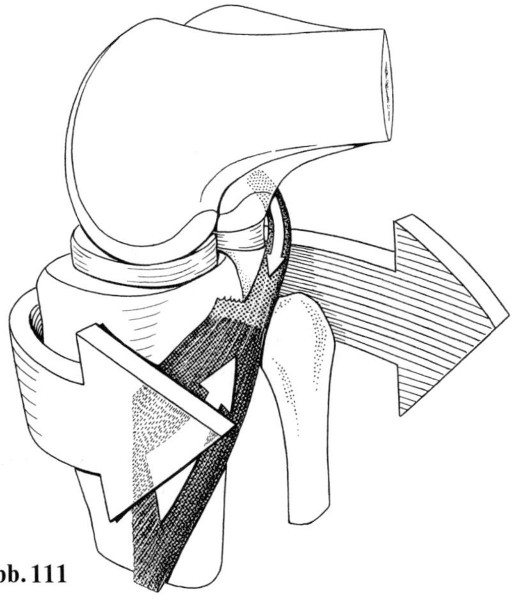

Abb. 111

Abb. 110. Die aktiv-passiven Stabilisierungsmechanismen auf der lateralen Seite. Im Gegensatz zur medialen Seite sind lateral die rein passiven Haltestrukturen schwächer ausgelegt. Sie bestehen aus dem Lcl mit relativ geringem Querschnitt und den passiven Elementen des Popliteusecks und des Lftla. Dazu wirken aktiv zur Stabilisierung der dynamische Anteil des Tractus iliotibialis und die Mm. popliteus und biceps. Auch auf der lateralen Seite sind die aktiven Elemente in Extension Haltemechanismen gegen einen Varusstreß und bekommen mit zunehmender Flexion immer mehr Rotationswirkung

Abb. 111. Schematische Darstellung des M. popliteus. Mit seinem Muskelbauch distal an der Tibia und seiner unter dem Lcl zum Femur führenden Sehne kann dieser Muskel als reiner Rotator am Knie in zwei Richtungen wirken: Bei feststehender Tibia mit Verankerung des Fußes am Boden hält er das Femur posterolateral auf dem Tibiaplateau zurück und stabilisiert so die laterale Seite und das Popliteuseck. Bei fixiertem Oberschenkel und frei spielendem Unterschenkel rotiert er die Tibia gegenüber dem Femur nach innen

teau in AR zurückgezogen werden. Auch dieser Mechanismus entspricht einer IR, obwohl diesmal die Femurkondylenrolle der bewegte Teil ist;

– als allgemeiner Stabilisator der Außenseite wirkt der M. popliteus zusammen mit M. biceps und Tractus iliotibialis (Abb. 109 und 110), wenn das Kniegelenk sich der Streckstellung nähert. Er schützt dann mit seinem Zug die im anatomischen Bauplan nur schwach vorhandenen kapsuloligamentären Elemente der posterolateralen Knieseite;

– als Flexor wirkt er wegen seiner Lage im hinteren Abschnitt des Gelenks nur bedingt mit. Seine Hauptfunktion gilt der Stabilisierung des Kniegelenks. Daran ist auch sein zweiter Sehnenansatz ins Lig. popliteum arcuatum und zum lateralen Meniskushinterhorn beteiligt (Abb. 111).

Der M. biceps mit seinem Caput breve. Das Caput breve des M. biceps stellt ebenfalls einen nur eingelenkigen Muskel der Flexorengruppe dar. Er ist als Antagonist zum M. popliteus ein Außenrotator. Auch ihn macht seine Lage hinter der Flexionsachse zum Flexor. Die Flexionswirkung ist bei ihm größer als beim M. popliteus, weil das Caput breve auf Grund seiner anatomischen Lage einen größeren Hebelarm für die Flexion hat (Abb. 112).

Zweigelenkige Innenrotatoren

Mit Ausnahme des beschriebenen M. popliteus sind alle aktiven Innenrotatoren der Flexorengruppe am Knie und an der Hüfte zweigelenkig. Die fächerförmige Verteilung des Ursprungs am Becken von der Spina iliaca ventralis für den M. sartorius bis zum Tuber ossis ischii für den M. semimembranosus ermöglicht einen stufenlosen aktiven Innenrotationseinsatz in den verschiedensten Stellungen.

Wie Meyer [226] schreibt, haben schon die im Absch. „Kinematik", S. 7 erwähnten Brüder Weber die wichtige Rolle der Flexoren/Rotatoren erkannt. Durch systematisches Auswägen dieser Muskeln an Leichen kamen sie zu interessanten Vergleichszahlen. Diese Zahlen dienten ihnen als Maßstab für die Wichtigkeit der betreffenden Muskeln bei der Rotation/Flexion. Sie gingen dabei von der einfachen aber prägnanten Vorstellung aus, daß alles, was in der Natur groß angelegt ist, auch funktionell eine wichtige Rolle spielt. So kamen sie auf Grund der Muskelabwägungen zu folgendem Verhältnis (die nachstehenden Zahlen geben eine reine Verhältniszahl der Massen wieder [Meyer u. Weber]):

Tabelle 1. Verhältniszahlen über die Massenunterschiede der Innen- und Außenrotatoren

Flexion mit Innenrotation		*Flexion mit Außenrotation*	
M. sartorius	125,7	M. biceps femoris	274,4
M. gracilis	82,2		
M. semitendinosus	128,2		
M. popliteus	24,0		
M. semimembranosus	206,5		
Innenrotation	566,6	Außenrotation	274,4

Nicht erwähnt haben die Brüder Weber [zit. in 226] die Außenrotationsfunktion der Mm. tensor fasciae latae und glutaeus maximus. Beide Muskeln entfalten mit dem Tractus als Sehne eine aktive Bewegungskraft am Kniegelenk. Daß auch der M. glutaeus maximus von hinten eine kräftige Muskeleinstrahlung in den Tractus hat, ist wenig bekannt. Da die Brüder Weber diese beiden für die AR wichtigen Muskeln nicht miteinbezogen haben, erscheint das Verhältnis von IR- zu AR-Kraft in dieser Zusammenstellung wohl etwas einseitig zugunsten der Innenrotatoren.

An dieser frühen Untersuchung ist besonders interessant, daß selbst bei diesem so einfachen Vergleich der M. semimembranosus mit Abstand mehr Gewicht als jeder andere Innenrotator aufweist. Dies unterstreicht auch die heute allgemein wieder erkannte Wichtigkeit des M. semimembranosus.

Kapandji [164] zeigt eine räumliche Darstellung der Rotatoren an den bewegten Extremitäten. Wir haben sein Grundschema ergänzt und für die Abb. 109 verwendet.

Zweigelenkige Außenrotatoren

Neben dem M. biceps femoris, der nach der Gewichtung durch die Brüder Weber [zit. nach 226] schon allein die Hälfte sämtlicher Innenrotatoren aufwiegt, finden sich die bei den genannten Autoren nicht berücksichtigten Außenrotatoren, welche über den Tractus iliotibialis ihre Wirkung entfalten.

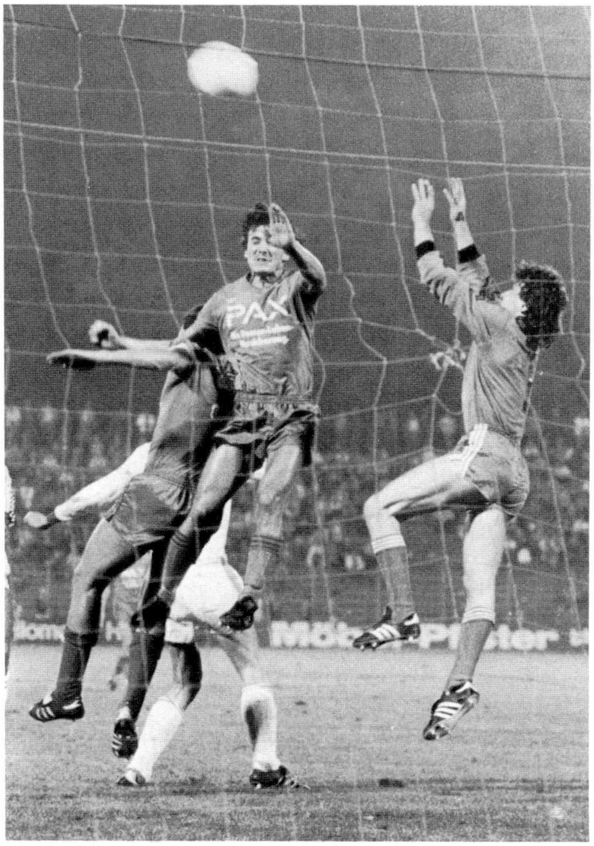

Abb. 112. Als reiner Außenrotator der Tibia wirkt der kurze Bizepskopf. Ganz deutlich sieht man am hochspringenden Torhüter die aktive Außenrotation durch die beiden Bizepsköpfe. Der kurze Kopf zieht zur distalen Femurhälfte und ist wie der Popliteus ein eingelenkiger Rotator und Flexor. Als Äquivalent zur einer akuten Semimembranosusverletzung gibt es auf der lateralen Seite eine Luxation des Fibulaköpfchens bei einem übermäßigen Einsatz des Bizeps am stark flektierten Knie, wenn der Fuß am Boden blockiert ist (s. auch Abb. 120). (Foto Baumli)

Der Tractus iliotibialis

Der Tractus iliotibialis ist funktionell ein polyvalentes Gebilde. Seine distalen dorsalen Anteile ziehen als von uns so bezeichnetes *Lig. femorotibiale laterale anterius,* Lftla wie beschrieben von der Linea aspera bei der Femurkondylenrolle bis zum Tuberculum von Gerdy hin. Im gleichen Maße, wie diese tiefen Anteile passive Stabilisatoren des Kniegelenks sind, bewirken die weiter oberflächlich ventral gelegenen Anteile des Tractus als Sehne der Mm. tensor fasciae latea und glutaeus maximus eine aktive Stabilisierung der Lateralseite. Dieser aktive Stabilisator nimmt eine für das Kniegelenk besondere Stellung ein (s. auch S. 29). Die Besonderheit liegt darin, daß dieser aktiv gezügelte Teil des Tractus während der Extension/Flexion über die Flexionsachse hinweg wandert. Damit streckt er das Kniegelenk während der letzten ca. 30° der Extension und beugt bei über 30° Flexion. Ab diesem Flexionswinkel kann dann die AR-Kraft am Tibiakopf entfaltet werden. Die aktive Kraft, welche nun über diesen Tractus das Kniegelenk lateralseits gegen einen Varusstreß stabilisiert, zwischen 0 und 30° extendiert und bei größerem Flexionswinkel außenrotiert, wird von den Mm. tensor fasciae latae und glutaeus maximus geliefert. Die Y-förmige Anordnung als Ausschnitt aus einem Fächer, in welchem möglicherweise auch der M. glutaeus medius aktiv mitbeteiligt ist, zeigt, daß diese Außenstabilisierungs- und Rotationskraft sowohl dann vorhanden ist, wenn die Hüfte via M. glutaeus maximus in einer Extensionsphase ist, als auch dann, wenn der M. tensor fasciae latae in einer Flexionsphase im Einsatz ist.

Diese Hinweise auf die zweigelenkige Funktion dieser Rotatoren seien weitere Beispiele dafür, wie ineinandergreifend die aktive und passive Stabilisierung vom Rumpf bis zu den Zehen vor sich geht.

Varus-Flexion-IR und Valgus-Flexion-AR

Die aktiv-passiven Grundbedingungen für eine freie Rotationsmöglichkeit erlauben einem normalen Knie eine Bewegungsfreiheit innerhalb dieser genannten Stellungskombinationen. Die Abb. 113 hält in einer Momentaufnahme von zwei Fußballspielern diese beiden Grundtypen fest; beim Spieler links in einer ausgeprägten, beim Spieler rechts in einer durchschnittlichen Form. Beim Spieler links sind die Möglichkeiten praktisch ausgeschöpft. Er ist am Ende der freien Bewegungsmöglichkeit, geht aber selber kein Risiko für eine Verletzung ein, da die Beanspruchung noch ganz innerhalb der physiologischen Grenzen liegt. Erst wenn nun eine Zusatzkraft von lateral auf sein linkes Bein, in Valgus-Flexion-AR-Stellung, einwirkt, dann wird die physiologische Belastbarkeit überschritten, und es kommt zur Läsion. Umgekehrt braucht es beim rechten Bein in Varus-Flexion-IR-Stellung eine zusätzliche varisierende Kraft von medial, bis es zur Verletzung kommt, wie das auch Noesberger und Paillot [256] dargestellt haben. Die meisten Verletzungen am Kniegelenk ereignen sich beim Überschreiten der Belastbarkeit in diesen Extrempositionen. Deswegen sind auch 80% der Kniebandläsionen typische Kombinationsverletzungen im Sinne der bekannten medialen oder lateralen „unhappy triad", d. h. es kommt bei Überforderung im Außenrotationsstreß zu einer Läsion des *Lig. collaterale mediale,* des *vorderen Kreuzbandes* und des *Semimembranosusecks.* Beim Varusunfallmechanismus findet eine Läsion des *Lig. collaterale laterale,* des *hinteren Kreuzbandes* und des *Popliteusecks* statt.

Daß diese Extrempositionen willkürlich eingenommen werden können, sieht man bei den Hürdenläufern (Abb. 114) am Beispiel der Valgus-Flexion-AR, wenn das Bein über die Hürde nachgezogen wird.

Anders wählt der schon eingangs erwähnte Gewichtheber seine Position, wenn er eine Maximalleistung vollbringen will. Er arbeitet mit Varus-Flexion-IR (Abb. 115).

Interssanterweise findet man auch bei sämtlichen Leistungsläufern in Aktion die Varus-Flexion-IR-Haltung (Abb. 116). Wir sind dieses Bild so gewohnt, daß wir es gar nicht realisieren. Erst das Laufbild einer untrainierten, unsportlichen Frau im „Valgus-Flexion-AR-Stil" läßt uns wieder an die Zusammenhänge „Bewegungsmuster und Leistungsausmaß" denken.

Unterschiedliche Stabilisierungsmöglichkeiten in Varus-Flexion-IR und in Valgus-Flexion-AR

Es ist eine allgemeine Erfahrungssache, daß die Läsionen vom Typus der *medialen* Kombinationsverletzung 10–20mal häufiger sind als diejenigen der *lateralen* Formen. Diese Tatsache und die Beobachtung, daß wir an körperlich trainierten Menschen häufig die Varus-IR-Stellung sehen, ist wohl nicht zufällig. Aus Sicherheitsgründen geht man z. B. auf abschüssiger und rutschiger Unterlage instinktiv in Varus-Flexion-IR, weil das Knie in dieser Stellung am besten unter Kontrolle zu halten ist.

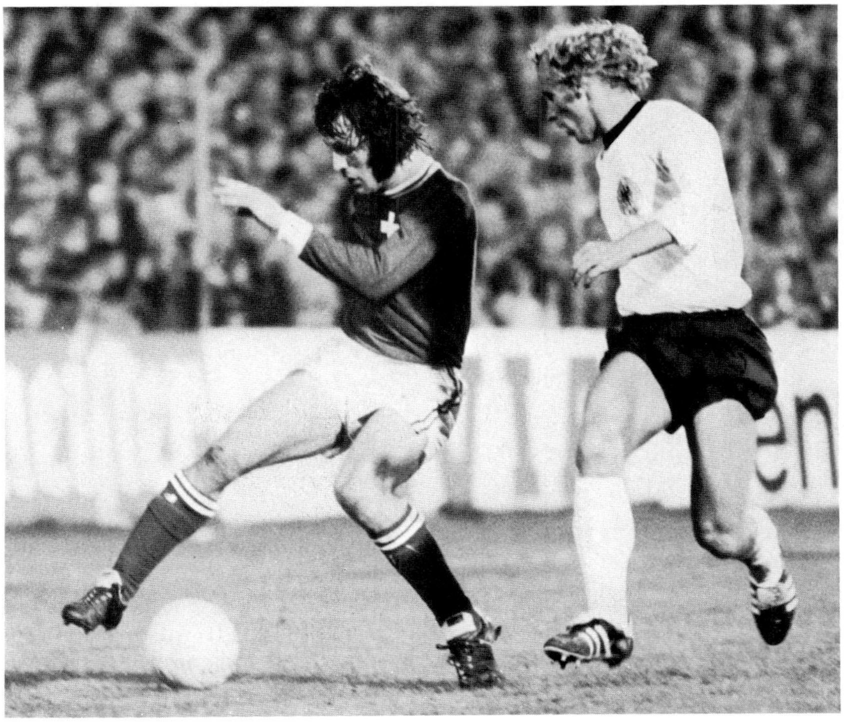

Abb. 113. Die spontan möglichen Extremstellungen des Kniegelenks. Am rechten Bein jeweils Varus-Flexion-IR und am linken Valgus-Flexion-AR. Innerhalb dieser beiden physiologischen Endstellungen kann ein Kniegelenk aktiv kontrolliert eingesetzt werden, ohne daß die Gefahr einer Verletzung besteht. Bei einer zusätzlichen gewaltsamen Valgisierung am linken Bein kommt es aber zu einer Komplexverletzung vom Typus der medialen Triade und bei einer zusätzlichen Varsierung am rechten Bein zu einer solchen des lateralen Typus. (Foto Baumli)

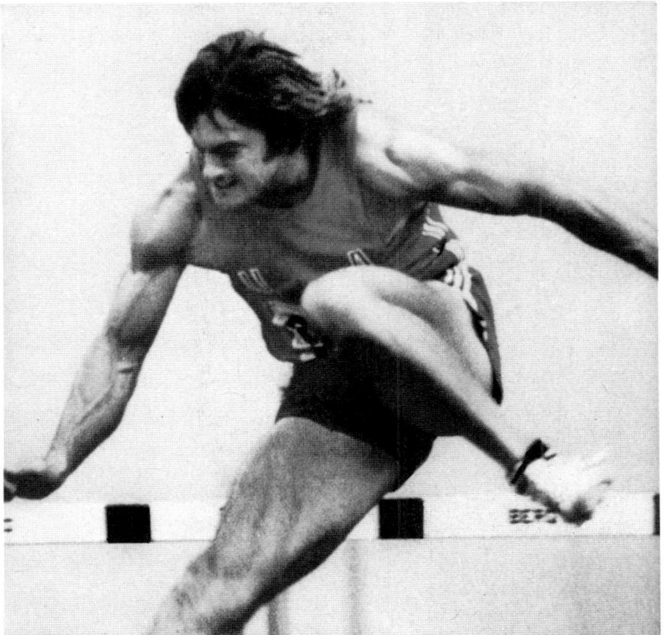

Abb. 114. Der Hürdenläufer demonstriert, wie extrem er beim Sprung über die Hürde die aktive Außenrotation einsetzen muß. (Montreal 1976)

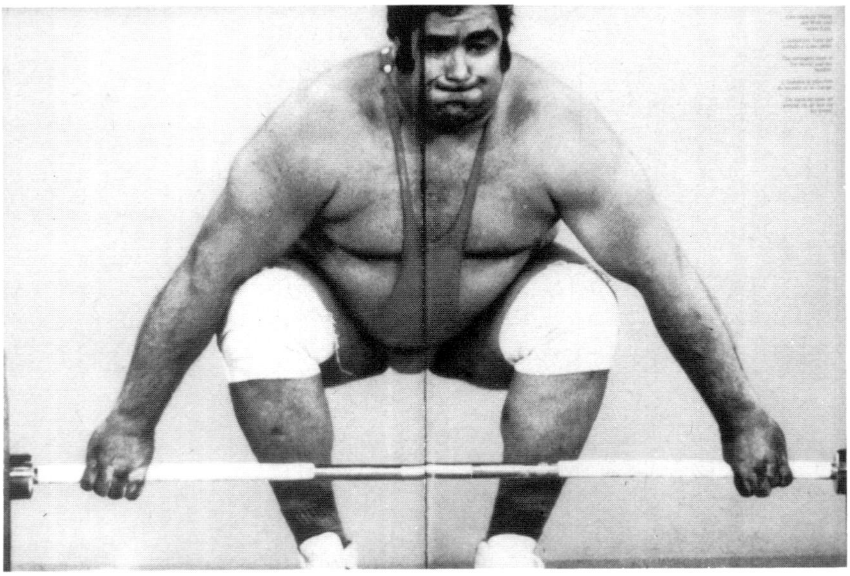

Abb. 115. Der Gewichtheber arbeitet in typischer Weise mit Varus-Flexion-IR. Diese Sportler weisen als Folge der Arbeit in IR und der vorwiegend statischen Halteleistung mit den Typus-II-Muskelfasern eine Hypertrophie des Vastus lateralis auf. Sie stehen damit im Gegensatz zu den dynamischen Sportlern, welche mit vielen schnellen Bewegungen in allen Rotationsstellungen arbeiten und sich damit eine Hypertrophie des Vastus medialis erwerben. (Montreal 1976)

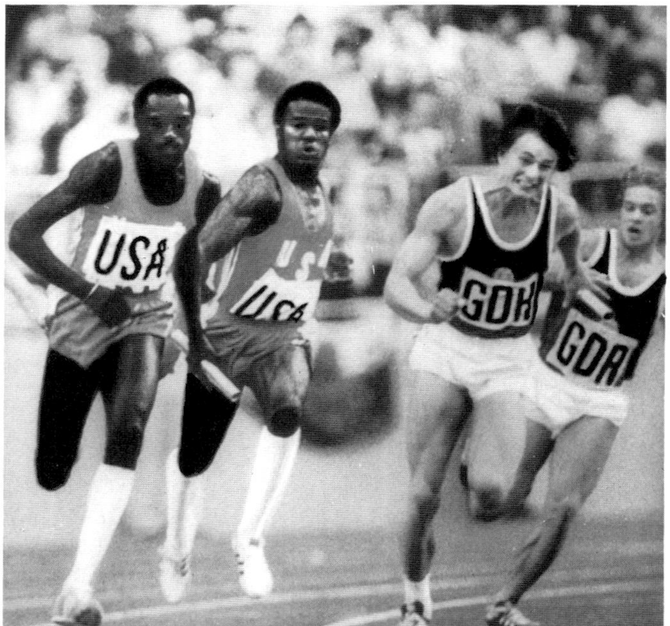

Abb. 116. In einem anderen Sinne typisch sind die Rotationspositionen der Kniegelenke bei den Läufern. Während der eigentlichen Leistungsphase des Laufes kann man immer die Varus-Flexion-IR-Stellung beobachten; in der Auslaufphase nach dem Zieldurchgang ist hingegen schon wieder die Valgus-Flexion-AR-Stellung festzustellen. (Montreal 1976)

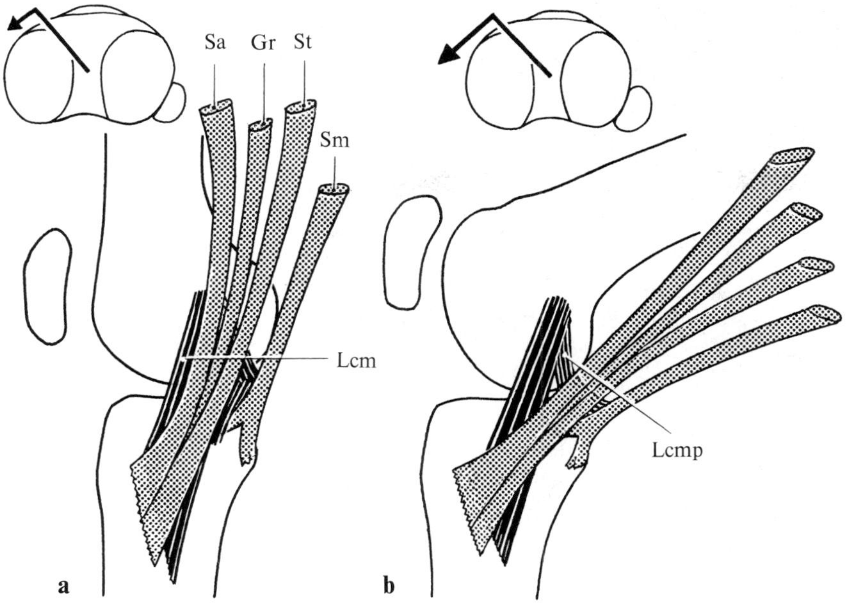

Abb. 117a, b. Die aktiven Innenrotatoren der Pes-anserinus-Gruppe mit dem Semimembranosus weisen in Flexion mit ihrem beinahe rechtwinklig tangentialen Ansatz am Tibiakopf deutlich mehr Rotationskraft auf als in Extension, wenn ihr Hebelarm für die Rotationswirkung kleiner ist. **a** Paralleler Verlauf der Pes-anserinus-Sehnen zum Lcm. Auch ihr Ansatz hält sich an die Burmester-Kurve. In Extensionsstellung werden bei einem valgisierenden Streß auf das Lcm auch die Pes-anserinus-Sehnen, welche ihm parallel anliegen, in Spannung gesetzt und können reflektorisch den passiven Halt durch aktiven Schluß verstärken. Diese verstärkende Abwehrreaktion kann die effektive mediale Halteleistungsfähigkeit um ein Mehrfaches der rein passiven Haltefähigkeit des Lcm erhöhen; **b** in Flexion liegt der aktive Schutz darin, daß die Rotatoren der übermäßigen Verdrehung des Kniegelenks im AR-Sinn entgegenwirken. Gegen die AR kann die Pes-anserinus-Gruppe mit dem Semimembranosus und gegen die IR der Bizeps mit dem Tractus iliotibialis und dem Vastus lateralis (sic!) eingesetzt werden

Aktiver synergistischer Schutz der Ligamentfunktion durch die Rotatoren am Kniegelenk

Dejour [63] hat gezeigt, daß die Rotationskraft der Innenrotatoren mit zunehmender Flexion größer wird, da auch der ihnen zur Verfügung stehende Hebelarm länger wird. Die Muskeln der Pes-anserinus-Gruppe setzen unmittelbar vor den auslaufenden Fasern des Lcm an (s. auch Abschn. „Kinematik", S. 38). In Streckstellung verlaufen die drei Sehnen im Pes wie das Lcm und liegen diesem wie eine zweite Schicht praktisch an. In dieser Stellung entfalten die Muskeln des Pes einen aktiven Halteschutz, welcher die passive Haltefähigkeit des Lcm um ein Mehrfaches übersteigt. Jeder gute Fußballspieler weiß intuitiv darum und hält bei einem sog. Prellball sein Bein nur in IR und fast gestreckt ins Duell. Kaplan [167] zitiert Duchenne, welcher Bizeps, Semimembranosus und Semitendinosus als aktive Ligamente bezeichnet, die für das Kniegelenk von grundlegender Bedeutung sind.

Wie Abb. 117 zeigt, vermindert sich dieser aktive seitliche Halteschutz für das Lcm mit zunehmender Flexion. So wie die Rotationskraft dabei ansteigt, vermindert sich die Haltekraft gegenüber dem Valgusstreß. Damit werden auch die Verletzungsmöglichkeiten für das Kniegelenk größer. Der Schutz gegen die Valgusabknickung ist bei diesem Flexionsgrad physiologischerweise klein und die Rotationsfreiheit groß. Diese letztere sorgt ihrerseits dafür, daß das Knie bei einem Varus- oder Valgusmechanismus weitgehend ausweichen kann. Jetzt liegt aber die Hauptaufgabe der Rotatoren in einer Sicherung des Kniege-

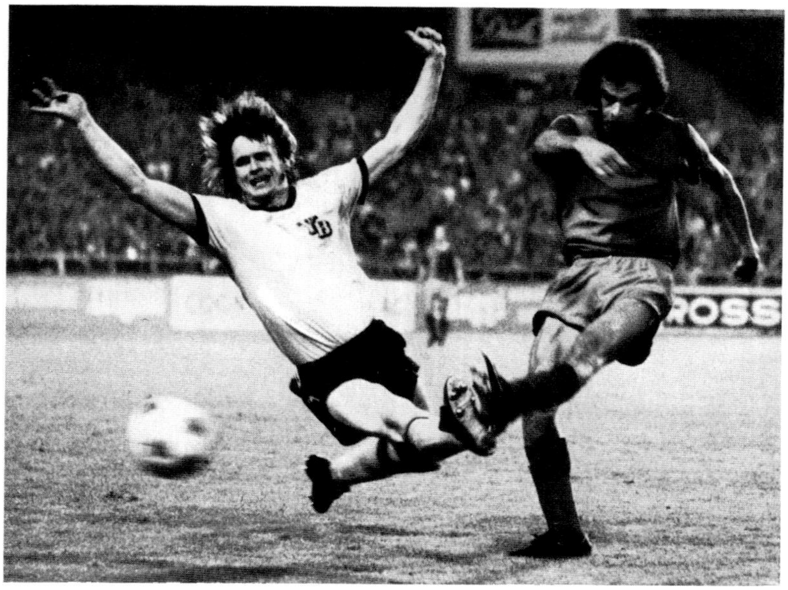

Abb. 118. Dieser Einsatz mit großen dynamischen Kräften ist nur dann möglich, ohne daß Bandverletzungen auftreten, wenn gut trainierte Muskeln ihre ganze synergistische Stabilisierungs- und Bandschutzfunktion miteinsetzen. Man beachte an den aufeinanderprallenden Schwungbeinen auch die momentane Rekurvation. Die Beanspruchung liegt hier noch innerhalb der Elastizitätsreserve und läuft ohne Verletzung ab. (Foto Grossenbacher)

lenks vor Überdehnung in AR oder IR. So lange dies mit reflexgesteuertem Einsatz gelingt, können Verletzungen vermieden werden.

In diesem Zusammenhang seien einige Beobachtungen an Patienten mit Pes transfer nach Slocum und Larson [325] angeführt. Wohl können solche Patienten eine auftrainierte größere IR-Kraft aufweisen, aber die Kniegelenke sind in Extensionen und vor allem in 30° Flexion bei der Prüfung unter Valgusstreß elastisch nachgebend locker. Bei vielen nimmt diese Art der Instabilität mit den Jahren sogar noch zu und es läßt sich begleitend feststellen, daß diese Patienten kaum in der Lage sind, aktiv das Knie merkbar gegen die Valgisierung zu stabilisieren. Durch die Umlagerung des Pes anserinus hat wohl die Rotationskraft nach innen dank größeren Hebelarms zugenommen, doch ist gleichzeitig der Hebelarm für die aktive Valgusstabilisierung des Pes anserinus kleiner und damit die Aktionskraft vermindert worden.

Reißfestigkeit der Kniegelenksbänder und aktiver Schutz

Kennedy et al. [175], welche umfassende Experimente über die Reißfestigkeit der Kreuzbänder und der Seitenbänder ausgeführt haben, berichten, daß mediales Seitenband und vorderes Kreuzband eine ähnliche absolute Reißfestigkeit zwischen 35 und 40 kg aufweisen. Einzig das viel kräftigere hintere Kreuzband weist mit einer Reißfestigkeit von ca. 80 kg eine viel größere Widerstandsfähigkeit auf. Wenn wir diese Werte überdenken, besteht hier scheinbar ein Mißverhältnis zwischen möglicher Beanspruchung und Reißfestigkeit. Wenn Skirennfahrer stürzen oder Stabhochspringer landen, dann werden Kräfte neutralisiert, welche weit über 40–80 kg liegen müssen. Trotzdem kommt es gerade bei trainierten Sportlern relativ selten zu Verletzungen, obwohl die Exposition dafür groß ist. Die einwirkenden Kräfte müssen also aktiv umgeformt und verteilt werden. Nach Kennedy und Fowler [172] und Freeman und Wyke [100] finden sich sowohl in den Kreuzbändern als auch in den Kollateralbändern weitverzweigte Nervenäste. Nach der Arbeit von Freeman und Wyke kann man schließen, daß auf Grund der geschilderten Nervenendigungen die Spannungsrezeption vor Schmerzempfindung und Vasoregulation im Vordergrund steht. Damit wäre natürlich die Basis dafür geschaffen, daß die registrierten Spannungen sofort zu einer Steuerung der Muskelaktionen verwendet werden. Aktiver Einsatz von Muskelkraft wirkt gegen eine Überbeanspruchung der rein passiven Strukturen und gegen eine Verletzung. Nur so ist es denkbar, daß die oft massiven Kraftentladungen (s. z. B. in Abb. 118), innerhalb der Elastizitätsreserve der einzelnen Bänder amortisiert werden können. Die Bänder können sogar einer übermäßigen Krafteinwirkung schadlos widerstehen, wenn die Kraft nur während einer minimalen Zeitdauer in der gleichen Richtung einwirkt. Richtung und Dauer der deformierenden Krafteinwirkung spielen für die Entstehung von Verletzungen eine entscheidende Rolle.

Verletzungen des aktiven Rotationssystems

Der Semimembranosusabriß

Neben Insertionstendinosen und Reizungen im Sinne von Bursitiden haben wir bisher nur dreimal eine ernsthafte Spontanverletzung der Innenrotatoren gesehen. Im Falle der Abb. 119 handelt es sich um den vollständigen Abriß des Semimembranosusmuskelbauches von seiner Sehne. Der Riß ereignete sich am Standbein eines Fußballspielers, als dieser in einer Extremposition sein Knie reflektorisch bei fixiertem Fuß nach innen rotieren wollte. Er verspürte sofort den Riß und analysierte selbst den Mechanismus seiner Entstehung. Man sieht die welligen, weiter proximal abgerissenen Kollagenfasern des aponeurotischen Überzugs. Zwei weitere Male sahen wir einen glatten Abriß des M. semimembranosus am Tuber ossis ischii.

Die Fibulaköpfchenluxation

Auf der Außenseite des Kniegelenks haben wir ein Äquivalent zu diesem Semimembranosussehnenabriß in Form der Dislokation des Fibulaköpfchens zehnmal beobachtet. Rotiert der M. biceps an einem flektierten Kniegelenk bei fixiertem Fuß die Tibia nach außen, dann befindet sich der schwächste Punkt des Systems in der proximalen tibiofibularen Verbindung. Es kommt im Falle eines geeigneten Traumas zur Dislokation in diesem Gelenk. Unter Zerreißung jener Sehnenfasern des M. biceps, welche über das Fibulaköpfchen hinaus in Richtung auf das Tuberculum von Gerdy ziehen, kommt es zu einer Rotationsdislokation im proximalen tibiofibularen Gelenk. Die Abb. 120-122 veranschaulichen diesen Mechanismus und halten die Folgen im Röntgenbild fest.

Agonismus und Antagonismus zwischen Extensoren/Flexoren und Rotatoren

Donskoi [71] zitiert ein sog. Paradoxon nach Tschaidse. Danach wirken die Flexoren und die Extensoren ohnehin gleichzeitig in den Aktionen mit. Je größer die Extension wird, um so mehr nimmt die Gegenspannung der Flexoren zu (Abb. 123 a). Darin ist wiederum

a

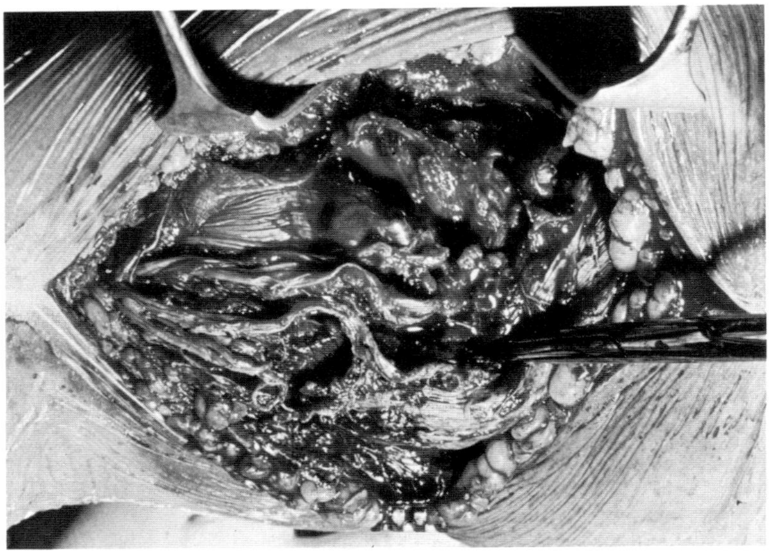

b

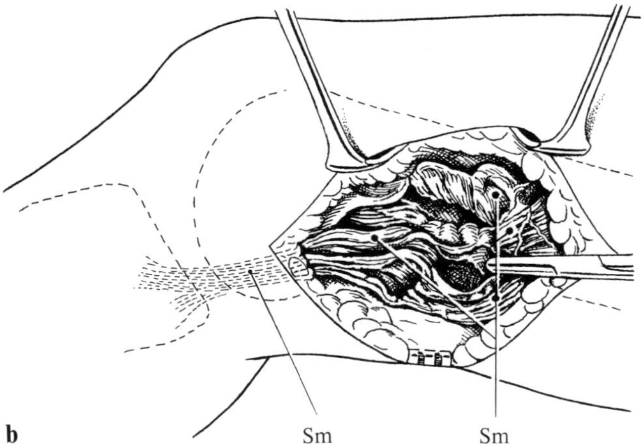

Abb. 119a, b. Klinisches Beispiel einer aktiven Rotationsfehlleistung mit spontanem Abriß der Semimembranosussehne am Übergang derselben zum Muskelbauch. Der Fußballspieler hatte sein ganzes Körpergewicht auf das rechte Standbein verlagert und verdrehte den Oberkörper mit dem freien Bein links im Rotationssinn gegen den Uhrzeiger; damit kam es zu einer passiv extremen Außenrotation im rechten Kniegelenk und zum – durch den Spieler sofort registrierten – spontanen Abriß des Muskels beim Versuch der Gegenregulation (**a** Operationsbild als Dokument, **b** Erläuterungsskizze)

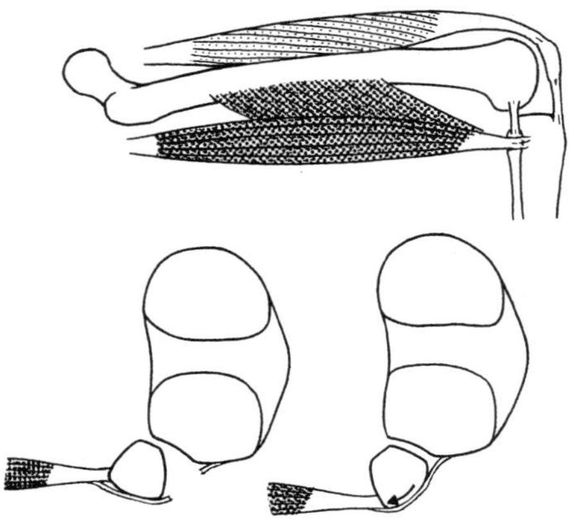

Abb. 120. Schematische Darstellung des Mechanismus, welcher zur proximalen Fibulaköpfchenluxation führt

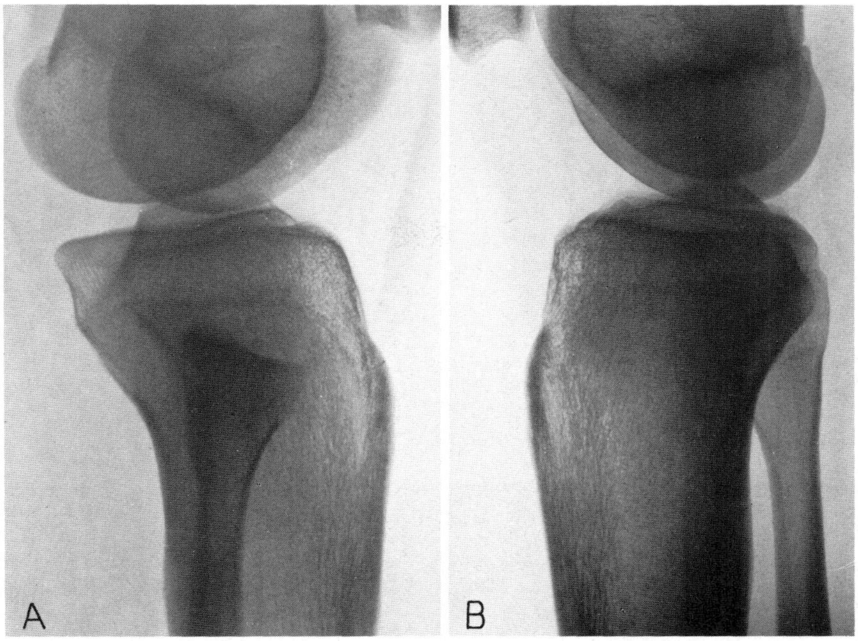

Abb. 121a, b. Röntgenbilder einer Fibulaköpfchenluxation. **a** Verletzte Seite, **b** gesunde Seite

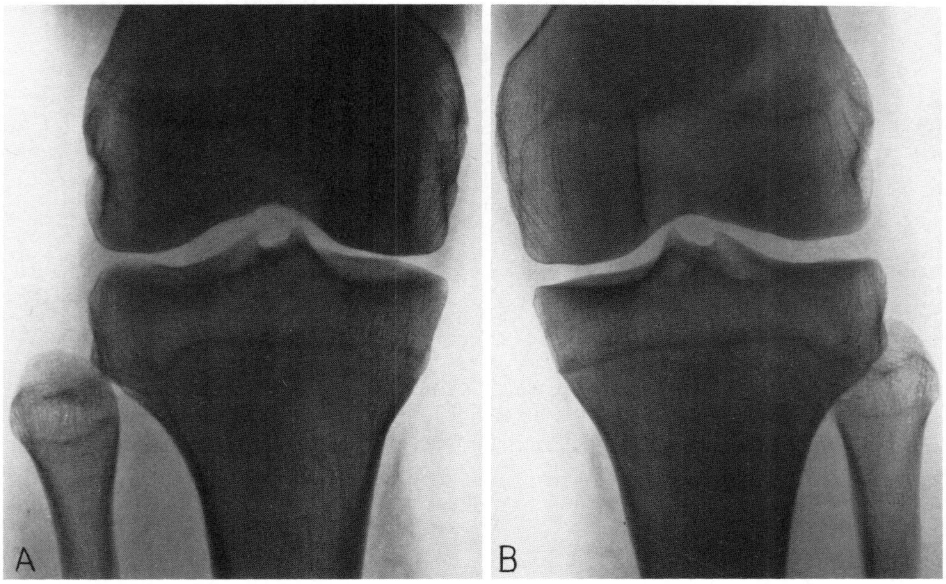

Abb. 122a, b. Röntgenbilder einer Fibulaköpfchenluxation. **a** Verletzte Seite, **b** gesunde Seite

auf reflektorischer Basis wohl ein Schutz gegen eine übermäßig aktive Überstreckung zu sehen (Abb. 118). Abgesehen davon wirken diese Flexoren auch als Rotationsstabilisatoren und sind deswegen nicht nur Antagonisten zu den Extensoren, sondern auch Rotatoren mit eigener Funktion. Die Abb. 123 b hält ein solches Beispiel mit aktiver AR während der Extension bei Schußabgabe fest.

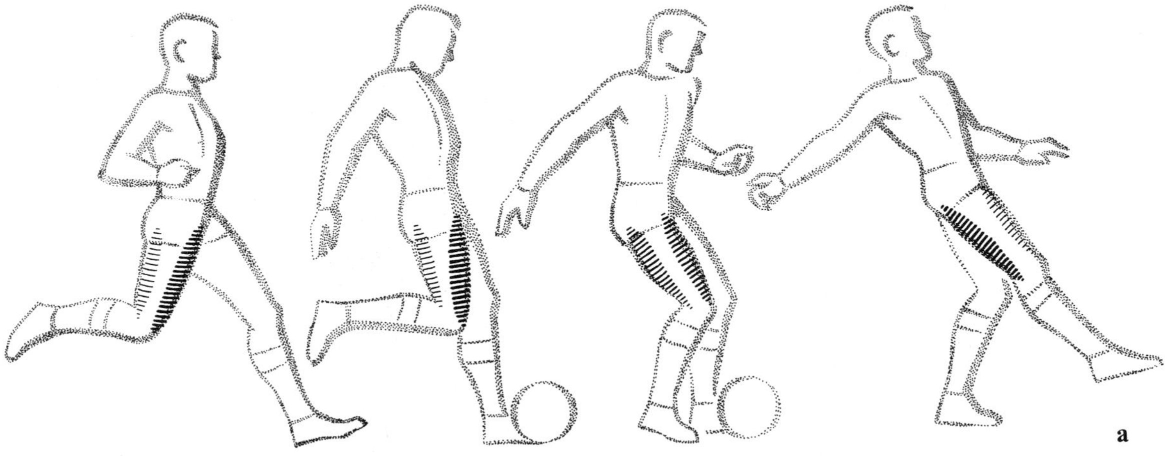

a

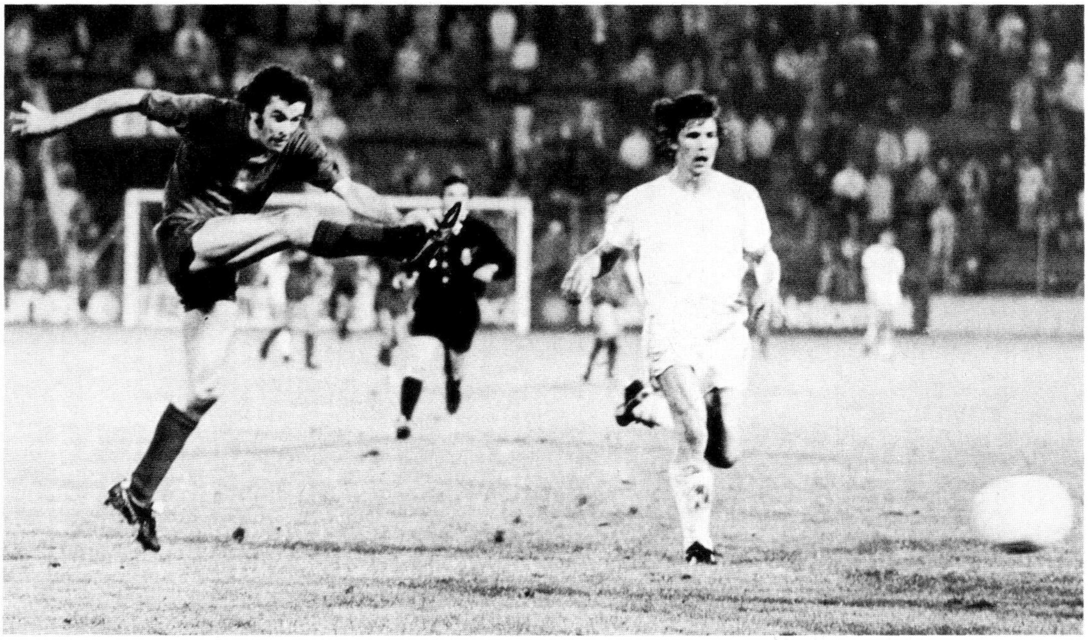

b

Abb. 123. a Sogenanntes Paradoxon von Tschaidse, welches zeigt, daß die Antagonisten sogar während extrem kräftig geführter Extensionsbewegungen, wie z.B. bei einer Schußabgabe im Fußball, eingesetzt werden; **b** sie sind Rotationsstabilisatoren mit gleichzeitiger Bremswirkung gegen eine Hyperextension. (Foto Baumli)

Die passive Rotationsstabilisierung

Damit es den geschilderten aktiven Strukturen möglich ist, die Rotationsabläufe geordnet zu zügeln, sind passive Elemente nötig, die dem Rotationssystem des Kniegelenks die Führung geben. Die aktiven Kräfte allein sind nicht in der Lage, in einer Situation, wie sie Abb. 124 mit extrem belasteter Rotation zeigt, die Stabilität aufrecht zu erhalten, da das Kniegelenk als Angelpunkt für den ganzen Drehschwung des Körpers dienen muß.

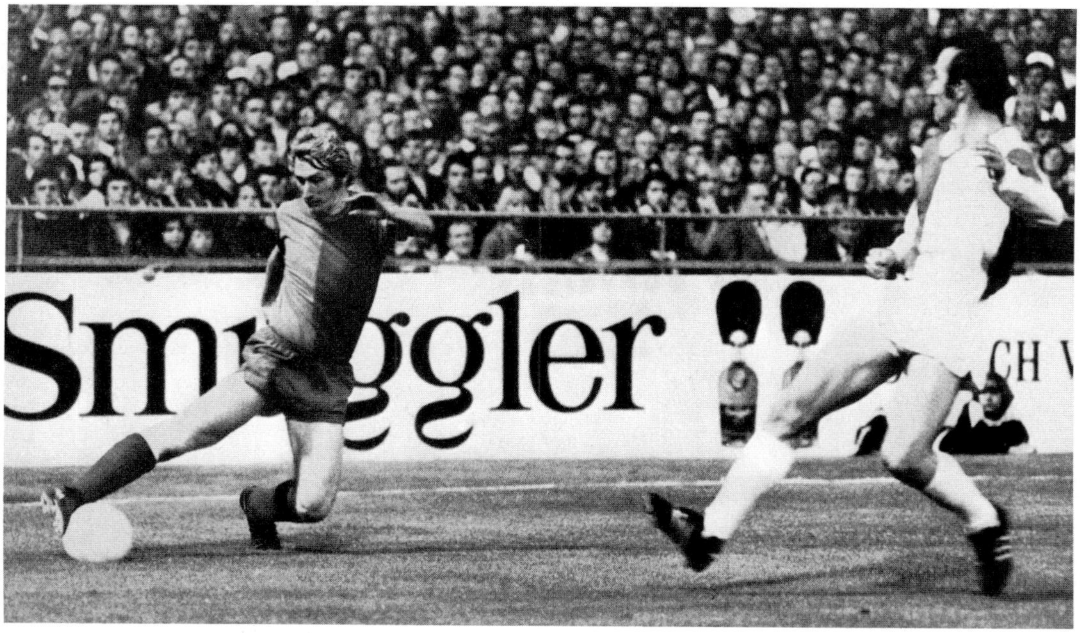

Abb. 124. Das Kniegelenk wird (wie im Fall des linken Fußballspielers) als Drehangel oft gewaltigen Kräften ausgesetzt. Die alleinige theoretische Reißfestigkeit der Ligamente reicht kaum aus, diese kinetische Energie nur passiv zu halten. (Foto Baumli)

Neben den besprochenen *aktiven* Stabilisatoren sind von zentral nach peripher die beiden Kreuzbänder, die Meniskusspangen und schließlich die kapsuloligamentären Strukturen verantwortlich für die passive Rotationsstabilität (Abb. 125).

Das kräftige hintere Kreuzband läuft in Flexion ähnlich wie die Rotationsachse in Längsrichtung durch das Gelenk [137] und in dieser Funktion gibt es wenig synergistische Strukturen, was möglicherweise ein Grund für die doppelt so große Reißfestigkeit des Lcp gegenüber dem Lca darstellt.

Um das Lcp sind die Menisken in der Peripherie nun von besonderer Bedeutung, worauf wir im folgenden Kapitel weiter eingehen werden.

Das Prinzip der triangulären Struktur als Mittel passiver Rotationsstabilisierung

Die Abb. 126 b erläutert das anatomische Präparat von Abb. 126 a. Am Bild der hinteren Kapsel wird besonders deutlich, wie die kollagenen Faserzüge V-förmig zueinander verlaufen und meistens drei Punkte miteinander verbinden. Es findet sich das diagonal verlaufende Lig. popliteum obliquum, welches sich durch die Zwischenschaltung des Hauptteils der Semimembranosussehne z. B. mit deren Ansatz 4 zu einem „räumlichen Dreieck", nämlich mediales proximales Femur, mediale dorsale Tibia und laterales dorsales Femur, verbindet. Auf der lateralen Seite bilden die einzelnen Elemente des Lig. arcuatum ebenfalls komplexe Dreieckstrukturen. Neben der femorofibularen Verbindung durch das Lig. collaterale laterale besteht vom Fibulaköpfchen aus eine Verbindung zur Fabella oder hinten zum Femur. Diese Struktur wird von französischen Autoren auch als Lig. „péronéo-fabellien" oder Lig. de Vallois bezeichnet. Zu diesen zwei Elementen kommt noch ein mehr transversal liegender Anteil des Lig. arcuatum dazu. Hierhinein

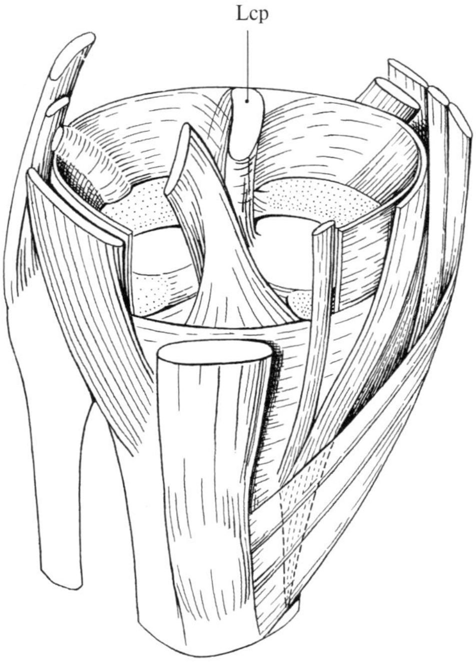

Abb. 125. Zum reinen synergistischen Zusammenspiel der passiven Elemente gehört in der angrenzenden äußeren Hülle der aktive Streck-, der Rotations- und auch der Beugeapparat. Nicht zu vergessen sind dabei die in dieses Haltesystem medial und lateral integrierten Meniskusspangen, welche bei der Umformung und Amortisation von Rotationskräften eine große Rolle spielen

a

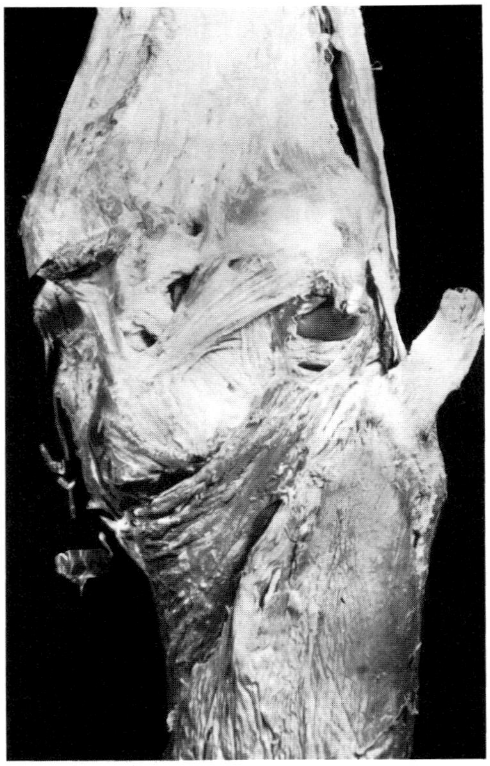

b

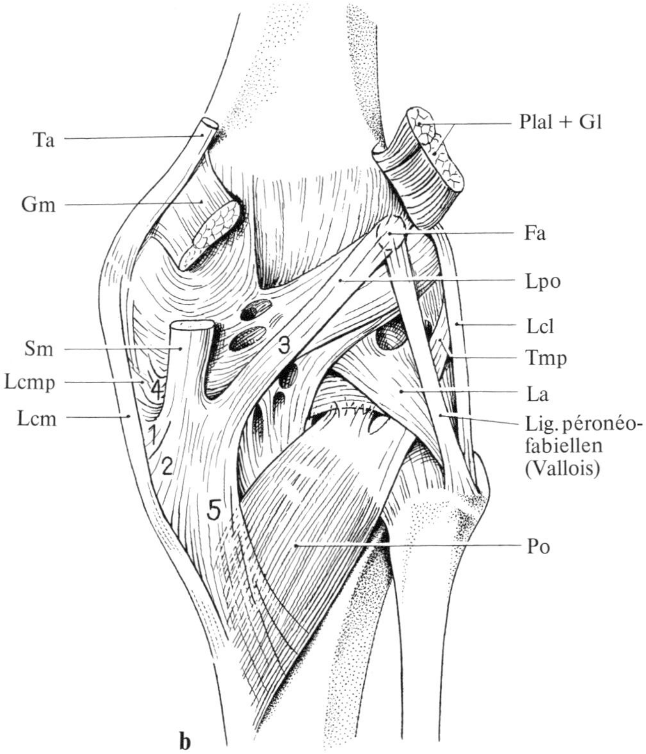

Abb. 126. a Anatomisches Präparat (v. Hochstetter) und **b** Erläuterungsskizze mit den triangulären, für die Rotationsstabilität so wichtigen Passivelementen im dorsalen Kniebereich. Das Lig. popliteum obliquum (*3*) wird muskulär durch den Semimembranosus und das Lig. arcuatum durch den Popliteus dynamisiert. (**a** zeigt nach rechts abgehend die Bizepssehne, die in **b** nicht eingezeichnet ist). Ziffern s. Abb. 97

strahlt auch der V-förmig auslaufende M. popliteus und hat damit eine dynamisierende Wirkung auf den Komplex des Lig. arcuatum.

Interessant ist auch die Tatsache, daß zwei Ligamente, nämlich das Lig. popliteum obliquum und das Lig. fabellofibulare, an die Fabella auslaufen. Kaplan [169] weist in seinen Arbeiten zum Lig. fabellofibulare auch auf die Bezeichnung „short lateral collateral ligament" hin.

Auf welche Weise diese in V-Form oder triangulär eingepaßten Strukturen rotationsstabilisierend wirken, werden wir anschließend an den Abschn. „Fabella", am Beispiel des Lcm und des Lcmp erläutern.

Die Rolle der Fabella

Eine Fabella findet sich nur in etwa einem Fünftel aller Kniegelenke. Trotzdem ist der Ort ihres Entstehens kein zufälliger. In Analogie zur Patella, welche sich auf der ventralen Seite in einem Kreuzungspunkt von Kollagenstrukturen mit verschiedenster Zugrichtung findet, ist auch im dorsolateralen Gelenkabschnitt die Fabella in die sich kreuzenden Kollagenzugrichtungen eingeschaltet. Neben dem genannten Lig. popliteum obliquum und Lig. fabellofibulare (Teil des Arcuatumkomplexes) ist es die Sehne des lateralen Gastrocnemius, welche mit ihrem Zug auch an dieser Kräftekreuzung beteiligt ist.

Zur Entstehung der Fabella haben wir folgende interessante Beobachtung gemacht: Bei einer 18-jährigen Patientin wurde wegen eines frischen komplexen Knietraumas ein Röntgenstatus gemacht. Es folgte eine konservative Behandlung. Zehn Jahre später ordnete man wegen Restbeschwerden an diesem Kniegelenk erneut Röntgenbilder an. Jetzt war plötzlich eine Fabella loco classico vorhanden, während man auf den Ursprungsbildern auch bei genauestem Nachforschen keine Spur davon entdecken konnte. Möglicherweise führt also erst die entsprechende Beanspruchung zur Bildung dieses Knochens, welcher von allen Seiten unter Zug kommen kann. Wir müssen dies in Analogie zur Bedeutung der Patella wohl annehmen.

Auch die Patella liegt in einem Schnittpunkt von Zugkräften. Durch sie werden die Zugkräfte von Quadrizepssehne und Lig. patellae in der Längsrichtung, Retinacula transversalia in der Querrichtung und den Ligg. meniscopatellaria, Retinacula longitudinalia und von den Sehnen der Mm. vastus lateralis und medialis wie über eine verschiebliche Rolle in der Richtung umgelenkt und auch als Druck auf das Femur weitergeleitet. Die Patella wird damit auf der Streckseite zu einem bewegten, aber noch festen Ort für die Befestigung von Bändern und Sehnen, während die Fabella posterolateral auf der Beugeseite diese Rolle übernimmt. In diesem Zusammenhang ist die Erwähnung der von Taillard [400] beschriebenen lokalisierten Fabellaarthrose interessant. Auch sie kann Ausdruck einer besonderen Streßsituation sein.

Beim Versuch, die verschiedensten bandplastischen Verfahren gegen das Pivot-shift-Phänomen einzusetzen, mußten wir immer wieder feststellen, daß während des Ablaufs von Extension/Flexion diese Neoligamente der Bewegung nicht folgen konnten, ohne entweder überdehnt zu werden oder sich in Falten zu legen. Vom Tuberculum von Gerdy zur Fabella gibt es aber eine Strecke, welche während der Extension/Flexion praktisch die gleiche Länge beibehält. Diese Kenntnis hat ihre Bedeutung beim Anbringen der Lateralstabilisierungsplastiken gegen das Pivot-shift-Phänomen. Im Gegensatz zur Rekonstruktion des Lig. femorotibiale laterale anterius (Lftla), welche nur eine anterolaterale Stabilisierungswirkung bringt, kann eine Verbindung zur Fabella auch posterolateral stabilisie-

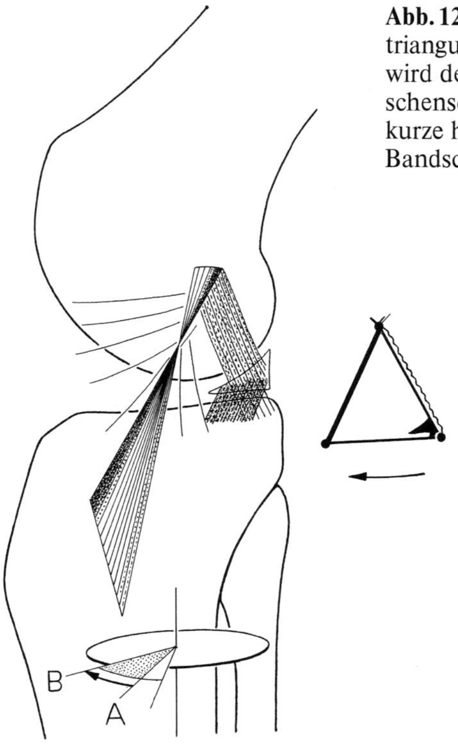

Abb. 127. Auch beim medialen Seitenbandsystem finden wir die trianguläre Struktur: Bei der AR-Bewegung der Tibia von *A* nach *B* wird der ventrale Schenkel des Dreiecks gespannt. Wegen der Zwischenschaltung des Meniskus (vgl. Abb. 93) wird allerdings auch der kurze hintere Schenkel unter Zug gesetzt, so daß in AR sogar beide Bandschenkel des Dreiecks gespannt sind

ren. Kaplan [169] hat zu derselben Problematik festgehalten, daß es einen Zusammenhang gibt zwischen der Existenz eines kräftigen „kurzen Außenbandes" (Lig. fabellofibulare) und dem Vorhandensein einer Fabella. In den übrigen Fällen muß dafür das Popliteuseck in allen Teilen stärker konstruiert sein.

Die trianguläre Struktur der Ligg. collaterale mediale und collaterale mediale posterius als Element der passiven Rotationsstabilisierung

Die Abb. 127 und 128 zeigen, wie die genannten, zum Dreieck stilisierten, zusammengeführten Strukturen die Rotation limitieren können. Zwei Schenkel des Dreiecks bestehen aus Ligament und der dritte wird vom Tibiakopf gebildet. Wenn die Spitze des Dreiecks nach oben zu – also am Femur – feststeht und sich die Tibia nach hinten bewegt, oder wenn sie innenrotiert wird, spannt sich das Lcmp an, während das Lcm gleichzeitig locker wird (Abb. 128 b).

In der neutralen Rotationsstellung stehen beide Schenkel nur unter einer Grundspannung.

In AR geht die Tibia gegenüber dem Femur nach vorn, während das Femur gleichzeitig auf dem Meniskushinterhorn nach hinten oben gleitet. Damit werden die beiden Ligamentschenkel des Dreiecks angespannt. Der hintere Schenkel wird, wie es Abb. 93 zeigt, über die Mitfunktion des Meniskushinterhorns gespannt und der vordere wegen seiner Verlaufsrichtung im Dreieck. Wegen der Kürze des hinteren Schenkels (Lcmp) werden seine Fasern schneller über die Elastizitätsreserve hinaus gespannt und reißen so bei einer übermäßigen AR früher ein als die langen des vorderen Schenkels (Lcm).

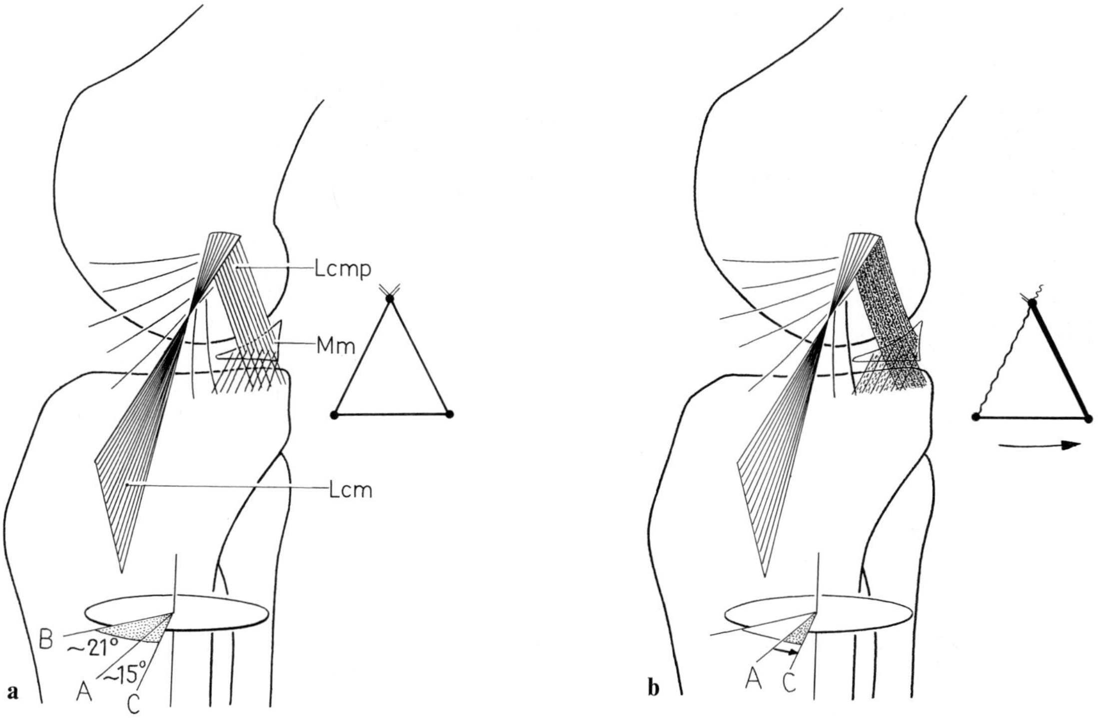

Abb. 128. a In NR ist weder der hintere noch der vordere Schenkel dieses Dreiecks stark gespannt, **b** während bei einer IR-Bewegung von *A* nach *C* der hintere Teil des Dreiecks in Spannung versetzt wird und der vordere Teil locker liegt

Das Dreieck ist eine vereinfachte Schematisierung, denn ein starres Dreieck ist unbeweglich. In Wirklichkeit ist auf der medialen Seite erneut eine überschlagene Viergelenkkette versteckt, denn die Schenkel des Dreiecks treffen sich proximal am Femur nicht in einem Punkt, sondern sie überkreuzen sich kurz von ihrer Insertion. Im Gegensatz zum Dreieck, welches in seiner Spitze eine gleichbleibende Flexionsachse haben müßte, kann das überschlagene Viereck der Lageveränderung der Achse folgen.

Physiologie und Pathophysiologie der Menisken bei der Rotation

Die Abb. 129 nimmt die Idee der Abb. 125 wieder auf. Sie stellt, wie jene, die erweiterte sog. dynamische Gelenkpfanne dar. In dieser Aufsicht erscheint nur wenig Tibiaknorpel als Pfannenboden. Auf der medialen Seite sieht man die leichte Einsenkung, während lateral innerhalb der Meniskusspange die Vorwölbung des konvexen lateralen „Tibiaplateaus" heraufkommt. Die an die Menisken angrenzenden Weichteile bilden nach ventral und nach dorsal ausladend einen wichtigen Teil dieser sog. dynamischen Gelenkpfanne. Die verschiedenen einstrahlenden Muskel- und Sehnenzüge sind die Elemente der aktiven Anpassung, welche sogar Einfluß auf den Innendruck des Gelenks nehmen. In der unteren Hälfte des Bildes sieht man auch deutlich die sog. Kondylenschalen („coques condyliennes"), in welchen die hinteren Anteile der Femurkondylenrolle von Muskelpaketen umgeben liegen. Man kann auch erkennen, daß die Elemente der aktiven und passiven Stabilisierung mit Ausnahme des Tractus iliotibialis und des patellaren und parapatellaren Streckapparates in der dorsalen Hälfte des Kniegelenks liegen.

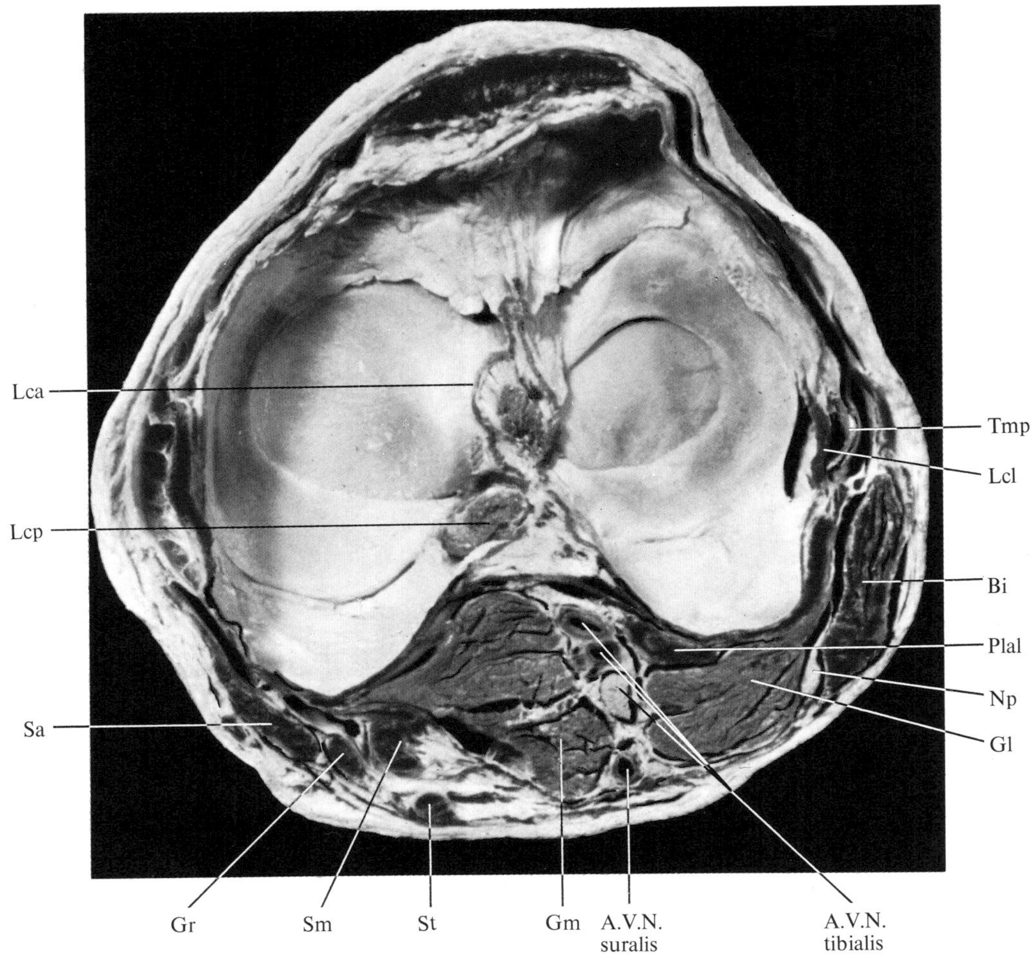

Abb. 129. Ansicht der erweiterten Kniegelenkspfanne von proximal. Einen wesentlichen Zusatzteil zum Tibiaplateau bilden die Meniskusspangen. Dazu kommen ventral der vom Lig. patellae und den Retinacula longitudinalia gehaltene Hoffa-Fettkörper und dorsal die Kapselschalen der Kondylenrollen, welche von der Poplitea her durch die Gastrocnemii und die übrigen Flexoren unterstützt werden. (v. Hochstetter)

Physiologische Mitbewegung der Meniskusspangen

Entsprechend den in Abschn. „Kinematik" (S. 8ff.) erwähnten Gesetzen bewegen sich die Meniskusspangen bei einer einfachen Flexion, dem Auflagepunkt des Femurs folgend, nach hinten und krümmen sich mehr, um sich dem veränderten Radius der Kondylenrolle anzupassen (Abb. 130). Auch bei der Rotation am flektierten Kniegelenk werden die Meniskusspangen hin und her bewegt und in ihrer Form stark verändert. Im Abschn. „Kinematik" haben wir gezeigt, daß die Rotationsverschiebungen im lateralen Gelenkteil viel ausgiebiger sind als auf der medialen Seite, weil die Achse der willkürlichen Rotation in der medialen Hälfte des Kniegelenks liegt.

Es ist nicht einfach, das Ausmaß der IR und AR am rechtwinklig flektierten Kniegelenk präzis zu messen. Alle, die sich bisher mit solchen Messungen befaßt haben, stellten recht erhebliche Unterschiede in bezug auf den individuellen Freiheitsgrad der Rotation fest. Ruetsch und Morscher [306] kamen mit den gemessenen 36° durchschnittlicher Rotationsfreiheit auf einen ähnlichen Wert wie Ross [364] mit 37°. Von diesen 36° verteilten

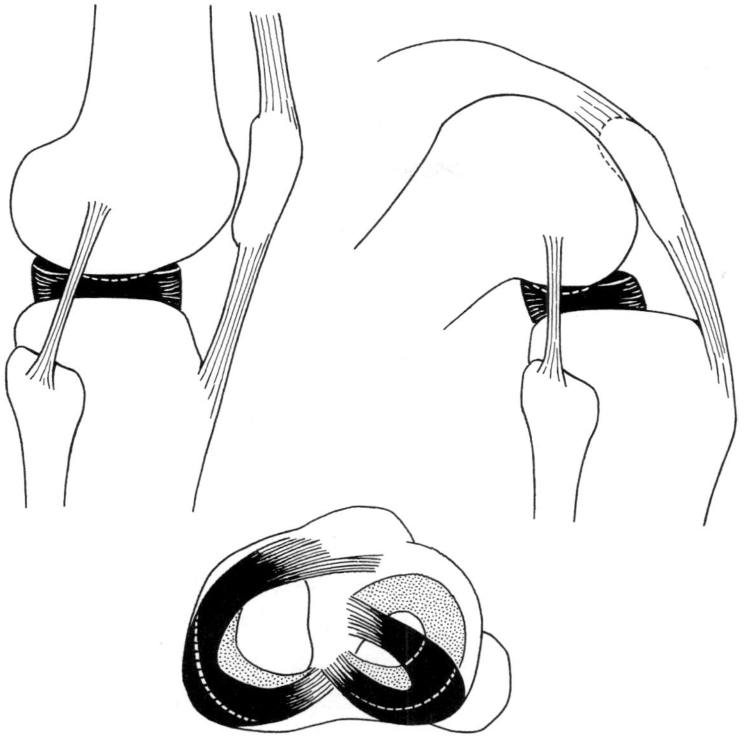

Abb. 130. Die Rückverlagerung und Verformung der beiden Menisken auf dem Tibiaplateau bei der physiologischen Flexion

sich 21° auf die AR und 15° auf die IR (Abb. 131). Die Streubreite bei 42 Knien war erheblich. So betrug sie für die gesamte Rotation zwischen 27 und 54°, für die AR minimal 14 bis maximal 29°, und für die IR 9 - 29°. Genaue Zusammenhänge zwischen Rotationsfreiheit eines Kniegelenks und Häufigkeit von Meniskusverletzungen sind uns nicht bekannt, würden uns jedoch nicht überraschen.

Die beiden Semilunarknorpel werden auf jeden Fall bei diesen Rotationen stark mitbewegt, der mediale allerdings weit weniger als der laterale. Der mediale Meniskus ist dort, wo er am wenigsten bewegt wird, fest verankert (Abb. 132). Seine feste Verbindung mit der Peripherie geht er mit dem Lcmp ein, da er sich gegenüber diesem nicht verschieben muß, wenn das Knie flektiert oder rotiert wird. Der laterale Meniskus aber muß sich viel mehr bewegen und könnte nicht in analoger Weise im Bereich des Popliteusecks fixiert sein. Da das laterale Popliteuseck im Gegensatz zum Semimembranosuseck ein weit dynamischeres Eck ist und durch Muskelkraft stabilisiert wird, ermöglicht es dem Meniskus dank der Existenz des Hiatus popliteus eine freie Beweglichkeit, die in einem begrenzten Umfang unabhängig von der Begleitaktion der Popliteussehne ist. Darin liegt zu einem großen Teil auch der tiefere Grund dafür, daß der laterale Meniskus mindestens zehnmal seltener Risse aufweist als der mediale. Wie wir noch sehen werden, treten die Risse beim medialen Meniskus in jenem Kreissektor auf, welcher zum Lcmp gehört.

Die Bedeutung der Menisken für das Kniegelenk

Die meisten Autoren sind sich heute darüber einig, daß ein Kniegelenk mit zwei gesunden Menisken eine weit bessere Langzeitprognose hat, als ein Kniegelenk nach Meniskektomie. Wir zitieren stellvertretend für viele andere Fairen et al. [82] aus der Arbeitsgruppe

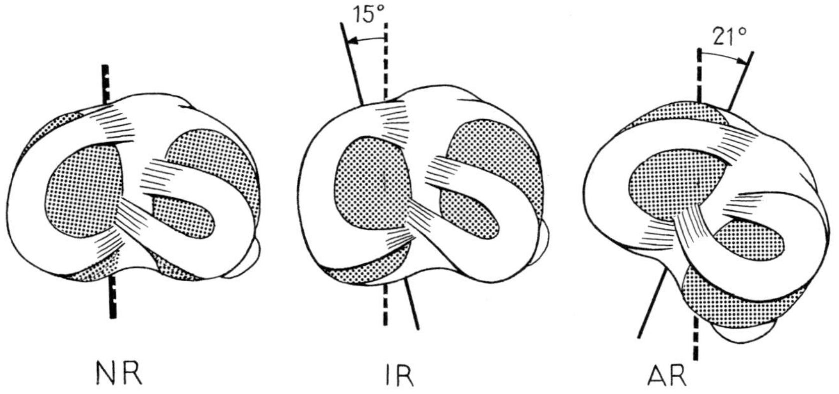

Abb. 131. Ausmaß der IR und AR mit der dadurch bedingten Lageverschiebung der Menisken auf dem Plateau. Das durchschnittliche Ausmaß von 15° für die IR und 21° für die AR entspricht Messungen von Ruetsch u. Morscher [306]

von Cabot, die erneut unterstrichen haben, daß sich ein Kniegelenk nach Meniskektomie auf dem Weg einer arthrotischen Entwicklung befindet. Diese ist von vielen, nicht immer genau faßbaren Zusatzfaktoren abhängig. So spielt das Geschlecht eine Rolle, da Frauen weit häufiger und schneller zur Arthrose kommen als Männer. Auch die mitbeteiligte Instabilität ist ein wesentlicher Punkt für diese Entwicklung. Individuelle Faktoren, möglicherweise gerade die individuelle Rotationsfreiheit, wirken in diesem Zusammenhang ebenfalls mit.

So sehr man sich über die negativen Konsequenzen einer Meniskektomie einig ist, so wenig genau weiß man, über welche Mechanismen die Menisken die Reduktion der Knorpelbeanspruchung in ihrem Gelenkabschnitt bewerkstelligen. Es ist in diesem Zusammenhang nicht relevant, ob die Menisken nach Fairen et al. [82] und vielen anderen Autoren die Kongruenz verbessern und damit die Belastungsfläche vergrößern, ob sie für eine bessere Verteilung der Synovialflüssigkeit und damit für eine bessere Schmierung sorgen, ob sie nach Trillat et al. [359] wie ein zirkulärer Radschuh die Rotation bremsen helfen, oder ob sie als eine Art elastischer Stoßdämpfer wirken.

Vermutlich wirken alle diese Faktoren zusammen, wenn die Menisken die Spitzenbelastung des Kniegelenks reduzieren, indem sie die Kräfte so umformen, daß die Beanspruchung der mitbeteiligten Gewebe innerhalb der Toleranzgrenze bleibt.

Eines ist heute sicher: die Entfernung eines Meniskus ist in jedem Fall nur gerechtfertigt, wenn eine zwingende Indikation dazu besteht.

Echte traumatische Meniskusverletzungen

Wir haben nur in seltenen Fällen einen echten frischen Abriß des Meniskus als Folge eines einmaligen Traumas gesehen. Diese Verletzung ist meistens kombiniert mit einer Bandläsion am Kniegelenk. Die Abb. 216f zeigt, wie solche *traumatischen* Ablösungen des Meniskus in seinem ligamentären äußeren Ring liegen und nicht in der eigentlichen knorpeligen Substanz der Meniskusspange. In diesen Fällen muß ein derart ausgerissener Meniskus zusammen mit der Ligamentnaht reinseriert werden, nachdem ein geeigneter Zugang dies operationstechnisch ermöglicht hat (Abb. 214-216g).

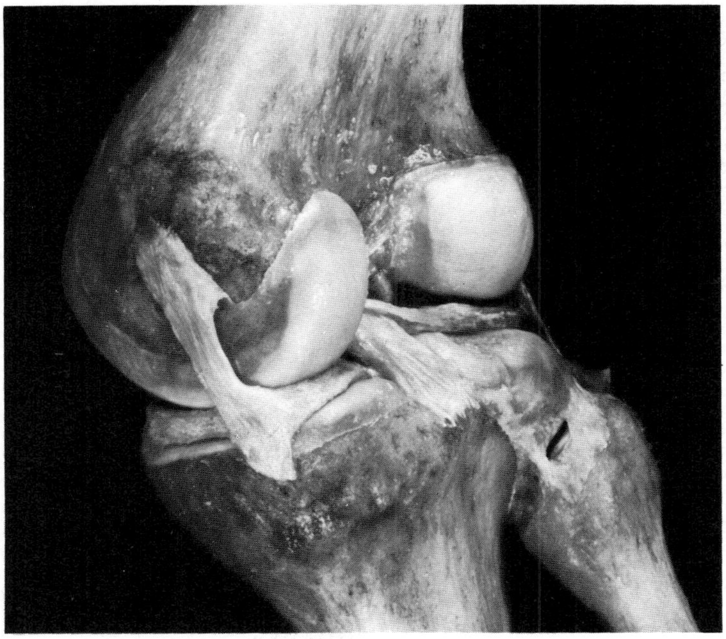

Abb. 132. Der mediale Meniskus ist nur im Bereich des Lcmp mit dem Seitenbandapparat verwachsen. Dort ist er auch bei den Verschiebungen der Extension/Flexion und den Rotationen verankert, während er in den anderen Partien ausweichen muß. Weiter ventral von diesem Lcmp liegt das Lcm frei verschieblich in einer zweiten, weiter peripher liegenden Schicht. Der Meniskus ist in diesem Abschnitt nur mit den tiefen Kapselstrukturen verbunden; zwischen diesen und dem Lcm liegt eine lockere, meist bursaähnliche Verschiebeschicht. (Anatomisches Institut der Universität Basel)

Bei der überwiegenden Mehrzahl aller Meniskusläsionen sind zwei Elemente am Geschehen beteiligt: das erste, wichtigere Element, ist das Bestehen von Abnützung und Usurrissen. Das zweite Element ist eine durch akutes Trauma bedingte Vergrößerung dieses vorbestehenden Dissoziationsrisses im Knorpel. Typischerweise liegen diese Abnützungsrisse alle eher zentalwärts im Meniskus und nicht in der Verdickung an der Peripherie.

Die feste Verbindung des medialen Meniskus mit dem Lcmp ist sowohl für die echte traumatische Ablösung im Aufhängungsbereich des Meniskus, als auch für die Entwicklung der Usurrisse loco classico von Bedeutung. Es gilt auch hier das Prinzip, daß etwas ein- oder abreißt, wo es fixiert ist und daß etwas ausweichen kann, wo es mobil ist.

Der Aufbau der Menisken und ihre Integration im kapsulären Bandsystem und die dadurch bedingte Technik der Meniskektomie

1. Im Bereich des Hinterhorns (Situation A): In den Abb. 133 und 134 ist der Faserverlauf von der Kapsel zum Meniskus nach den Untersuchungen von Wagner [370] dargestellt. Ein Teil der Fasern läuft direkt als tiefes kapsuläres Ligament vom Femur zur Tibia, und ein Teil geht sowohl vom Femur in den Meniskus als auch vom Tibiakopf zum Meniskus (s. auch Abschn. „Bandverletzungen, allgemein", S. 164 ff.).

Diese Fasern sind im peripheren Drittel des Meniskus nach dem Scherengitterprinzip miteinander verbunden. In diesem Abschnitt finden sich auch die Verzweigungen der zuführenden Blutgefäße. In drei Abschnitten ziehen die erwähnten Fasern in den knorpeligen Teil des Meniskus weiter. Die femoromeniskalen in der Oberflächenschicht des Me-

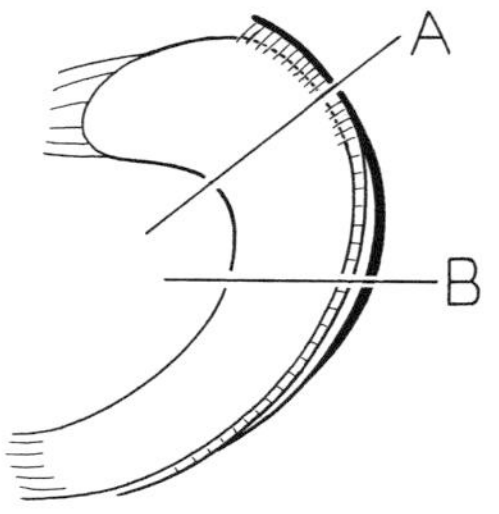

Abb. 133

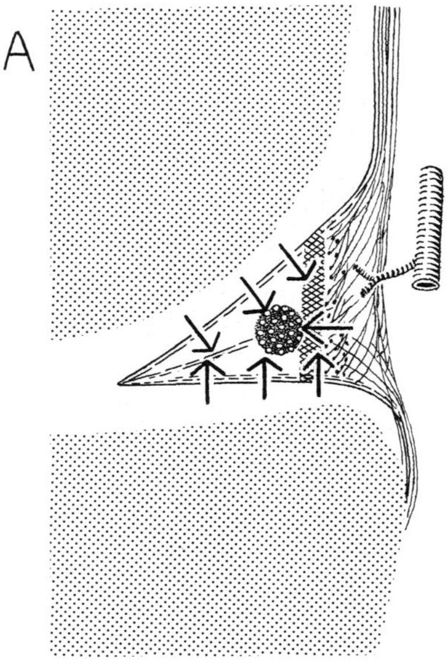

Abb. 134

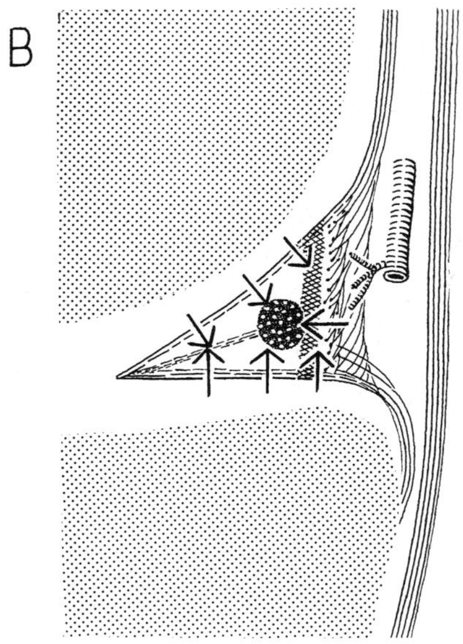

Abb. 135

Abb. 133. Relation des medialen Meniskus zum medialen Seitenbandapparat. *A* Situation im Bereich der engen Verbindung mit dem Lcmp. *B* Situation im Bereich des Lcm, wo keine ligamentäre Verbindung zum Meniskus besteht

Abb. 134. Querschnitt durch Ligament und Meniskus im Bereich von *A* (Abb. 133). Der mediale Meniskus selber weist 3 kollagene Faserverbindungszonen mit dem Band auf: *1.* An seiner Oberfläche mit den Einstrahlungen der femoromeniskalen Bandfaserbündel; *2.* an seinem tibialen Unterrand mit Einstrahlungen der tibiomeniskalen Faserbündel; *3.* besteht dazwischen eine weitere Faserschicht, welche ziemlich genau in der Winkelhalbierenden des Keils liegt. Weiter finden wir am Meniskus die mit Gefäßen versorgte und stark mit kollagenen Ligamentfasern durchflochtene periphere Zone. Zentral findet sich im Querschnitt eine meist runde Zone mit schlechtester Ernährungslage, da die Diffusion von der Oberfläche und der Unterfläche und vom vaskularisierten Teil her in dieser dicksten Meniskusgegend am schlechtesten ist. Diese Zone ist wegen der darin zu findenden mukoiden Degeneration als blasiges Gebilde gezeichnet. Gerade peripher davon (*Scherengitterstruktur*) findet sich die beste Zone für die Meniskektomie. Die degenerativen Anteile des Meniskus, in welchen sich die Risse entwickeln, fallen dadurch weg. Die durchbluteten und für die Stabilität wichtigen ligamentären Anteile bleiben erhalten. Die Degenerationszone läuft als gekrümmter Zylinder durch den ganzen Meniskus. Hinten, wo der Meniskusquerschnitt größer ist, ist auch der Zylinderdurchmesser größer als beim kleineren Querschnitt im Vorderhornabschnitt. Genau genommen hat die Degenerationszone also abgekrümmte Kegelform

Abb. 135. Querschnitt durch Ligamente und Meniskus im Bereich von *B* (Abb. 133). Die Situation in der tiefen Schicht ist grundsätzlich gleich. Das Lcm läuft aber in diesem Fall frei an der tiefen Schicht mit dem Meniskus vorbei

niskus, die tibiomeniskalen in der Unterfläche des Meniskus und eine dritte Schicht ergibt sich aus Fasern, die mit den Blutgefäßen gegen den zentralen Teil ziehen. Sie bilden etwa in der Winkelhalbierenden des Meniskuskeils eine Faserebene.

2. Auf der Höhe des Lcm ist die Situation grundsätzlich anders (Abb. 133 und 135, Situation B). Die Lcm-Fasern ziehen außerhalb der tiefen Fasern, völlig getrennt vom Meniskus und der kapsulären Schicht vorbei. Es findet sich eine Verschiebeschicht zwischen ihnen und jener der tiefen Kapsel. Dazwischen liegen die Blutgefäße für die Meniskusversorgung. Die femoromeniskalen und die tibiomeniskalen Fasern verteilen sich wie in Abb. 134, sind aber etwas weniger zahlreich. Auch hier findet sich die dritte intermediäre Faserschicht.

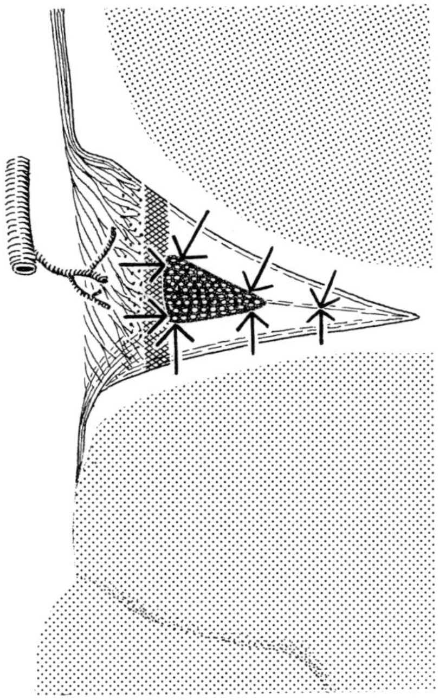

Abb. 136. Der Querschnitt durch den lateralen Meniskus in seinen hinteren Partien ist gegenüber dem medialen insofern etwas anders, als das Hinterhorn hier deutlich voluminöser ist. Dies hat zur Folge, daß auch der zentral gelegene Anteil, welcher am weitesten von den Oberflächen und der vaskularisierten Randzone entfernt ist, voluminöser ist als auf der medialen Seite. In dieser größeren mukoiden Degenerationszone mit mehr Inhalt finden sich die Ausgangspunkte der lateral häufiger vorkommenden Meniskusganglien

3. Ähnliche Verhältnisse wie in 1. beschrieben, herrschen beim lateralen Meniskus (Abb. 136). Der Hauptunterschied besteht darin, daß der Meniskuskörper, vor allem in der hinteren Hälfte, lateral viel voluminöser ist als medial. Dies hat für die nachfolgenden Betrachtungen eine besondere Bedeutung.

Ernährungsverhältnisse der Menisken

Der Ernährungszustrom kommt über drei verschiedene Wege in den knorpeligen Körper des Meniskus: vom Rand her, wo noch im äußersten Drittel Blutgefäße vorkommen und dann je von der Ober- und von der Unterfläche des Meniskus im Cavum articulare durch Diffusion aus der Synovialflüssigkeit (Abb. 134–136). Aus dieser Tatsache kann man ableiten, daß die zentralen Partien des Meniskus am weitesten entfernt von den Ernährungsquellen liegen. Beim geringsten Mißverhältnis schon müssen die ersten Störungen auftreten. Es findet sich hier auch histologisch bald eine mukoide Degeneration. Diese Zone ist deshalb in den Abbildungen schematisch als rundes blasiges Gebilde dargestellt. In Wirklichkeit ist in der räumlichen Ausbreitung eine zylindrische Zone vorhanden. Genauer gesagt, handelt es sich sogar um ein konisches Gebilde, denn diese Prädilektionszone für eine frühe Degeneration ist im Hinterhorn voluminöser als im schmächtigeren Vorderhorn. Es versteht sich von selbst, daß dieser konische Zylinder nicht gestreckt im Meniskus liegt, sondern dessen C-Form folgt.

Slany [321] hat bei autoptischen Reihenuntersuchungen an Kniegelenken die Menisken geschnitten und gefärbt und konnte genau diese, im Querschnitt runden Degenerationszonen mit seinen Färbungen der mukoiden Substanzen zur Darstellung bringen (Abb. 137 und 138). Wir wollen hier nicht auf die unzähligen Schriftstücke eingehen, welche diese Problematik um die Meniskusläsionen betreffen. Sowohl bei Ficat [85] als auch

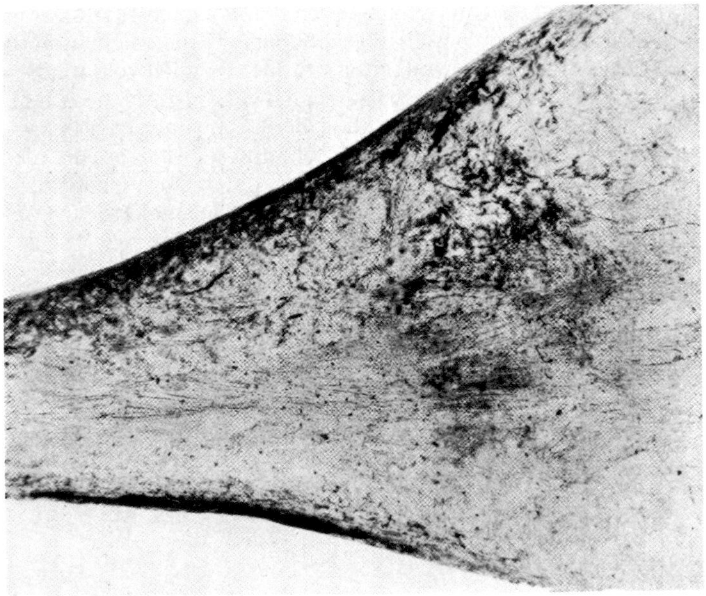

Abb. 137. Dieses Schnittbild von Slany [321] von 1941 zeigt sowohl die mukoide Degeneration *(gefärbter Bezirk)* als auch den Faserkomplex der mit den Ligamenten der Peripherie verbundenen Mittelschicht des Meniskus

bei Zippel [397] finden sich ausführliche Diskussionen über das Schrifttum und die verschiedensten Theorien. Es soll höchstens erwähnt werden, daß auch Mittelmeyer [228] eine längliche Degenerationszone loco classico im Meniskus beschrieben hat. Seine Skizzen markieren diese Zone ebenfalls im Grenzgebiet zwischen den zentralen zwei Dritteln und dem peripheren Drittel des Meniskus. Dies ist zusammen mit unseren Erfahrungen von klinischer Bedeutung, da wir die ideale Zone für das Abtragen der zerrissenen oder pathologisch veränderten Menisken kennen müssen. Wir haben deswegen in unseren Abb. 134–136 die für die Meniskektomie am besten geeignete Zone mit einer harten Scherengitterstruktur eingezeichnet. Bei der Abtrennung des schadhaften Meniskus muß die Resektionslinie direkt peripher von der Degenerationszone erfolgen, damit man einerseits die Stabilität so wenig wie möglich beeinträchtigt und damit nicht andererseits schadhafte Teile des Meniskus im Gelenk bleiben und später wieder zu Lappen einreißen können. Ganz periphere Abrisse im *ligamentären und durchbluteten Außenteil* sollen genäht werden, weil sonst eine zusätzliche Instabilität geschaffen wird. Bei veralteten Fällen kann eine solche Rißstelle ohne weiteres angefrischt werden. Sehr wichtig ist die genaue intraoperative Untersuchung, da nicht selten zwei konzentrische Längsrisse bestehen können: Der eine ganz peripher ligamentär und der andere im Bereich der weiter zentral gelegenen Degenerationszone loco classico. Diese Doppel- oder Mehrfachrisse kommen fast nur mit einer vorderen Kreuzbandinsuffizienz zusammen vor. In ähnlichen Fällen finden sich sogar oft mehrere Einrisse im Hinterhornbereich.

Über diese Zusammenhänge haben wir schon im Abschn. „Kreuzbandphysiologie und Pathophysiologie“ S. 22ff., berichtet. In solchen Situationen bleibt es eine Ermessensfrage des Operateurs, ob er alle freien Meniskusanteile resezieren soll oder ob wenigstens *ein* Teil durch periphere Naht im ligamentären Übergang erhalten werden kann. Eine solche Naht ist aber nur dann zweckmäßig und von Erfolg gekrönt, wenn die pathophysiologisch ursächliche vordere Instabilität gleichzeitig behoben wird.

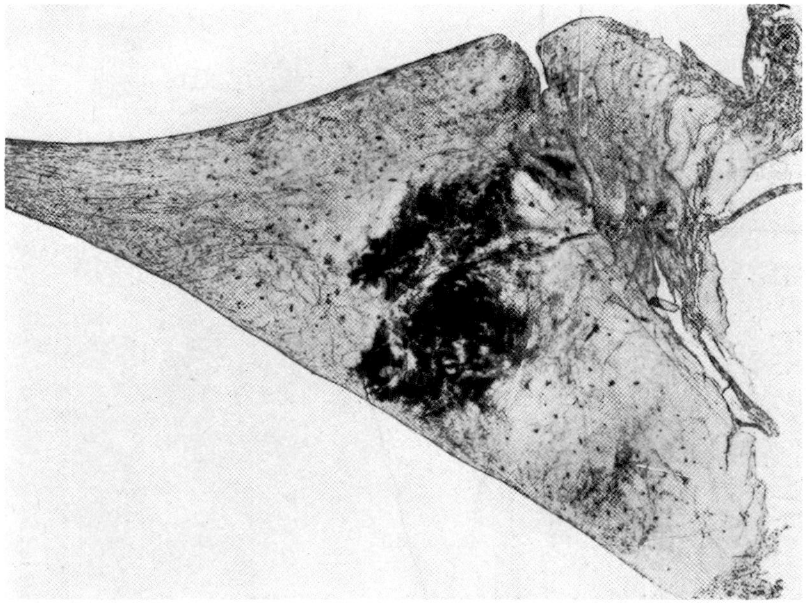

Abb. 138. Ein weiteres Bild von Slany [321] zeigt einen ersten Usurriß von der Unterfläche zum Degenerationsherd hin

Entstehung der Meniskuszysten

Die Meniskuszysten, auch Meniskusganglien genannt, finden sich bei einer systematischen Beobachtung des Krankenguts oft als Nebenbefund anläßlich von korrekterweise indizierten Meniskektomien oder bei Operationen am Bandsystem. Sie können stecknadelkopfgroß bis walnußgroß sein und stehen in Verbindung mit den beschriebenen Degenerationszonen im Meniskus. Nachdem wir von Jaffrès [152] wußten, daß sich diese Ganglien aus dem Meniskuskörper heraus entwickeln und sich peripherwärts einen Weg suchen, haben wir solche Ganglien auch punktiert und mit Kontrastmittel gefüllt. Es hat uns dann nicht mehr überrascht, daß (vgl. auch Abb. 139 a, b) das Kontrastmittel aus dem Ganglion in die zentrale Partie des Meniskus eingeflossen ist. Auf Grund dieser Erfahrungen haben wir in einigen Fällen diese Meniskusganglien extraartikulär sorgfältig präpariert, bis wir den Stiel identifiziert hatten, um so den Meniskus und das Ganglion bei der Resektion als Einheit zu präservieren (Abb. 140–142). Es handelte sich in 2 Fällen um voluminöse Menisken, was wohl kein Zufall war. Der Stiel des Ganglions mit seinem Lumen ließ sich bis in die Degenerationszone verfolgen, wo – wie erwartet – auch Usurrisse vorlagen. Auf Grund dieser Beobachtungen kann man annehmen, daß sich die Ganglien entwickeln, solange noch keine Kommunikation zwischen dem Degenerationsherd und dem Cavum articulare besteht, d. h. solange noch kein Usurriß für eine Drainage der mukoiden Substanz ins Gelenkinnere sorgt. Möglicherweise sind Spontanheilungen eines Ganglions darauf zurückzuführen, daß sich nachträglich mukoides Material durch den Meniskusriß ins Gelenk entleert und das Ganglion zusammenfällt. Bleibt des Meniskusriß klein, dann verursacht er dem Patienten unter Umständen keine Beschwerden. Heute versuchen wir, auch beim Vorliegen eines Ganglions wenn immer möglich den peripheren Ringanteil zu erhalten und resezieren nur das Ganglion mit dem Herd der mukoiden Degeneration in der zentralen Partie.

a 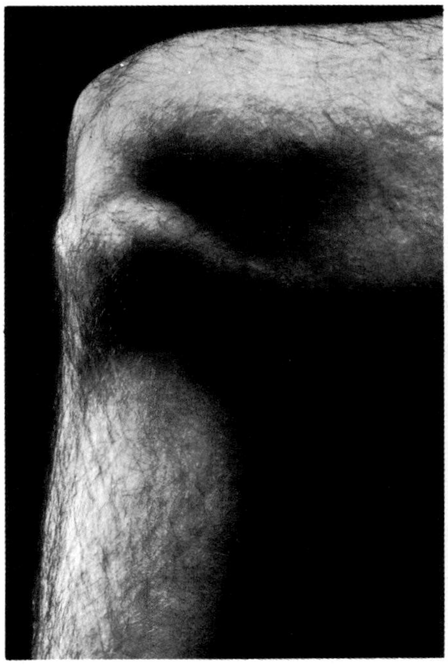 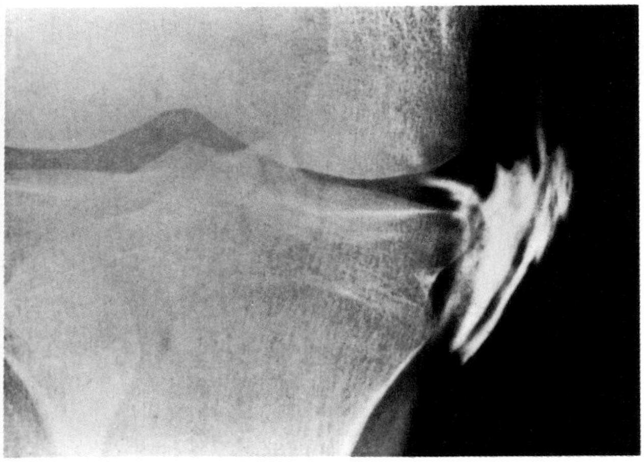 b

Abb. 139. a Klinisches Bild mit deutlich vorstehendem medialen Meniskusganglion. **b** Dieses Kontraströntgenbild stammt vom gleichen Patienten, bei dem das Ganglion nach der Photographie punktiert und mit Kontrastmittel aufgefüllt worden ist. Das Kontrastmittel läuft aus dem Ganglion über einen Kanal durch die Kapselwand in die Degenerationszone des Meniskus. Nebenbei sieht man auf diesem Röntgenbild medial am Tibiakopf zwischen diesem und dem Kontrastmittel sehr gut den Sulcus semimembranosi

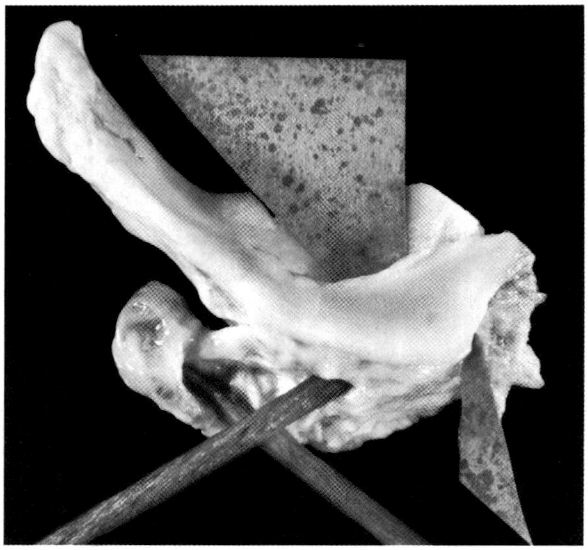

Abb. 140

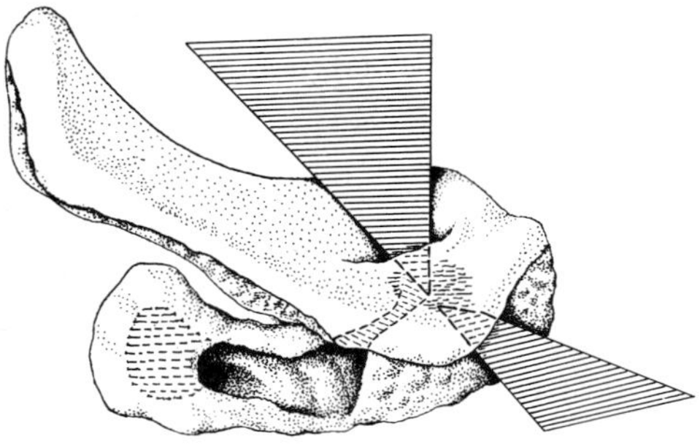

Abb. 141

Abb. 140. An diesem lateralen Meniskus sind die pathologischen Veränderungen Ursache sowohl für die Entwicklung des Ganglions als auch der Usurrisse. Am exzidierten Meniskus ist das gegen *unten links* anhaftende Ganglion und sein Balg deutlich sichtbar. Das *Holzstäbchen* führt in die gleiche Herdzone der Degeneration wie die *Dreiecke* in den Usurrissen. Die Spontanentleerung eines Ganglions durch einen solchen Usurriß kann das seltene selbständige Verschwinden des Ganglions erklären

Abb. 141. Erläuterungsskizze zu Abb. 140 mit Darstellung der Verlaufskanäle und Hohlraumverhältnisse

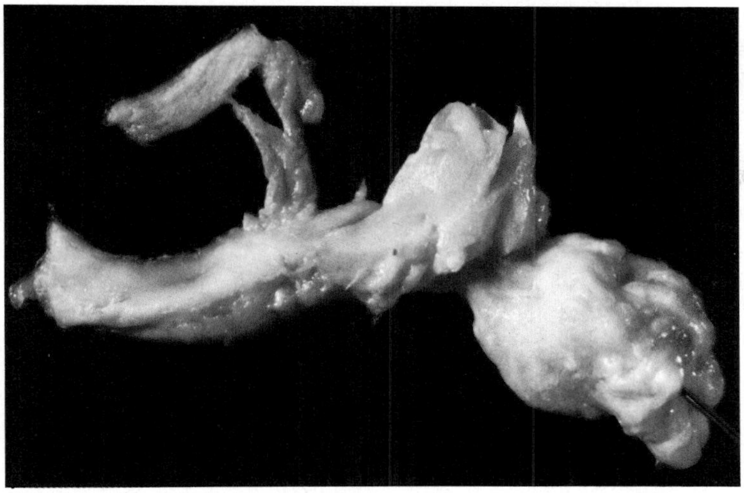

Abb. 142. Ein weiteres Meniskuspräparat mit Ganglion bestätigt die Tatsache, daß solche Ganglien sogar in Kombination mit mehreren Rissen vorkommen können

Faserarchitektur und Rißformen der Menisken

Die Einteilung der Meniskusläsionen, wie sie Trillat [347] auf Grund der typischen Rißformen vorgenommen hat, beruht auf morphologischen Grundlagen. Wagner [370] sorgte mit seinen Untersuchungen über die Architektur des Kollagenfasersystems in den Menisken für eine Vertiefung des Verständnisses. Zum einen zeigte er uns, wie die Menisken tatsächlich ins kapsuloligamentäre System integriert sind und zum andern gibt er die Erklärung, warum die Rißformen gewissen Prädilektionslinien folgen. Die Arkadenform der einzelnen Faserzüge ergibt einen zugfesten Ring im peripheren Drittel, wenn genügend dieser Arkaden im Semilunarknorpel zusammengefügt sind. Wie auch andere Autoren bestätigen, ist dieser zugfeste Ring überhaupt notwendig, damit der Meniskus die Druckkräfte absorbieren kann, wenn Femur und Tibia aufeinander drücken. Wenn der Meniskusring sich plastisch deformieren oder widerstandslos ausweichen würde, dann könnte er auch keinen Einfluß auf die Druckverteilung zwischen Femur und Tibia ausüben. Er widersteht aber ebenso den Deformierungskräften bei der Extension/Flexion und bei den Rotationsverschiebungen, wie er auch bei axialem Druck auf das Gelenk einer Deformierung vom Zentrum her Widerstand leistet.

In den zentralen zwei Dritteln des Meniskus finden sich die mehr radiär orientierten Einzelausläufer der Arkaden (Abb. 143).

Die Usurrisse entwickeln sich dort, wo Zonen unterschiedlicher Festigkeit aneinander stoßen. Dies geschieht am Übergang vom Faserring in die mehr radiär gefaserte Zentralzone. Der initiale Riß auf Höhe des Lcmp kann sich in der Folge in zwei Varianten weiter entwickeln (Abb. 144). Die Abb. 145 und 146 zeigen die Dreischichtigkeit des Meniskus und veranschaulichen, wie ein Riß nicht einfach senkrecht durch den ganzen Meniskus hindurch gehen muß, sondern daß er auch in dessen mittlere Faserebene ausweichen und so einen ausscherenden Horizontallappenriß bilden kann. Die vom klinischen Erscheinungsbild abgeleitete Klassifikation der Meniskusrisse nach Trillat [347] findet also in der Faserarchitektur eine morphologische Erklärung (Abb. 147).

Der in 22% der Fälle von Trillat gefundene Hinterhornriß loco classico (oben links im Schema), kann sich zum Hinterhornlappenriß (entsprechend den Pfeilen A1 und A2) ent-

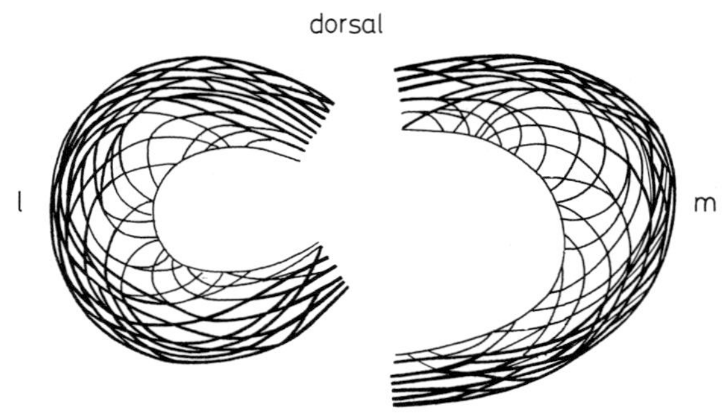

Abb. 143

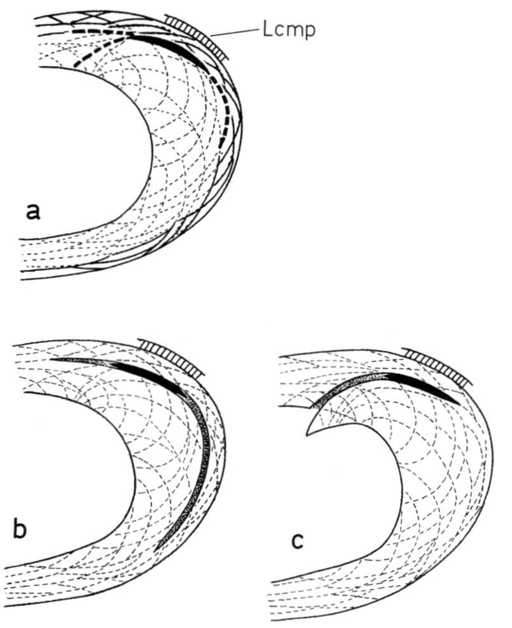

Abb. 144

Abb. 143. Anordnung der Kollagenfaserbündel in den beiden Menisken nach Wagner. Sie erklären die beobachteten Rißformen

Abb. 144a–c. Die am häufigsten beobachteten Rißformen und ihr Zusammenhang mit der Faserarchitektur der Menisken. Dort wo an der Grenze des peripheren Drittels zu den zentralen zwei Dritteln die Kollagenfasern bogenförmig zum Zentrum abschwenken, findet sich eine Prädilektionslinie für Risse. Peripher davon besteht wegen der dichten, mehr zirkulären Bündelung eine in sich geschlossene rißfeste Zone mit einem relativ abrupten Übergang in eine Zone mit bogenförmig-radiärem Verlauf der Fasern. An der Stelle, wo der Meniskus am Lcmp verankert ist, bildet sich ein erster Abnützungsriß loco classico (**a**); dieser Längsriß kann sich erstens nach dorsal gegen das hintere Kreuzband und nach ventral erweitern, bis schließlich die Luxation des „Korbhenkels" in die Fossa intercondylaris möglich ist (**b**); als zweite Hauptvariante kann sich dieser Initialriß mit einem radiär bogenförmig verlaufenden Faserbündel in den inneren freien Rand des Meniskus hinein weiterentwickeln (**c**). So entsteht der typische Hinterhornlappenriß, der „parrot beak tear"

wickeln. Weit häufiger wird daraus aber (s. Pfeil B1) ein Korbhenkelriß (41%). Wenn dieser Korbhenkelriß lange genug eingeschlagen bleibt, kann er unter Umständen (entsprechend der Entwicklung B2) nurmehr als Zufallsbefund ohne typische klinische Symptome entdeckt werden (6%).

Besteht während genügend langer Zeit ein hin und her schnappender Korbhenkel, so kann der zentrale Teil sekundär aufspringen und neue Lappenvarianten (C1, C2 und C3) bilden. Diese Sekundärrisse des Henkels bilden sich zu 83% nach dem Muster von C1 hinten, zu 11% nach dem Muster von C2 in der Mitte und zu 6% nur nach dem Muster von C3 vorne. Diese letzteren sind dann die Befunde, die man fälschlicherweise oft als Vorderhornrisse bezeichnet. Man kann dann nur noch schwer den typischen Entstehungsmechanismus derselben aus einem Hinterhornriß loco classico erkennen.

Die Abb. 148 und 149 geben Beispiele dieser verschiedenen Rißtypen wieder. In Abb. 148 wird ein typischer Hinterhornlappenriß A1 gezeigt. Im vorliegenden Fall ist die Lappenbildung zudem durch eine Horizontalausscherung entstanden.

Die Abb. 149 stellt den Befund eines frischen Korbhenkelrisses dar. In diesem Fall verlief der Riß senkrecht zum Tibiaplateau durch den Meniskus und ließ nur wenig mukoid verquollenes Meniskusmaterial in der Peripherie zurück. Dagegen ist der in Abb. 150 ab-

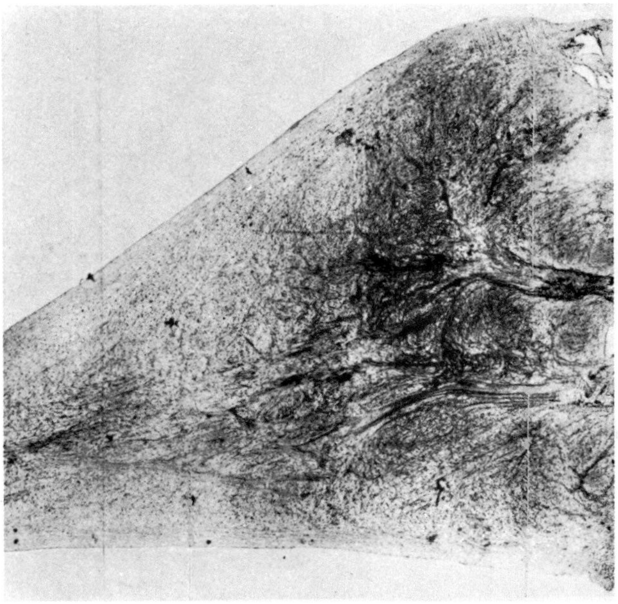

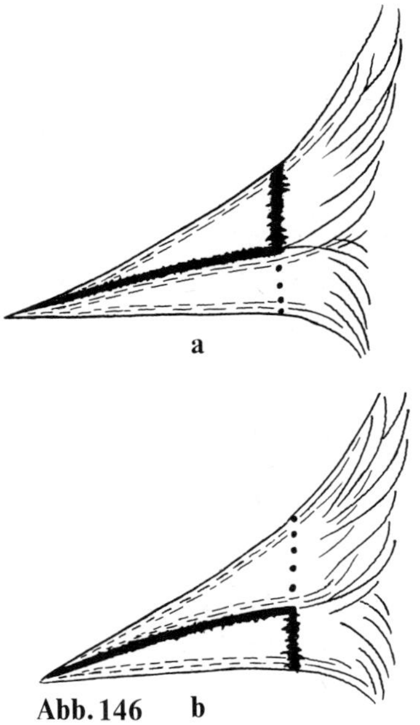

Abb. 145 Abb. 146

Abb. 145. Meniskusschnitt aus der Arbeit von Slany [321] mit zuführendem Gefäß und der Verästelung desselben in der peripheren Drittelpartie des Meniskus. Etwas *weiter unten im Bild* sieht man die von der Peripherie herkommende, horizontal im Meniskus verlaufende zentrale Faserschicht

Abb. 146a, b. Die Tatsache, daß nicht sämtliche Risse genau senkrecht durch den Meniskuskörper durchgehen, sondern daß sie sehr oft in der Mitte, mehr oder weniger parallel zur Tibiakopfgelenkfläche verlaufen, findet ihre Erklärung auch in der Faserarchitektur, diesmal im Querschnitt. Die Risse scheren oberhalb oder unterhalb der mittleren Faserschicht horizontal durch. Es entstehen dann Lappen wie in **a**, wo nur der dem Femur zugewandte Meniskusteil ausschert oder wie in **b**, wo sich nur der der Tibia zugewandte lappenartige Teil frei bewegt

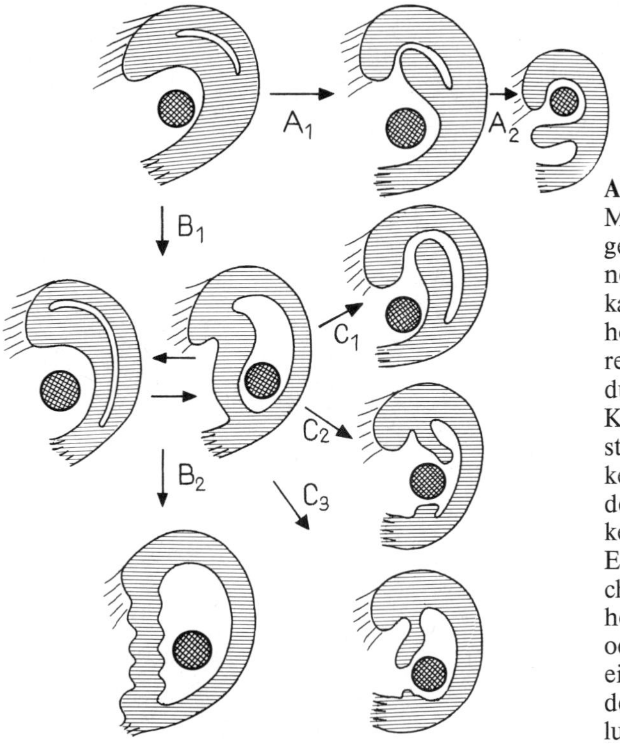

Abb. 147. Entwicklung der Grundtypen von Meniskusrissen nach Trillat [347]. Von einem gemeinsamen Initialstadium *oben links* mit reinem Hinterhornlängsriß medial loco classico kann sich auf der Waagerechten *A* der Hinterhornlappenriß A_2 entwickeln. Auf der Senkrechten *B* kann aus diesem Initialstadium ein durchgehender Längsriß entstehen, der zum Korbhenkelriß B_1 wird und entsprechend vollständige Blockaden verursacht. Der Korbhenkel kann dauernd eingeschlagen bleiben und der Riß wird sich dann so erweitern, daß u.U. keine Streckhemmung mehr besteht (B_2). Die Entwicklung *C* ist möglich, wenn ein eigentlicher Meniskushenkel besteht, der hin- und herbewegt wird, bis er entweder hinten (C_1) oder in der Mitte (C_2) oder vorne (C_3) sekundär ein- oder abreißt. Der *dunkle Kreis* entspricht der jeweiligen Auflagefläche des Femurkondylus

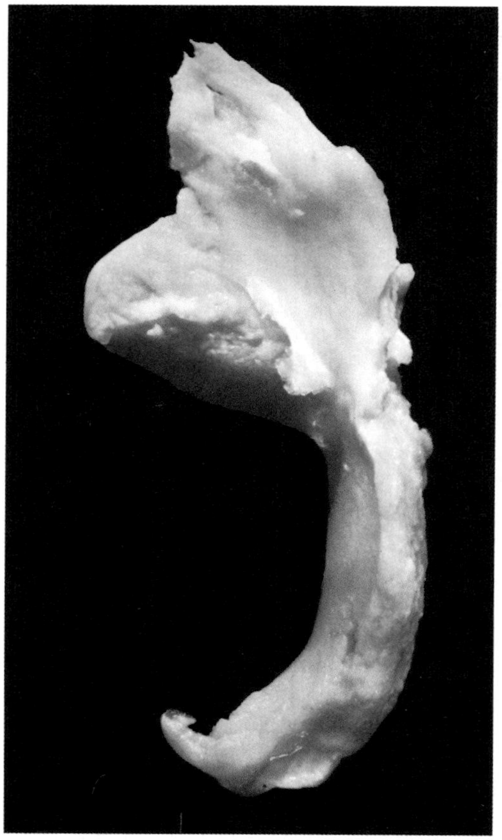

Abb. 148

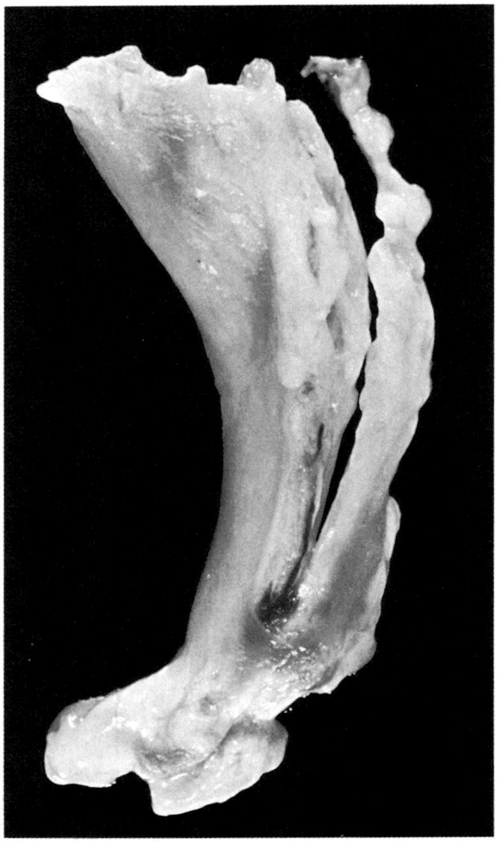

Abb. 149

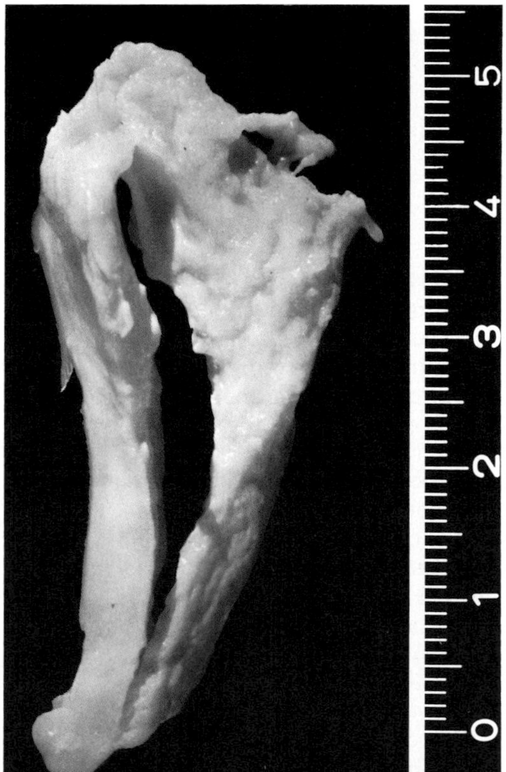

Abb. 150

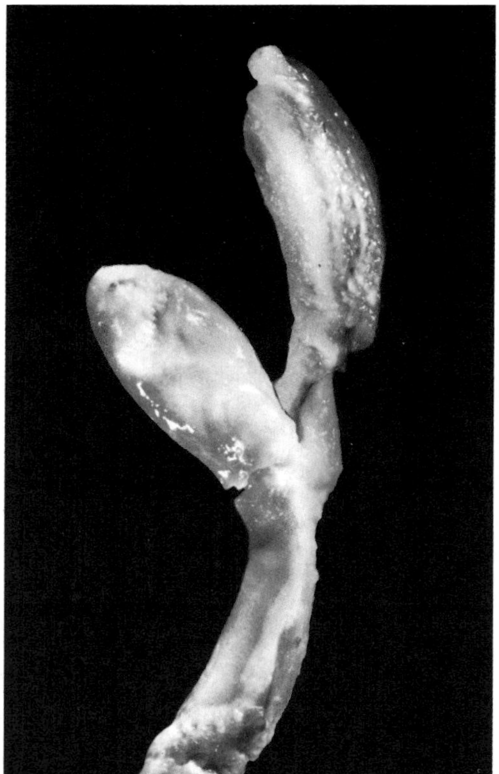

Abb. 151

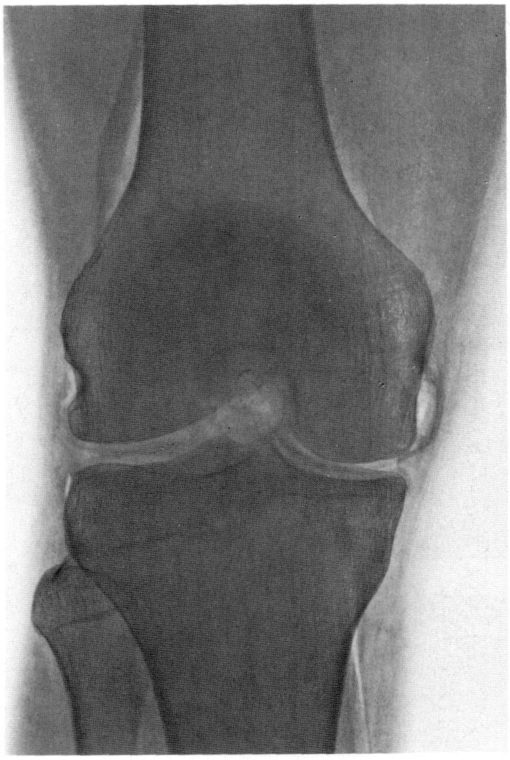

Abb. 152. Arthrogramm des Kniegelenks, in welchem sich noch der Meniskus (Abb. 151) befindet. Man sieht medial den keulenförmig hochgeschlagenen Lappen und den zu kurzen Meniskusstummel im Gelenkspalt. Nebenbei kann an der lateralen Femurkondylenrolle sehr gut die Einkerbung des Sulcus popliteus beobachtet werden. In ihm verläuft regulär die oft bleistiftdicke Popliteussehne

---

◁ **Abb. 148.** Typisches Beispiel eines „Meniskushinterhornlappenrisses". Im vorliegenden Fall mit einem horizontalen Ausscheren des Lappens in Meniskusmitte

Abb. 149. Typischer vollständiger Längsriß an klassischer Stelle im Meniskusbereich des älteren Hinterhornrisses. Man sieht in der Rißebene die Aufwerfungen und Abrundungen früherer Einrisse, während in der *unteren Bildhälfte* die glattere Spur des jüngsten Ereignisses mit der Korbhenkeleinklemmung sichtbar ist. Zu unterst am Riß finden sich sogar noch ganz frische Blutungsspuren

Abb. 150. Korbhenkelabriß bei einem Meniskus mit ausgedehnten degenerativen Veränderungen peripher von der Rißzone. Wenn man in diesem speziellen Fall nur den Henkel entfernt hätte, dann hätten sich im belassenen, dissoziierten Restteil erneut Lappenrisse gebildet. In solchen Fällen müssen neben dem Korbhenkel auch die degenerativ veränderten wandständigen Teile des Meniskusknorpels mitentfernt werden. Die festen wandständigen Teile lassen wir stehen, denn sie sind für Stabilität, Schmierung und Belastung des Gelenks wichtig

Abb. 151. Meniskusriß von Typ C_1 des Klassifikationsschemas (Abb. 147). Der aufgesprungene Henkel stellte sich unter dem Seitenband medial in die Höhe, führte zu gelegentlichen Blockaden und wurde während seiner pathologischen Lage keulenförmig abgerundet

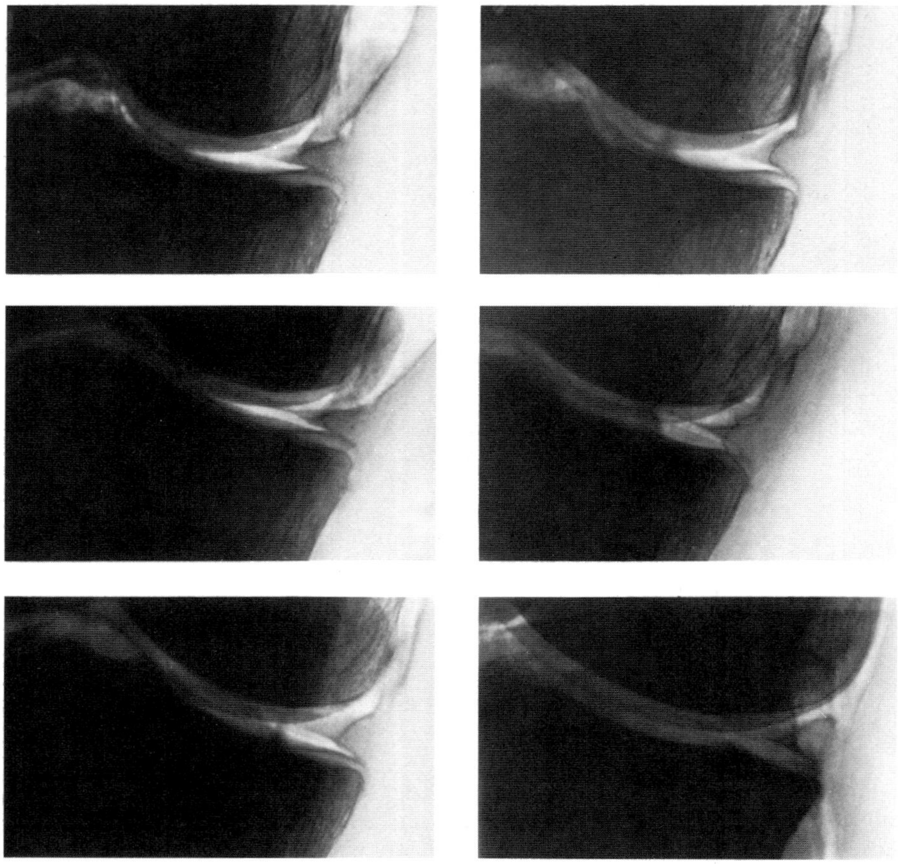

Abb. 153a-f

Abb. 153a-f. Detailbilder der Arthrographie (Abb. 152) bringen etwas mehr vom Keulenlappen zur Darstellung

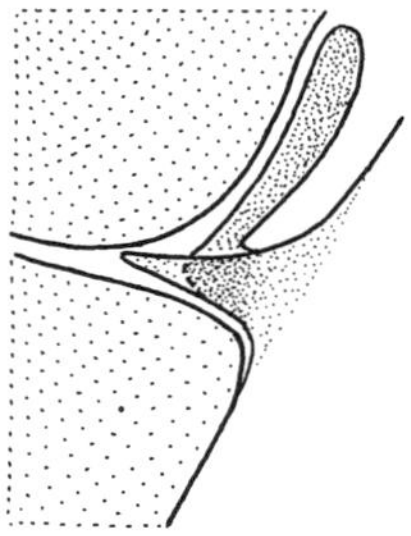

Abb. 154. Erläuterung zu Abb. 153c

gebildete Korbhenkelriß horizontal ausgeschert. Hätte man hier nur den Henkel reseziert, dann wäre im kritischen Hinterhornbereich die ganze Degenerationszone im Kniegelenk verblieben und hätte bei der schon bestehenden Dissoziation des Gewebes zu weiteren Rissen und Lappenbildungen geführt. Diese Resektionen wurden sehr weit peripher durchgeführt. In beiden Fällen hätte man sparsamer reserzieren dürfen.

Die Abb. 151 stellt einen aufgebrochenen Korbhenkel vom Typus C 1 dar. Die Anamnese des Patienten zeigt, daß nach einer Episode mit Blockade wieder eine Beruhigung eingetreten war. Seither ließ sich aber auf der medialen Seite des Kniegelenks immer etwas hin und her bewegen. Die arthrographischen Zusatzbefunde zu diesem Meniskus sind in Abb. 152–154 dargestellt. Der keulenartig gedrechselte Lappen ragt neben der medialen Femurkondylenrolle in die Höhe. Wenn ein solcher aufstehender Lappen nach weiter hin-

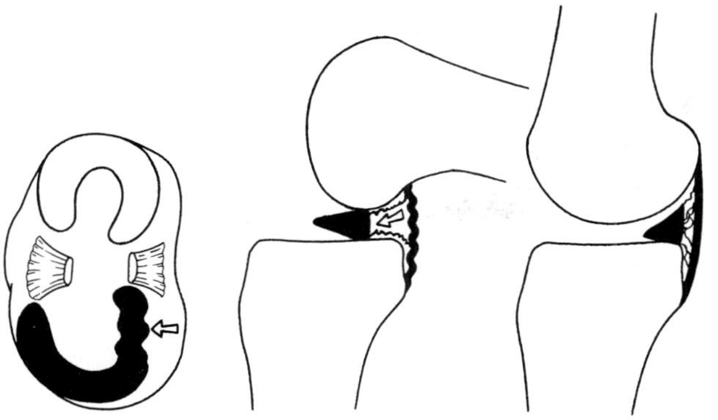

Abb. 155. Ein nicht mehr festsitzendes Meniskushinterhorn auf der medialen Seite, sei es mit oder ohne Gewebsbrücke, kann bei der Flexion zwischen Femurrolle und Tibia eingeklemmt werden und zu einem oft hörbaren Schnappmechanismus, dem „signo del salto" von Finocchietto [92] führen. Diese Instabilitätsform ist Folge einer Insuffizienz des vorderen Kreuzbandes mit einer ausgesprochenen Hypermobilität des Meniskus

ten in der Kapselschale hochsteht, dann kann er als Meniskuslappen ausnahmsweise eine Flexionsblockade verursachen.

Als besonderes meniskusbedingtes Phänomen zeigen wir mit Abb. 155 die Interpositionsmöglichkeit eines locker sitzenden Hinterhorns. Die Femurkondylenrolle steigt bei der Untersuchung der vorderen Schublade auf das Hinterhorn auf und springt über dieses wieder in seine Normalposition zurück. Dieser Femursprung kann hörbar sein und wurde von Finochietto [92] als „signo del salto" bezeichnet. Nach unserer Erfahrung ist auch dieses Phänomen meistens zusammen mit einer vorderen Kreuzbandinsuffizienz zu finden. Ein normal bandstabiles Kniegelenk mit straffer Ligamentführung erlaubt eine solche Interposition kaum.

Der Diskoidmeniskus

Der Vollständigkeit halber sei auch diese spezielle Form hier noch erwähnt. Wie es die Abb. 20ab b, Abschn. „Kinematik", S. 17 zeigen, sind die Menisken anfänglich Scheiben, die mit dem Tibiakopf in engster Verbindung stehen. Erst später bilden sich die Spalten zuerst gegen das Femur zu und noch später gegen die Tibia. Die weitere Ausreifung mit Bildung der semilunaren Knorpelspangen erfolgt nicht immer vollständig und kann auf verschiedenen Stufen stehen bleiben. So entstehen drei verschiedene Typen von diskoiden Menisken:

- der „primitive disc" mit der frühembryonalen Ovalform,
- der „intermediate disc" mit einem dünnen Zwischenstück zwischen den Hörnern,
- der „infantile disc" mit dem verbreiterten mittleren Segment [328, 363].

Die Arthrographie ist in der Lage, diese Menisken (vgl. auch Abb. 156a) gut darzustellen. Die Abb. 156b erläutert das arthrographische Bild.

Die diskoiden Menisken verhalten sich mechanisch anders als die semilunar geformten Meniskusspangen. Bei brüsker Deformierung reißt der kurze freie Rand von medial gegen die Peripherie hin auf, da zentral keine Zugfestigkeit besteht. Deswegen ist es bei einem Diskoidmeniskus (Abb. 157) möglich, daß nach einem einfachen Sturz aufs Kniegelenk ohne Rotation ein Meniskusriß auftritt. Im vorliegenden Fall handelt es sich um eine klare traumatische Zerreißung des Meniskus, denn vom Moment des Sturzes an gab es beim Pa-

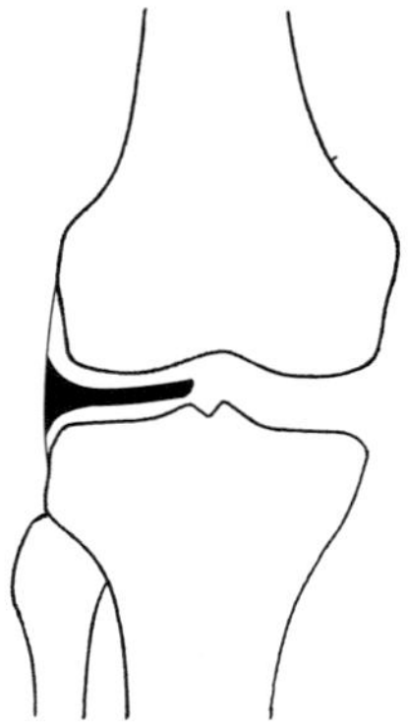

b

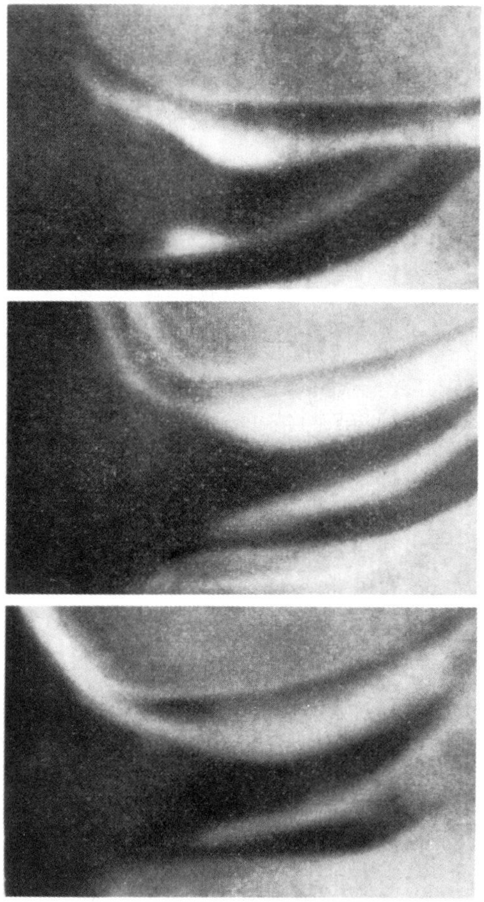

a

Abb. 156. a Arthrogramm und **b** Skizze eines seltenen Diskoidmeniskus, der spezielle Risse aufweisen und entsprechende Symptome verursachen kann (s. Abb. 157)

tienten am vorher beschwerdefreien Kniegelenk bei jeder Bewegung ein hörbares Krachen mit Erguß und Beschwerden. Die üblichen Meniskuszeichen waren verständlicherweise nicht in der klassischen Weise positiv, was den Patienten mit seinem Problem zu mehreren Ärzten geführt hatte, bis die Operationsindikation gestellt wurde.

Bei der Betrachtung dieser letzten, mehrere Jahre alten Präparatphotographie möchten wir nochmals betonen, daß wir mit der Exzision von Menisken zurückhaltend geworden sind, im Gegensatz zu früher aber vermehrt stabilisierende Bandoperationen miteinbeziehen. So würden wir heute auch im vorliegenden Fall einen größeren Teil dieses peripheren Meniskusrings im Gelenk belassen. Es fällt dabei schwer, klare schematische Richtlinien zu geben, da der momentanen Situation große Bedeutung zukommt. Das schadhafte Gewebe muß wohl gründlich entfernt werden, damit es später nicht zu Rezidivproblemen kommt, doch andererseits sollte dem Kniegelenk nach Möglichkeit wenigstens eine Meniskusteilfunktion erhalten bleiben.

Zusammenfassende Bemerkungen zur Meniskusresektion

Wenn es sich um eine *chronische* Meniskusproblematik handelt, dann liegt meistens ein zusätzliches Problem vor. Deshalb wird die Meniskektomie bei begleitender vorderer Kreuzbandinsuffizienz als einziger Eingriff kaum das Ende der Behandlung darstellen. Zu

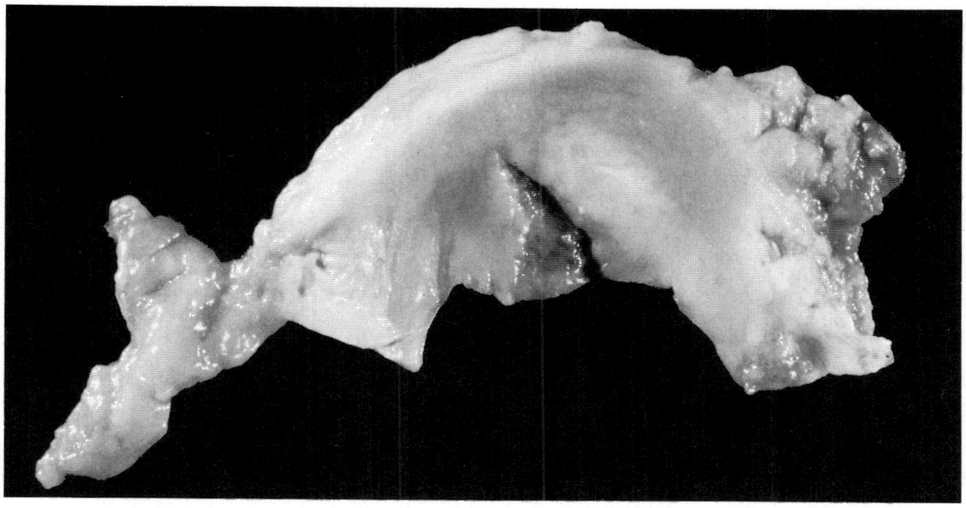

Abb. 157. Der Querriß ist beim Diskoidmeniskus mehr oder weniger typisch, während er beim normalgeformten Meniskus eine ganz große Seltenheit darstellt und meist nur im Zusammenhang mit Abschermechanismen bei Tibiakopffraktur vorkommt. Beim Diskoidmeniskus jedoch kann diese Rißform bei reinem „Weichteiltrauma", wie erheblicher Distorsion und bei Stürzen, zustandekommen, weil dieser Meniskus nicht als Spange elastisch genug ist, um bei übermäßigen Bewegungen auszuweichen. Es bleibt ihm dann nur die Möglichkeit, vom Zentrum her gegen die Peripherie aufzureißen

häufig haben wir Patienten gesehen, an denen zuerst eine mediale Meniskektomie vorgenommen wurde und die wenige Monate bis Jahre danach auch lateral eine Meniskektomie in Kauf nehmen mußten. Aber auch danach gab es in diesen Knien keine Ruhe, da die vorliegende vordere Kreuzbandinsuffizienz zu erheblich war und dem Kniegelenk auch weiterhin Schwierigkeiten bereitete. Diese Fälle enden wegen der funktionellen Inkongruenz fast mit Sicherheit in der Arthrose.

Da aus den genannten Gründen eine erhebliche Anzahl von Meniskektomieknien zur späteren Reoperation kommt, spielt die Wahl der primären Inzision eine große Rolle. Aus diesem Grund wählen wir seit Jahren auch für die einfache Meniskektomie den medialen parapatellaren geraden Zugang, den wir in Abschn. „Zugänge" (S. 176) als Grundelement der Inzisionen angeben werden. Wenn Schrägschnitte von früheren Operationen bestehen, dann ist der Operateur beim Sekundäreingriff in der Wahl des Zugangs und bei der Schnittführung immer gestört.

Untersuchung des verletzten Kniegelenks

Am Heidelberger Symposium 1977 [312] haben verschiedene Experten, wie O'Donoghue, Trillat, Blazina, Kennedy und James, unabhängig voneinander Kniegelenke an einer ausgewählten Patientengruppe untersucht und die Diagnose gestellt.

Die Techniken waren unterschiedlich, die Resultate jedoch sehr ähnlich.

Roaas und Nilsson [301]: „Eine korrekte Diagnose resultiert aus den Kenntnissen der funktionellen Anatomie, aus einer in allen Einzelheiten aufgenommenen Anamnese des Unfallereignisses und seiner Folgen und aus einer vorsichtigen und peinlich genau durchgeführten Untersuchung. Oft führen mehrmals wiederholte Untersuchungen im Verlauf weniger Tage erst zu einer sicheren Diagnose." Nach Hughston et al. [in 140] haben die klassischen Verletzungssymptome wie spontaner Schmerz, Schwellung, Erguß, lokale Druckempfindlichkeit und Behinderung keinen absoluten, wohl aber einen wichtigen relativen Aussagewert. So fanden sie bei frischen Verletzungen für diese einzelnen Punkte folgende Bedeutung:

Allgemeine Symptome

Spontaner Schmerz

Nahezu $^3/4$ der Patienten mit medialen Bandzerreißungen kamen mit geringen Schmerzen und ohne Stock oder Krücken zur Untersuchung.

Schwellung

Zwei Drittel der Verletzten hatten lokalisierte Schwellungen am Ort der Rupturen auf der medialen Seite.

Erguß

Mehr als die Hälfte wiesen keinen Gelenkerguß auf. In den 18 Fällen mit hinterem Kreuzbandriß war nie ein intraartikulärer Erguß vorhanden. Der Grund dafür liegt in der Tatsache, daß durch diese Risse auch ein Leck in der Kapsel entsteht, durch das jede Flüssigkeit entweicht.

Lokale Druckempfindlichkeit

76% hatten die Läsion medial genau beim Punkt mit der maximalen Druckschmerzhaftigkeit. Von 28 medialen Rupturen im tibialen Ansatzbereich waren 21 dort auch eindeutig schmerzhaft. Von 10 femurnahen Abrissen waren 8 dort am meisten schmerzhaft. Je komplexer die definitiv vorgefundeneRißsituation war, um so weniger war das Schmerzbild in der Lage, genaue Hinweise auf Ort und Ausdehnung der Läsion zu geben. Aber trotzdem war die gewonnene Information noch dazu geeignet, den rechten Weg für das operative Vorgehen zu zeigen.

Behinderung

Obwohl 38 der 50 Patienten keinerlei Spontanschmerz hatten, waren diese, wie auch die übrigen, nicht in der Lage, zu sprinten oder abrupte Richtungswechsel vorzunehmen. Sie konnten keine Treppen steigen und sich nicht auf schiefen Ebenen und an Abhängen bewegen, weil sich das „giving way“ als zu große Behinderung erwies.

Die Prüfung der Stabilität

Allgemeine Überlegungen und Methoden

Die Gelenkflächen sind nicht kongruent. Das Femur steht auf der Tibia medial wie ein Rad auf einem Teller und lateral wie ein Rad auf einer Kuppel. Nur die Bänder mit der Summe der übrigen Weichteile geben dem Gelenk den nötigen Halt.

Die Bandverletzungen am Kniegelenk sind deswegen, mehr als an jedem anderen Gelenk, ein Problem der Bewegungsführung.

Die Bandstabilität ist nicht Selbstzweck, sondern eine Bedingung für die Erlangung der integralen Funktion mit Gelenkschluß und Halt bei jeder Bewegung: der funktionellen Kongruenz.

Es gibt grundsätzlich verschiedene Instabilitäten. Ohne daß wir jetzt schon auf eine Klassifikation eingehen, können wir vereinfacht sagen, daß es Instabilitäten in *einer* Ebene, Rotationsinstabilitäten und verschiedene Kombinationen von Instabilitäten gibt.

Als einfache Instabilität kann eine klassische isolierte mediale Seitenbandinstabilität gelten, bei welcher sich das Knie auf unnatürliche Weise im Valgussinne öffnen läßt. Der Vergleich mit einem sich öffnenden Buch ist hier angebracht.

Nehmen wir Abb. 158a zu Hilfe und überlegen uns dazu die Auswirkungen eines einfachen Risses des medialen Seitenbandes, dann können wir feststellen, daß gar keine große Öffnung der Kniegelenks im Valgussinne möglich ist, wenn nicht die Anteile des hinten durchgehenden Kapselvorhangs von der Verletzung mitbetroffen sind. Außerdem besteht ein genereller Unterschied, ob wir das gestreckte oder das gebeugte Kniegelenk auf Festigkeit prüfen. Ist am gestreckten Kniegelenk der Kapselvorhang in der Poplitea gespannt, dann ist auch mit zerrissenem Seitenband nur eine geringe oder gar keine Aufklappung im Valgussinne möglich. Untersucht man aber am flektierten Knie mit entspannter hinterer Kapsel, dann ergibt sich von selbst eine weit größere Aufklappbarkeit im Valgussinne bei genau gleichem Seitenbandriß (Abb. 160).

Reicht der Seitenbandriß bis in die Mitte des hinteren Kapselvorhangs, muß man sich sofort fragen, ob die Kreuzbänder ein so starkes Valgustrauma unbeschädigt überstehen konnten (Abb. 158b).

Reicht der Riß durch die hintere Kapsel bis zum lateralen Seitenband (Abb. 158c), dann müssen beide Kreuzbänder zerrissen sein (Abb. 159).

Die pathologische Aufklappbarkeit ist also – immer verglichen mit der nicht verletzten Seite – ein direktes Maß für die Ausdehnung der gesamten Läsion. Volkov [367] hat anhand gehaltener Röntgenbilder, sog. Streßröntgenbilder, festgestellt, daß eine Öffnungs-

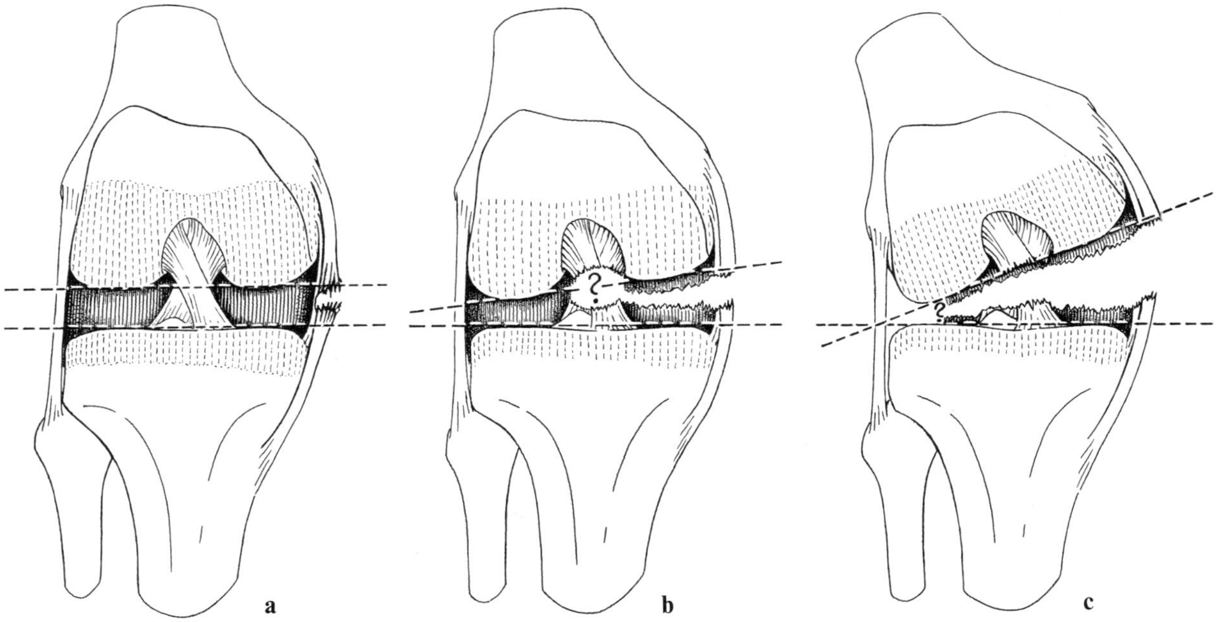

Abb. 158a–c. Die Ligamentläsion und die entsprechende passive Instabilität. **a** Findet sich z.B. nur ein auf das Lcm beschränkter Riß und ist das hintere „Gelenkeck" und die hintere Kapsel (*schraffiert*) intakt, dann gibt es auch bei einer passiven Valgisierung in Extension keine mediale Aufklappung des Kniegelenks. Eine solche ist erst möglich, wenn durch Flektieren um etwa 30° die hintere Kapsel entspannt wird und damit deren seitenstabilisierende Wirkung wegfällt; **b** findet sich eine Aufklappbarkeit in Extension, dann stellt sich sofort die Frage, inwieweit die Kreuzbänder mitbeteiligt sind. Denn sobald diese Aufklappung in Streckstellung möglich ist, sind wahrscheinlich die Kreuzbänder mitverletzt, auch wenn noch kein auffälliges Schubladenphänomen vorliegt; **c** bei einer Aufklappbarkeit in Extension oder Flexion bis zur lateralen Seite hinüber liegt mit Sicherheit eine Verletzung beider Kreuzbänder vor. Fraglich bleibt dann nur, wie weit die Strukturen am gegenseitigen hinteren Eck, also hier am Popliteuseck, oder auch im femorotibialen Bandabschnitt des Tractus iliotibialis mitzerrissen sind

möglichkeit des gestreckten Kniegelenks im Valgussinne von 5–6 mm (Sic) die Ruptur des Seitenbandes bedeutet und daß die Aufklappbarkeit von 12–15° (Sic) eine Mitverletzung des hinteren Kreuzbandes bedeuten muß.

Eine vordere Schublade von 8 mm bedeutet eine sichere vordere Kreuzbandruptur.

Dies bestätigt einesteils unsere Erfahrung, wonach das hintere Kreuzband weit häufiger an den Kombinationsverletzungen mindestens *mit*-beteiligt ist, als man dies allgemein annimmt. In manchen Fällen fanden wir eine residuelle hintere Schublade, wo wir vor dem Rekonstruktionseingriff nur eine vordere Schublade diagnostiziert hatten.

Andernteils ist gerade dies auch ein Beweis dafür, daß die hintere Schublade sehr häufig verkannt wird. Schuld daran ist das Paradoxon, daß eine „Schubladenfreiheit nach vorne" eine hintere Schublade sein kann.

Prüfung der Seitenstabilität

Jedes mit Erguß gefüllte Knie erweist sich bei der Untersuchung als instabil gegenüber einem „trockenen" Knie. Wir bezeichnen dieses Phänomen als sog. „Schwimmknie", da ihm der letzte Schluß ex vacuo fehlt. Schon das Feststellen oder Festhalten einer neutralen Rotationsposition wird schwierig.

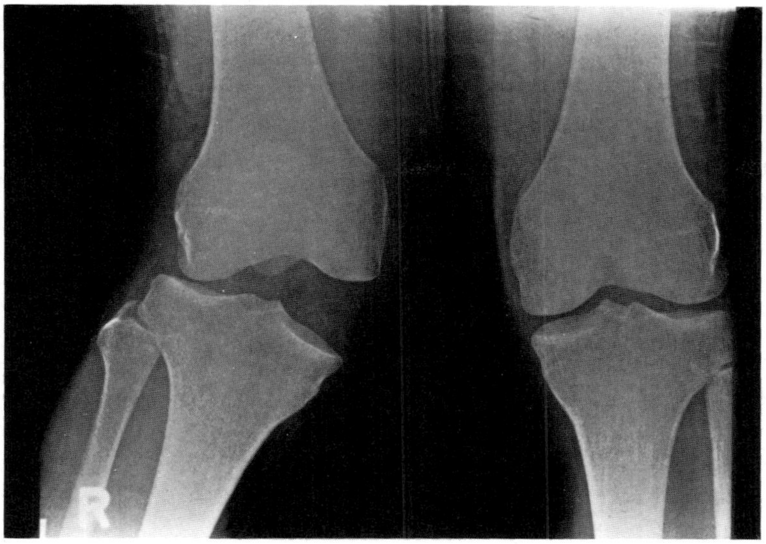

Abb. 159. Gehaltenes Röntgenbild bei Knieverletzung durch Mopedsturz mit großer Aufklappbarkeit und Zerreißung beider Kreuzbänder

Untersuchung in Streckstellung

Diese Funktionsprobe (Abb. 160a) gibt Auskunft über den Zustand des Semimembranosusecks, resp. des Popliteusecks. Sind diese Eckstrukturen intakt, dann gibt es keine Aufklappbarkeit im Varus- oder im Valgussinne. Eine geringe Aufklappbarkeit ist die Folge eines Risses der Eckstruktur. Eine große dagegen ist Beweis für einen begleitenden Riß des hinteren Kreuzbandes oder sogar beider Kreuzbänder (s. auch Abb. 158).

Bei intaktem Semimembranosuseck ist keinerlei Aufklappung möglich, selbst dann nicht, wenn man bei der Operation einen völligen Riß des Lcm findet.

Untersuchung in 30° Flexion

Die hintere Kapsel ist entspannt (Abb. 160b). Risse im Lcm können sich ungehindert manifestieren. Bei zunehmender Öffnungsmöglichkeit ist in steigendem Maße auch mit einem Riß im Semimembranosuseck zu rechnen. Die Prüfung der Seitenstabilität muß wegen des Bandverlaufs (Abb. 89) immer in AR erfolgen.

Die individuellen Unterschiede sind in Beugestellung viel markanter als in Streckstellung. An den meisten gestreckten Knien ist völlige Bandfestigkeit zu finden, während am gebeugten Gelenk sehr oft als normal zu bezeichnende Instabilitäten vorhanden sind. Aus Erfahrung können wir sagen, daß ein Zusammenhang zwischen diesen individuellen, physiologischen Instabilitäten und der Form der Kondylenrollen besteht. Je größer der „durchschnittliche Rollenradius" ist (ein Begriff, der uns für die Beschreibung wertvoll erscheint), um so stabiler ist das Knie in allen Flexionslagen. Kniegelenke mit einem kleinen „durchschnittlichen Radius" der femorotibialen Rollenkrümmung sind sehr oft in Flexion ganz besonders locker. Diese ungünstige Tatsache erschwert die Rekonstruktionschirurgie sowohl am frisch verletzten als auch am chronisch instabilen Knie. Die kleinen Rollenradien sind naturgemäß bei der Frau viel häufiger vertreten als beim Mann. Obwohl wir die Resultate bisher noch nicht nach diesen Kriterien ausgewertet haben, können wir uns des Eindrucks nicht erwehren, daß an großen Kniegelenken die Behandlungsresultate allgemein besser sind.

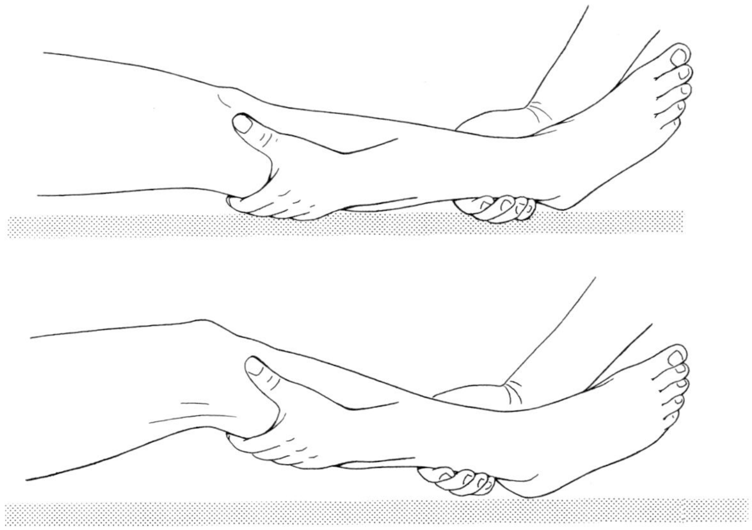

a

b

Abb. 160a, b. Beispiel der Stabilitätsprüfung im Varus- und im Valgusstreß **a** bei gestrecktem und **b** bei 30° flektiertem Knie. Die Untersuchung hat prinzipell in diesen beiden Stellungen stattzufinden. Die Prüfung der Seitenstabilität in Flexion muß immer in AR erfolgen

Die Evaluation ist auf Grund dieser Unterschiede entsprechend schwieriger. Die unverletzte Gegenseite muß deshalb *immer* zum Vergleich herangezogen werden.

Messung der Instabilität

Grundsätzlich ist die Einteilung der Instabilität von 5 zu 5 mm ein anerkanntes Maß. Bis 5 mm bezeichnet man die Instabilität mit +, von 5–10 mm mit ++ und über 10 mm mit +++. Noesberger (persönliche Mitteilung) setzt + für 3–5 mm ein. Diese Interpretation der Meßwerte wird den praktischen Gegebenheiten wohl am ehesten gerecht. Werte von 0–3 mm, immer in Relation zur gesunden Seite, sind doch in der Mehrzahl der Fälle nicht als pathologisch zu bezeichnen. Für unsichere oder knapp positive Befunde von + setzen wir (+).

Je mehr Erfahrung man mit regelmäßigen Untersuchungen erworben hat, um so mehr wird man die seitliche Stabilität in allen Flexionswinkeln bis zu 90° und mehr prüfen. Die Unterschiede des Bandschlusses auf der medialen und lateralen Seite müssen hier ebenfalls erwähnt werden. Ganz allgemein ist die laterale Seite vermutlich wegen ihrer größeren Rotationsmöglichkeit lockerer als die mediale. Jede Bandlockerung führt ihrerseits zu einer Vergrößerung der Rotationsfreiheit. Wir sehen darin einen Grund für die häufiger festzustellende Instabilität auf der Außenseite, da dort wegen der Konvexität der Tibiagelenkfläche der Abstand Femurkondylus-Tibiaplateau bei einer geringgradigen Rotationsverschiebung schon erheblich zunimmt. Die objektive Beurteilung wird somit lateral besonders schwierig.

Die Prüfung der vorderen und hinteren Stabilität

Dem Untersucher eines Kniegelenks präsentiert sich sowohl die hintere wie auch die vordere Instabilität beim Zug an der Tibia als eine pathologische Bewegungsfreiheit der Tibia nach vorne. Im Fall der vorderen Instabilität ist die normale Mittellage des Femurs auf der Tibia Ausgangspunkt der Bewegung. Im Falle der hinteren Instabilität liegt die Tibia zu Beginn der Prüfung wegen der Schwerkraft in einer pathologischen hinteren Ruhestellung und wird vom Untersucher in die normale Mittellage nach vorne gezogen. Deshalb gilt der wichtige Merksatz:

> Jede vordere Schublade ist erst dann eine vordere Schublade, wenn der Beweis erbracht ist, daß keine hintere Schublade vorliegt.

Untersuchung in Extension

Es gibt vordere und hintere Schubladeninstabilitäten, welche sogar in Extension deutlich festgestellt werden können. Sie sind ein Zeichen für den außerordentlichen Schweregrad der frischen Verletzung oder der chronischen Instabilität. Trillat [359] hat schon früh auf die *extensionsnahe Schublade, „le tiroir en extension“* als funktionell besonders bedeutungsvoll hingewiesen. Geringfügige Schubladenfreiheiten in Extensionsnähe stören den Patienten oft viel stärker als solche von größerem Ausmaß bei 90° Flexion.

Untersuchung in Flexion

Jeder Untersucher hat in Einzelheiten seine eigenen Methoden. Die vordere Schublade muß aber in mehreren Flexionslagen geprüft werden, weil sie nicht in jeder Lage gleich deutlich erscheint.

Der Lachmann-Test [in 343]

Es handelt sich dabei um eine Prüfung der vorderen Schublade bis zu ca. 30° Flexion. Dieser Test ist besonders wichtig, weil dabei eine positive vordere Schublade mit großer Sicherheit eine vordere Kreuzbandruptur bedeutet.

Bei 20–30° Flexion ist die vordere Instabilität deswegen besonders gut zu finden, weil der Tractus die quere Flexionsachse überstreicht und damit in dieser Bewegungsphase für die aktive Stabilisierung an Bedeutung verliert, was u.a. auch beim Slocum-Test ausgenützt wird. Bei 20–30° Flexion ist zudem auch das Lcm nicht besonders straff.

Beim Test wird deswegen mit je einer Hand der Tibiakopf und die Kondylenrolle gefaßt und die vordere Stabilität in der erwähnten Flexionslage geprüft.

Auch isolierte vordere Kreuzbandrupturen werden auf diese Weise erfaßbar, während vordere Instabilitäten bei einer Flexionslage von 90° praktisch eine Mitverletzung des Semimembranosusecks bedeuten.

Eine weitere wichtige Stellung für die Untersuchung der anteroposterioren Instabilität entspricht einer Flexionsstellung von 60–90°. Der liegende Patient stellt mit gebeugtem Knie seinen Fuß auf die Unterlage. Zuerst beobachtet man von der Seite, ob die Tibia nach hinten durchhängt (Abb. 161). Dies ist die wichtigste Möglichkeit festzustellen, ob es sich um eine hintere, eine vordere oder eine vordere und hintere Instabilität handelt. Der Patient muß sich völlig entspannen, damit die Tibia mit dem Gewicht des Unterschenkels durchhängen kann. Gelegentlich ist dies erst nach wiederholten Prüfungsabläufen möglich.

Läßt man dann den Patienten langsam nur den Fuß von der Unterlage abheben, ohne daß er den Oberschenkel bewegt, dann sieht man, wie sich zuerst nur das Tibiaplateau un-

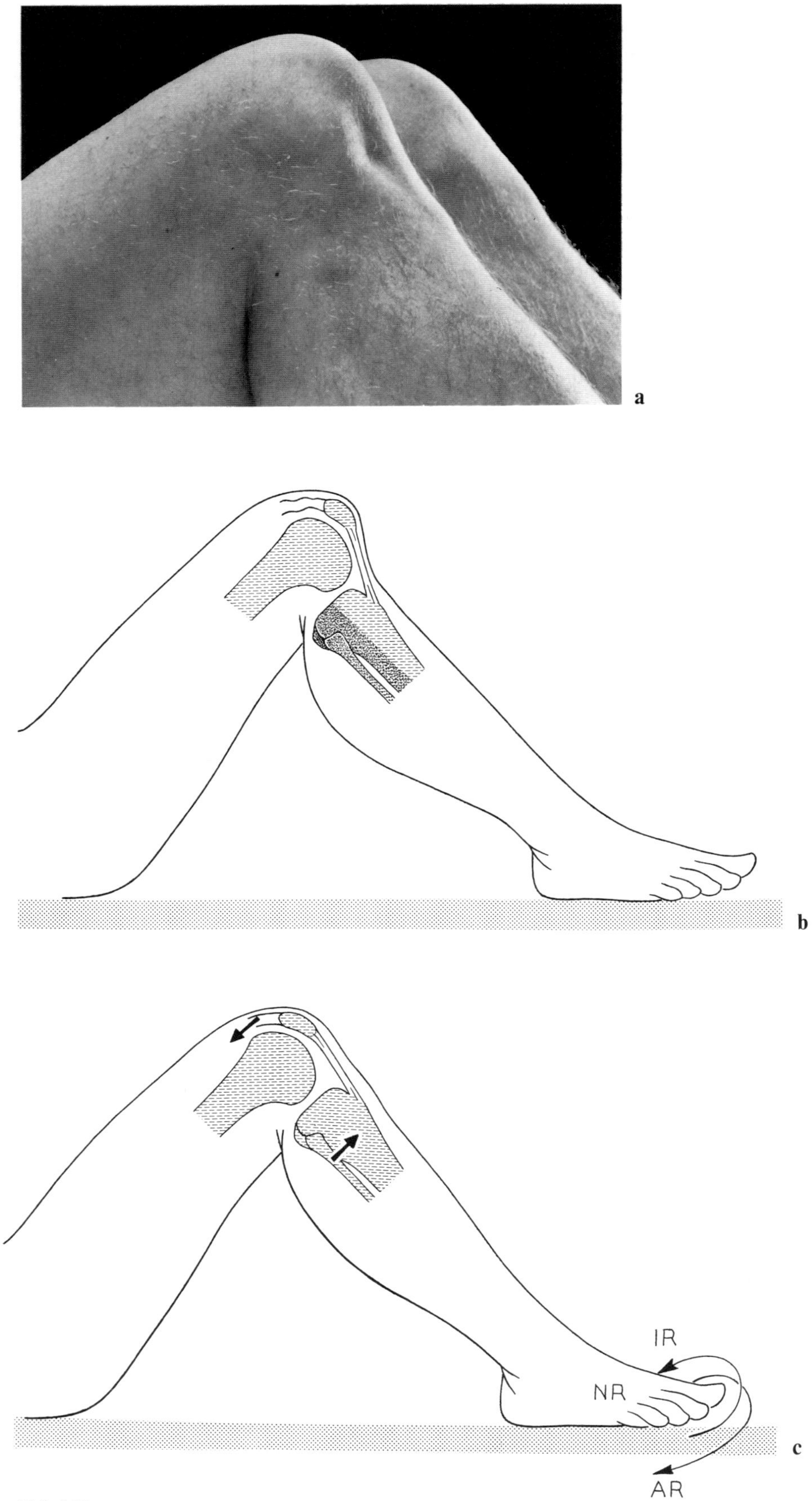

Abb. 161a–c

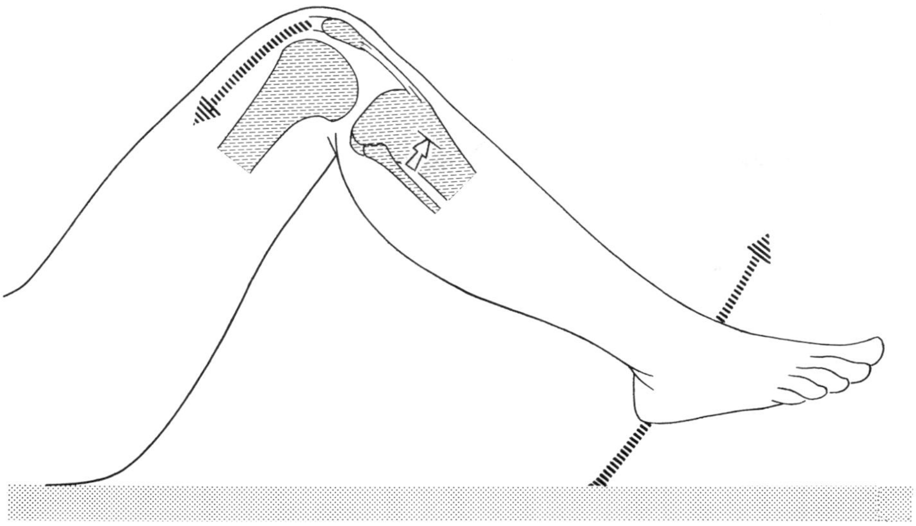

d

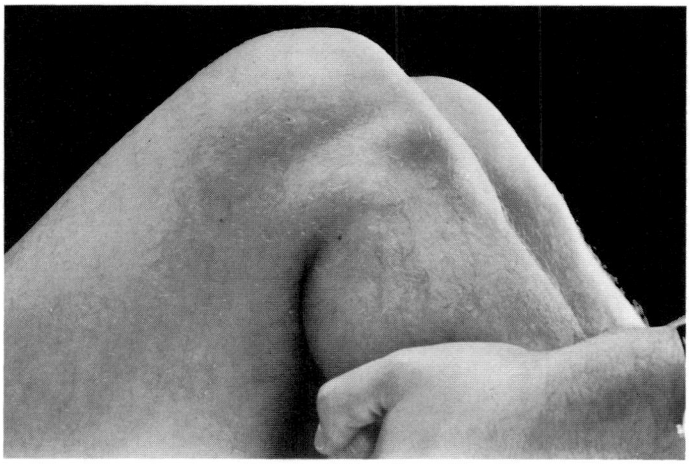

e

Abb. 161a-e. Die „hintere Schublade" wird sehr oft fälschlicherweise als „vordere Schublade" interpretiert, weil die Tibia im geschädigten Kniegelenk nach hinten hängt und dem Untersucher beim Prüfen des vorderen Schubladenphänomens entgegenkommt. **a** zeigt deutlich das „Nach-hinten-Hängen" der rechten Tibia gegenüber der Normalsilhouette des gesunden Kniegelenks; **b** Hängeposition der Tibia in hinterer Schubladenstellung als Ruheausgangslage. Beginnt nun der Patient, in dieser Flexionsstellung bei feststehendem Oberschenkelwinkel den Fuß anzuheben, dann führt die einsetzende Quadrizepsaktion als erstes zu einer Vorverschiebung der Tibia in die neutrale Ruheposition, bis das vordere Kreuzband gespannt ist(**c**). Erst dann erfolgt (**d**) die Abhebung des Fußes von der Unterlage; **e** die gleichen Kniegelenke (wie **a**), jetzt aber in manuell redressierter Normallage. Beide Silhouetten sind nun wieder gleich. Generell sind alle Schubladenuntersuchungen sowohl in *IR*, wie in *AR* als auch in *NR* des Unterschenkels auszuführen. Dabei gilt es besonders zu beachten, daß man nicht in extremen IR- oder AR-Stellungen prüft, da bei maximaler Verdrehung in beiden Richtungen auch ein stark instabiles Kniegelenk durch den Wringmechanismus passiv stabilisiert werden kann

ter dem Zug des Lig. patellae nach vorne bewegt, bevor sich der Fuß von der Unterlage ganz abhebt und das Knie langsam gestreckt wird. Dieselbe Vorverschiebung der Tibia kann der Untersucher nachher manuell wiederholen, wenn er mit seiner Hand den Unterschenkel nach vorne zieht. Im Falle einer hinteren Schublade reponiert er so die Tibia aus der pathologischen hinteren Ruheposition in die neutrale Normalposition (Abb. 161e). Liegt keine vordere Schublade vor, dann schlägt das Knie in dieser Neutralstellung fest an, sobald das vordere Kreuzband angespannt ist (Abb. 163c).

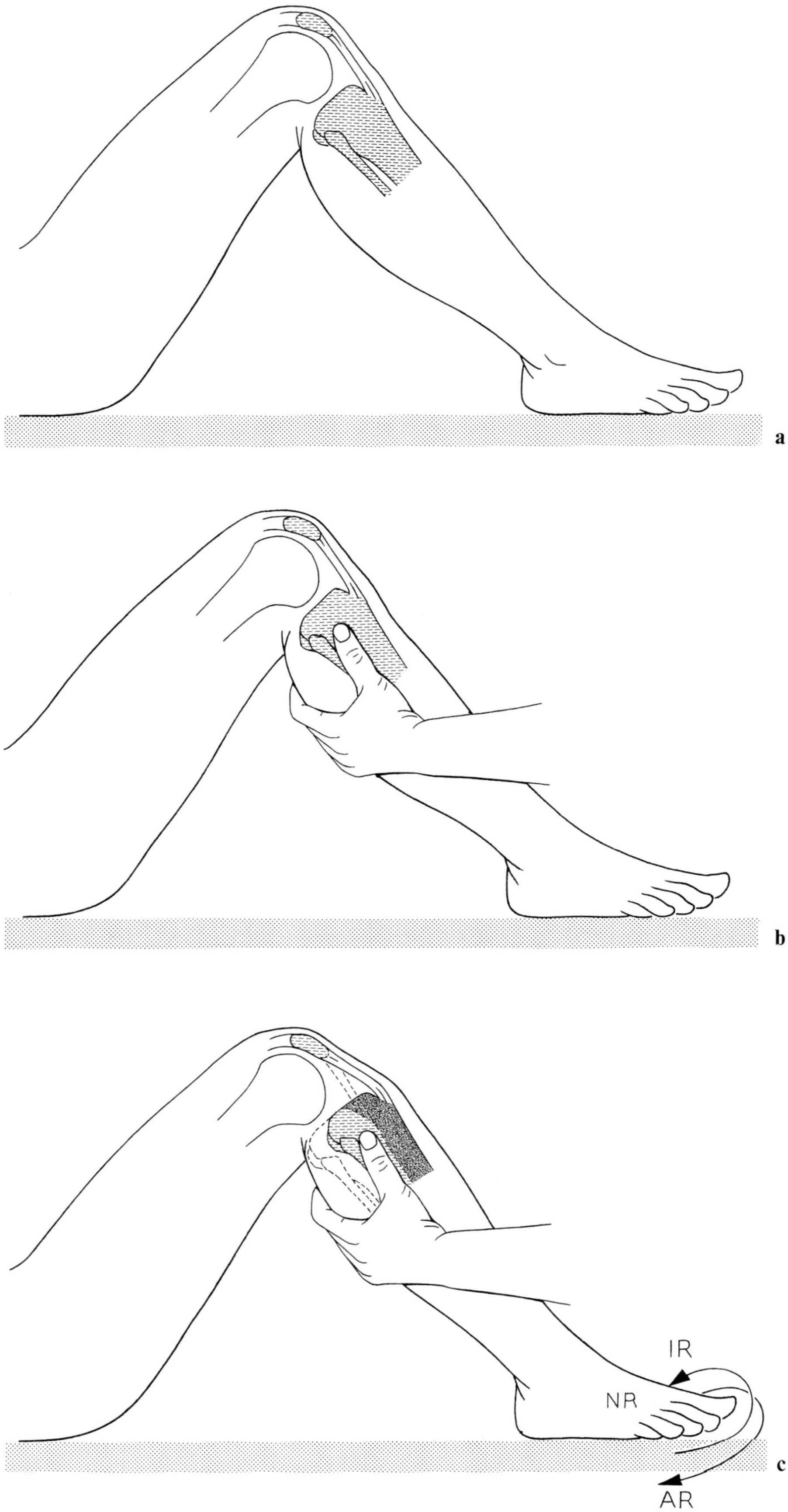
a
b
IR
NR
c
AR

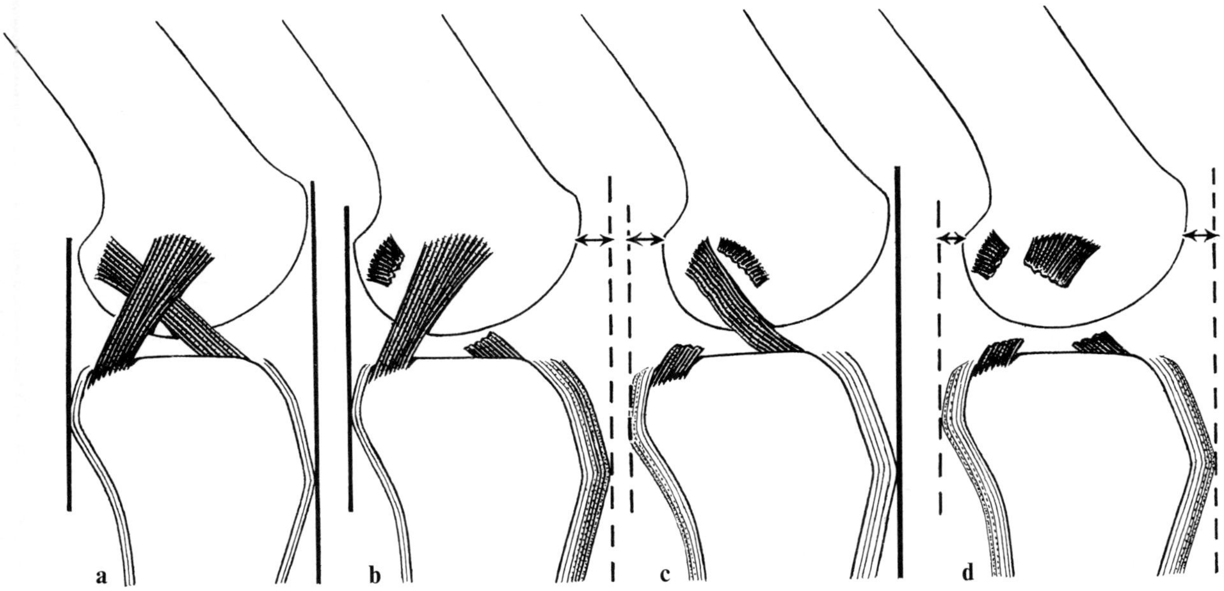

Abb. 163a-d. Die Prüfung einer vorderen, einer hinteren und einer kombinierten anteroposterioren Instabilität am gesunden und am verletzten Knie. **a** Am gesunden Kniegelenk findet sich auch bei unverletzten Bändern eine Spur Verschiebungsmöglichkeit der Tibia gegenüber dem Femur nach vorne und nach hinten. Diese ist in der Elastizitätsreserve des Systems und der einzelnen kollagenen Fasern begründet. Im Normalfall gibt es aber einen absoluten Stop der Bewegung *(senkrechte Striche)*, wenn die Fasern in den synergistisch wirkenden Bandkomplexen angespannt sind; **b** hier ist die Situation mit einem zerrissenen vorderen Kreuzband dargestellt. Nach hinten bleibt die leichte Verschiebbarkeit mit dem definitiven Stop, während nach vorne eine auslaufende Schubladenbewegung mit immer größer werdendem Widerstand festgestellt werden kann. Je nach Kraftanwendung kann die Schubladenbewegung kleiner oder größer sein. Ein plötzlicher Stop ist dann nicht mehr feststellbar; **c** zerrissenes hinteres Kreuzband. Nach vorne bleibt die Stabilität wie im Normalfall mit deutlich spürbarem Stop, während nach hinten ein zunehmender Widerstand gefühlt werden kann, ohne daß es zu einem plötzlichen Anschlag kommt; **d** beide Kreuzbänder sind zerrissen. In keiner Richtung findet man einen abrupten Anschlag, sondern nur die in zunehmenden Widerstand auslaufende Schubladenbewegung nach vorne und nach hinten

Liegt keine hintere sondern eine vordere Schubladenfreiheit vor, dann kann man die Tibia mit dem Unterschenkel aus der Neutralposition in eine echte vordere Schublade ziehen (Abb. 162). In diesem Fall ist es möglich, gegen das gespannte hintere Kreuzband einen deutlichen festen Anschlag zu spüren, wenn man die Tibia aus der vorderen Schubladenstellung nach hinten zurückstößt (Abb. 163b).

Sind beide Kreuzbänder intakt, dann ist dieser feste Anschlag sowohl nach vorne als auch nach hinten vorhanden (Abb. 163a). Eine anteroposteriore Verschieblichkeit von 2–3 mm kann normal sein, wenn dies auf der Gegenseite im gleichen Ausmaß auch der Fall ist. Sind beide Kreuzbänder zerrissen (Abb. 163d), dann findet man weder nach vorne noch nach hinter diesen besagten Anschlag. Die Untersuchungsbewegung wird dann durch den zunehmenden Widerstand der peripheren Band- und Kapselstrukturen exponentiell gebremst.

◁ **Abb. 162a-c.** Untersuchungspositionen zur Prüfung der vorderen Instabilität. **a** In der Ausgangslage wird das Tibiaplateau durch das intakte hintere Kreuzband in seiner regulären Position gehalten. **b, c** Die Hand des Untersuchers zieht die Tibia gegen die Schwerkraft und den Tonus der Flexoren bei einem insuffizienten Kreuzband nach vorne. Diese Prüfung des sog. Schubladenphänomens hat zuerst in *NR*, dann in *IR* und schließlich in *AR* zu erfolgen

Zur Erfassung der Rotationsinstabilität müssen alle Schubladenuntersuchungen in AR, NR und IR ausgeführt werden.

Schwierig bleibt die Beurteilung dann, wenn eine kombinierte vordere und hintere Instabilität vorliegt. In diesem Fall gibt es keinen normalen 0-Punkt mehr im System. Die gehaltene Röntgenaufnahme bringt jetzt die nötige Klärung.

Röntgenuntersuchung

Allgemein

Da es bei jedem instabilen Knie knöcherne Begleitläsionen geben kann, gehört ein Röntgenstatus mit zu jeder Untersuchung (Abb. 164).

Neben den üblichen Bildern in a-p Richtung und im seitlichen Strahlengang sind die sog. Brückenaufnahme (auch „Tunnelaufnahme") und die axialen Aufnahmen der Patella und der Trochlea wesentlich.

Die Brückenaufnahme ermöglicht eine genaue Beurteilung der Kreuzbandansatzstellen bei der Eminentia intercondylaris und an der Kondyleninnenseite, während das axiale Bild über eventuelle osteochondrale Frakturen im patellofemoralen Gelenkabschnitt Aufschluß geben kann.

Problematik der gehaltenen Röntgenaufnahme

Jede Untersuchung auf Instabilität ohne Narkose hat nur einen relativen Wert. Die meisten Patienten halten mit ihren aktiven Stabilisatoren unbewußt gegen die pathologische Bewegungsfreiheit, also gegen die vorhandene Instabilität und verschleiern sie. Sehr oft erlebt man, daß bei der ersten und weiteren Untersuchung scheinbar eine normale Bandstabilität vorliegt.

Erst wenn der Patient einmal ohne die unbewußte Abwehr überrascht wird, kann man deutlich eine Schublade finden. Untersucht man denselben Patienten noch in Narkose, kann man meist als Überraschung eine noch weit größere Schubladenfreiheit finden. Nicht selten kommt dann zu einer vorderen Schublade noch eine hintere dazu oder umgekehrt. Nur die radiologische Untersuchung in Narkose kann wirklich objektiv informieren. Dies ist aber aus praktischen Gründen nicht routinemäßig durchführbar.

Unerläßlich ist die gehaltene Prüfung in beiden Richtungen, also in vorderer und hinterer Position. Sogar dann ist der Aussagewert noch nicht ganz über alle Möglichkeiten einer Fehlinterpretation erhaben, da die pathologischen Rotationsfreiheiten des instabilen Kniegelenks das Resultat noch verfälschen können. Nur wenn man die vordere und die hintere Schublade auch im Röntgenbild in allen drei Rotationspositionen festhält, ist die Untersuchung soweit als möglich objekiv. Man muß also je nach Schwierigkeitsgrad des zu beurteilenden Falles entscheiden, wieviele Aufnahmen notwendig sind. Es ist bis heute auch mit Apparaten schwierig, in einem standardisierten Verfahren solche Aufnahmen in allen Rotationslagen wirklich objektiv reproduzierbar zu machen. Drei Bilder müßte man nach vorne gehalten in NR, IR und AR machen und anschließend in den gleichen Rotationslagen nach hinten gehalten. Im Idealfall müßten es also pro Knie bis sechs Röntgenaufnahmen sein, wobei sich diese Zahl verdoppelt, wenn man die gesunde Seite in den

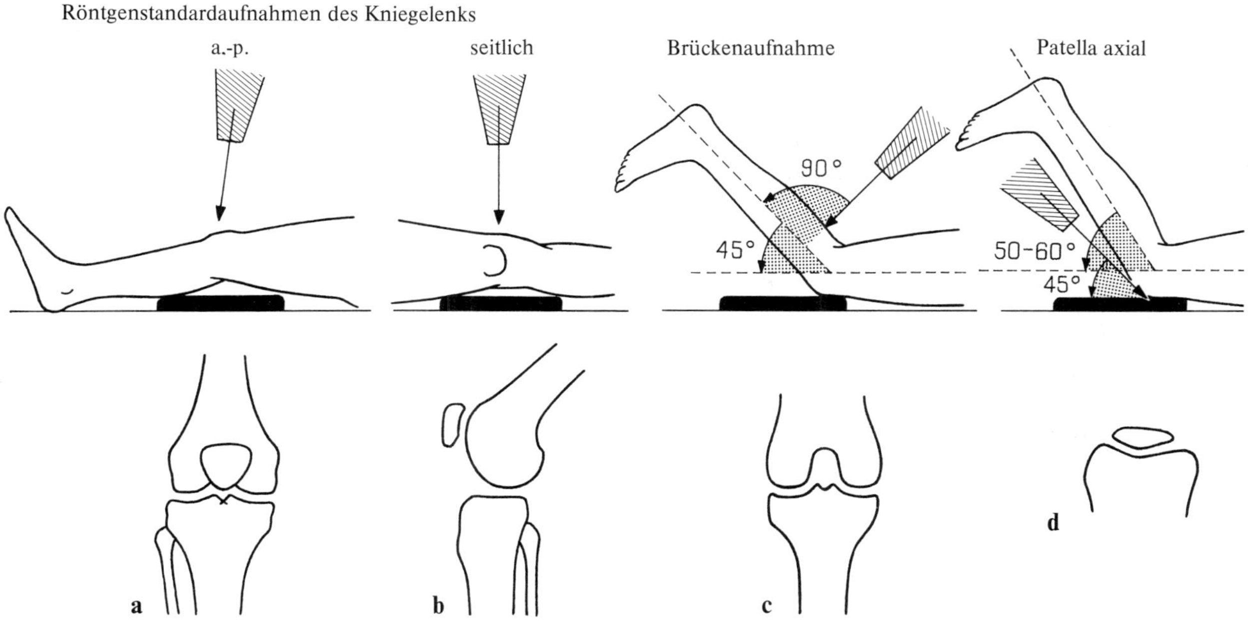

Abb. 164a-d. Zu jeder klinischen Untersuchung eines frischverletzten Knies gehört auch eine regelrichtige Röntgenuntersuchung, wobei neben **a** a.-p. und **b** seitlicher Projektion vor allem **c** die Darstellung der Fossa intercondylaris sehr wichtig ist. Hiermit können u. U. minimale ossäre Läsionen gesehen werden. Solche Läsionen im Bereich der Fossa intercondylaris geben oft sehr wichtige Hinweise für die Lokalisation von Abrissen der Kreuzbänder; jene in der Peripherie für Abrisse der Seiten- und Kapselbänder. Dies kann für die Wahl der Operationstaktik sehr wesentlich sein. **d** Auch die axiale Aufnahme der Patella ist von großer Bedeutung, weil sie osteochondrale Abscherfragmente von der Patella als auch von den Kondylenrollen zur Darstellung bringen kann. Nach Patellaluxation abgesprengte Knochenfragmente finden sich vor allem vor der Fossa intercondylaris und neben der lateralen Kondylenrolle oder im Recessus suprapatellaris. Abbildung aus Morscher [198]

Vergleich einbeziehen muß und sogar vervielfacht, wenn man auch noch die extensionsnahen Schubladen (Trillat-Lachmann) radiologisch festhalten will.

Bisher sind wir nicht systematisch in dieser Weise vorgegangen. Der Aufwand ist groß, so lange man die Bilder nicht routinemäßig auch in Narkose reproduzierbar vergleichen kann, obwohl dies für eine wissenschaftliche Auswertung von größtem Interesse wäre.

Individuelle Streubreite der Normalwerte

Jacobsen [146] untermauerte mit seinen Untersuchungen die Erfahrungstatsache, daß sehr große Unterschiede von Mensch zu Mensch bestehen. Es ist deswegen notwendig, daß man bei allen Untersuchungen immer erst am unverletzten Knie der Gegenseite Maß nimmt, bevor man die eigentliche Untersuchung des verletzten Knies vornimmt. Erst so kann der Untersuchung auch die individuelle Beurteilung der Befunde folgen.

Für die Unterschiede zwischen einzelnen Personen und den Geschlechtern gibt Jacobsen (1976) folgende Normalwerte an:

- Mediale Aufklappbarkeit in 30° Flexion 5,8 - 12,1 mm (Frauen 5,2 - 9,8 mm)
- Laterale Aufklappbarkeit in 30° Flexion 9,2 - 16,9 mm (beide Geschlechter)
- Vordere Schublade in 90° Flexion 0 - 5 mm (beide Geschlechter)
- Hintere Schublade in 90° Flexion 0 - 5 mm (beide Geschlechter)

Nach seinen Vorstellungen liegt auch erst dann ein echter pathologischer Befund vor, wenn im Vergleich zur Gegenseite eine Instabilität von 3 mm und mehr vorliegt. Jedenfalls muß ein klarer Unterschied feststellbar sein, wenn therapeutische Konsequenzen gezogen werden sollen.

Hilfslinien zur Beurteilung gehaltener Röntgenaufnahmen

Zieht man am seitlichen Röntgenbild in NR eine Gerade, welche bei 90° flektiertem Knie den hinteren Teil der Kondylenrolle und den hinteren Teil des Tibiaplateaus tangential berührt, dann verläuft diese Linie parallel zur hinteren Längsbegrenzung des Tibiaschaftes. Sie steht im Normalfall senkrecht.

Liegt eine vordere Schublade vor, dann mißt man zur Objektivierung in mm den Abstand des hinteren Tibiaplateaus von der Senkrechten aus der hinteren Kondylenbegrenzung.

In umgekehrter Richtung überragt bei einer hinteren Schublade das Tibiaplateau diese Senkrechte nach hinten, was ebenfalls in mm gemessen werden kann (Abb. 165 und 166).

Die Prüfung der Rotationsstabilität

Seit Slocum und Larson [324] erstmals über die Rotationsinstabilität publiziert haben, ist es allgemein bekannt, daß es neben einer medialen und lateralen Aufklappbarkeit und neben vorderer und hinterer Schublade auch die Rotationsinstabilitäten gibt.

Grundsätzlich prüft man diese pathologischen Rotationsfreiheiten wie die Schubladenbeweglichkeit am gebeugten Kniegelenk. Dies kann, wie es bei Slocum und Larson sehr gut illustriert ist, mit aufgelegtem Fuß erfolgen, so wie Abb. 161 und 162 die Prüfungsstellung bei der Schubladenfreiheit zeigen, oder aber am hängenden Unterschenkel bei rechtwinklig gebeugtem Knie (Abb. 167). Wir benützen diese letztere Untersuchungsstellung zusätzlich sowohl für die Untersuchung der Rotationen als auch der Schubladen, weil sich manche Patienten in dieser Position mit hängendem Unterschenkel besser entspannen können. Zum Abschluß, wenn die bisherige Bilanz vorliegt und der Patient inzwischen das Entspannen gelernt hat, muß auch die schwierigere Prüfung der Rotationsstabilität *in Extensionsnähe* erfolgen.

Das Wesentliche bei diesen Rotationsprüfungen ist die systematische Untersuchung der anteroposterioren Schubladenfreiheit in den drei Rotationsstellungen:

Neutralrotation (NR), Außenrotation (AR), Innenrotation (IR)

Damit ermöglicht man ein verfeinertes Erfassen der Instabilität.

Eine vordere Schublade in NR von ++
in AR +++
in IR von 0
bedeutet eine pathologische Rotationsfreiheit in den *anteromedialen* Quadranten hinein.

Abb. 166a, b. Normale und gehaltene Aufnahme zur Darstellung der vorderen Schublade. Wiederum wird in der Schubladenposition eine zweite Parallele ans hintere Tibiaplateau gezogen, damit man die Schubladendistanz in mm messen kann ▷

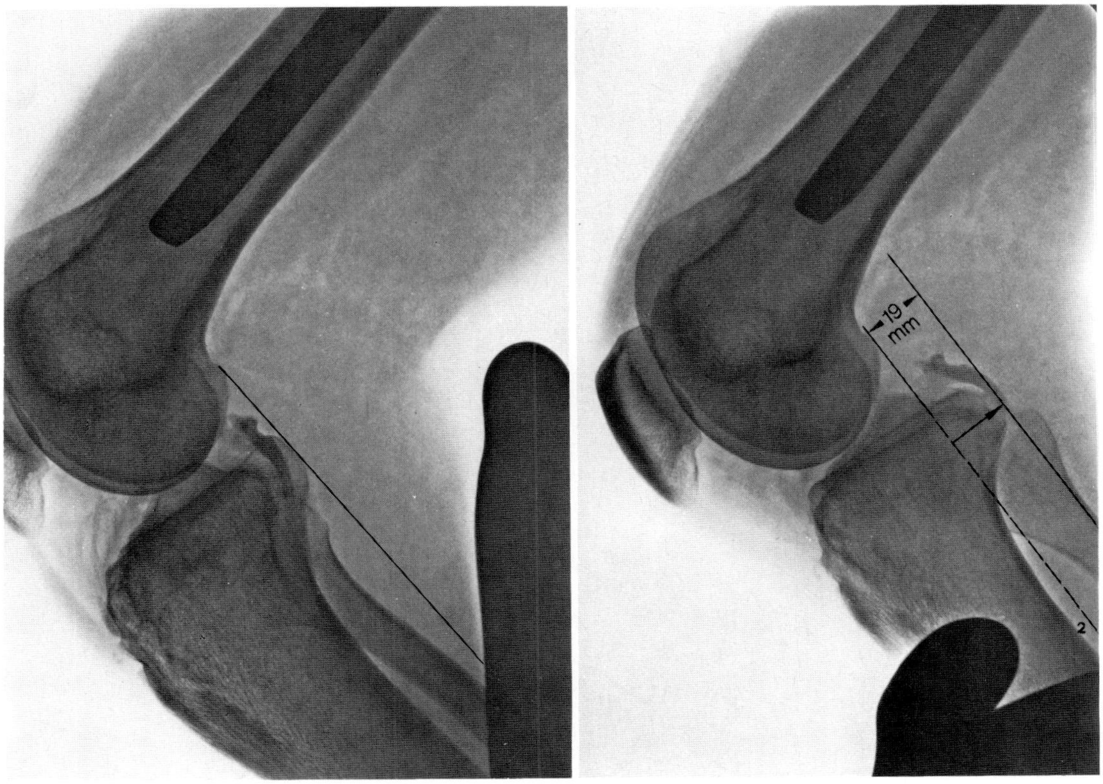

a b

Abb. 165a, b. Normale und gehaltene Aufnahme zur Darstellung der hinteren Schublade. Die gehaltene Aufnahme **b** ist vor allem dann wichtig, wenn vordere und hintere Instabilitäten zusammen vorkommen. Wegen der individuellen Unterschiede empfiehlt sich ein Vergleich mit der gesunden Gegenseite. Zur Vermessung der vorderen und hinteren Instabilität zieht man bei 90° Flexion vom dorsalen Rollenende des Femurkondylus aus eine Linie nach distal, welche parallel zur dorsalen Schaftbegrenzung der Tibia verläuft und tangential am hinteren Tibiaplateau vorbeizieht. In hinterer Schubladenposition zieht man erneut tangential am hinterenTibiaplateau vorbei eine Parallele und kann so den Abstand dazwischen in mm messen

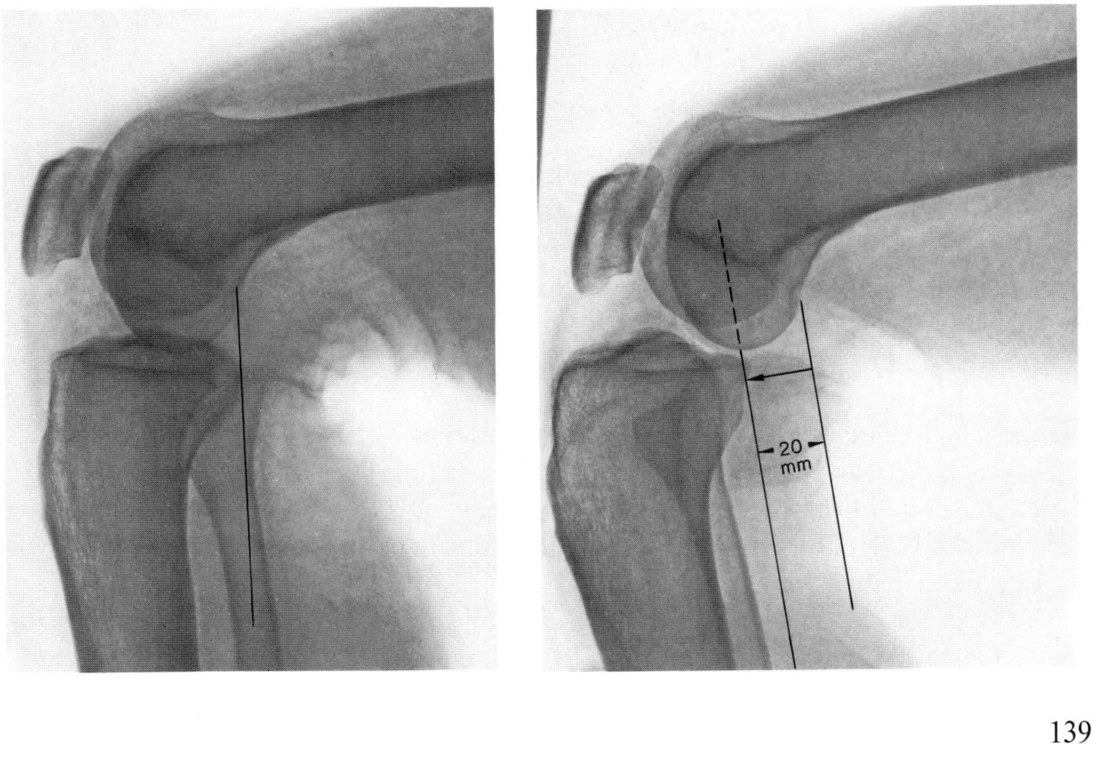

a b

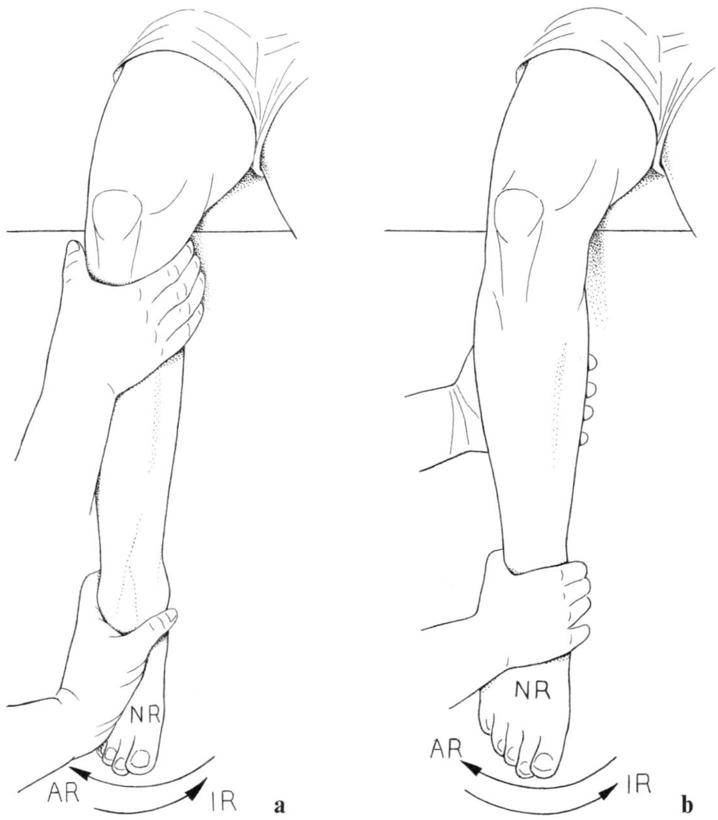

Abb. 167a, b. Die klinische Schubladenprüfung ist nur dann aussagekräftig, wenn der Patient entspannt ist und seine aktiven Gegenkräfte möglichst ausschaltet. Dies ist besser möglich, wenn der Patient sitzt und seine Unterschenkel bei rechtwinklig gebeugtem Kniegelenk über den Untersuchungstisch locker hängen läßt

Eine vordere Schublade in NR von +
in AR von 0
in IR von ++
bedeutet hingegen eine Instabilität in den *anterolateralen* Quadranten hinein.

In beiden Fällen ist eine vordere Kreuzbandinsuffizienz der zentrale Befund.

Die beiden vorderen Rotationsinstabilitäten, anteromedial und anterolateral, sind viel leichter zu erfassen als die beiden hinteren, also posterolateral und posteromedial. Die hinteren sind eher versteckt und müssen durch geeignete Prüfung mit hängendem und mit aufgestütztem Unterschenkel in NR, AR und IR gesucht werden.

Die pathologischen Zusammenhänge bei den Rotationsinstabilitäten

Unsere folgenden Darstellungen basieren auf einem 1972 veröffentlichten Schema von Castaing et al. [47] und von Bousquet [32]. Auf Grund neuerer Kenntnisse zur Physiologie der Ligamente haben wir es ergänzt.

Die Basis für alle Beurteilungen ist die Kenntnis funktioneller Synergismen. Das bedeutet, daß jeweils nicht nur *ein* Band im Knie für eine ganz bestimmte Funktion verant-

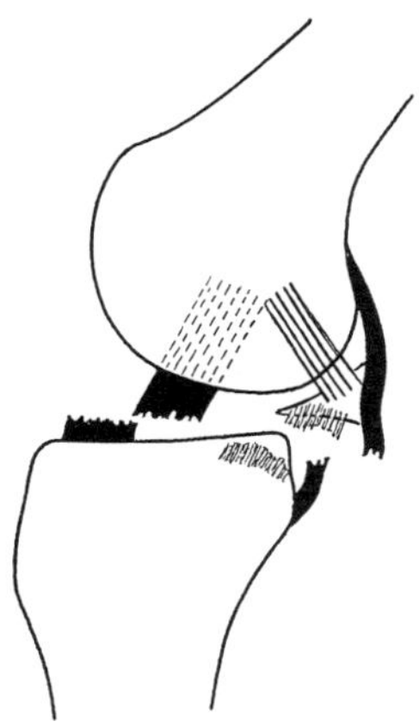

Abb. 168. Die festgestellten Instabilitäten werden als Funktionsausfall der beteiligten Ligamente analysiert. Dabei führen die Kenntnisse von den synergistisch harmonierenden Bandfunktionen diagnostisch weiter. So ist z.B. bei einer markanten vorderen Schublade in *NR* und *AR* neben einer Ruptur des vorderen Kreuzbandes immer auch ein Riß im Bereich des Semimembranosusecks vorhanden

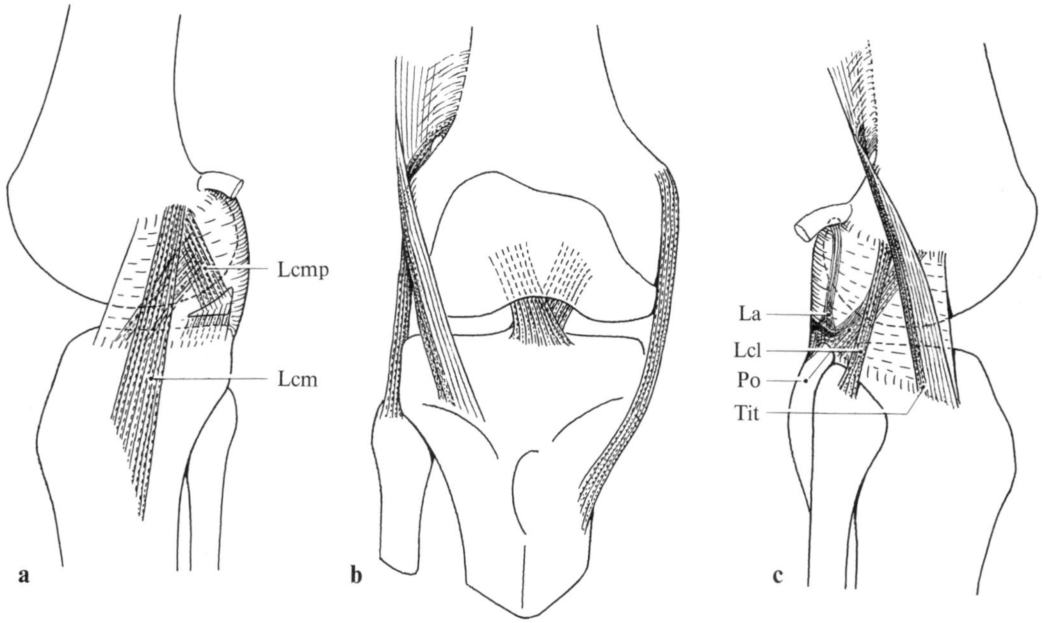

Abb. 169a-c. Halbschematische Darstellung der Bandstabilität am Knie in Extension. Gespannt sind Lcm, Lcmp, Lftla, Lcl, Popliteuseck, der Kapselvorhang, Lca, Lcp

wortlich ist, sondern zwei und mehr, wie wir das beispielsweise bei der Beschreibung des Semimembranosusecks schon dargelegt haben (Abb. 168).

Das modifizierte Schema von Bousquet illustriert einen solchen Synergismus zwischen vorderem Kreuzband und Lcmp mit dem Meniskushinterhorn. Nur wenn beide Strukturen zusammenwirken, ist eine normale Stabilität zu erwarten.

Bandstabilität am Knie in Extension

Beobachtet man nun am *gestreckten Knie* (Abb. 169)[2], welche Bänder für die Stabilität in Extension verantwortlich sind, dann sieht man, daß medial sowohl das Lcm wie auch das

[2] Die Abb. 169–176 in Anlehnung an Castaing et al. [47]

Lcmp ganz angespannt sind. Auf der Außenseite sind es von vorne nach hinten das Lftla, das Lcl und das Popliteuseck.

Hinten ist der ganze Kapselvorhang angespannt.

Im Zentrum sind die beiden Kreuzbänder angespannt.

Bandstabilität bei 30° Flexion in NR

Bei 30° Flexion in NR ändert sich das Bild nach dem Castaing-Schema (Abb. 170). Der hintere Kapselvorhang ist in seinen nur passiv stabilisierenden Anteilen erschlafft. Die Seitenbänder medial und lateral sind weniger gespannt, aber nicht schlaff. Im Zentralpfeiler ist das vordere Kreuzband kaum angespannt, während das hintere straff ist.

Bandstabilität bei 30° Flexion in AR

Bei 30° Flexion in AR (Abb. 171) werden die peripheren Ligamente medial und lateral angespannt, während sich die beiden Kreuzbänder im Zentrum lockern.

Bandstabilität bei 30° Flexion in IR

Bei 30° Flexion in IR (Abb. 172) sind auf der medialen Seite das Semimembranosuseck, im Zentralpfeiler die beiden Kreuzbänder und auf der lateralen Seite das Lftla, das Lig. arcuatum und evtl. die Popliteussehne (reflektorisch aktiv) gespannt, während sich die Kollateralbänder Lcm und Lcl entspannen.

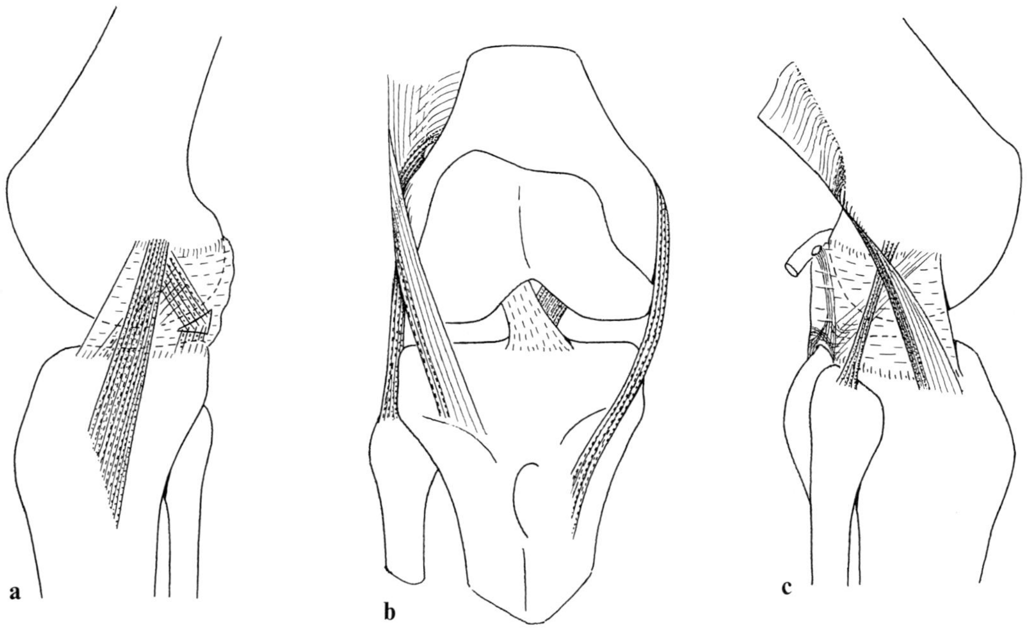

Abb. 170a-c. Bandstabilität bei 30°Flexion in NR. Leichter gespannt sind Lcm, Semimembranosuseck, Lftla, Lcl, Lcp. Locker ist das Lca

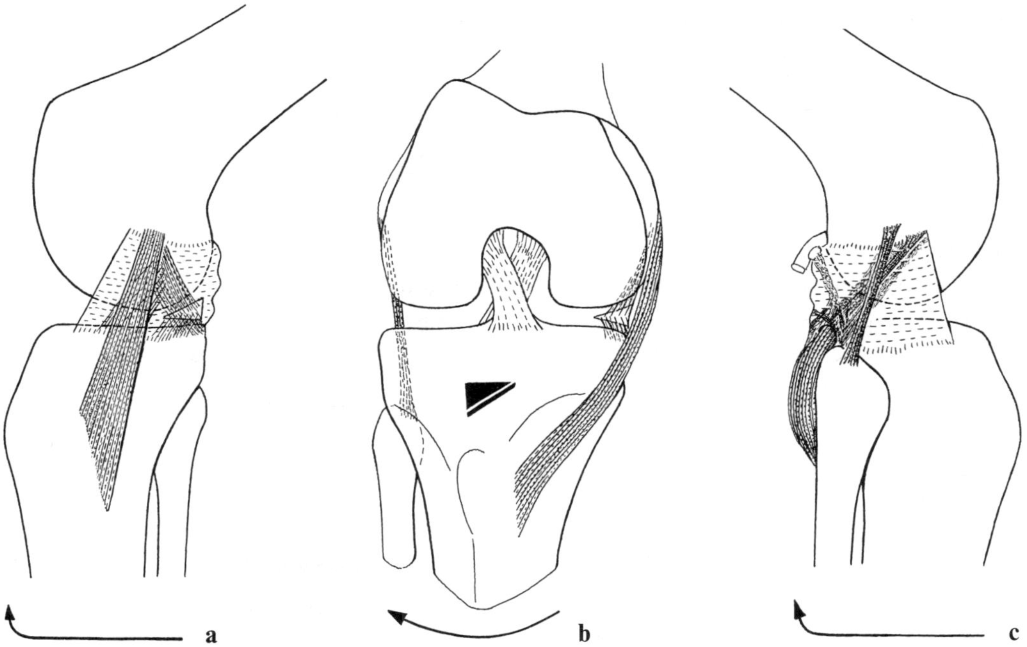

a b c

Abb. 171a-c. Bandstabilität bei 30°Flexion in AR. Gespannt sind Lcm, Semimembranosuseck, Lcl, Popliteuseck. Locker ist das Lca, weniger locker das Lcp

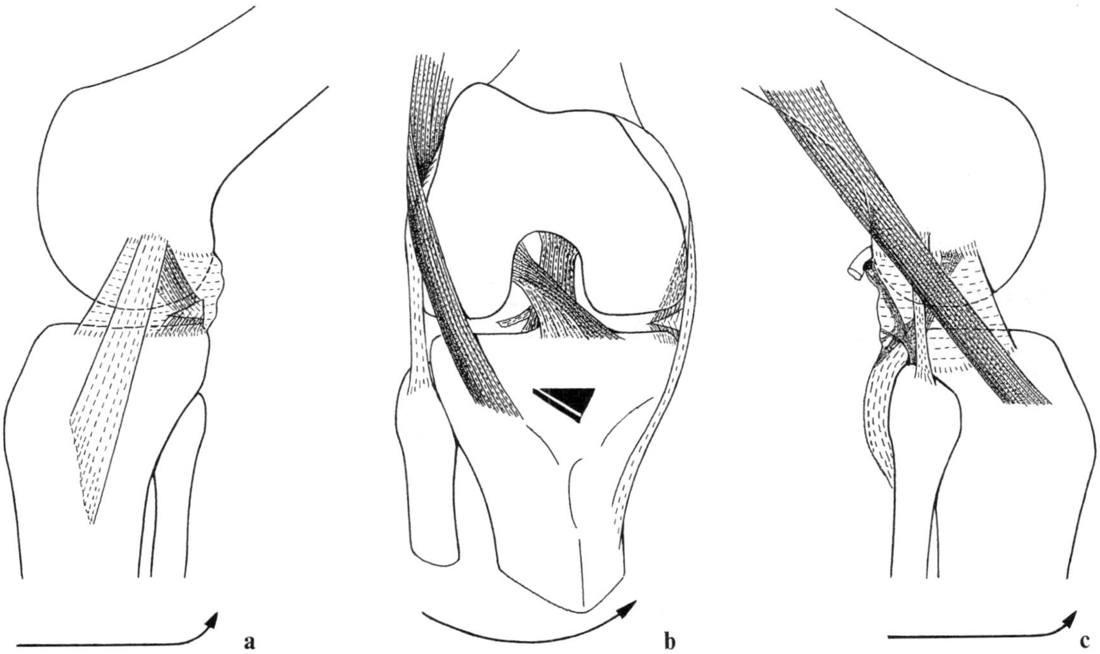

a b c

Abb. 172a-c. Bandstabilität bei 30° Flexion in IR. Gespannt sind Semimembranosuseck, Lftla, Lig. arcuatum, Lca, Lcp. Locker sind Lcm und Lcl

Bandstabilität in 30° Flexion bei Vorschub der Tibia

In 30° Flexion bei Vorschub der Tibia (Abb. 173) spannt sich

in NR in erster Linie das vordere Kreuzband und weniger das Semimembranosuseck und das Lftla, während sich

in AR das Lcm und das Lcmp besonders spannen und das vordere Kreuzband und das Lftla locker werden.

In IR wird der Tractus mit seinem Lftla am meisten gespannt, dann folgen die Kreuzbänder und auch das Semimembranosuseck (vgl. Abb. 95).

Deshalb ist am gesunden Knie die normale vordere Schubladenfreiheit in NR mit ca. 2 mm am größten, während sie in AR und IR durch die Verwringung der peripheren Ligamente deutlich kleiner bis zu 0 mm wird.

Bandstabilität in 30° Flexion bei Vorschub der Tibia mit durchtrennten Innenbändern Lcm und Lcmp (Abb. 174)

Es spannt sich in *NR* unverändert das vordere Kreuzband am meisten an, und die vordere Schublade bleibt unverändert ca. 2 mm.

In *IR* bleibt die Situation ebenfalls unverändert, und die Schublade wird praktisch auf 0 mm reduziert.

In *AR* dagegen fehlt die Stabilisationswirkung durch das Lcm und das Lcmp und die ganze Spannung liegt jetzt auf dem Lca. Dieses kann aber nicht verhindern, daß es zu einer Vergrößerung der Schubladenfreiheit bis zu 5 mm kommt. *Es entsteht also eine anteromediale Rotationsinstabilität.*

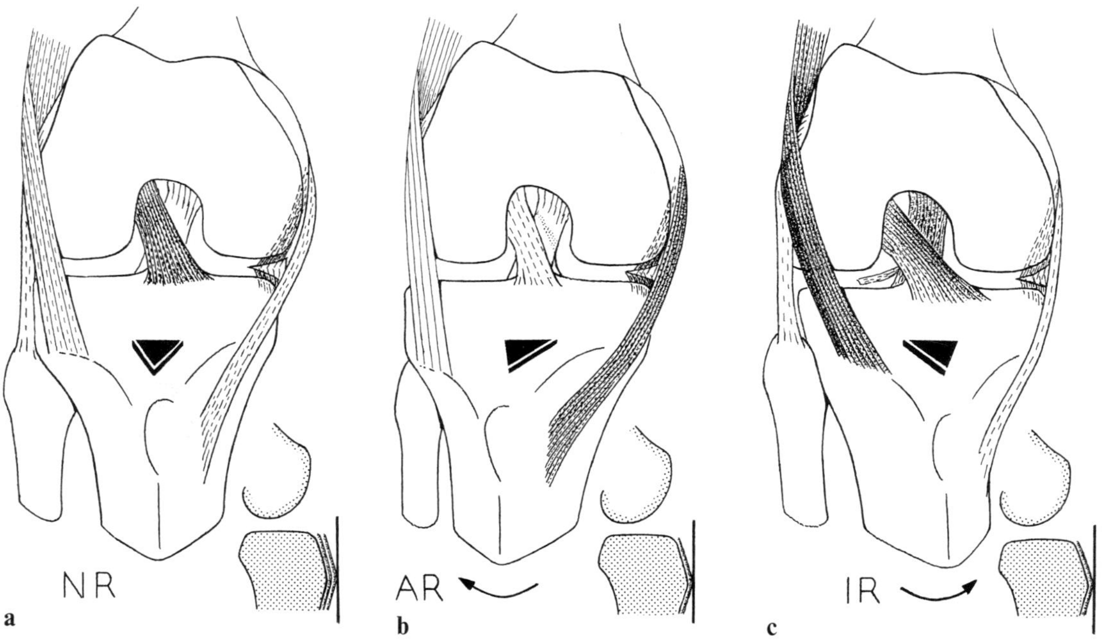

Abb. 173a-c. Bandstabilität in 30° Flexion bei Vorschub der Tibia (Prüfung des vorderen Schubladenphänomens). **a** In *NR* ist gespannt Lca; leicht gespannt Semimembranosuseck, Lftla; **b** in *AR* sind gespannt Lcm, Semimembranosuseck, Lcl; entspannt Lca, Lcp, Lftla; **c** in *IR* sind gespannt Lca, Lcp, Lftla; leicht gespannt Semimembranosuseck. Am meisten vordere Schubladenfreiheit am normalen Knie ist innerhalb der Elastizitätsgrenze in *NR* vorhanden. In *AR* und *IR* wird durch die Verwringung der peripheren Band- und Kapselstrukturen die Stabilität der Tibia nach vorne größer, die Schubladenfreiheit wird dadurch kleiner und in extremer *AR* und *IR* sogar null

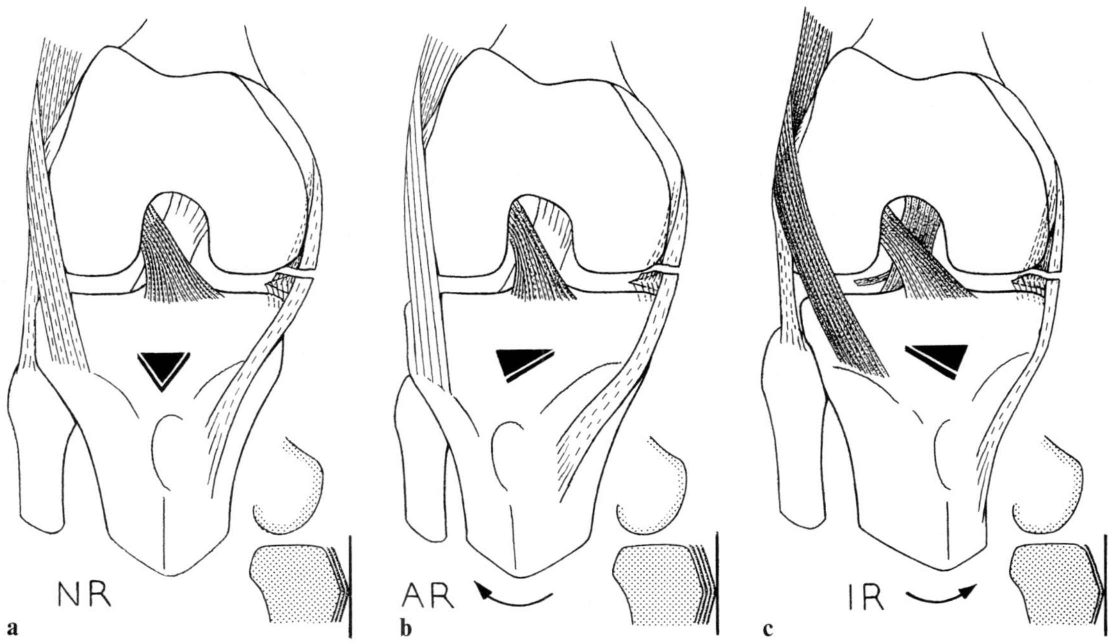

Abb. 174a-c. Bandstabilität in 30° Flexion bei Vorschub der Tibia mit durchtrennten Innenbändern. **a** Nach Durchtrennung von Lcm und Lcmp bleiben die vorderen Schubladenverhältnisse in *NR* genau gleich wie am unversehrten Knie (Abb. 173); **b** in *AR* dagegen versagt die Haltefunktion des Lcm und des Semimembranosusecks und es kommt zu einer zusätzlichen, pathologischen *AR*-Freiheit, bis das Lca die Bewegung bremst. Die Schubladenfreiheit nach vorn wird in dieser *AR* größer als in *NR;* **c** in *IR* bleibt die vordere Stabilität wieder normal, denn die beiden Kreuzbänder sind jetzt ganz gespannt und dazu ist auch das Lftla straff. Die vordere Schubladenfreiheit in IR ist daher gering bis null wie am gesunden Knie

Bandstabilität in 30° Flexion bei Vorschub der Tibia mit durchtrenntem vorderem Kreuzband (Abb. 175)

Es fehlt in *NR* die Stabilisierung durch das vordere Kreuzband. Die ganze Spannung liegt auf dem Lcm, dem Lcmp und dem Lftla. Diese medialen und lateralen peripheren Ligamente sind aber nicht in der Lage, die vordere Stabilität ganz zu gewährleisten, und es kommt zu einer Schubladenfreiheit von zusätzlichen 2–3 mm.

In *AR* ist die Stabilität wieder normal ohne vordere Schublade, wobei das Lcm mit dem Lcmp die ganze Spannung übernimmt.

In *IR* ist die Stabilität ebenfalls wieder normal ohne vordere Schublade, und der ganze Spannungszug wird vom Lftla und vom Semimembranosuseck übernommen.

Es kommt hier zu einer reinen, vorderen Instabilität in NR, also zu keiner Rotationsinstabilität.

Die Bandstrukturen der Außenseite als Stabilisatoren bei 30° Flexion in verschiedenen Streßrichtungen (Abb. 176)

Bei Vorschub der Tibia hält der Tractus iliotibialis mit seinem Lftla die Hauptspannung, während das Popliteuseck auch einen, wohl kleineren Anteil der Spannung übernimmt.

Unter Varusstreß stabilisiert das Lftla, das Lcl und das Popliteuseck.

Bei Rückschub der Tibia sind es das Lcl und das Popliteuseck, welche die ganze Spannung auffangen, während das Lftla diesmal spannungsfrei bleibt.

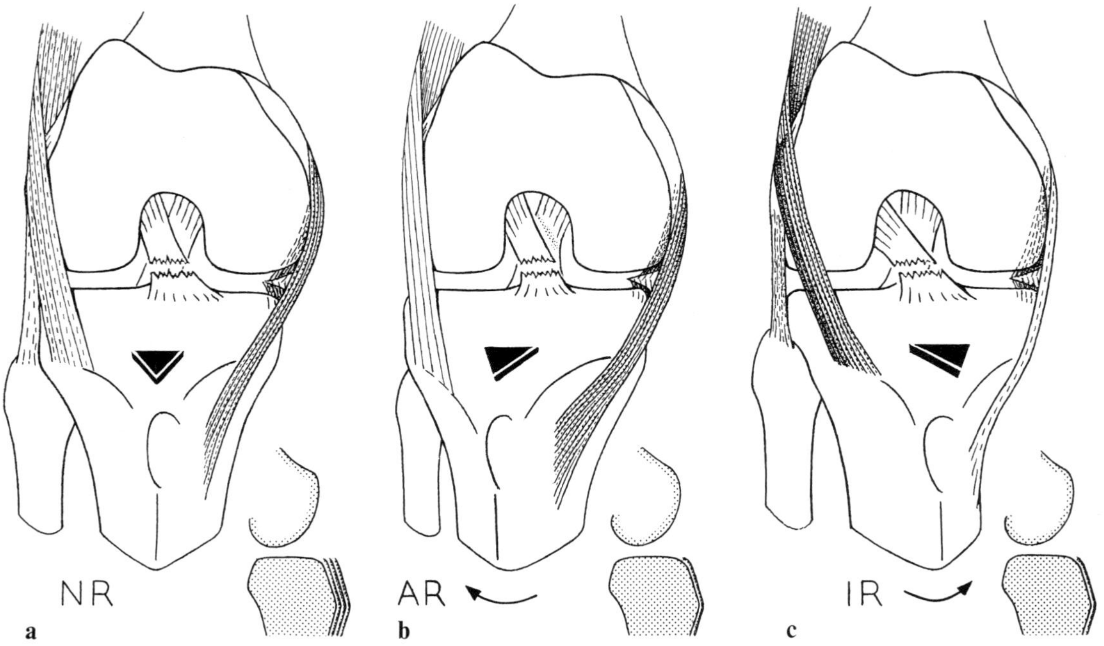

Abb. 175a-c. Bandstabilität in 30° Flexion bei Vorschub der Tibia mit durchtrenntem vorderem Kreuzband. **a** Bei isolierter Durchtrennung des Lca finden wir in *NR* eine größere Schubladenfreiheit als am unversehrten Knie. Eine Schubladenverschiebung nach vorne ist möglich, bis sich das Semimembranosuseck, das Lcm und das Lftla anspannen; **b** in *AR* ist die Situation gegenüber dem Normalfall unverändert, da dort das Lca auch locker ist und keine Haltefunktion hat; **c** ebenso unverändert ist die Stabilität in *IR*, weil das Lftla und das Semimembranosuseck das Gelenk durch Verwringung stabilisieren

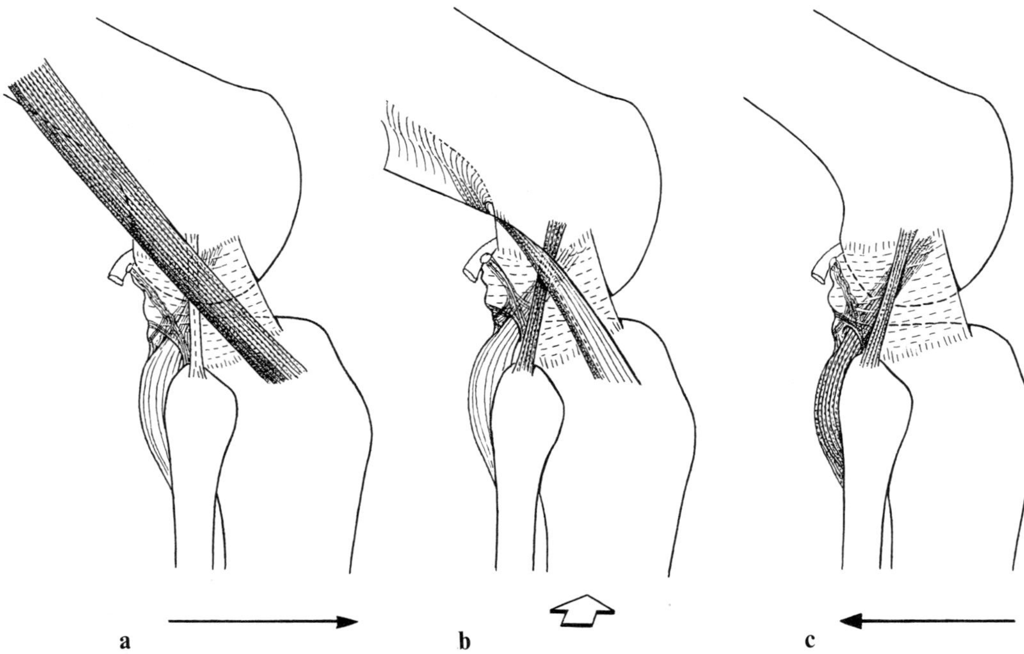

Abb. 176a-c. Die Bandstrukturen der Außenseite als Stabilisatoren bei 30° Flexion in verschiedenen Streßrichtungen. **a** Bei Vorschub der Tibia sind gespannt Lftla, Teile des Lig. arcuatum; **b** unter Varusstreß sind gespannt Lftla, Lcl, Teile des Lig. arcuatum mit der Popliteussehne; **c** bei Rückschub der Tibia sind gespannt Lcl, Popliteussehne und Teile des Lig. arcuatum

Kreuzbandinsuffizienz und laterale Subluxationsphänomene mit den entsprechenden Untersuchungstests

Subluxation bei vorderer Kreuzbandinsuffizienz

Die Insuffizienz des vorderen Kreuzbandes führt zu einer Desintegration des Roll-Gleit-Prinzips, was sich vor allem auf der lateralen Seite gut sichtbar abspielt und von uns schon 1976 [241] hervorgehoben wurde. Da im Normalfall die Rotationsachse medial von der Mitte durch das Gelenk geht (Abb. 91), bewegt sich das laterale Plateau bei den Rotationen ohnehin mehr nach vorne und hinten als das mediale, und wegen der Dorsalkonvexität des Plateaus gibt es auf der lateralen Seite eher Subluxationserscheinungen.

Lateral „pivot shift sign" nach McIntosh. Der Untersucher faßt den Fuß, hält das Bein daran in IR hoch, drückt mit der zweiten Hand den Unterschenkel von der Wade aus in Valgusstellung und bringt das Knie langsam in Flexion. Bei ca. 30–40° kommt es bei positivem Test zum schon eingangs beschriebenen Subluxationsschnappen (Abb. 34b–39b). Der Test ist positiv bei vorderer Kreuzbandinsuffizienz. Die zusätzliche Insuffizienz des Lftla und des Semimembranosusecks verstärken das Schnappphänomen. Eine große Valgusinstabilität hingegen verhindert die Auslösung mangels medialem Widerlager [153, 371].

Jerk-Test nach Hughston. Bei dieser Prüfung wird das Knie gut 60° flektiert, die distale Tibia in IR gefaßt und mit der zweiten Hand das Knie unter Valgusdruck gebracht. In dieser Stellung wird das Tibiaplateau nach ventral gedrückt und das Knie langsam gestreckt. Die Femurrolle bleibt dabei hinter dem Plateaukulminationspunkt am Gleiten, bis zwischen 30 und 20° Flexion die hinteren, sich anspannenden Strukturen des Popliteusecks das Tibiaplateau zurückziehen und die Subluxation mit einem Schnappphänomen beenden.

Dieser Test ist grundsätzlich bei den gleichen Verletzungen positiv wie beim „lateral pivot shift sign" nach McIntosh (s. oben), er ist aber nicht so regelmäßig auslösbar, auch wenn die entsprechenden Bandläsionen vorliegen.

Test nach Slocum. Der Patient liegt seitlich auf der Hüfte seiner gesunden Seite. Das Bein mit dem verletzten Knie liegt nur mit der Fußinnenseite auf, das Knie hängt durch. Der Untersucher faßt mit einer Hand am distalen Femur und mit der zweiten an der proximalen Tibia und flektiert langsam das Knie. Wiederum kann man bei etwa 30° Flexion ein Subluxationsphänomen beobachten, wenn eine vordere Kreuzbandinsuffizienz vorliegt.

In dieser Stellung liegt der Tractus über der Flexionsachse und ist somit als aktiver Stabilisator ausgeschaltet. Die Seitenbänder sind, wie beim Lachmann-Test (s. S. 131), relativ locker, was die Kreuzbandinsuffizienz besonders gut zur Darstellung bringt. Der Test kann deshalb ähnlich wie der Lachmann-Test verwertet werden.

Bei großer Valgusinstabilität ist das Subluxationsschnappen oft weniger gut zu demonstrieren.

Der besondere Vorteil dieses Tests liegt in der Entspannung des Patienten, die in der Seitenlage eher zu erreichen ist, als bei den anderen Tests.

Test nach Losee. Bei diesem Test wird ähnlich wie beim Jerk-Test von der Flexion in die Extension geprüft.

Bei Knieverletzung links steht der Untersucher links vom Patienten, faßt mit seiner linken Hand den Fuß und valgisiert mit seinem Bauch das in ca. 40° Flexion gebrachte Knie.

Mit seiner rechten Hand – Finger auf der Patella und Daumen hinten auf dem Fibulaköpfchen (cave N. peronaeum) – verstärkt er den Valgusdruck und schiebt den Tibiakopf gleichzeitig nach vorn. Während der weiteren Streckung, bei welcher der Unterschenkel mit dem Fuß einwärts rotieren darf, kommt es bei ca. 20° zu einem lateralen Schnappphänomen zwischen Femur und Tibia, wenn eine vordere Kreuzbandinsuffizienz mit anterolateraler Rotationsinstabilität vorliegt (Test nach McIntosh und Darby [215], Hughston [in 140], Slocum et al. [327], Losee et al. [201]).

Subluxationen bei hinterer Kreuzbandinsuffizienz

Rotations-Recurvatum-Test nach Hughston. Die Füße werden bei entspannten Beinen hochgehalten. Besteht an einem Knie eine Ruptur des hinteren Kreuzbandes, des Popliteusecks und des Lcl, dann hängt das betroffene Knie mit AR und Varusstellung in Rekurvation.

Hinterer Subluxationsschnapptest „umgekehrter, hinterer pivot shift" nach Jakob. Bei Ruptur von hinterem Kreuzband, Popliteuseck und Lcl kann das Tibiaplateau in Flexion nach hinten gedrückt werden, so daß die laterale Femurkondylenrolle vor dem Kulminationspunkt des Plateaus steht und während der nun folgenden Extensionsbewegung auch dort gleitet, bis sich bei der Streckung der laterale M. gastrocnemius und die Kapsel anspannen und das Femur schnappend in die normale Extensionsposition zurückziehen (Test nach Hughston [in 140], Jakob [153]). Es gibt also auch vordere und hintere Subluxationsschnappphänomene, so daß man sich wie bei den Schubladen genau vergewissern muß, ob man nicht eine hintere Instabilität fälschlicherweise für eine vordere gehalten hat. Es gibt also nicht nur *einen* „pivot shift", sondern mehrere ähnliche Phänomene, die ihren Ursprung alle in der Pathophysiologie des Kreuzbandpfeilers haben. Es wäre deswegen richtiger, sie mit dem Überbegriff „pivotal shifts" zu bezeichnen.

Klassifikation der Instabilitäten

Hughston et al. [137], Kennedy [in 312], Nicholas [252], Slocum und Larson [324] und Trillat [359] sind die Namen, die in diesem Zusammenhang besonders zu zitieren sind. Nicholas publizierte 1973 [252] das Schema der Einteilung in 4 Quadranten und Hughston veröffentlichte 1974 [136a] und 1976 [137] Grundsätzliches zum Thema. In jüngster Zeit hat Kennedy [in 312] mehrmals den aktuellen Wissensstand zusammengefaßt und Trillat [359] aufgrund der Banddurchtrennungen von Paillot systematisch eine läsionsbezogene Klassifikation aufgebaut, die uns wiederum als Basis für unsere Darstellung diente.

Noch sind nicht alle Unterschiede in den Bezeichnungen und in der Beurteilung verschwunden (Dexel [in 233]), doch zeichnet sich eine laufende weitere Annäherung ab. So können wir heute die folgenden Instabilitäten anführen:

Instabilitäten in einer Ebene oder um eine Achse

Bei Hughston [137] finden wir die Bezeichnung „straight instability", Kennedy [312] nennt sie „one-plane instability" und Trillat [359] spricht in diesen Fällen von einem „tiroir direct".

Mediale Instabilität um eine Achse

In Extension. Die Aufklappbarkeit im Valgussinne bedeutet eine Läsion des Lcm und des Lcmp und bei zunehmendem Ausmaß auch der medialen Hälfte des hinteren Kapselvorhangs; sie ist immer auch verdächtig auf eine Mitverletzung des Lcp.

Bei 30° Flexion. Eine kleine Öffnung unter Valgusstreß bedeutet eine Läsion des Lcm und Lcmp von Grad I bis II, evtl. III (Abb. 192e). Bei Flexion entfällt die Mitbeteiligung des intakten hinteren Kapselvorhangs für die Seitenstabilisierung.

Jede größere mediale Aufklappbarkeit ist mit einer Rotationsinstabilität verbunden und auf eine Kreuzbandverletzung verdächtig.

Laterale Instabilität um eine Achse

In Extension. Die Aufklappbarkeit im Varussinne bedeutet eine Läsion des Lcl, des Lftla (des Lig.-arcuatum-Komplexes und des Popliteusecks), der Bizepssehne ganz oder teilweise, des Lcp und evtl. des Lca.

Bei 30° Flexion. Eine kleine Öffnung im Varusstreß bedeutet eine mögliche Läsion des Lcl, des Lftla und des Popliteusecks.

Jede größere laterale Aufklappbarkeit ist mit einer Rotationsinstabilität verbunden.

Vordere Instabilität in einer Ebene

Diese entspricht einer *vorderen Schublade in NR* in beliebiger Flexionsstellung.
Bei größerem Ausmaß der Schublade sind neben dem Lca ebenso das Lcm und das Lcmp, das Lftla, und bei ganz großem Ausmaß auch die hinteren femorotibialen Strukturen mit dem Popliteuseck verletzt.

Damit ist *jede große vordere Schublade in NR* auch mit einer Rotations- oder gar mit einer Varus- oder Valgusinstabilität verbunden.

Hintere Instabilität in einer Ebene

Diese entspricht einer *hinteren Schublade in NR* in beliebiger Flexionsstellung.
Bei größerem Ausmaß sind neben Lca und Lcp das Semimembranosuseck und das Popliteuseck in die Läsion miteinbezogen.

Damit ist *eine große hintere Schublade in NR* mit zusätzlichen Instabilitäten im Varus-, Valgus- und Rotationssinne verbunden, da in einem solchen Fall, wie bei einer massiven vorderen Instabilität, auch die Bänder der Peripherie an der Verletzung beteiligt sind.

Rotationsinstabilitäten

Die Läsion eines peripheren Bandes ermöglicht eine vergrößerte Rotationsfreiheit im Kniegelenk. Sobald eine Verletzung des Zentralpfeilers dazu kommt, wird diese Beweglichkeit noch größer. Da die normale Rotationsachse nur durch die normale Bandstabilität aufrecht erhalten werden kann, wird auch sie bei Bandverletzungen ihre Lage verändern. Einesteils wird aus einer eng begrenzten Fläche auf der Tibia, innerhalb welcher die Längsachse der Rotation das Tibiaplateau normalerweise schneidet, ein größerer Bezirk, innerhalb dessen die Achse ihre Lage verändern kann. Das heißt mit anderen Worten, daß sich die Längsachse der Rotation jetzt pathologischerweise mehr verschieben kann, als dies normalerweise möglich ist.

Da diese Längsachse am gebeugten Knie weitgehend durch das hintere Kreuzband festgelegt wird, kann sie sich andernteils nur wenig verschieben, solange das hintere Kreuzband intakt ist. Dies ist bei Instabilitäten in drei der vier Quadranten, nämlich nach vorne medial, nach vorne lateral und nach hinten lateral, der Fall. Bei einer Instabilität in den Quadranten nach medial hinten muß das hintere Kreuzband verletzt sein. Ist dieses zerrissen, dann wandert die Rotationsachse ganz aus dem Zentralpfeiler heraus nach lateral bis zur Peripherie hin. Deshalb gibt es für Hughston et al. [137] keine posteromediale Rotationsinstabilität, weil es sich in diesem Fall nicht mehr um eine klassische Rotationsinstabilität mit Achse im Gelenkzentrum handelt, sondern um eine andersartige Instabilität mit einer peripher im lateralen Gelenkabschnitt stehenden Rotationsachse (Abb. 177). Nach Kennedy und O'Donoghue [312] gibt es aber dennoch eine echte posteromediale Rotationsinstabilität mit erhaltenem hinterem Kreuzband.

Bis auf weiteres bleibt es ungewiß, ob in diesen Fällen nicht doch eine Teil- oder eine alte Läsion des Lcp mit Vernarbung vorgelegen hat. Jedenfalls bleibt die posteromediale „Rotations"-Instabilität eine spezielle Art unter den Rotationsinstabilitäten.

Allerdings gilt dies auch im Fall der Ruptur des hinteren Kreuzbandes bei posterolateraler Instabilität.

Da es sich aber in allen diesen Fällen um eine Instabilität in mindestens einen der vier Quadranten hinein handelt, führen wir auch aus Gründen systematischer Didaktik hier alle vier Typen auf.

Für den posteromedialen Typus wählen wir zur Darstellung des Unterschiedes die Variante mit dem rupturierten hinteren Kreuzband (Abb. 177b).

Anteromediale Rotationsinstabilität

Bei dieser beinahe als klassisch zu bezeichnenden Rotationsinstabilität rotiert das *mediale* Plateau der Tibia zu weit nach vorne. Der Gelenkspalt öffnet sich medial. Die verletzten Strukturen sind mit steigendem Ausmaß der Instabilität:

- Semimembranosuseck
- Lcm
- Lca

Anterolaterale Rotationsinstabilität

Bei dieser ebenfalls klaren Rotationsinstabilität rotiert das *laterale* Tibiaplateau zu weit nach vorne. Der Gelenkspalt öffnet sich lateral.
Die verletzten Strukturen sind mit steigendem Ausmaß der Instabilität:

- Lftla
- Lca
- Popliteuseck

Posterolaterale Rotationsinstabilität

Auch in diesem Fall handelt es sich um eine klare Rotationsinstabilität. Das *laterale* Tibiaplateau rotiert zu weit nach hinten. Der Gelenkspalt öffnet sich lateral. Die verletzten Strukturen sind mit steigendem Ausmaß der Instabilität:

- Popliteuseck
- Lcl
- Lcp

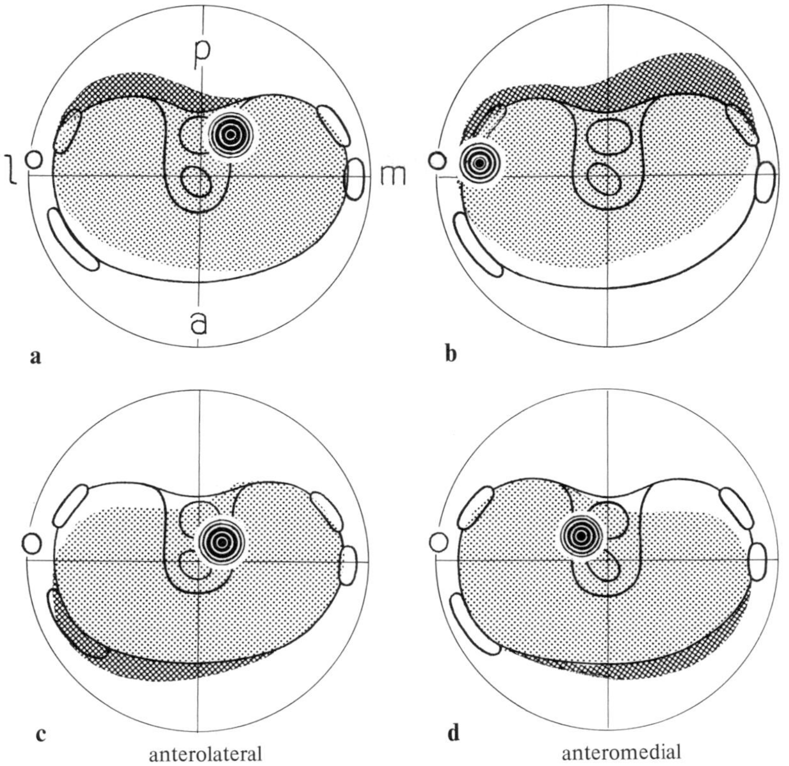

Abb. 177a-d. Schematische Darstellung des rechten Tibiaplateaus mit seinen 7 passiven Halteelementen von oben. Die möglichen Instabilitäten am Kniegelenk können sich in den vier Quadranten, welche über das Tibiaplateau gelegt werden, manifestieren. Dabei sind die Möglichkeiten 1-3 ihrer Häufigkeit des Auftretens nach **d** die anteromediale, **c** die anterolaterale und **a** die posterolaterale noch insofern einfache Rotationsinstabilitäten, als durch ein erhalten gebliebenes hinteres Kreuzband nur eine geringgradige Verschiebung der Rotationsachse gegenüber der Norm möglich ist. Bei einer posteromedialen Instabilität (**b**) muß das hintere Kreuzband insuffizient sein, und damit wandert auch der Drehpunkt aus einem zentralen Bereich des Kniegelenks zur lateralen Peripherie. Diese Form der Instabilität stellt deswegen eine Besonderheit dar und ist mit den vorher beschriebenen Rotationsinstabilitäten nur bedingt vergleichbar

Im Fall der Mitzerreißung des hinteren Kreuzbandes verschiebt sich die Rotationsachse ebenfalls aus dem Zentrum, diesmal allerdings zur *medialen* Peripherie hin.

Posteromediale Rotationsinstabilität

Wenn das hintere Kreuzband noch hält, dann ist die Rotationsinstabilität mit einer Drehachse im Zentrum möglich. Ist das Band aber zerrissen, dann wandert diese Achse zur *lateralen* Peripherie. Das Tibiaplateau rotiert nach medial hinten, der Gelenkspalt öffnet sich medial.

Die verletzten Strukturen sind mit steigendem Ausmaß der Instabilität:

- Semimembranosuseck
- Lcm
- Lca (teilweise)
- überdehntes Lcp

Bei eindeutiger Ruptur des Lcp und intaktem Lca ist eine posteromediale Instabilität vorhanden (Kennedy [in 312]).

Jede *große* Rotationsinstabilität in einem Quadranten ist mit einer Rotationsinstabilität in einen weiteren Quadranten hinein oder mit einer Valgus- resp. Varusinstabilität verbunden.

Kombinierte Instabilitäten

Allgemein

Wir beschränken uns absichtlich auf eine einfache Klassifikation. Aus den bisherigen Diskussionen zu diesem Thema (u.a. in [330]) ergeben sich noch immer Diskrepanzen in der Beurteilung. Geht man von einer anatomisch auf dem Lcp aufgebauten Klassifikation (Hughston) oder von einer biomechanisch orientierten (Trillat) aus, dann hat man nicht die gleichen Maßstäbe.

Unserer Meinung nach kann man weder bei der frischen noch bei der chronischen Instabilität eine klare Trennung vornehmen. Die Klassifikation ist nicht Selbstzweck, sondern ein Hilfsmittel dazu, sich Klarheit über die vorhandene Komplexläsion zu verschaffen. Bei der frischen Verletzung und der folgenden operativen Versorgung müssen wir alle beteiligten Ligamente mit Sicherheit erfassen, damit wir nach der Rekonstruktion überhaupt eine Chance für eine Restitutio ad integrum haben.

Bei einer chronischen Instabilität stehen wir vor einer Situation, bei welcher die ehemalige Kombinationsverletzung durch Teilausheilung verschleiert ist. Es entstehen neue Bilder alter Läsionen.
Wenn man aber die Zusammenhänge „Banddurchtrennung und Instabilität" einmal durchdacht und intraoperativ verifiziert hat, dann kann man später auch die chronischen Instabilitäten besser analysieren.

Wir übernehmen deswegen die Klassifikation von Trillat et al. [359], welche die Instabilitäten von der Durchtrennung einzelner Bänder oder ganzer Bandsysteme ableitet.
Die kombinierten Instabilitäten lassen sich in folgende 2 Gruppen unterteilen:

Kombinierte Rotationsinstabilitäten in mehreren Quadranten gleichzeitig

Bei dieser Form sind die Varus- und Valgusinstabilitäten nicht groß, dafür können anteromediale und anterolaterale Rotationsinstabilitäten miteinander vorhanden sein oder nach Ellison [in 12] durch das „stretch out" ineinander übergehen.

Je länger in einem solchen Fall die Beanspruchung mit der pathologischen Rotationsmöglichkeit andauert, desto mehr kommt es vor allem bei körperlich tätigen jungen Menschen zu einer zusätzlichen progredienten Überdehnung der peripheren Kapselbandhülle auch in die weiteren Quadranten hinein. Am häufigsten ist das Auftreten einer solchen zusätzlichen Rotationsinstabilität von der anteromedialen in die anterolaterale und, wenn diese Kombination dekompensiert, sogar in die posterolaterale Instabilität [66].

Häufig täuschen solche kombinierten Rotationsinstabilitäten eine Valgusinstabilität vor.

Man glaubt dann, eine Valgusaufklappbarkeit erheblichen Ausmaßes vorzufinden, aber in Wirklichkeit gleitet die Femurrolle lateral nach hinten oder nach vorne von der Plateaukuppel herunter, wobei es zu einer vermehrten Valgusstellung des Gelenks mit *vorgetäuschter* Valgusaufklappbarkeit kommt. Bei genauer Beobachtung kann das Abgleiten der Femurrolle mit der Rotationsverschiebung des Tibiaplateaus jedoch richtig erkannt werden.

> Große Rotationsinstabilitäten (auch kombinierte) sind immer mit einer Seiteninstabilität im Varus- oder Valgussinn kombiniert.

Rotationsinstabilitäten mit Valgus-Varus-Instabilität

Je ausgiebiger die Rotationsinstabilität ist, desto mehr Seiteninstabilität ist meistens vorhanden. Die Kapselbandhülle ist ausgeweitet und *muß* bei großer Rotationsinstabilität auch eine erhebliche Varus- und Valgusaufklappbarkeit erlauben. Auch umgekehrt gilt, aus der selben Überlegung, daß eine große Seiteninstabilität gleichzeitig eine erhebliche Rotationsinstabilität zur Folge haben muß.

Bandverletzungen und Instabilitäten

Es ist bekannt, daß nicht die *ganze* Kapsel ringsum im Sinne von Bändern für die *passive* Stabilität verantwortlich ist. So kommen zu den beiden Kreuzbändern im zentralen Pfeiler von lateral vorne im Uhrzeigersinn hinten herum nach medial (Abb. 178):

1. Das Lftla. Die tiefe Kapsel darunter hat bis auf die Höhe des Lcl und der Popliteussehne in den vorderen zwei Dritteln keine Bandfasern und besteht nur aus synovialer Einfassung mit einer maximalen Dehnbarkeit. Nur die meniskotibiale Verbindung ist im mittleren lateralen Gelenkabschnitt zusammen mit den Einstrahlungen des Lig. arcuatum und des Bizeps fest.

2. Das Lcl. Seine Haltefunktion ist sehr stark vom Rotationszustand des Kniegelenks abhängig.

3. Das Popliteuseck. Weiter schließt dann hinten herum der von Vidal et al. [365] als hinterer Kapselvorhang bezeichnete Kapselteil an, bis man auf der medialen Seite zum Semimembranosuseck kommt. In diesem Kapselvorhang laufen die letzten Sehnenzüge von Popliteus und Semimembranosus aus. Eine rein *passive Stabilisierungsfunktion* hat dieser Vorhang nur gerade in Extension. In Flexion gehören seine Ligamentzüge als die Sehnenausläufer des M. popliteus (Lig. popliteum arcuatum) und des M. semimembranosus (Lig. popliteum obliquum) zu den aktiven Rotatoren. Sie sind dann aktiv-dynamische Stabilisatoren.

4. Das Semimembranosuseck

5. Das Lcm bildet schließlich auf der medialen Seite den imponierendsten Anteil all dieser eigentlichen Bänder. Zwischen ihm und dem Lig. patellae liegt das Retinaculum longitudinale patellae als rein aktiver Stabilisator.

Analyse der biomechanischen Instabilitätseffekte in den vier Quadranten bei den Verletzungen der fünf peripheren und der zwei zentralen Bänder

Die Grundidee zu unserer Darstellung haben wir ebenfalls von Trillat et al. [359] übernommen. In den einzelnen Fällen haben wir sie in Aussage und Darstellung weiter verfolgt. Auf diese Weise kommt man auf über 20 verschiedene Instablilitäten, die je nach Schweregrad und Komplexität der vorliegenden Bandverletzung qualitativ und quantitativ unterschieden werden können (vgl. auch Abb. 178ff.).

Anteromediale Instabilitäten

Über die einfache Monade, die Duade A, Duade B, Triade bis zur Tetrade (Abb. 180) gibt es mit steigendem Ausmaß der Verletzung eine logische Zunahme der Instabilität. In diese Gruppe läßt sich auch die „unhappy triad" von O'Donoghue [265, 266] einreihen. Neben dieser Triade sind aber auch die Duaden und die Tetrade als Komplexverletzungen differentialdiagnostisch zu erfassen. (Bei Lca-Beteiligung vorderer „pivot shift").

Posterolaterale Instabilitäten

In analoger Weise gibt es auch für die Verletzungen der Außenseite die aufsteigende Reihe von der einfachen Monade bis zur Tetrade (Abb. 181). (Bei Beteiligung von Lcp und Popliteuseck hinterer „pivot shift").

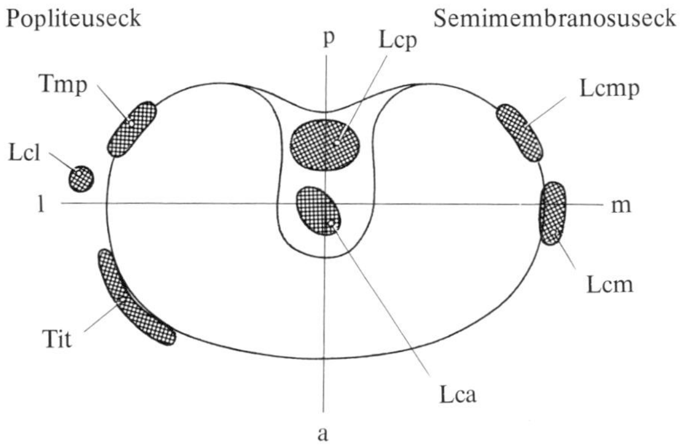

Abb. 178. Schematische Darstellung des rechten Tibiaplateaus mit den 4 Quadranten und den 7 Hauptelementen der passiven Stabilisierung des Kniegelenks. Zwei davon, das Lca und das Lcp liegen im zentralen Drehpfeiler; 5 in der Peripherie: medial das Lcm und das Semimembranosuseck und lateral der Tractus iliotibialis (Lftla), das Lcl und das Popliteuseck

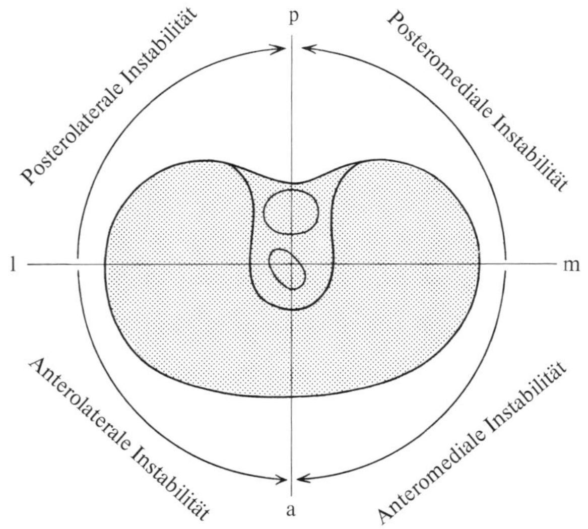

Abb. 179. Darstellung der 4 Quadranten mit der entsprechenden Bezeichnung der Instabilität

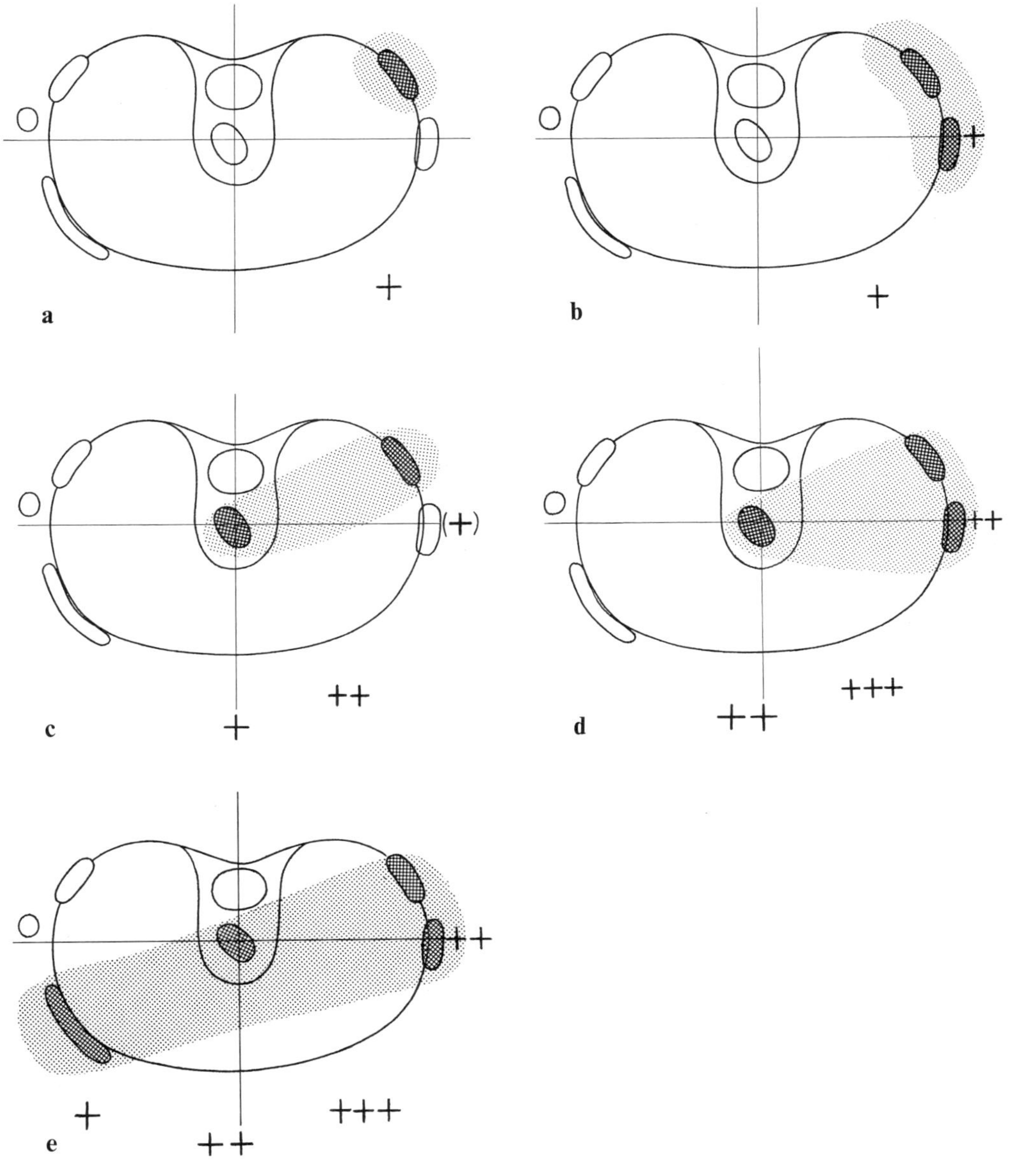

Abb. 180a-e. Die Möglichkeiten *anteromedialer* Instabilität als quantitative Steigerung bei zunehmender Komplexität der Bandverletzung. **a Monade** ist die Läsion des Lcmp (Semimembranosuseck) allein, sie ergibt eine + anteromediale Rotationsinstabilität. **b Duade A** ist die Kombination der Verletzung von Lcmp und Lcm, sie ergibt eine + anteromediale Rotationsinstabilität, + Valgusinstabilität. **c Duade B** ist die Kombination der Verletzung von Lcmp und Lca, sie ergibt eine ++ anteromediale Rotationsinstabilität, + vordere Schublade in NR, (+) Valgusinstabilität. **d Triade** ist die Kombination der Verletzung von Lcmp, Lca und Lcm. Sie ergibt eine +++ anteromediale Rotationsinstabilität, ++ vordere Schublade in NR, ++ Valgusinstabilität. **e Tetrade** ist die Kombination der Verletzung von Lcmp, Lca, Lftla und Lcm. Sie ergibt eine +++ anteromediale Rotationsinstabilität, ++ vordere Schublade in NR, + anterolaterale Rotationsinstabilität, ++ Valgusinstabilität, + „lateral pivot shift“, (+) genu recurvatum

Anterolaterale Instabilitäten

Auch für diesen Quadranten gibt es die Monade und die einfache Duade und Triade als komplexe Verletzung (Abb. 182). Bei der Duade und Triade ist ein vorderer „pivot shift“ zu erwarten.

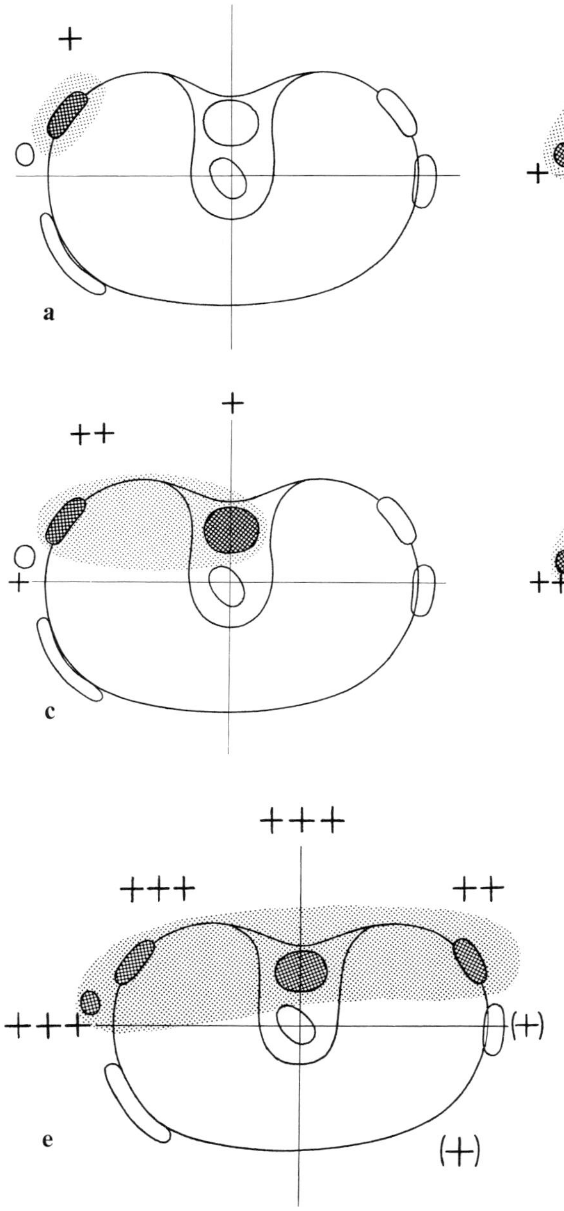

Abb. 181a-e. Die Möglichkeiten *posterolateraler* Instabilität als quantitative Steigerung bei zunehmender Komplexität der Bandverletzung. **a Monade** ist die Läsion des Popliteusecks allein (Popliteus, Lig.-arcuatum-Komplex, laterales Meniskushinterhorn). Sie ergibt eine + posterolaterale Rotationsinstabilität; **b Duade A** ist die Kombination der Verletzung von Popliteuseck und Lcl. Sie ergibt eine ++ posterolaterale Rotationsinstabilität, + Varusinstabilität; **c Duade B** ist die Kombination der Verletzung von Popliteuseck und Lcp. Sie ergibt eine ++ posterolaterale Rotationsinstabilität, + hintere Schublade in NR, + Varusinstabilität; **d Triade** ist die Kombination der Verletzung von Popliteuseck, Lcp und Lcl. Sie ergibt eine +++ posterolaterale Rotationsinstabilität, ++ hintere Schublade in NR, ++ Varusinstabilität; **e Tetrade** ist die Kombination der Verletzung von Popliteuseck, Lcp, Lcmp und Lcl. Sie ergibt eine +++ posterolaterale Rotationsinstabilität, +++ hintere Schublade in NR, ++ posteromediale Rotationsinstabilität, +++ Varusinstabilität, (+) Valgusinstabilität, (+) anteromediale Rotationsinstabilität, + genu recurvatum

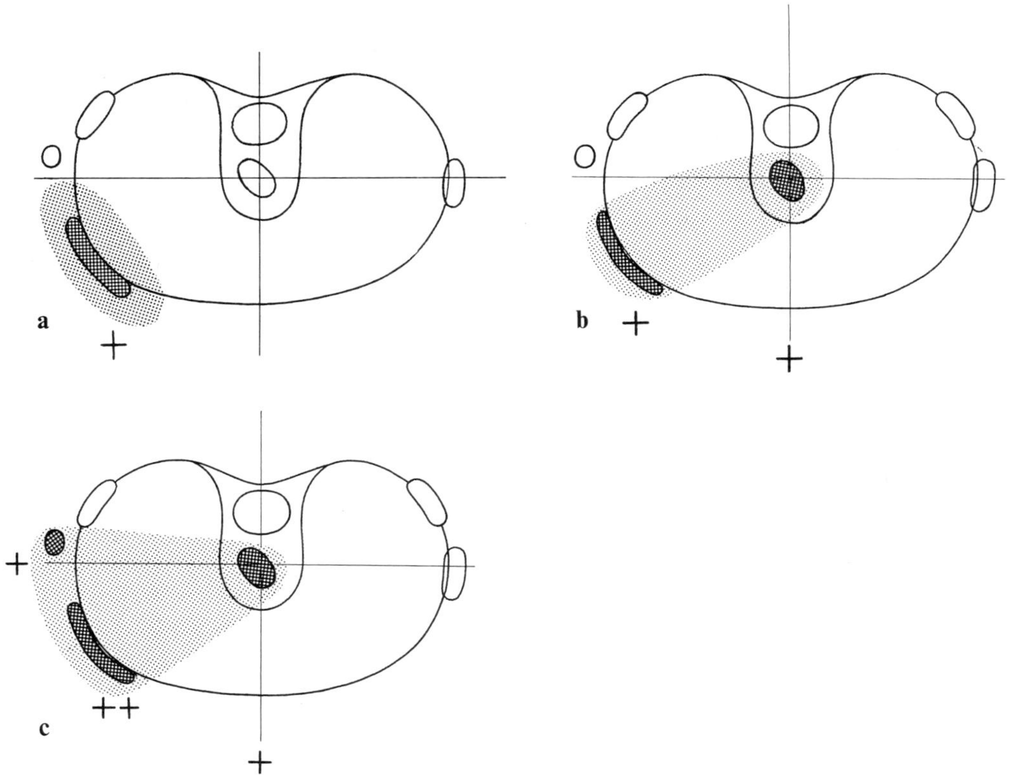

Abb. 182a-c. Die Möglichkeiten *anterolateraler* Instabilität als quantitative Steigerung bei zunehmender Komplexität der Bandverletzung. **a Monade** ist die Läsion des Lftla allein. Sie ergibt eine + anterolaterale Rotationsinstabilität; **b Duade** ist die Kombination der Verletzung von Lftla und Lca. Sie ergibt eine + anterolaterale Rotationsinstabilität, + vordere Schublade in NR, + „lateral pivot shift"; **c Triade** ist die Kombination der Verletzung von Lftla, Lca und Lcl. Sie ergibt eine ++ anterolaterale Rotationsinstabilität, + vordere Schublade in NR, + „lateral pivot shift", + Varusinstabilität

Posteromediale Instabilitäten

Ob es in diesem Quadranten auch eine Monade oder Duade geben kann, ist unsicher. Die in Abb. 183 dargestellte Triade haben wir hingegen selbst mehrmals beobachtet.

Aus den erwähnten Gründen (Abb. 177) sprechen wir hier nur von Instabilität und nicht von Rotationsinstabilität. (Kein „pivotal shift" bekannt).

Hintere Instabilitäten

Die isolierte hintere Kreuzbandruptur ist bekannt (Abb. 184a). Im Gegensatz zur isolierten vorderen Kreuzbandruptur resultiert daraus nicht nur eine hintere Schublade in NR, sondern es kommen noch eine kleine posterolaterale Rotationsinstabilität [359] und eine angedeutete Varusinstabilität dazu.

Die Kombination der Verletzung des hinteren Kreuzbandes mit der Verletzung des Semimembranosusecks und des Popliteusecks verursacht zusätzlich zur objektivierbaren Instabilität auch noch ein genu recurvatum (Abb. 184b). Da dabei wenig Varus- oder Valgusinstabilität auftritt, ist diese Verletzung mit ihrer geringen Aufklappbarkeit in Hinblick auf den Zugang operationstechnisch nicht einfach zu meistern.

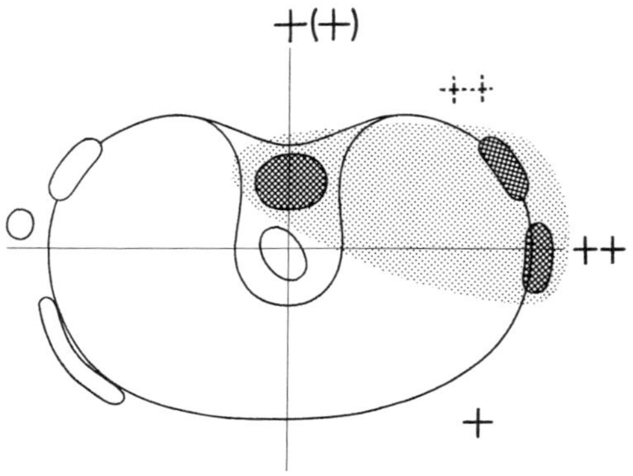

Abb. 183. Die *posteromediale* Instabilität. Kombination der Verletzung von Lcmp (Semimembranosuseck), Lcp und Lcm. Sie ergibt eine ++ posteromediale Instabilität in IR, +(+) hintere Schublade in NR, ++ Valgusinstabilität, + anteromediale Instabilität

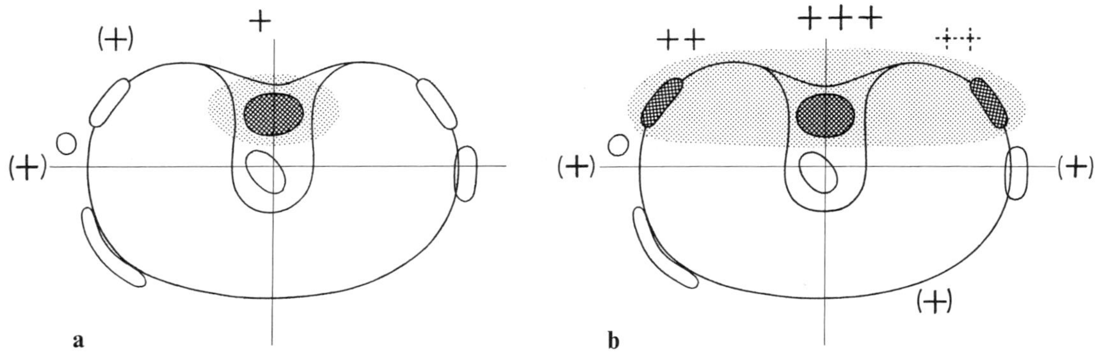

Abb. 184a, b. Weitere Möglichkeiten *hinterer* Instabilitäten. **a** Die Instabilität bei der isolierten Läsion des hinteren Kreuzbandes ist die Läsion des Lcp allein. Sie ergibt eine + hintere Schublade in NR, (+) posterolaterale Rotationsinstabilität, (+) Varusinstabilität; **b** die globale hintere Instabilität ist die Kombination der Verletzung von Lcmp (Semimembranosuseck), Lcp und Po (Popliteuseck). Sie ergibt eine ++ posteromediale Instabilität, +++ hintere Schublade in NR, ++ posterolaterale Instabilität, (+) Valgusinstabilität, (+) Varusinstabilität, (+) anteromediale Rotationsinstabilität, + genu recurvatum

Vordere Instabilitäten

Neben der einfachen, isolierten vorderen Kreuzbandruptur (Abb. 185a) mit ihrer kleinen Schublade in NR haben wir noch diejenige Kombinationsverletzung aufgezeichnet, welche die sog. globale vordere Instabilität ergibt. In der leichteren Form (Abb. 185b) ist das Popliteuseck noch nicht involviert, wie dies im Beispiel der Abb. 185c der Fall ist. Diese letzte Kombination ist meist ein Spätstadium chronischer Instabilität, bei welcher das Popliteuseck mit seinen nur wenigen rein passiven Bandanteilen zusätzlich ausgeleiert worden ist. Diese Komponente der Instabilität darf bei der Rekonstruktion nicht übersehen werden.

Klinisch findet sich bei diesen Kombinationsverletzungen ein Lateral-pivot-shift-Phänomen und, vor allem wenn sie alt sind, ein genu recurvatum.

Anteroposteriore Instabilitäten

Beide Kreuzbänder sind zerrissen, dazu die medialen Bänder (Abb. 186a) und die lateralen Bänder (Abb. 186b). Es handelt sich hier um eine sehr schwere Verletzung mit invalidisierenden Instabilitäten. Der nächste Schritt ist die Luxation.

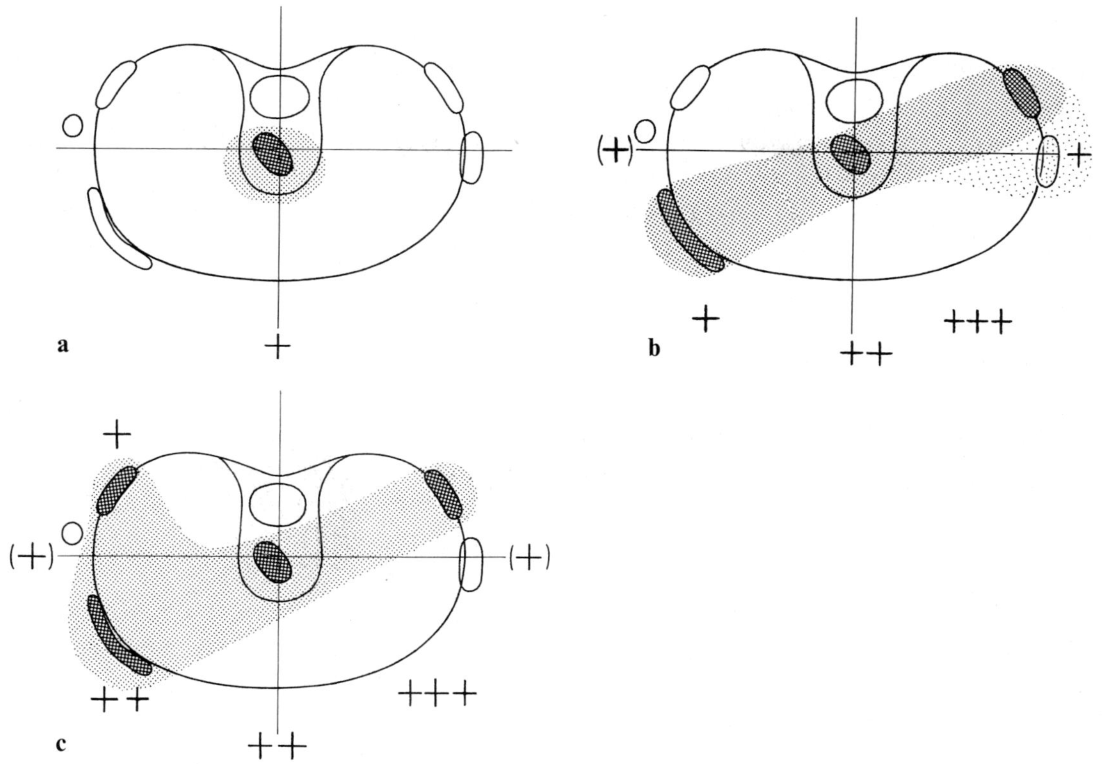

Abb. 185a-c. Weitere Möglichkeiten *vorderer* Instabilität. **a** Die Instabilität bei der isolierten Verletzung des vorderen Kreuzbandes ist die Läsion des Lca allein. Sie ergibt eine + vordere Schublade in NR; **b** die globale vordere Instabilität, meistens eine Folge chronischer vorderer Instabilität, ist die Kombination der Verletzung von Lcmp, Lca und Lftla. Sie ergibt eine +++ anteromediale Rotationsinstabilität,- ++ vordere Schublade in NR, + anterolaterale Rotationsinstabilität, + Valgusinstabilität, (+) Varusinstabilität, + „lateral pivot shift", + genu recurvatum; **c** Kombination der Verletzung von Lcmp, Lca, Lftla und Po (Popliteuseck). Sie ergibt eine +++ anteromediale Rotationsinstabilität, ++ vordere Schublade in NR, ++ anterolaterale Rotationsinstabilität, (+) Valgusinstabilität, (+) Varusinstabilität, + posterolaterale Rotationsinstabilität, + „lateral pivot shift", + genu recurvatum

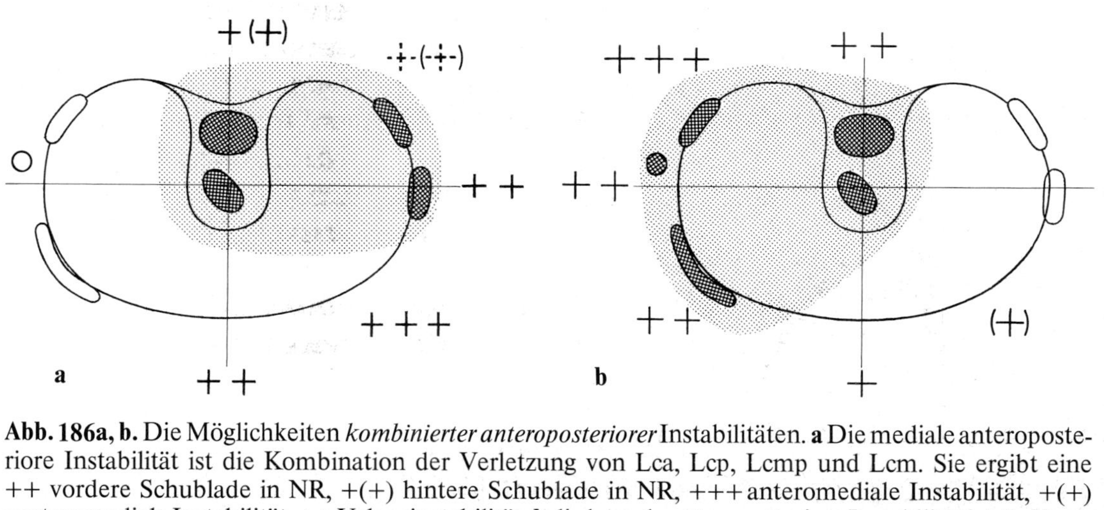

Abb. 186a, b. Die Möglichkeiten *kombinierter anteroposteriorer* Instabilitäten. **a** Die mediale anteroposteriore Instabilität ist die Kombination der Verletzung von Lca, Lcp, Lcmp und Lcm. Sie ergibt eine ++ vordere Schublade in NR, +(+) hintere Schublade in NR, +++ anteromediale Instabilität, +(+) posteromediale Instabilität, ++ Valgusinstabilität; **b** die laterale anteroposteriore Instabilität ist die Kombination der Verletzung von Lca, Lcp, Po (Popliteuseck), Lcl und Lftla. Sie ergibt eine + vordere Schublade in NR, ++ hintere Schublade in NR, ++ anterolaterale Instabilität, +++ posterolaterale Instabilität, ++ Varusinstabilität, (+) anteromediale Instabilität

Diese totalen Läsionen aller Bänder sind hier nicht aufgezeichnet. Erstaunlicherweise sind die sekundären Instabilitäten nach solchen Luxationen oft relativ gering. Nach operativ verifizierten Fällen liegt dies daran, daß der ganze Kapselbandapparat oft als Einheit erhalten bleibt. Entweder ist bei der Verletzung die Femurrolle wie aus einem Strumpf aus der Kapsel herausgerissen worden, oder die Gelenkkapsel wurde wie eine Kapuze vom Tibiakopf abgerissen.

Instabilität - Behinderung (Instability - Disability)

Die Instabilität allein sagt nichts aus über das Ausmaß der Behinderung im einzelnen Fall. Die Diskrepanzen können groß sein. Neben den subjektiven Angaben sind als objektive Zeichen neben der Instabilität Erguß und nicht selten die Zeichen der Chondropathia patellae vorhanden. Der Zusammenhang von Chondropathie und Instabilität wurde besonders von Ségal [314] hervorgehoben.

Der Erguß (Abb. 187) ist meist nicht massiv. Die Patella kann nur in wenigen Fällen zum „Tanzen" gebracht werden, dagegen ist der Flüssigkeitsmantel neben der Femurkondylenrolle palpatorisch zu erfassen.

Der diagnostische Griff (Abb. 188) nach den Patellafacetten darf aber im ganzen Untersuchungsablauf nicht fehlen, denn die Chondropathia patellae ist ein stark beeinträchtigender Faktor an einem pathologisch verändeten Kniegelenk (näheres s. Abschn. „Rehabilitation" S. 297).

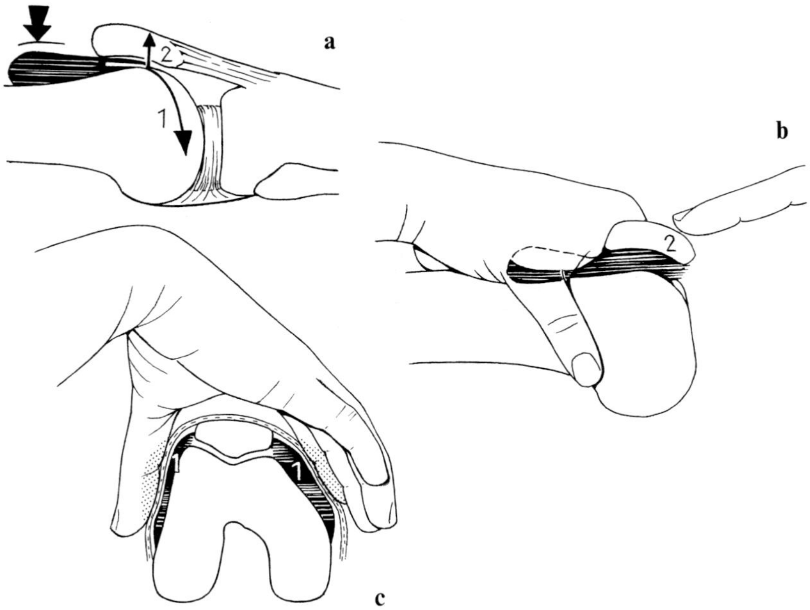

Abb. 187a-c. Prüfung des Kniegelenks auf Erguß. **a** Druck auf den Recessus suprapatellaris treibt die Ergußflüssigkeit neben die Kondylenrolle (*1*) und unter die Patella (*2*); **b** viel Erguß hebt die Patella ab und ist gut mit dem Zeichen der „tanzenden Patella" zu erfassen; **c** wenig Erguß kann die Patella nicht abheben, füllt aber die seitlichen Taschen neben den „Kondylenwangen". Dort kann man ihn nach Smillie [328] als eine Fluktuation zwischen Kapsel und Knochen palpatorisch verifizieren

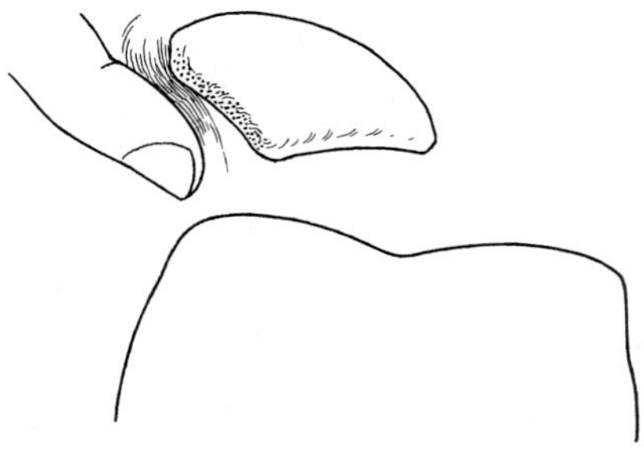

Abb. 188. Darstellung der Untersuchungsmethoden zur Erfassung einer Chondropathia patellae. Mit den Fingern schiebt man die Patella nach medial, um mit dem Daumen gegen die Patellaunterfacette zu drücken. Dabei wird neben den Weichteilen des Integumentes auch die in der Nachbarschaft der Chondropathia liegende und reaktiv entzündete Synovialschicht und die Plica alaris miterfaßt. Die Schmerzhaftigkeit stammt nicht allein von der Patella, sondern auch von diesen Gelenkweichteilen. Trotzdem ist diese Untersuchungsmethode von wesentlicher diagnostischer Bedeutung

Teil II

Verletzungen der Bänder und der Kapsel

Allgemein

Die Schichten der Kapsel, Bänder, Faszien und Sehneneinstrahlungen sind in situ nicht so leicht erkennbar, wie das in den theoretischen Abschnitten über Anatomie, Physiologie und Kinematik erscheinen mag. Wohl ist das Grundmuster des Aufbaus immer gleich, doch individuelle Unterschiede erschweren das Erkennen.

Laurin und Beauchamp [195] und die Studiengruppe um Marshall [107] haben, wie erwähnt, beispielsweise erhebliche Unterschiede in den Längenrelationen der Kreuzbänder gefunden.

Grundsätzlich ändert das am kinematischen Prinzip nichts. Aber jedes Knie wird aus diesem Grund in Abhängigkeit von der Länge seiner Kreuzbänder und der räumlichen Verteilung ihrer Insertionspunkte eine andere Kondylenform und eine andere Form des Tibiaplateaus aufweisen. Die Burmester-Kurve wird ebenfalls einen individuellen Verlauf nehmen.

Das heißt, daß jedes Kniegelenk seine eigenen Ideallinien für die Ansatzpunkte seiner Bänder hat.

Individuelle Kreuzbandlänge und -proportionen bestimmen die individuelle Form von Tibiaplateau und Femurkondylenrolle. Zwangsläufig weist jedes Kniegelenk seine eigene Ideallinie sämtlicher kapsuloligamentärer Strukturen auf.

Im Einzelfall können deshalb die Seitenbänder steiler oder flacher verlaufen und ihre Ansatzpunkte im Vergleich zum Grundmuster mehr proximal dorsal oder distal ventral liegen. Der Operateur, der sich mit der rekonstruktiven Chirurgie am frisch verletzten oder auch am veraltet instabilen Kniegelenk befaßt, muß für jeden Fall die individuellen Gesetzmäßigkeiten erkennen und die Ideallinien suchen, auf welchen sich die Bänder während des Bewegungsablaufs isometrisch verhalten können.

Individuell verschieden ist auch die Intensität der Verwachsung verschiedener Schichten miteinander. In einzelnen Fällen ist das Retinaculum longitudinale mediale patellae klar abgrenzbar, und gegen medial dorsal zu läßt sich die superfizielle Faszienschicht, in welcher auch die Pes-anserinus-Sehnen liegen, leicht von der tieferen Schicht des Lcm bis hin zum Semimembranosusansatz abheben. In anderen Fällen ist dieses Retinaculum kaum von einer nach dorsomedial ziehenden Faser-Kapsel-Faszienschicht abzutrennen. Die Verbindung des Lcm selbst zur Faszie des M. vastus medialis und über das Adduktorentuberculum hinaus in die Adduktorensehne ist ebenfalls von unterschiedlicher Stärke. Abgesehen davon, daß diese Strukturen auch als Spannungsrezeptoren und -überträger funktionieren und die Signale für den Einsatz muskulärer Abwehrspannung weiterleiten, stellen diese Verbindungen zu den auslaufenden Faszien und Sehnen eine wichtige Möglichkeit dar, die Ligamente zusätzlich aktiv unter Kontrolle zu bringen. Patienten mit intakten Verbindungen der Bänder zur Muskulatur können kompensatorisch auch bei einer relativen Insuffizienz der rein passiven Ligamente ihre Kniegelenke besonders gut aktiv stabilisieren. Bei jedem operativen Vorgehen ist deshalb strikt darauf zu achten, daß man diese wichtigen Verbindungsstrukturen nicht definitiv „zertrennt" und damit den Patienten des effizientesten Mechanismus zur Selbststabilisierung beraubt. Wenn schon Ablösungen nötig sind, dann soll man so vorgehen, daß Längsstrukturen von proximal nach distal durch faserparallele Spaltung erhalten bleiben, ohne daß es zu queren Durchtrennungen der zusammenhängenden Funktionsketten kommt.

Aktiv-dynamische Verbindungen der Bänder dürfen nicht durchtrennt werden, damit die Funktionsketten für die aktive kompensatorische Stabilisierung erhalten bleiben.

Die Schichten des medialen Kapsel- und Bändersystems

Sogar die mediale Hälfte des Quadrizeps mit seinem Zug über die Patella und das Lig. patellae hat eine medial stabilisierende Wirkung durch den aktiven Kompressionszug, der vom Femur zur Tibia wirkt. Weiter medial schließt unmittelbar neben der medialen Patellabegrenzung das Retinaculum patellae longitudinale mediale (Rplm) an (Abb. 1 und 2). Es erstreckt sich zwischen Patella, Vastus medialis und proximalem Seitenbandansatz (Lcm) breit beginnend bis hinunter an den Tibiakopf, wo es nur noch als schmaler, aber fester Streifen proximal ventral direkt neben dem distalen Seitenbandansatz endet. In dieser Verlaufsstrecke ist ein femorotibiales *Band* aus kinematischen Gründen nicht möglich, weswegen diese *Sehne* als Verbindung vom M. vastus medialis zur Tibia die Stabilisierungsfunktion im anteromedialen Quadranten übernimmt.

Nach medial dorsal setzt sich dieses Rplm in zwei Schichten fort (Abb. 189):

1. Es läuft in die oberflächliche Faszienschicht aus, die sich weiter dorsomedial mit der Schicht der Pes-anserinus-Sehnen vereint und als gemeinsame Hülle schließlich in Form der poplitealen Faszie hinten weiterläuft.

2. Dieses Rplm läuft unter der genannten Faszie deutlich abgesetzt als Lcm weiter. Die nach hinten auslaufenden Teile des Lcm, welche dorsal von der Burmester-Kurve liegen und sich deshalb bei Flexion als nur passive Bandteile entspannen würden, sind mit der Sehne des M. semimembranosus verbunden und werden so am flektierten Knie aktiv gespannt (dynamisiert). Der „superficial arm" des „posterior oblique ligament" von Hughston und Eilers [136] gehört zu dieser Verbindung zwischen Semimembranosussehne und Hinterrand des Lcm (s. auch S. 76). Das Lcm selbst braucht, wie schon erwähnt, seitlich vorne am Tibiakopf aus kinematischen Gründen während einer vollständigen Flexion einen Gleitweg von 1,5 cm, in dem es sich ungehindert und adhäsionsfrei selbständig bewegen kann (Abb. 49 und 50). Deswegen findet sich darunter abgesetzt eine *dritte tiefe* Schicht mit direkten Fasern vom Femur zum Meniskus, vom Meniskus zur Tibia und ganz durchgehend vom Femur über die Meniskusperipherie zur Tibia. Am Hinterrand des Lcm vereinigt sich diese tiefe Schicht mit den hintersten Ausläufern des Lcm und bildet in diesem Abschnitt (wie es nach Abb. 189 der Querschnitt in Abb. 190 zeigt) das Lcmp. Im Verlauf dieses hinteren femorotibialen Bandabschnitts ist der mediale Meniskus auch am festesten mit dem Ligamentapparat und der Tibia verbunden.

Bleibt diese straffe ligamentäre Verbindung Femur-Meniskus-Tibia intakt, dann erfolgt die Verletzung mehr zentral im Meniskus selbst.

Das Semimembranosuseck wird bei der automatischen Schlußrotation während des Nach-hinten-innen-Gleitens des medialen Femurkondylus am meisten gespannt. Eine Läsion in seinem Bereich führt automatisch zu einer Streckhemmung mit Übersteckschmerz.

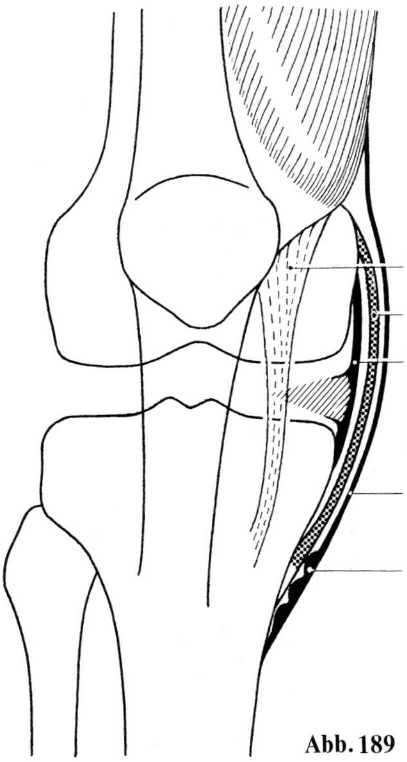

Abb. 189

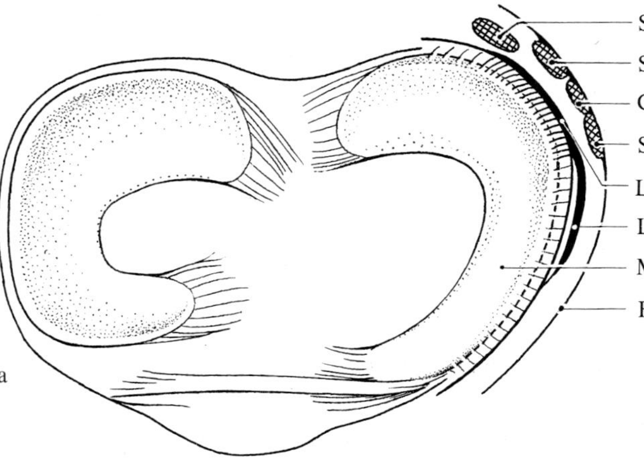

Abb. 190. Der Querschnitt ergänzt in der Horizontalen die Darstellung der topographischen Verhältnisse der Band-, Sehnen- und Faszienschicht. Auf dieser Schnitthöhe, direkt proximal der Menisken, liegen die Sehnen des Pes anserinus hinten beim Semimembranosuseck

Abb. 189. Schematische Darstellung der medialen Ligamentschichten. Neben der Patella zieht von proximal nach distal der vom Vastus medialis kontrollierte Streifen *(gestrichelt)* des Retinaculum patellae longitudinale mediale zum Tibiakopf. Seine dynamische Verbindung mit dem Vastus medialis, welche bei der ganzen Extension/Flexion wie die Patella die Rückverlagerung mitmachen kann, umgeht das Gesetz der Insertion auf der Burmester-Kurve. Weiter gegen medial sieht man den medialen Meniskus mit seinen femoromeniskalen und meniskotibialen Fasern und gleich anschließend daran die tiefsten direkten femorotibialen Fasern, welche am Meniskus vorbeiziehen. Dann folgt das eigentliche, mit der Tiefenschicht nicht verwachsene Lcm. Noch weiter medial, schon wieder der Oberfläche zu, liegen die Faszie und die in dieser Schicht miteinbezogenen, zum Pes anserinus gehörenden Sehnen

In Streckstellung sind sämtliche medialen kapsuloligamentären Anteile für die Stabilität mitverantwortlich, so daß sich bei der Prüfung der Rotation, auch bei einem Riß im Lcmp, keine Instabilität ergibt. In Flexionsstellung hingegen ist in einem solchen Fall die pathologische Außenrotationsfreiheit nach Brantigan und Voshell [34, 35] schon doppelt so groß wie normal.

Da von der geometrischen Lage her die Seitenbänder bei einer AR nicht nur gestreckt, sondern auch gespannt werden, tritt zu Beginn der Flexion, wenn die automatische IR von 15° abläuft, eine spontane Lockerung des ganzen Seitenbandsystems ein, und die Rotationsfreiheit wird größer.

In mittlerer Flexionslage kommt es bekanntlich allein schon durch die Flexion zu einer weiteren Lockerung des medialen Bandsystems (Abb. 45). Prüft man nun in dieser Flexionslage die Valgusstabilität in NR oder IR, dann kann man diese physiologische Lockerung fälschlicherweise als kleine Instabilität interpretieren.

Sobald man aber die gleiche Prüfung, wie es richtig ist, in AR vornimmt, findet man wieder den regulären medialen Bandschluß.

Bei 90° Flexion sind die längsten Fasern des Lcm nach Horwitz [zit. in 380] am meisten gespannt, was wiederum zur Schematik der medialen Seitenbandspannung von Menschik

(s. S. 33) paßt. Brantigan und Voshell [34, 35] drücken sich für dieses bei der intraoperativen Beurteilung sehr wichtige Problem so aus, daß das mediale Seitenband in mittlerer Flexion gestreckt, aber nicht gespannt sei (taut but not tight). In keiner Stellung ist ein intaktes Ligament wirklich schlaff.

Deswegen ist auch jede Bandnaht vor der definitiven Verknotung funktionell in Extension und Flexion zu prüfen. Wird sie schlaff oder reißt sie ein, dann war sie falsch gelegt und muß an richtiger Stelle neu gesetzt werden.

Wie Smillie [328] festhält, wirken alle Bänder bei der Stabilisierung zusammen. So müssen auch alle am Ende eines rekonstruktiven Vorgehens wieder zusammen ausgestreckt und bei voller Beanspruchung angespannt sein.

Verletzungsmöglichkeiten des medialen Bandsystems mit ossären und ligamentären Kontinuitätsunterbrüchen

Bei der Rekonstruktion im medialen Bandsystem müssen sämtliche Läsionen erfaßt werden (Abb. 191). Dazu gehören neben dem Lcm auch die tiefen femoromeniskotibialen und die femorotibialen Fasern des Lcmp.

Eindeutig abgrenzbar sind Läsionen mit *ossären Ausrissen* (Abb. 192a). Sie sind in der dargestellten Form allerdings kaum realistisch und können höchstens bei einem reinen Valgustrauma bei 90° flektiertem Knie entstehen, ohne daß die tiefe Schicht mitzerrissen ist. Mindestens eine Überdehnung muß dort vorhanden sein. Am häufigsten finden sich solche Ausrisse noch beim Kind mit offenen Epiphysenfugen. In solchen Fällen sind sogar posttraumatische Wachstumsstörungen wegen der Bildung von Knochenbrücken über die Fuge möglich. Beim Erwachsenen kann sich nach ähnlichen Verletzungen mit Minimalausrissen von ossärer Oberfläche während der Heilungsphase ein sog. Stieda-Pellegrini-Schatten entwickeln.

Operationstechnisch sind diese Situationen günstig, da man mit einer Schraubenfixation das Fragment ideal und übungsstabil fixieren kann und dabei gleichzeitig auch wieder die ideale Bandlänge und -position erhält.

Als eine nächste Stufe ist nach Palmer [279] und Ficat [85] der *knochennahe, ligamentäre Abriß* zu bezeichnen. Das Ausmaß dieser Läsion ist schwerer abzugrenzen, da die Bänder meist überdehnt und an den Rißstellen ausgefranst sind. Die Reposition und regelrichtige Refixation wird schwieriger (Abb. 192b).

Ein weiterer Schritt stellt die eindeutige *Ruptur beider Schichten* dar. Die zipfligen und ausgefransten Bandanteile liegen im Rupturbereich durcheinander und sind oft eingeschlagen und bei nicht ganz frischen Verletzungen in der falschen Schicht schon anfixiert (Abb. 192c). Es wird schwieriger, die Zugehörigkeit der Bandenden zu definieren. Genaue Kenntnisse des normalen Faserverlaufs und der Kinematik sind auch hier Voraussetzung für die korrekte Reposition und Refixation mittels Nahttechnik und evtl. Schraube mit Zackenscheibe.

Die *treppenförmige Verletzung* mit Ruptur der einzelnen Schichten in verschiedenen Etagen (Abb. 192d) ist nicht selten und kann irreführend sein. Häufig übersieht man unter einem proximalen Abriß der langen Fasern die Desinsertion des Lig. coronarium von der Tibia. Wird in solchen Fällen die tiefe Schicht nicht regelrichtig vernäht, dann ist später bei relativ guter Valgusstabilität eine erhebliche anteromediale Rotationsschublade zu erwarten.

Den weitesten Schritt in Richtung auf eine Totaldestruktion der kapsuloligamentären Strukturen der medialen Seite bedeutet der in Abb. 192e dargestellte *ligamentäre Ausriß*

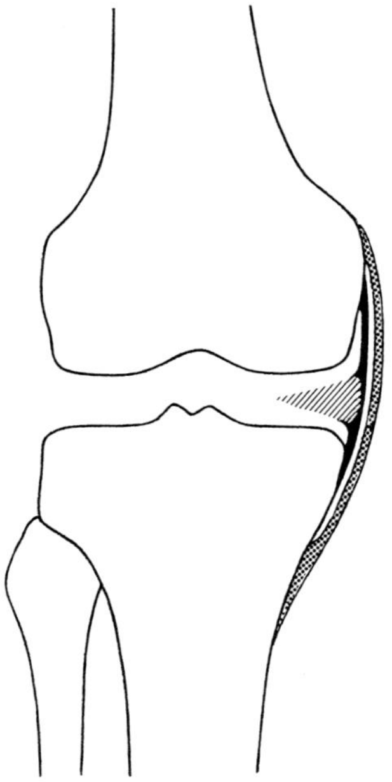

Abb. 191

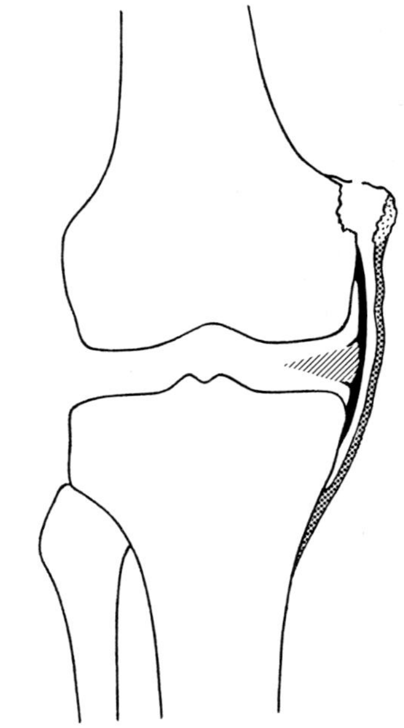

Abb. 192 a

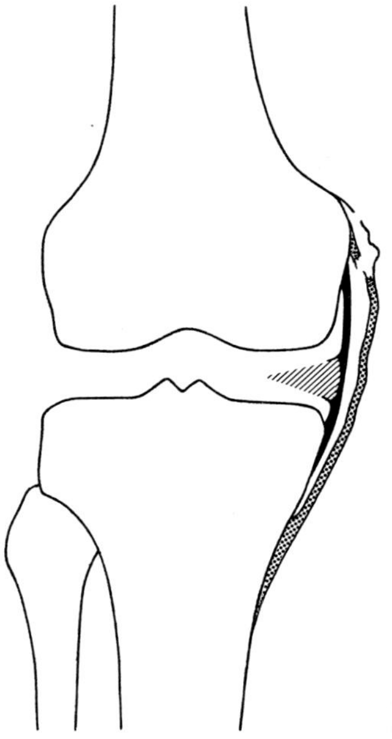

b

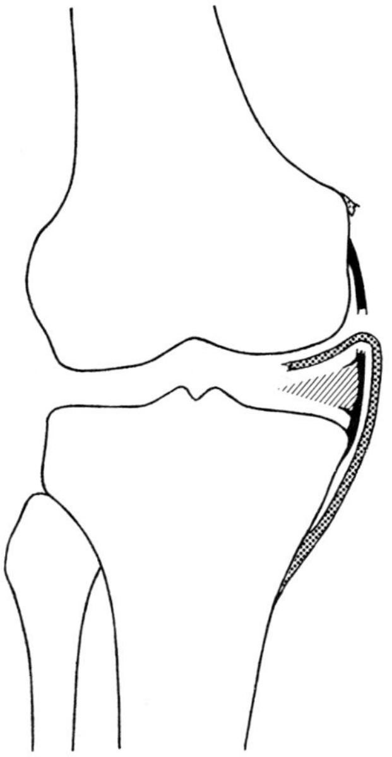

c

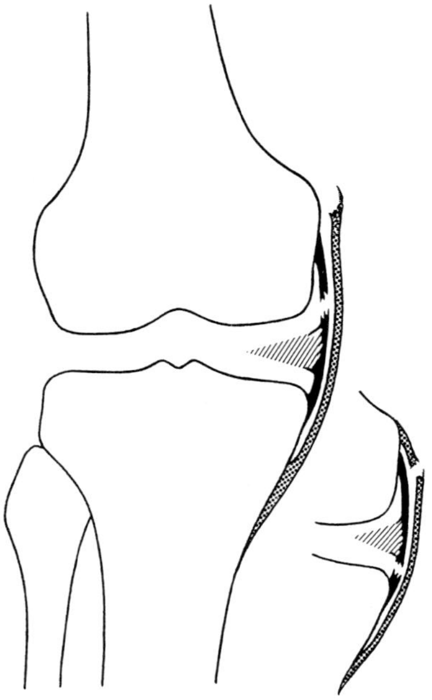

d

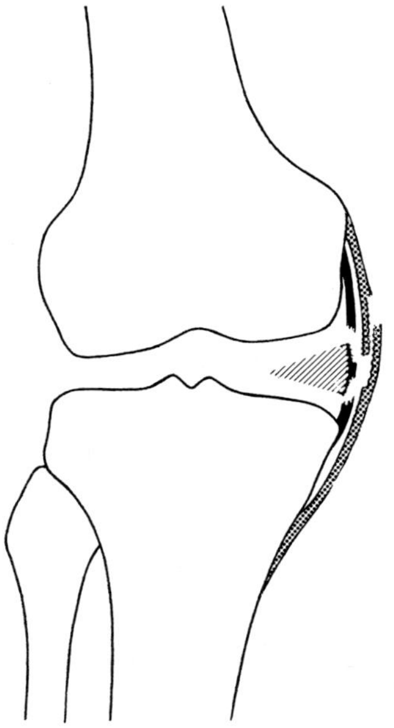

e

Abb. 191. Medialer Kapselbandapparat, welcher hier auf die rein passiven Stabilisationselemente reduziert ist

Abb. 192a–e. Möglichkeiten der Kapselbandläsionen mit Abriß oder Desinsertion des Lcm oberhalb des Meniskus. **a** Knöcherner Ausriß des Lcm am Femur; **b** ligamentärer periostaler Abriß des Lcm am Femur; **c** ligamentärer proximaler Abriß des Lcm mit bis ins Gelenk eingeschlagenem Bandende; **d** es ist möglich, daß der Riß des Lcm und der Tiefenschicht proximal vom Meniskus liegt; es kann aber auch sein, daß das Lcm proximal und die Tiefenschicht zwischen Meniskus und Tibia gerissen ist; **e** dieser kulissenartig versetzte Durchriß durch das Lcm und durch die Tiefenschicht mit Ruptur des femoromeniskalen und des meniskotibialen Bandanteils führt zu einem ligamentären Ausriß des Meniskus aus seiner Verankerung *des medialen Meniskus* aus dem Verband der femoromeniskalen und meniskotibialen Fasern. Wie es die Abbildung deutlich zeigt, handelt es sich hier nicht um eine eigentliche Meniskusverletzung, sondern um eine ligamentäre Verletzung. Der Meniskus ist in seinem schraffierten, knorpeligen Bereich unverletzt. Nur sein äußerster ligamentärer Ring ist zerrissen. Die Abbildung verdeutlicht auch die Tatsache, daß es sich in diesem Bereich nicht nur um femoromeniskale und meniskotibiale Fasern handelt, sondern daß auch in dieser tiefen Schicht Bandfasern vom Femur über den Meniskus bis zur Tibia ziehen. Mengenmäßig ist ihr Anteil relativ groß.

Die Abb. 193 zeigt in analoger Weise die Rupturen, wenn das mediale Seitenband distal an der Tibia abgerissen ist. Beide Varianten, der Abriß des Lcm proximal (Abb. 192a-c) oder distal (Abb. 193), kommen häufig vor. Unterschiede gibt es wohl im Entstehungsmechanismus. So haben wir den Eindruck, daß sich Verletzungen vom Skifahren mehr proximal am Femur abspielen, während Läsionen, die sich beim Fußballspielen ereignen, eher einen Abriß der langen Fasern an der Tibia zur Folge haben.

Nach unseren bisherigen Erfahrungen scheinen die distalen Abrisse eher ein perfektes Endresultat zu ermöglichen, als die proximalen. Man darf annehmen, daß dabei die delikate Feinarchitektur der Bandverbindung des Lcm proximal am Femur mit den Faszien des M. vastus medialis und dem Sehnenteil des M. adductor magnus intakt bleibt, was für die ganze Steuerung der medialen Stabilität offenbar sehr wichtig ist.

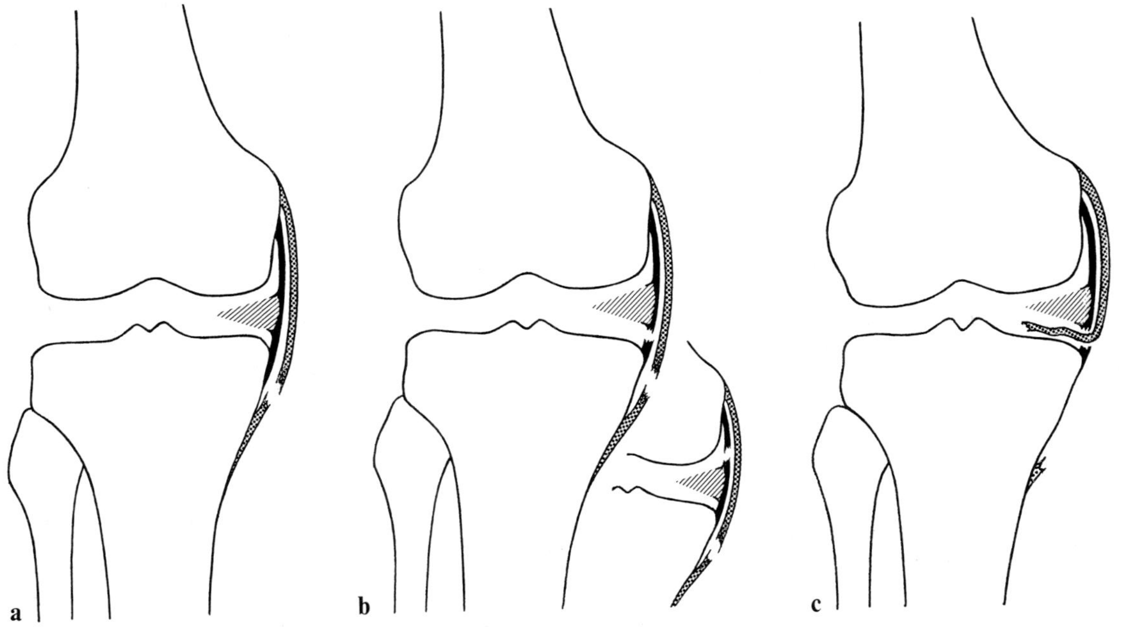

Abb. 193a-c. Rißmöglichkeiten mit distalem Abriß des Lcm. **a** Isolierter Lcm-Abriß (selten); **b** Abriß des Lcm distal am Tibiakopf mit den Möglichkeiten des Einrisses in der tiefen Schicht, sowohl meniskotibial als auch, gegensätzlich zum Lcm-Riß, femoromeniskal; **c** häufige Form eines ins Gelenk eingeschlagenen Bandendes. Die meniskotibiale Schicht klappte distal auf, so daß sich tibial abgerissene Lcm-Teile bis in die Mitte des Gelenks einschlagen konnten

Dies sollte uns lehren, die proximalen Abrisse besonders schonungsvoll in ihren Schichten zu refixieren und die Verbindungen zu den dynamischen Elementen nicht zu unterschätzen (cave N. articularem proprium genus medialem).

Die Bandverletzung in Abhängigkeit von der Deformierungskraft und -geschwindigkeit

Ein intaktes kollagenes Band ist – wie bereits erwähnt – bis zu 5% reversibel dehnbar [261]. Führt eine Anspannung über dieses Maß hinaus, dann bleibt eine Überdehnung des Bandes auf eine neue, größere Länge zurück – oder aber es zerreißt.

Kennedy et al. [175] haben auf ihrem Knieprüfstand die Modalitäten der Bandzerreißung unter verschiedenen Bedingungen mehrfach studiert. Die langsam fließende Dehnung ermöglicht es, ein Band beinahe auf die doppelte Länge zu ziehen, bevor eine Kontinuitätstrennung durch Ruptur eintritt. Im Gegensatz dazu führt die schnelle ruckartige Streckung des Bandes zu Zerreißungen, ohne daß im Bandsystem selbst viele Kollagenfasern überdehnt werden. Der Extremfall ist der knöcherne Ausriß des Bandes am Insertionsort.

Am Knie sind die sechs klassischen Beispiele mit knöchernem Ausriß:
- Ausriß des Lcm proximal am medialen Femurkondylus
- Ausriß beider Kreuzbänder mit der Eminentia intercondylaris
- Ausriß des vorderen Kreuzbandes mit dem vorderen Teil der Eminentia intercondylaris
- Ausriß des hinteren Kreuzbandes mit dem hinteren Teil der Eminentia intercondylaris
- Ausriß der posterolateralen bis lateralen Kapsel mit dem Fragment von Segond
- Ausriß des femorofibularen Kollateralbandes mit der Fibulaspitze

Die drei Schweregrade der Bandverletzungen (Abb. 194)

Bandverletzung Grad I „Dehnung“

Das Band ist in seiner Kontinuität erhalten. In situ ist es locker und schlaff. Es erlaubt pathologische Verschiebbarkeit der Gelenkenden. Intraoperativ sieht man diese Abschnitte glänzend, gequollen und andeutungsweise mit Hämatomspuren durchsetzt.

Bandverletzung Grad II „Zerrung – Teil-Ruptur“

Makroskopisch ist immer noch eine Kontinuität über den ganzen Bandverlauf vorhanden. Man findet aber zerrissene, aus dem Verband heraushängende Faserbündel, die umgeschlagen sein können. Man sieht überdehnte Stellen, sowie größere und kleinere Hämatomspuren, wiederum verbunden mit einer sehr deutlichen ödematösen Verquellung. Das Band ist verlängert und gewährleistet den stabilen Schluß zwischen den gehaltenen Gelenkenden nicht mehr.

Bandverletzung Grad III „Ruptur“

Gerade oder treppenförmige, vollständige Kontinuitätstrennung. Die Rupturenden können umgeschlagen sein und im Gelenk liegen.

Beurteilung dieser drei Bandverletzungstypen für die Therapie

Die Grad-I-Verletzung – die *Dehnung* mit völlig erhaltener Bandkontinuität – hat die besten Aussichten auf eine spontane Ausheilung mit Restitutio ad integrum. Es bleibt allerdings vorausgesetzt, daß das lädierte Band nicht laufend in seine „neue Länge“ hinein überdehnt wird und so schließlich als zu langes Band ausheilt. Die Behandlung darf unter Bewegung des Gelenks funktionell sein, doch nur so weit gehen, daß das heilende Band nicht für eine echte Haltearbeit benützt werden muß. Unter dosierter funktioneller Behandlung festigt sich das in seiner Mikrostruktur zerstörte Kollagen durch Bildung neuer Kollagenfasern, welche sich während des folgenden Ausreifungsprozesses bündeln. Das

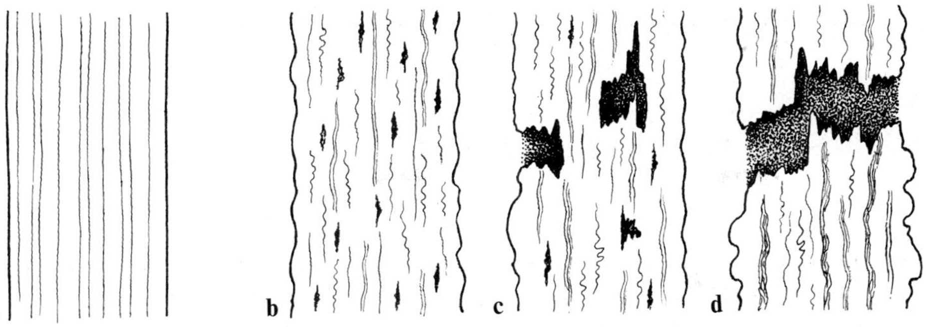

Abb. 194a-d. Die drei Schweregrade der Bandverletzung (schematisch). **a** Gesundes Band; **b** *Grad I.* Überdehnung des Bandes über die 5%ige Elastizitätsreserve hinaus. Makroskopisch sind kaum Rißstellen zu sehen, doch mikroskopisch finden sich Blutungen und kleinste Risse; im elektronenmikroskopischen Bild sind Kollagenfaserbündel wie gesprungene Federn zusammengeschnurrt; **c** *Grad II.* Zusätzlich zur Überdehnung wie bei Grad I sind hier auch makroskopische Rißstellen und Blutungen vorhanden. Sie liegen in den verschiedensten Etagen und das Band bleibt in seiner Kontinuität erhalten, seine Festigkeit ist jedoch stark reduziert. Es kann in diesem Zustand leicht in seiner Längsrichtung ganz zerzupft werden.; **d** *Grad III.* Bei diesem Grad der Verletzung ist eine vollständige Durchtrennung des Bandes vorangegangen. Der Riß ist durchgehend mit seinen freien Rändern zu sehen, neben dem Hauptriß finden sich weitere Kleinrisse, Blutungsspuren und überdehnte Bandteile

Band erhält dadurch wieder die ursprüngliche Festigkeit bei normaler Länge. Aber auch so wird es 4–8 Wochen dauern, bis die nötige „Gesundschrumpfung" erreicht ist.

Bei der *Teilruptur* ist die Kontinuität des Bandes noch teilweise erhalten. Das Granulationsgewebe und das sekundär entstehende narbige Kollagengewebe kann sich orientieren und als Narbe den alten Bandverlauf wieder imitieren. Eine Voraussetzung dafür ist aber die sinnvolle mechanische Ruhe. Wird das in Vernarbung begriffene und damit auch geschwächte Band laufend überdehnt, dann kann sich keine suffiziente Narbe bilden. Da wir andrerseits wissen, daß physiologische, limitierte Bewegungen die Bänder nicht über ihre Elastizitätsreserve hinaus beanspruchen [39], muß eine solche Bandverletzung nicht a priori in einer Gipshülse etc. immobilisiert werden. Eine dosierte funktionelle Behandlung ist nicht nur möglich, sondern sogar wünschenswert.

Sehr kritisch kann die Teilruptur für ein allein exponiertes Band werden. Ein typisches Beispiel dafür ist das vordere Kreuzband. Dieses stellt eine relativ empfindliche Struktur dar, welche im Gelenk durchhängt und mechanisch schwer zu schützen ist. Im Fall einer ausgedehnten Teilruptur kann es unter zu großer Beanspruchung nicht suffizient vernarben. Eine behindernde Dauerinstabilität ist besonders dann zu erwarten, wenn daneben noch ein weiteres Band insuffizient ausheilt.

Eindeutig ist die Situation bei *vollständigen Rupturen* vom Grad III mit umgeschlagenen oder frei im Gelenk liegenden Bandenden. In diesen Fällen ist es von Natur aus unmöglich, daß sich die Bandenden wieder finden und eine suffiziente Narbe bilden. Hier kann nur die operative Reposition mit Wiederherstellung des Bandes in seine normale Lage und Länge die Voraussetzung für die Heilung mit einer Restitutio ad integrum schaffen.

In Wirklichkeit ist es nicht immer leicht, die Bandverletzungen in die drei geschilderten Grade einzuteilen. Man muß vor allem festhalten, daß auch bei der Bandruptur vom Grad III und bei der Teilruptur vom Grad II in den allermeisten Fällen außerdem Bandüberdehnungen von Grad I vorhanden sind. So kann ein Band ohne weiteres an einer Stelle völlig durchtrennt sein und daneben über weite Strecken auch in seiner Länge wesentlich überdehnt, d.h. zu lang sein. Daraus haben wir bei der Rekonstruktion die therapeutischen Konsequenzen zu ziehen.

Allgemeine Operationstechnik

Nahttechnik bei den verschiedenen Graden von Bandverletzung

Die Abb. 195 zeigt schematisch einen Bandriß mit einer reinen Adaptationsnaht. Die überdehnten Abschnitte im Band bleiben trotz Wiederherstellung der Kontinuität verlängert und für die mechanische Führung des Gelenks insuffizient. Deshalb müssen zusätzlich zur reinen Adaptationsnaht zur Entlastung des Rissgebiets rahmenartige Spannähte angebracht werden. Sie können ein kleines oder ein großes Feld umfassen (Abb. 196). Nicht selten sind – wie gerade bei den großflächigen und langen Bändern am Kniegelenk – mehrere solche ineinandergeschachtelte Rahmenspannähte nötig. Ihre Zugrichtung muß aber ganz genau im Verlauf der Faserzugrichtung liegen, damit ihr Zweck, nämlich die raschere Wiederherstellung eines geordneten Kollagenfasergerüstes, erfüllt wird. Wenn diese Spannähte unter Berücksichtigung der Zugrichtungen regelrecht angelegt sind, dann dürfen sie auch ineinander übergreifen. Auch diese Spannähte sind vor der definitiven Verknotung auf funktionsgerechte Lage und isometrisches Verhalten während Extension/Flexion hin zu prüfen. Werden sie locker oder schneiden sie ein, dann stimmt ihre Lage nicht. Rahmennähte, die nicht dem Faserverlauf entsprechen, stören die Heilung der Kollagenstruktur.

Die Fixation von abgerissenen Ligamenten mittels Schraube und gezackter Unterlagsscheibe (Abb. 197)

Sie ist grundsätzlich nur dort erlaubt, wo flächenhafte Banddesinsertionen am Knochen vorliegen (Abb. 197b). Den theoretisch idealsten Fall stellt ein knöcherner Flachausriß mit dem dazugehörigen unbeschädigten Band dar (Abb. 197b, Mitte). Nach einer derartigen Refixation sind die anatomischen Verhältnisse wieder regulär hergestellt. Auch bei einem flächenhaften, rein ligamentären Abriß (Abb. 197b, links) ist eine gute Indikation für die Verwendung von Schrauben und Zackenscheiben gegeben. In diesen Fällen weist der Knochen dort, wo normalerweise das Ligament flach auslaufend anliegt, eine förmliche Glatze auf.

Gestalt und Verwendung der Zackenunterlagsscheibe

Wir haben das Konzept dieser Unterlagsscheibe vor fast 10 Jahren geschaffen und inzwischen in mehreren Varianten bis zum jetzt gebräuchlichen Modell verbessert. Die neue Scheibe (s. den schematischen Vergleich zur alten Scheibe in Abb. 197d) hat bei fast identischem Außendurchmesser ganz peripher angeordnete Zacken, die nun erst noch in größerer Anzahl über eine größere Fläche fassen. Die einzelne Zacke ist so gestaltet (Abb. 197c), daß vom Ring der Unterlagsscheibe zuerst ein rein zylindrischer Sockel abgeht, von welchem dann eine kegelförmige Spitze als eigentliche Zacke weiterläuft. Der Durchmesser des Zylinders ist größer als der Durchmesser des Kegels an seinem Boden. Damit entsteht

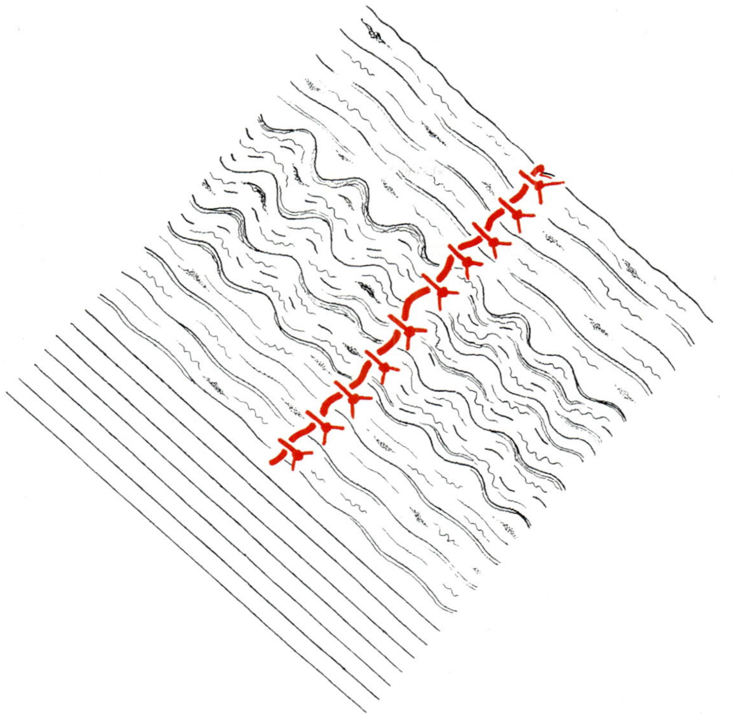

Abb. 195. Schematische Darstellung einer Naht durch ein zerrissenes Band. In Wirklichkeit ist ein Band selten wie durch Messerschnitt glatt durchtrennt. Die zerrissenen Bänder, auch bei Grad III, weisen regelmäßig in den Partien oberhalb oder unterhalb des Risses Überdehnungen von Grad I, oft sogar solche mit zusätzlichen Einrissen von Grad II auf. Die alleinige Adaptationsnaht des Risses reduziert demzufolge das Ligament nicht auf seine ursprüngliche Länge

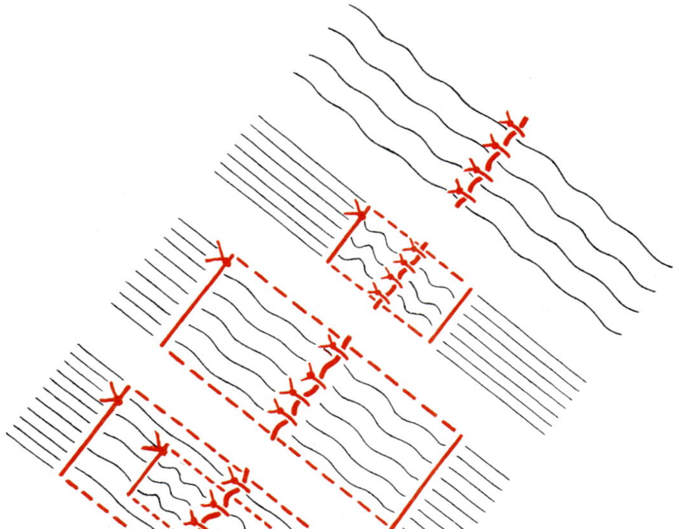

Abb. 196. Wir setzen nach allen Adaptationsnähten im direkten Rißgebiet zusätzlich rahmenartige, parallel zur Faserordnung liegende Spannähte

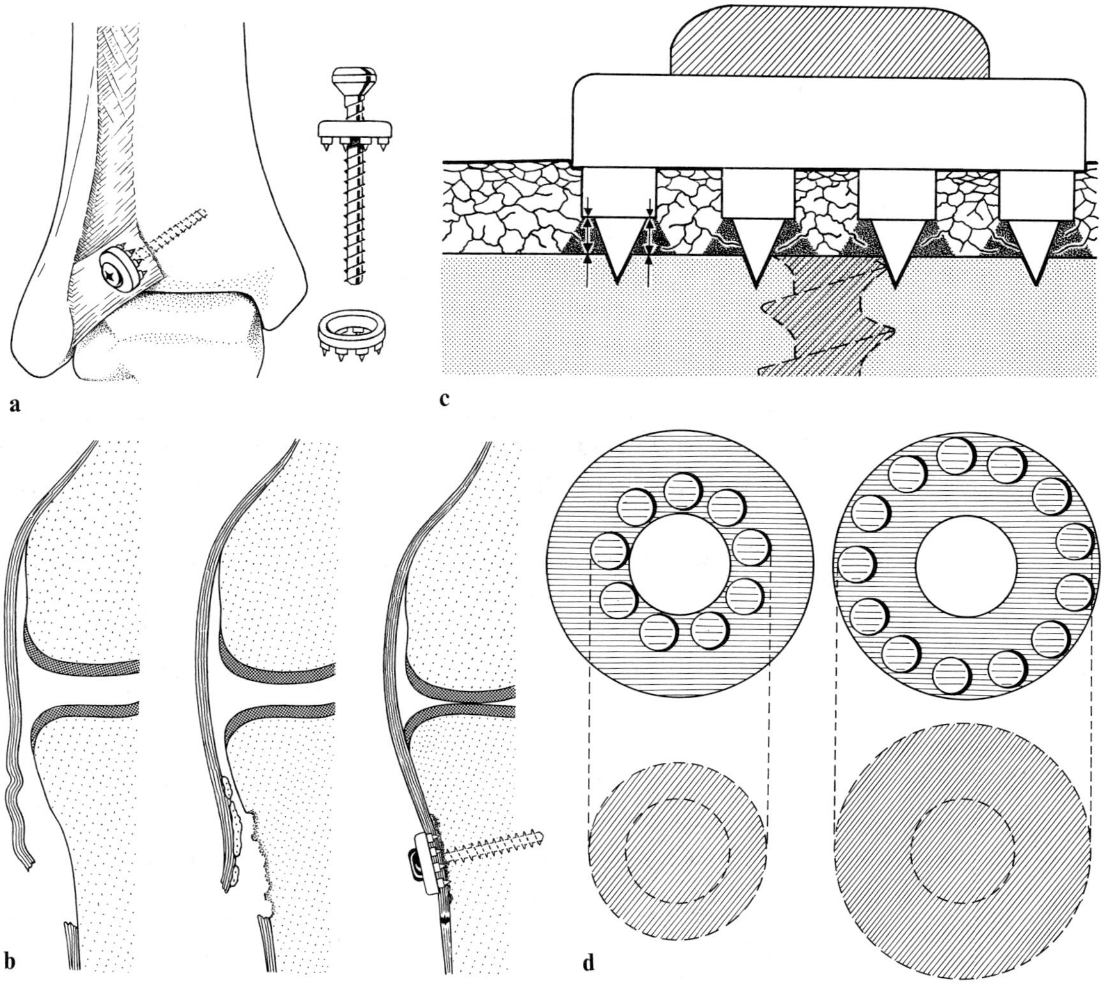

Abb. 197a-d. Fixationsmöglichkeit knochennaher Bandausrisse durch AO-Schrauben mit Zackenkranzunterlagsscheibe. **a** Anwendungsbeispiel mit Reinsertion des vorderen tibiofibularen Syndesmosebandes am Tuberculum von Chaput; **b** Ausriß eines Bandes mit oder ohne Knochen und Refixation; **c** die Unterlagsscheibe ist so geformt, daß sie mit ihren ganz peripher angeordneten Spitzen das Band und den Knochen breit faßt und bis zu einem ersten Absatz komprimiert und fixiert. Neben und zwischen den Zacken kommt das Gewebe kaum unter Kompression. Die Mikrozirkulation bleibt in diesen Anteilen des Bandes erhalten; nur in den *dunkel dargestellten Trapezen* besteht eine zirkulationsbehindernde Gewebskompression; **d** gegenüber einer früheren Form mit zentraler Anordnung der Zacken, damals noch ohne Absatz, liegen die Zacken jetzt sehr peripher, was die Griffmöglichkeit verbessert

ein Absatz, welcher garantiert, daß beim gemäßigten Anziehen der Schraube die Unterlagsscheibe nie mit ihrer ganzen Masse auf das zu fixierende Gewebe drückt. Damit ist unter der Scheibe und zwischen den Zylindern ein Zelleben mit normaler Mikrozirkulation möglich. Die durchgeführten histologischen Kontrolluntersuchungen ergaben unter den versuchsweise entfernten Unterlagsscheiben keine Drucknekrosen mehr. Bei der Verwendung von flachen Metallunterlagsscheiben oder der Frühmodelle aus Plastik waren fibrinoide Nekrosen und sklerosiertes Bindegewebe histologisch nachgewiesen worden. In der Peripherie der neuen Scheibe ist ein Metallring in die „high-density"-Polyäthylenmasse eingelassen, welcher im Röntgenbild den gewünschten Kontrast und gleichzeitig der Scheibe die nötige Festigkeit gibt, die jetzt ein Durchtreten des Schraubenkopfes durch den Ring verunmöglicht. Zudem sind die Löcher in den zwei erhältlichen Größen so geformt, daß jede Scheibe mit verschiedenen Schraubengrößen verwendet werden kann. So kann man die große Scheibe mit der 35-mm-AO-Kleinfragmentschraube fixieren. Sie kann aber auch mit einer Malleolar- oder 45-mm-AO-Kortikalisschraube oder gar mit einer 65-mm-AO-Spongiosaschraube kombiniert werden. Nötigenfalls kann man das zentrale Loch mit dem Bohrer etwas ausweiten.

In analoger Weise kann man die kleinere Scheibe sowohl mit der 35-mm-Kleinfragmentkortikalisschraube als auch mit Schrauben kleineren Kalibers und den entsprechenden Köpfen verwenden.

Gefahren der Schraubenfixation

1. Das leicht mögliche Fixieren von Bändern am Knochen mit einer Schraube verleitet zu extensivem Gebrauch auch an unphysiologischer Stelle. Damit verursacht man aber postoperativ bewegungsabhängige Schmerzen und Funktionsbehinderungen.
2. Zieht man die Schrauben, wie das mechanisch leicht möglich ist, zu fest an, dann kann man trotz der Absätze, vor allem an dicken Ligamenten, Gewebe zerquetschen. Man verwende deswegen im besonderen Fall Schrauben *und* Nähte zur korrekt schonungsvollen Fixation.
3. Schrauben müssen evtl. entfernt werden und sollen deshalb sparsam und nur gezielt eingesetzt werden.

Zugänge

Abbott und Carpenter [1] haben 1945 umfassend über die verschiedenen Zugänge zum Knie publiziert und dabei auch die Methoden von Brackett und Hall, Coonse und Adams, Fisher und Timbrell, Henderson, Henry, Kocher, v. Langenbeck, Ollier, Payr und v. Volkmann zusammenfassend dargestellt. Weitere grundlegende Veröffentlichungen zu diesem Thema stammen von Bosworth [30], Campbell [45,46], Honnart [131], Kaplan [166], Lange [190,191], O'Donoghue [265], Trickey [345], Trillat und Rainaut [356] und Wilson [387].

Zugänge sind wohl nach Standardtypen festgelegt und beruhen auf anatomischen und physiologischen Fakten. Die Anwendung dieser Zugänge erfordert jedoch ein besonderes Einfühlungsvermögen in die Gegebenheiten des einzelnen Falles.

Die topographischen Beziehungen der Strukturen untereinander wechseln während der Bewegung in Gelenknähe sehr stark. Es gibt Fixpunkte und Verschiebepunkte. „The relative location of structures shifts when the position of a joint changes" [170].

Auf Kaplans Vorarbeit aufbauend, haben wir die Gesetze der Kinematik und die funktionelle Anatomie systematisch mit unseren Beobachtungen verglichen. Das Studium der Gefäß- und Nervenverläufe wurde miteinbezogen und schließlich rundete eine genaue Analyse jedes Operationsvorgangs mit Auswertung des Heilungsverlaufs und des Resultats unsere klinisch-wissenschaftlichen Ergründungen ab.

Wir können mit Kaplan [166] wiederholen, daß 4 wichtige Vorbedingungen für ein richtiges operatives Vorgehen eine Notwendigkeit darstellen, wenn der Erfolg mit an Sicherheit grenzender Wahrscheinlichkeit geplant werden soll:

1. Präzise Kenntnisse der Anatomie in der Operationsregion.
2. Die Wahl eines zweckdienlich passenden Zugangs, welcher eine möglichst direkte Erreichung der operativ zu behandelnden Strukturen ermöglicht.

3. Ein guter Orientierungssinn, der rasch den Weg für eine Erweiterung der Originalinzision findet, wenn sich eine solche aufdrängt.

4. Eine abwägende Berücksichtigung der unmittelbaren und der definitiven postoperativen Folgen mit einer minimalen Opferung von Strukturen, solange es mit den Notwendigkeiten der geplanten Operation zu vereinbaren ist.

Gefäße und Nerven

Organe können ohne ihre Blutversorgung bekanntlich die von ihnen erwartete Funktion nicht erbringen. Ohne Revaskularisation und Erholungsmöglichkeit verfallen sie zudem der Nekrose.

Denervierte Organe finden ihren Platz in der Gemeinschaft nicht mehr. Die Funktion läuft an ihnen vorbei. Ihr Einsatz kommt nicht mehr phasengerecht, weil Reflexe nicht ausgelöst oder nicht weitergeleitet werden. Es gibt Lücken im Funktionsablauf.

Auch sind die Nerven für die Trophik von Bedeutung; zusammen mit den Gefäßen werden sie für die Erreichung eines guten Endresultats benötigt und müssen deswegen entsprechend schonungsvoll behandelt werden.

Sie befinden sich nicht irgendwo, sondern liegen mit ihren Verzweigungen an mechanisch ruhigen Orten. Sie kreuzen praktisch nie Verschiebeschichten, in welchen sie sich wie eine Ziehharmonika laufend entfalten und zusammenlegen müßten. Sie ziehen dort in Muskeln, Knochen, Bänder und Sehnen, wo sich diese am wenigsten gegen die Umgebung bewegen, oder umgekehrt, wo sich die umgebenden Weichteile am wenigsten gegen Knochen und Gelenke verschieben. Natürliche Gleit- und Verschiebeschichten sind also nerven- und gefäßschonende Zugangswege.

Die Ausdehnung eines operativen Eingriffs ist nicht automatisch ein Maß für die Traumatisierung, denn mit einem kleinen „queren" Einschnitt durchtrennt man bei weitem mehr wesentliche Strukturen als mit einem lang angelegten Zugang, welcher durch Verschiebeschichten hindurchführt und bei welchem über weite Strecken kein Gefäß und kein Nerv durchtrennt werden muß. Wie bei der Rekonstruktionschirurgie an der Hand muß auch am Kniegelenk die entsprechende Sorgfalt für den Zugang und die Erreichung des Behandlungsziels aufgewendet werden.

Die neurogene Osteoarthropathia, das sog. „Charcot-Gelenk"

Ein Gelenk, das seiner Tiefensensibilität und seiner propriozeptiven Feinsteuerung beraubt ist, unterliegt einem chronischen, arthronotischen Abbauprozeß, wie das bei verschiedenen neurologischen Erkrankungen der Fall ist. Bei der neurogenen Osteoarthropathia diabetica sind die Gelenke der unteren Extremitäten mehr betroffen, während andererseits die Syringomyelie mit dem Sensibilitätsverlust an der oberen Extremität den osteoarthrolytischen Prozeß am Ellenbogen mit sich bringen kann. Wie das Ellenbogengelenk ist auch das Knie ein Gelenk zwischen langen knöchernen Hebelarmen.

Auch am Kniegelenk gibt es nach operativen Eingriffen zuweilen fast unerklärbar schwere sekundäre Arthrosen. Sie stehen meist in keinem Verhältnis zum ehemaligen Trauma oder zur Restinstabilität. Sie gleichen mit ihren osteolytischen Komponenten ganz dem Befund bei diesen neuropriven Osteoarthropathien.

Eigene solche Fälle hatten wir bis jetzt glücklicherweise nicht, so daß wir diese auch nicht mit unseren Operationsverfahren vergleichen und analytisch auswerten können. Zusammenhänge zwischen diesen Osteoarthropathien und Nervenfunktionsstörungen scheinen aber auch nach Ansicht anderer Operateure auf der Hand zu liegen und veranlassen uns, bei der Operation die Nerven besonders zu schonen.

Das Gefäßnetz am Kniegelenk

Das Muster des Aufbaus ist einfach. Aus der A. poplitea entspringen proximal vom Gelenkspalt die Aa. genus superiores medialis et lateralis und distal vom Gelenkspalt die Aa. genus inferiores medialis et lateralis. Alle 4 Arterien laufen, das Knie umfassend, nach vorne und bilden so von 4 Seiten her das Rete articulare genus vor der Patella.

Von lateral distal kommt zusätzlich aus der Tiefe der Tibialis-anterior-Loge die A. recurrens tibialis anterior und kommuniziert mit dem Netz (Abb. 198).

Schließlich geht hinten in der Fossa poplitea zwischen den genannten Abgängen die A. genus media direkt von der A. poplitea ab und zieht ins Gelenk. Sie versorgt den wichtigen Zentralpfeiler der Kreuzbänder und die hintere Kapsel. Zwei ihrer Äste laufen mit der äußeren Meniskuszirkumferenz sowohl medial wie auch lateral nach vorne und kommunizieren auf der Höhe der Meniskusvorderhörner wieder mit dem vorderen Netz.

Das vordere Arteriennetz hat *zwei Schichten:* ein erstes *vor* der Verschiebeschicht einer evtl. vorhandenen Bursa praepatellaris und ein zweites *unter* dieser Verschiebeschicht, direkt in und dicht auf der Galea aponeurotica patellae mit den angrenzenden Retinacula patellae.

Die erste dieser zwei Schichten, welche in und auf der Fascia superficialis liegt, ist für die Blutzirkulation der Haut verantwortlich. Diese darf bei Lappenbildungen der Haut nicht im geringsten beschädigt werden, sonst kommt es zur gefürchteten präpatellaren Hautnekrose.

Die hautversorgenden arteriellen Gefäße liegen nicht oberflächlich kutisnah, sondern direkt auf der Grundschicht der Subkutis, der Fascia superficialis. Dieser anatomische Grundsatz ist übrigens bei allen Hautinzisionen der Bewegungsapparatchirurgie zu beherzigen, besonders aber bei den potentiell heilungsgefährdeten Inzisionen.

Aus diesem Grund darf man *nie* subkutan präparieren. Nur wenn die Fascia superficialis mit der Subkutis in Verbindung belassen wird, bleibt das oberflächliche arterielle Netz intakt, und die Wundheilung kann ungestört erfolgen.

In manchen Fällen ist diese Schicht gleichzeitig die *Bursa praepatellaris subfascialis,* was für den postoperativen Verlauf belanglos ist. In der überwiegenden Zahl der Fälle gibt es gar keine eigentliche Bursa subcutanea oder subfascialis praepatellaris, sondern es findet sich nur ein spinngewebeartiges, sehr lockeres und praktisch gefäßloses Bindegewebe, welches die nötige Verschieblichkeit auch leicht gewährleisten kann.

Ist eine *Bursa* vorhanden, dann gibt es grundsätzlich *zwei Möglichkeiten:*
- die Bursa *subcutanea* praepatellaris und
- die Bursa *subfascialis* praepatellaris.

Die Bursa subcutanea darf *nicht* als Zugangsschicht benützt werden, da sonst das Risiko einer Schädigung der Hautgefäße zu groß ist. Im Zweifelsfall muß man den Zugangsweg unter des Faszie suchen.

Es können auch zwei Faszien vorhanden sein:
- die Fascia genus *superficialis* und – in einer tiefen Schicht
- die Fascia genus *anterior.*

Immer muß die tiefere Schicht als Zugangsweg benützt werden.

Jede seitliche Unterminierung hat also *unter* der Fascia superficialis zu erfolgen. Für die Lappenablösung muß die Verschiebeschicht unmittelbar vor der Galea aponeurotica der Patella benützt werden, um die Entstehung einer Nekrose zu verhindern.

Die Nervenversorgung des Kniegelenks (Abb. 199)

1. *N. femoralis.* Von proximal her kommend verlaufen auf der medialen Seite die sog. Rami cutanei femoris anteriores mit dem M. vastus medialis absteigend zum proximal medialen Quadranten des Kniegelenks. Sie biegen noch oberhalb des Kniegelenkspaltes um und verlaufen bis über die Mediane nach lateral.

2. *N. saphenus.* Distalwärts schließen auf der medialen Seite die Äste des N. saphenus im Versorgungsgebiet an. Die bekanntesten sind der Ramus infrapatellaris und der Ramus cutaneus cruris medialis. Auch sie überkreuzen die Medianlinie und versorgen über die Patella hinaus Haut, Subkutis, Kniekapsel und Hoffa-Fettkörper bis zum Tractus iliotibialis hinüber.

3. *Laterale Äste.* Diese können im proximal-lateralen Quadranten Ausläufer des N. cutaneus femoris lateralis sein. Dann folgen noch Rami cutanei cruris laterales und Rami cutanei surae laterales. Es handelt sich dabei um weit weniger wichtige Äste als auf der medialen Seite.

4. *Nervenversorgung des eigentlichen Gelenks.* Von allen beteiligten Hauptstämmen, die am Kniegelenk vorbeiziehen, gehen Nervenendigungen bis in die Gelenkkapsel und in die tiefen Schichten hinein (N. obturatorius mit seinen Endausläufern, N. tibialis, N. peronaeus, N. saphenus und Äste aus den Mm. vastus lateralis, vastus intermedius und vastus medialis).

Der wichtigste, auf der medialen Seite zu identifizierende und im Durchmesser noch gut 1 mm dicke Ast, ist der N. articularis proprius genus medialis, der regelmäßig über das Tuberculum der Adduktoren herunterkommt, mit zwei gut sichtbaren Begleitgefäßen dem proximalen Seitenbandursprung dicht aufliegt und sich gegen ventral distal zu ins Gelenk hineinsenkt. Er hat einen wichtigen Ast, der bis tief in die Gelenkkapsel zum Hoffa und unter dem Lig. patellae hindurch bis zur Gegenseite zieht. Wir stellen diesen Nerv bei den Präparationen proximal immer im Bereich des medialen Seitenbandes dar und schlingen ihn zum Schutz mit einem Penrose-Gummiband sorgfältig an.

Mediale Inzisionen

Die mediale parapatellare Inzision

Sie bildet die Grundinzision für die Eröffnungen auf der medialen Seite. Diese einfache Inzision zwischen Patella und Retinaculum longitudinale mediale, welche im Normalfall wegen des Ramus infrapatellaris nervi sapheni am Tibiakopf 1 cm unterhalb des Gelenkspalts enden soll, ist der geeignetste Zugang für die Arthrotomie bei medialer Meniskusverletzung oder anderen einfachen Indikationen zur Arthrotomie. Bei Bedarf kann der Schnitt nach distal, an der Tuberositas tibiae vorbei, beliebig verlängert werden. Nachteilig wirkt sich dabei die Durchtrennung der Äste des Ramus infrapatellaris aus, da die betroffenen

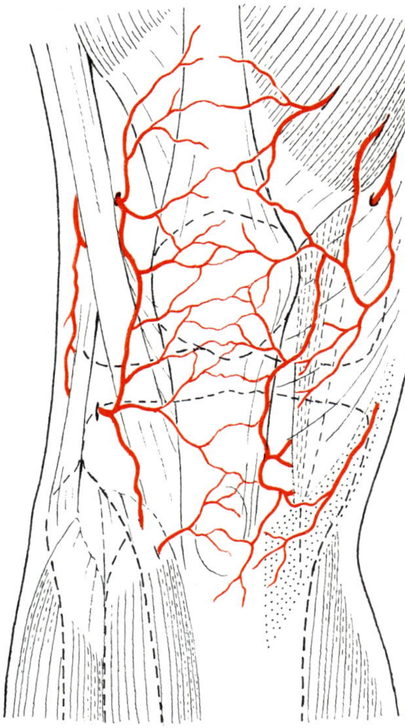

Abb. 198

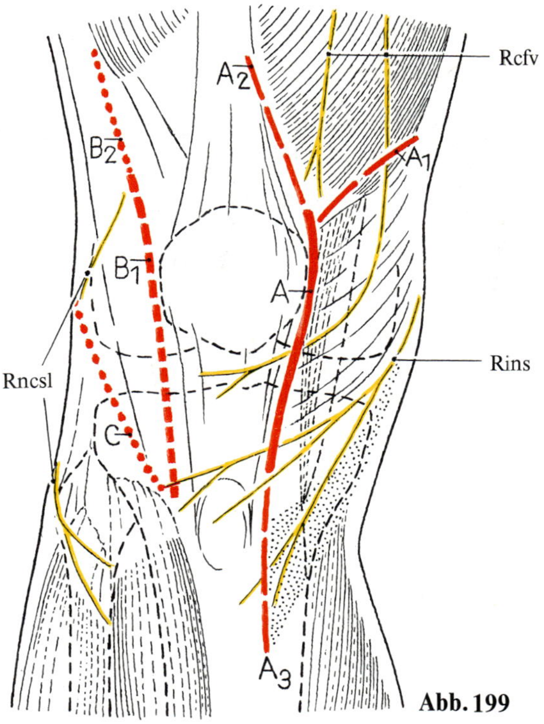

Abb. 199

Abb. 198. Halbschematische Darstellung des Rete articulare genus auf der Vorderseite des Kniegelenks. Das Gefäßnetz wird von Arterienästen gebildet, die sowohl medial und lateral vom Femur als auch von der Tibia von hinten her kommend nach vorne ziehen. Eine mediane Inzision zwischen diesen Zuflüssen ist somit zur Schonung der Gefäßversorgung zu bevorzugen

Abb. 199. Von der Nervenversorgung her ist eine Inzision in der Medianebene oder sogar lateral (s. Abb. 203) wünschenswert. Damit werden die Nervenäste nur ganz kurz vor ihrem definitiven Ende durchschnitten. *A* mediale parapatellare Grundinzision, *A 1* Verlängerungsmöglichkeit nach medial dorsal, *A 2* Verlängerungsmöglichkeit nach proximal, *A 3* Verlängerungsmöglichkeit nach distal, *B 1* und *B 2* laterale Zusatzinzisionen, die gegenseitig Verlängerungsmöglichkeiten (*B 1* → *B 2*, *B 2* → *B 1*) darstellen; *C* laterodorsale Zusatzinzision, *Rcfv* Rami cutanei femoris ventrales, *Rins* Ramus infrapatellaris nervi sapheni, *Rncsl* Rami nervi cutanei surae lateralis

Patienten später über einen anästhetischen Bereich mit dysästhetischen Empfindungen beim Knieen auf der Tuberositas tibiae klagen.

Nach proximal kann die Inzision in 2 Richtungen verlängert werden:
- in Richtung Quadrizepssehne bis weit hinauf am Oberschenkel,
- nach medial dorsal abschwenkend, dem Rand des M. vastus medialis entlang.

Mit diesen Variationsmöglichkeiten der Verlängerung (s. Abb. 199) läßt sich jeder Punkt der medialen Kniegelenkseite bis nach hinten zum Semimembranosuseck und sogar bis zum hinteren Kreuzbandansatz erreichen. Neben dem direkten Vorgehen ins Kniegelenk hinein (Abb. 200, gerader Pfeil) muß die unterminierende Präparation unter der Fascia superficialis erfolgen. Im Bereich des Retinaculum longitudinale et transversale patellae sind die Schichten oft kaum voneinander zu trennen, so daß man erst weiter medial davon wieder gut unter die Faszie und direkt auf die Seitenbandschichten vordringen kann. Erweist sich der Zugang als schwierig und ist es auf Grund des erhobenen Instabilitätsbefundes vorauszusehen, daß man im Bereich des Semimembranosusecks eine weiteren Zugang haben muß, dann bietet sich (Abb. 201) die Ablösung des Pes-anserinus-Ansatzes über ca. 3-4 cm Länge und in einer Breite von 0,75 bis höchtens 1 cm an. Diese Art der Ablösung drängt sich auf, weil die Fascia superficialis direkt in die Schicht des Pes anse-

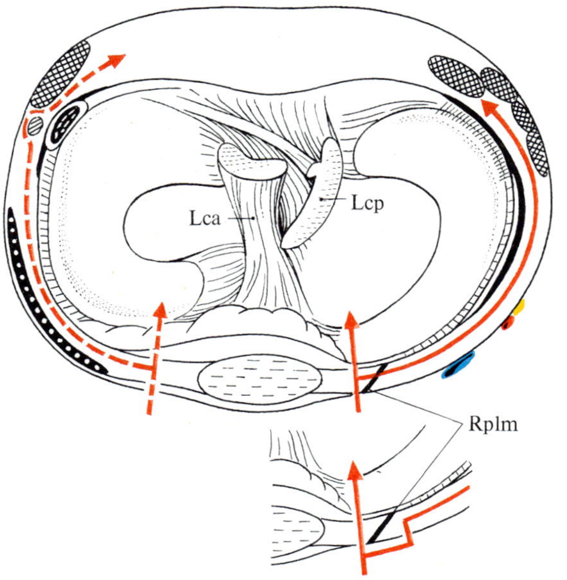

Abb. 200. Transversaler Schnitt durch das Kniegelenk unmittelbar proximal der Menisken. Der lateral parapatellare Schnitt zur Arthrotomie kann von vorne unter Ablösung des Tuberculum von Gerdy mit dem Tractus iliotibialis so gestaltet werden, daß man ohne Mühe zum Lcl, zur Bizepssehne, zur Popliteussehne und zum Lig. arcuatum gelangt. Auch die mediale parapatellare Inzision kann unter der superfiziellen Faszie hindurch in einem gefäß- und nervenarmen Verschiebestratum als Zugang bis zur Semimembranosussehne, zum Lcmp und zur medialen Gastrocnemiuskante benützt werden. Venen, Arterien und Nerven für die Hautversorgung liegen außerhalb der Faszie, welche deshalb mit der Subkutis fest verbunden bleiben muß. Je nachdem, wie stark das Retinaculum patellae longitudinale mediale mit der Faszie verwoben ist, muß diese parallel zu ihren Fasern durchtrennt und mit Haken offengehalten werden. Am Ende der Operation muß sie wieder vernäht werden

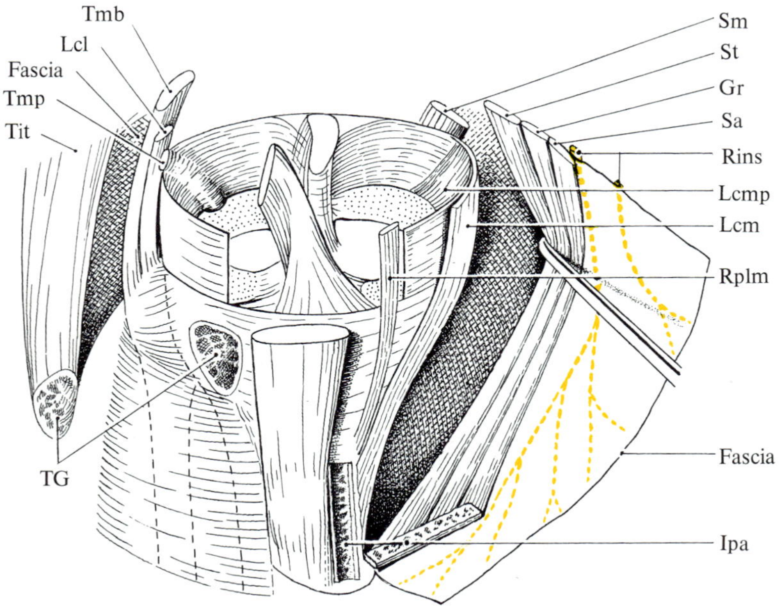

Abb. 201. Die wesentlichen Ligamente liegen medial und lateral dorsal. Die nötige Übersicht kann nur durch einen umfassenden Zugang gewährleistet werden. Lateral bewährt sich das Abmeißeln des Tuberculum von Gerdy (Abb. 200). Auf der medialen Seite ermöglicht das Ausmeißeln des Pes anserinus mit Umschlagen der dazu gehörigen Sehnen und des Faszienlappens ein Vorstoßen auf dem Lcm bis zum Semimembranosuseck. Die Nervenverzweigung vom Ramus infrapatellaris nervi sapheni sowie das arterielle und venöse Gefäßsystem liegen außerhalb des zurückgeschlagenen Faszienlappens

rinus ausläuft. Geht man mit der Präparation unter diese Schicht nach medial vor, dann liegen die ganzen Gefäß-Nerven-Versorgungen des Lappens mit der Subkutis auf der Außenseite (Abb. 201). Alle diese Strukturen werden so maximal geschont.

Vorsicht ist bei Abmeißelung des Pes anserinus am Platz, da die Ansatzfläche medial an der Tibia sehr eng begrenzt ist. Unmittelbar hinter dem Sehnenansatz finden sich schon die Ausläufer des medialen Kollateralbandes. Deswegen muß man direkt vom Ansatz des Retinaculum longitudinale mediale patellae aus mit einem Elevatorium unter die Pes-anserinus-Sehnen fahren und dieses auf dem medialen Seitenband bis zur *Ansatzstelle der Sehnen* heranführen, damit man *nur gerade diese* entsprechend ausmeißeln kann. Sieht man dann nach Abheben der Sehnen das Seitenband, dann ist es ohne weiteres möglich, stumpf bis zum Semimembranosus und der Gastrocnemiuskante vorzudringen. Das System der medialen Seitenbänder läßt sich nun gut überblicken. Mit Hohmann-Haken beim M. semimembranosus und dessen Sehne hinten am Tibiakopf und im Bereich des Tuberculum der Adduktoren am Femur (cave N. articularem genus proprium medialem) kann die Exposition gut offengehalten werden (Abb. 202). Je mehr man das Knie aus dieser Position flektiert, um so mehr entspannen sich die medialen, auf den Haken aufgeladenen Strukturen und ermöglichen ein Vordringen ohne Spannung, welches bei großen Rissen bis zum Ansatz des hinteren Kreuzbandes an der Tibia gehen kann. Vorausgesetzt, man bleibt dicht auf dem Knochen und an der Gelenkkapsel, dann besteht auch keinerlei Gefahr, daß man auf diese Weise die Poplitealorgane verletzt. Beim flektierten Kniegelenk hängen diese ohnehin von der Gelenkkapsel ab und weichen leicht aus.

Die Abb. 202 hält die Passage des N. articularis genus proprius medialis fest und zeigt auch die Inzisionslinie am proximal-dorsalen Rand des Lig. collaterale mediale posterius, welche benützt werden muß, wenn zusätzlich ein hinterer Zugang zum Gelenk geschaffen werden muß. Dies kann bei unklaren Situationen am Meniskus mit Abriß des Hinterhorns der Fall sein oder bei der Rekonstruktion alter Verletzungen, wenn in dieser Gegend nicht schon eine spontane Rißöffnung im Semimembranosuseck besteht. Die Refixation des Pes-anserinus-Ansatzes am Ende der Operation kann mit zwei Kortikalis-Kleinfragmentzugschrauben und Unterlagsscheibe so gut erfolgen, daß deswegen keinerlei Immobilisierung nötig ist.

Die dorsale Hilfsinzision als Zusatz zu einer kleinen medialen parapatellaren Eröffnung des Gelenks

Ist es bei abgerissenem Hinterhorn notwendig, mit einer Hilfsinzision einzuschreiten, dann wird die Haut vom Semimembranosusansatz an der Tibia proximalwärts parallel zu den Pes-anserinus-Sehnen eröffnet, wobei der N. saphenus und seine Äste gesucht und geschont werden. Dann wird die Faszie faserparallel gespalten und darunter stumpf der Hinterrand des Lcmp freipräpariert, so daß die Inzision nun wie bei einem Zustand nach Ablösung des Pes-anserinus-Ansatzes erfolgen kann (Abb. 202).

Laterale Inzisionen

Die laterale parapatellare Inzision

Parallel zum Lig. patellae und vor dem Verlauf des Tractus iliotibialis ist diese Inzision in bezug auf die Durchtrennung von Nerven weit schonungsvoller als die mediale (Abb. 199

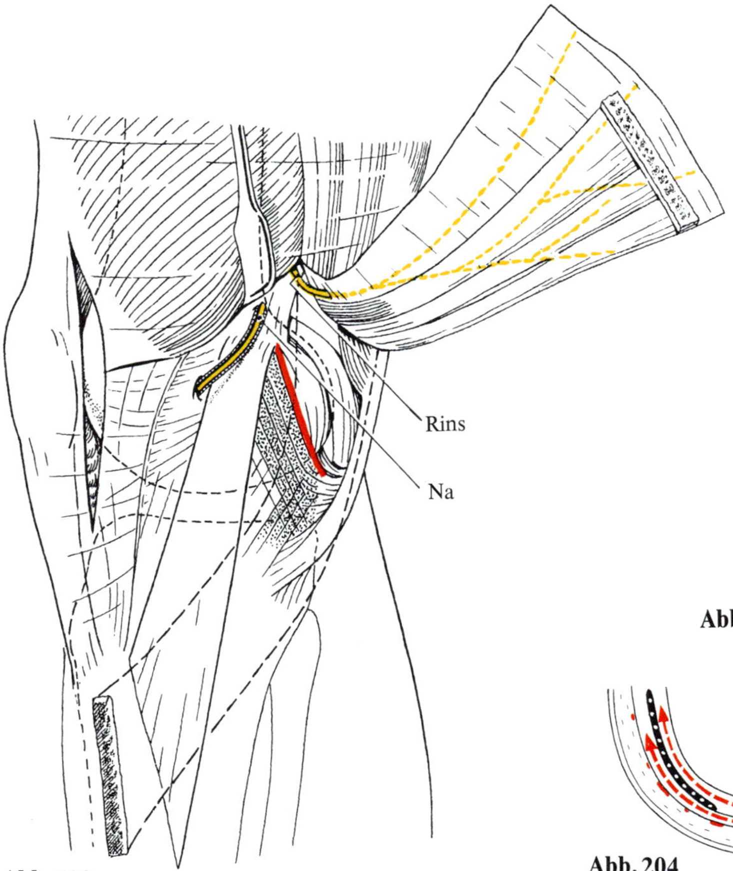

Abb. 202

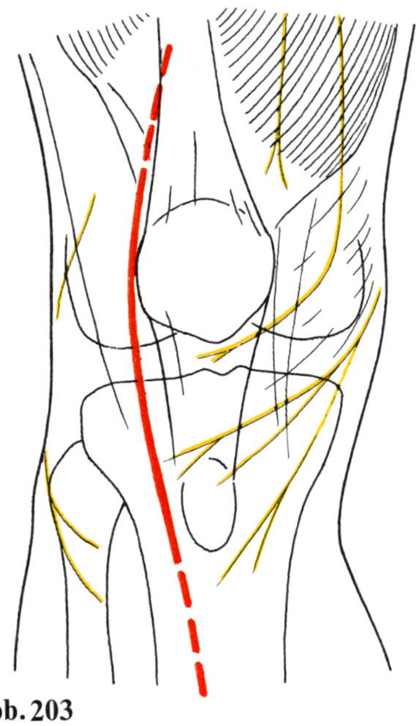

Abb. 203

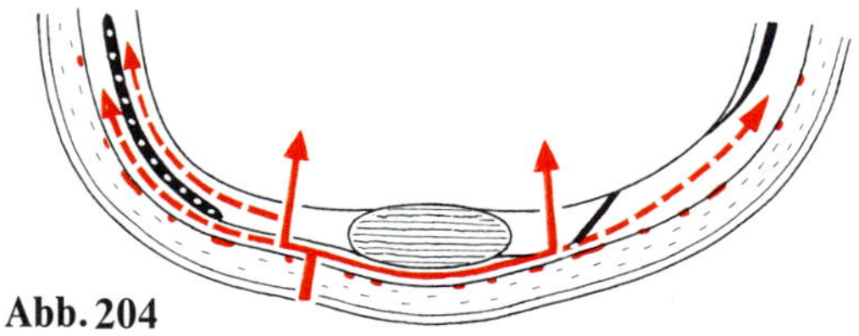

Abb. 204

Abb. 202. Die medialen kapsuloligamentären Elemente nach Ablösen des Pes anserinus und Hochschlagen des dazu gehörigen Faszienlappens. Das Retinaculum patellae longitudinale mediale ist intakt stehengeblieben. Von der Adduktorensehne her kommt über das Ansatzoval des Lcm an der Femurkondylenrolle der N. articularis genus *(Na)* mit zwei begleitenden Gefäßen, er verschwindet vor dem Lcm in die tiefen Kapselschichten und läuft in die Weichteile der vorderen Kniegelenkshälfte. Wenn eine zusätzliche Arthrotomie hinter dem Lcm nötig ist, so hat sie am Hinterrand des Lcmp zu erfolgen

Abb. 203. Die laterale, parapatellare Inzision, die je nach Bedarf nach proximal oder distal verlängert werden kann, vermeidet störende Sensibilitätsausfälle vor der Patella und der Tuberositas

Abb. 204. Von dieser lateralen parapatellaren Inzision aus wird die Faszie in der gleichen Richtung wie die Haut durchtrennt. Unter der Faszie kann man nach medial und lateral weiter vorgehen, medial und lateral arthrotomieren und schließlich bis zum Semimembranosus- bzw. Popliteuseck vordringen. Auf der lateralen Seite ist der Zugang entweder *auf* der Tractusschicht oder (z.B. nach Abmeißelung des Tuberculums von Gerdy) *unter* dieser möglich

Abb. 205. Zugang zum Knie von hinten nach Trickey. Über die Gelenkbeugefalte verläuft der Hautschnitt diagonal gekurvt. Nach stumpfer Auseinanderdrängung der medialen und lateralen Muskulatur werden die Gefäße mit der lateralen Muskelgruppe zur Seite gehalten. Der mediale Gastrocnemiuskopf wird dann in seinem sehnigen Ursprungsgebiet bei der medialen Kondylenrolle quer so abgetrennt, daß das zuführende Gefäß-Nerven-Bündel für den Gastrocnemius medialis erhalten bleibt und daß der abgetrennte Muskel später wieder gut an den proximalen Sehnenstumpf angenäht werden kann. Die anschließende Inzision der Kapsel erfolgt median neben der medialen Femurkondylenrolle in Längsrichtung unter Durchtrennung des Lig. popliteum obliquum. Mit diesem Zugang kommt man direkt zum hinteren Kreuzband, welches in gewissen Fällen anders kaum zu erreichen ist ▷

Abb. 206. Transversalschnitt durch das Kniegelenk auf Höhe der Kondylenrollen. Der *rote Hauptpfeil* entspricht dem Zugang bei der Inzision nach Trickey [345]. Die *gestrichelten Pfeile* geben an, wie das Semimembranosus- und das Popliteuseck in dieser Situation auch noch zu erreichen sind ▷

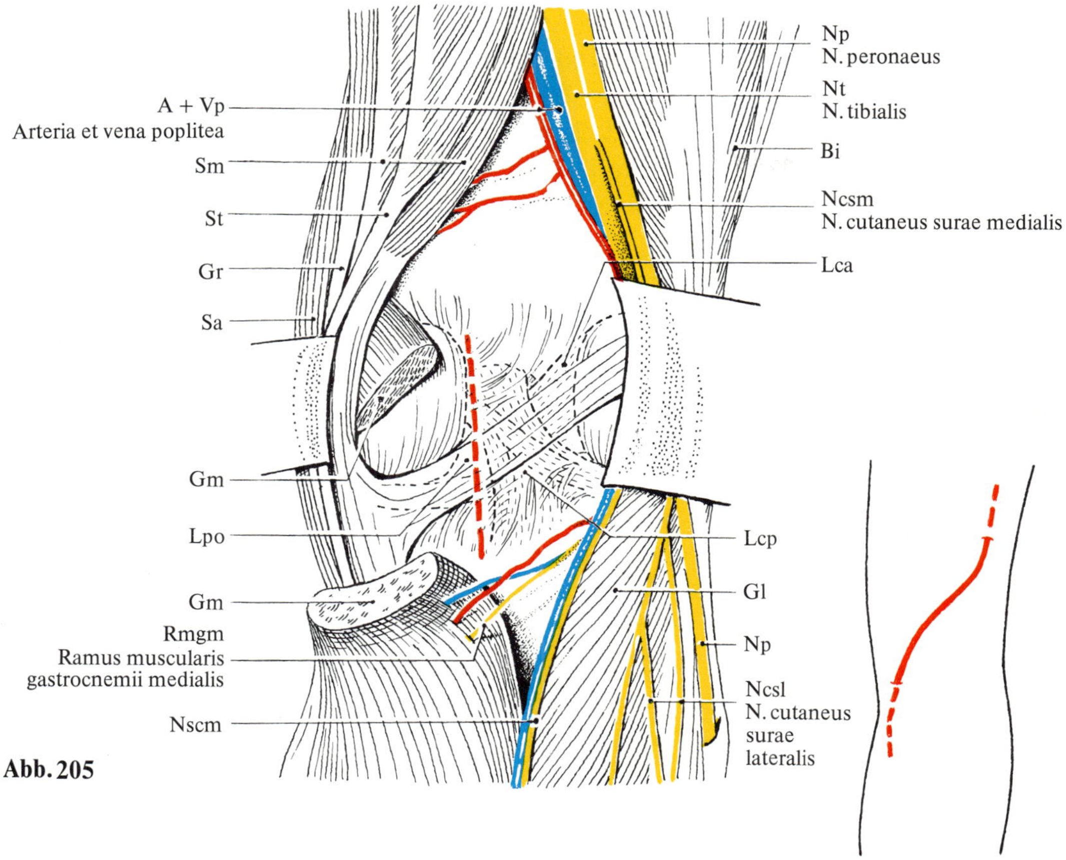

Abb. 205

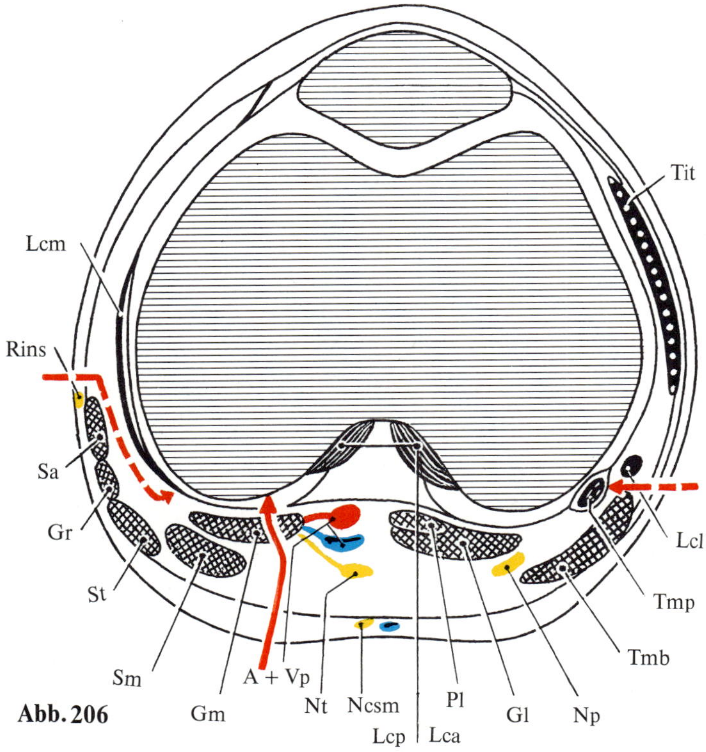

Abb. 206

und 203). Es finden sich nach Knieoperationen auf der lateralen Seite auch viel weniger störende und schmerzhafte Neurome als auf der medialen Seite, wo sie oft ein echtes Problem darstellen.

Die laterale Inzision kann nach proximal in Verlaufsrichtung des Tractus oder des Quadrizeps beliebig verlängert werden. Wie die Abb. 203 zeigt, ist die Verlängerung nach distal auch vor der Tibialis-anterior-Loge lateralseits der Tibiavorderkante beliebig weit möglich.

Die laterale Inzision als Zweitinzision zu einer medialen Eröffnung des Gelenks

Diese Inzision erfolgt am Hinterrand des Tractus iliotibialis (Abb. 199), so daß von dort aus für die Reinsertion des vorderen Kreuzbands proximal die hintere Femurkondylenrolle und der metaphysäre Schaft des Femurs erreicht werden kann. Auch eine Inspektion des lateralen Gelenkabschnitts ventral von der Popliteussehne ist durch diese Inzision gut möglich.

Sind auf der lateralen Seite – z.B. bei einer Komplexverletzung posterolateral – die tiefen Strukturen freizulegen, dann wird das Tuberculum von Gerdy (Abb. 201) mit dem Tractus-iliotibialis-Ansatz abgemeißelt. Damit der femorotibiale Bandanteil des Tractus, das Lftla, nach der Refixation nicht geschwächt ist, muß die Osteotomie dieses Tuberculum von Gerdy am Tibiakopf *direkt unterhalb des Lig. coronarium beim Meniskus* erfolgen, so daß man nicht nachträglich noch die wichtigsten femorotibialen Bandfasern des Tractus mit dem Messer vom Tibiakopf abtrennen muß. Diese Fasern sollen alle bis zum Meniskusansatz hin am abgelösten Knochenfragment gestielt bleiben.

Unter dem so abgehobenen Lappen kann die hauchdünne Gelenkkapsel ventral vor der Popliteussehne inzidiert werden. Das ganze femorofibulare Seitenband ist jetzt frei zugänglich und kann in jeder Höhe genäht werden. Ebenso ist eine Darstellung des Lig.-arcuatum-Komplexes möglich.

Die Reposition des abgemeißelten Tuberculum von Gerdy bereitet nach Vollendung der Operationsvorgänge auf der lateralen Seite keine Schwierigkeiten. Liegt viel Spannung auf dem Tractus, dann fixiert man temporär mit ein bis zwei Kirschner-Spickdrähten Stärke 1,4 mm und schraubt anschließend das Fragment mit einer oder zwei Kleinfragmentkortikaliszugschrauben und Unterlagsscheibe definitiv an.

In gewissen Fällen ist es möglich, den Tractus als ganzes stehen zu lassen. Man kann in solchen Situationen an seinem Vorder- und Hinterrand parallel inzidieren, um in die Tiefe zu gelangen.

Laterale lange parapatellare Inzision

Die Abb. 203 und 204 zeigen die topographischen Bezugspunkte für diese Art der Inzision. Je mehr Erfahrung wir mit dem operativen Vorgehen am Knie erlangt haben, desto mehr sind wir dazu übergegangen, diese einzige lange Inzision zu verwenden, auch wenn wir beim gleichen Eingriff mediale *und* laterale Strukturkomplexe zu rekonstruieren haben. Es zeigt sich klar, daß trotz der Länge des Zugangs die Gewebeverhältnisse unmittelbar postoperativ und auch später besser sind als mit den zwei Inzisionen, einer medialen Haupt- und einer lateralen Nebeninzision. Unbestrittene Vorteile einer einzigen Längsinzision sind demnach die erhaltene Sensibilität im vorderen Kniebereich und die bessere Trophik. Eine Voraussetzung bleibt aber die absolute Respektierung des oberflächlichen Rete arteriale genus (s. Abschn. „Gefäß- und Nervenversorgung" S. 174 ff. und Abb. 204).

Wenn Operationsnarben von Voreingriffen bestehen, dann verwenden wir nach Möglichkeit diese, damit nicht zwischen alten und neuen Inzisionen Zonen mit schlechter Trophik und damit größerem Nekrosenrisiko entstehen. Kurze Narben früherer Operationen, wie z.B. nach Meniskektomie, stellen kein absolutes Hindernis für den lateralen parapatellaren Globalzugang dar.

Der Verschluß der lateralen Inzision verlangt zur Vermeidung von Hämatomen in den entstandenen großen Taschen eine sorgfältige Drainage mit Redon-Drains in allen vier Quadranten des Operationsfeldes. Die in der gleichen Richtung wie die Hauptschnittführung durchtrennte Fascia superficialis wird in diesen Fällen mit einer Dexon-Naht (fortlaufend oder Einzelknopf) mit Fadenstärke 0-00 verschlossen. Die Hautnaht allein, also ohne spannungsentlastende Fasziennaht, steht unter zu großer Spannung und ist ungenügend. Ohne Naht der superfiziellen Faszie können subkutane Hämatome mit Spannungsnekrosen der Wundränder und nachfolgenden Wunddehiszenzen entstehen.

Hinterer Zugang zum Kniegelenk

Die direkten hinteren Zugänge gehen durch die Fossa poplitea und sind in mancherlei Hinsicht nicht ganz problemlos. Einesteils führen sie – während einer primären postoperativen Phase – häufiger zu Hämatomen, Thrombosen und Wundheilungsstörungen als die vorderen und andernteils besteht die Tendenz zur Entwicklung von Kontrakturen.

Im Gegensatz zur geraden Inzision auf der Streckseite muß die Inzision auf der Beugeseite S-förmig sein und entweder schräg oder parallel zur Beugefalte verlaufen, da senkrechte Inzisionen Beugekontrakturen verursachen können.

Die hintere Inzision für das Knie wurde von Abbott und Carpenter [1] beschrieben und von Trickey [345] ausgearbeitet, so daß sie heute meist als „Trickey-approach" bezeichnet wird (Abb. 205 und 206).

Beim langgezogenen S-förmig diagonalen Hautschnitt über die Poplitea, welcher sowohl von medial proximal nach distal lateral [1], als auch von proximal lateral nach distal medial [345] verlaufen kann, muß in der Subkutis wegen der Gefäße und Nerven sorgfältig vorgegangen werden. In der Regel stößt man zuerst auf den N. cutaneus surae medialis, der außerhalb der Faszie verläuft. Vorzugsweise gelangt man nach Spaltung der Faszie unter stumpfer Präparation zum medialen Gastrocnemiuskopf und dessen lateralen Rand in Richtung Zentrum der Fossa poplitea. Besondere Sorgfalt muß auf die Gefäß-Nerven-Versorgung des medialen Gastrocnemiuskopfes gelegt werden. Die Nerveneintrittsstelle liegt nur wenige cm distal vom Ursprung des medialen Muskelbauches am Femur, oft noch in Höhe des Gelenkspaltes.

Sobald die Gefäß-Nerven-Situation für den Gastrocnemiuskopf geklärt ist, wird dieser im sehnigen Anteil ca. 1 cm vom Knochen entfernt proximal hinter der Kondylenrolle abgetrennt, so daß er später wieder gut genäht werden kann. Nun gelingt es leicht, nach medial und lateral die wichtigen Strukturen beiseite zu halten und die hintere Arthrotomie direkt lateral von der medialen Kondylenrolle und medial vom hinteren Kreuzband längs durchzuführen. Man erinnere sich, daß die Kreuzbänder nicht intraartikulär liegen, sondern in einem von der Poplitea ausgehenden kielartigen Vorsprung. Man wird also, sobald man etwas zu lateral inzidiert, nicht ins Gelenk, sondern in den Kreuzbandpfeiler hineingelangen. Entsprechende Vorsicht bei der Präparation ist am Platz, da unmittelbar lateral von der gewählten Inzision auch die A. genus media in den hinteren Zentralpfeiler hineinläuft und diesen als einziges Hauptgefäß versorgt.

Da dieser Zugang seine Tücken hat und es auch nicht möglich ist, von ihm aus das Kniegelenk rundum zu beherrschen, wenden wir ihn nur selten an. In der überwiegenden Mehrzahl der Fälle gelingt es uns, von den beschriebenen Hauptzugängen aus in seitlicher Richtung von medial oder von lateral so weit in die Poplitea vorzustoßen, bis wir zu dem so wichtigen Insertionsort des hinteren Kreuzbandes distal an der Tibia vordringen können. Von medial her kann man distal von der Semimembranosussehne und ihren Ansätzen stumpf auf dem Bauch der Mm. soleus und popliteus mit Leichtigkeit in Richtung Tibiaplateauhinterfläche vordringen. Man spürt mit dem palpierenden Finger genau die Tibia und die Einsenkung mit der Insertionsstelle des hinteren Kreuzbandes. Nötigenfalls kann man in einer solchen Situation den medialen Gastrocnemiuskopf von medial her im sehnigen Bereich oberhalb der Kondylenrolle einschneiden, bis man genügend Zugangsfreiheit für Naht oder Schraubenfixation findet (Trillat, persönliche Mitteilung).

Auch beim hinteren Zugang nach Trickey ist eine sorgfältig plazierte Redon-Drainage wichtig, damit nicht ein Hämatom die Heilung verzögert oder durch Narbenschrumpfung eine Kontraktur provoziert wird.

Die primäre Rekonstruktion der speziellen Verletzungen

Die Verletzungen der medialen Seite und ihre rekonstruktive Versorgung

Allgemein

Sowohl Hughston [in 140] als auch Trillat et al. [359] haben nach Prädilektionsorten für Bandrupturen im medialen kapsuloligamentären Dreieck gesucht.

Bei Trillat fand Chambat [in 359] an 44 konsekutiven Fällen:
- in 50% eine Ruptur proximal am Femur
- in 33% eine Ruptur distal an der Tibia und
- in 17% eine Ruptur im intermediären bis dorsalen Bereich.

Bei Hughston [in 140] fand man bei einer Auswertung von 50 konsekutiven Fällen:
- in 20% eine Ruptur des Lcm am Femur allein
- in 56% eine Ruptur des Lcm an der Tibia allein
- in 24% dürfte eine gemischte proximale und distale oder intermediäre Ruptur vorgelegen haben
- in 40% eine Ruptur in der tiefen Schicht meniskofemoral
- in 42% eine Ruptur in der tiefen Schicht meniskotibial

- in 10% eine Ruptur in der tiefen Schicht meniskofemoral und meniskotibial
- in 6% eine Ruptur in der tiefen Schicht intermediär
- in 2% eine Überdehnung in der tiefen Schicht meniskofemoral
- in 12% eine Ruptur des Lcmp am Femur
- in 34% eine Ruptur des Lcmp an der Tibia
- in 14% eine Ruptur des Lcmp im intermediären Bereich
- in 18% eine Ruptur des Lcmp mit der hinteren Kapsel
- in 8% eine Überdehnung des Lcmp (interstitial tear)
- in 14% ein intaktes Lcmp

Die 8% überdehnten und die 14% intakten Lcmp lassen an die 20% bei Chambat [in 359] denken, bei denen keine eigentliche Ruptur, sondern nur eine Überdehnung mit blutiger Imbibierung und Ödem gefunden wurde. Es handelte sich vermutlich in diesen Fällen um langsam erfolgte Distensionen mit Verletzungen von Grad I bis höchstens II. Die Objektivierung fällt in solchen Fällen schwer und bleibt z.T. eine Ermessensfrage.

Die vergleichsweise hohe Prozentzahl von Abrissen des Lcm von der Tibia bei Hughston [in 140] mag in der Selektion mit vielen Foot-ball-Unfällen begründet sein, während bei Trillat [359] im Hinblick auf die Unfallart breiter gestreutes Krankengut vorliegen dürfte (s. auch S. 209).

Die normale mediale Seitenansicht

Die Abb. 207 und 208 stellen die zugrundeliegende Normalstruktur dar. 40% des Lcm und fast das ganze Lcmp mit der Semimembranosuseinstrahlung liegen je nach Flexionslage mehr oder weniger unter dem Pes anserinus! Über 80% der wichtigsten Ligamentstrukturen befinden sich in der dorsalen Hälfte der medialen Kniegelenkseite. Kaplan [167] schreibt, daß es keine Seitenbandrekonstruktion mit völliger Wiederherstellung der Stabilität gibt, wenn man nicht auch die Semimembranosuseinstrahlung mitrekonstruiert. Falls man den Pes-anserinus-Ansatz nicht abmeißeln will, dann genügt je nach Größe und Komplexität der Verletzung die faserparallele Eröffnung des Faszienraumes zwischen Retinaculum longitudinale und proximal ventraler Vorderkante des Pes anserinus unter Beachtung der Äste des N. saphenus (Abb. 207).

Ist der Pes-anserinus-Ansatz abgehoben, dann trennen wir die zur selben Schicht gehörende Faszie am dorsalen Rand des medialen Längsretinaculums auch ein Stück weit ab und schlagen den Lappen hoch. In Abb. 209 ist der abgehobene Pes anserinus mit der Faszie in unnatürlicher Weise hochgeschlagen, damit der Komplex des Semimembranosusecks deutlich und vollständig sichtbar wird. In Wirklichkeit lassen wir die Pes-anserinus-Faszie mit der weiter nach distal ziehenden Fascia cruris zusammenhängend intakt, da wir ja nur dann den Vorteil des nervenschonenden, subfaszialen Zugangs wahren können.

Am Oberrand des Operationsfeldes kommt der N. articularis genus medialis über den proximalen Seitenbandansatz herunter. Der Verlauf dieses Nervs genau über den Bandinsertionspunkt ist dafür verantwortlich, daß die hauptsächliche Schmerzhaftigkeit der medialen Seitenbandläsion beim Adduktorentuberculum des medialen Femurkondylus zu finden ist. Diese Tatsache täuscht oft darüber hinweg, daß gleichzeitig auch distal an der Tibia große Läsionen vorliegen können. Das Ausmaß lokaler Schmerzhaftigkeit kann nie ein absolutes Richtmaß für die Ausdehnung der Bandläsion an dieser umschriebenen Stelle sein.

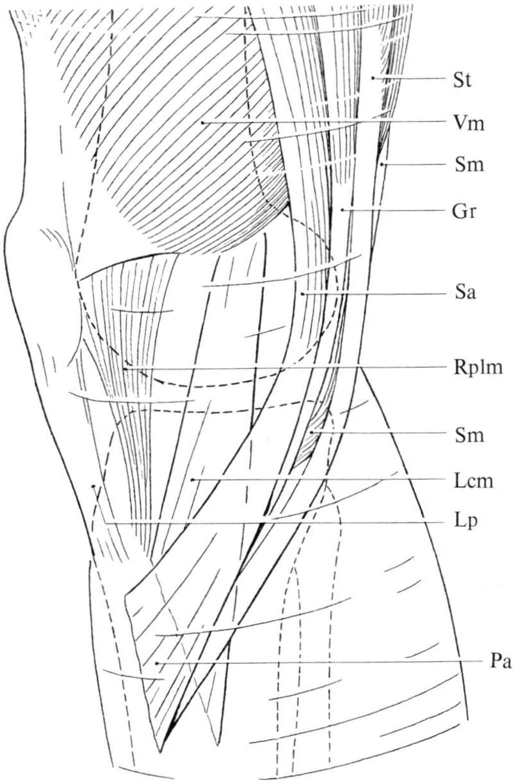

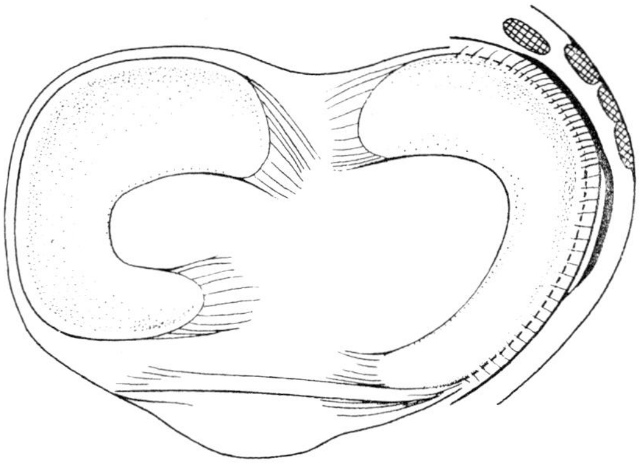

Abb. 208. Querschnittsbild knapp proximal der Menisken mit den im folgenden wesentlichen medialen Schichten

Abb. 207. Mediale Seitenansicht des Kniegelenks mit seinen anatomischen Strukturen

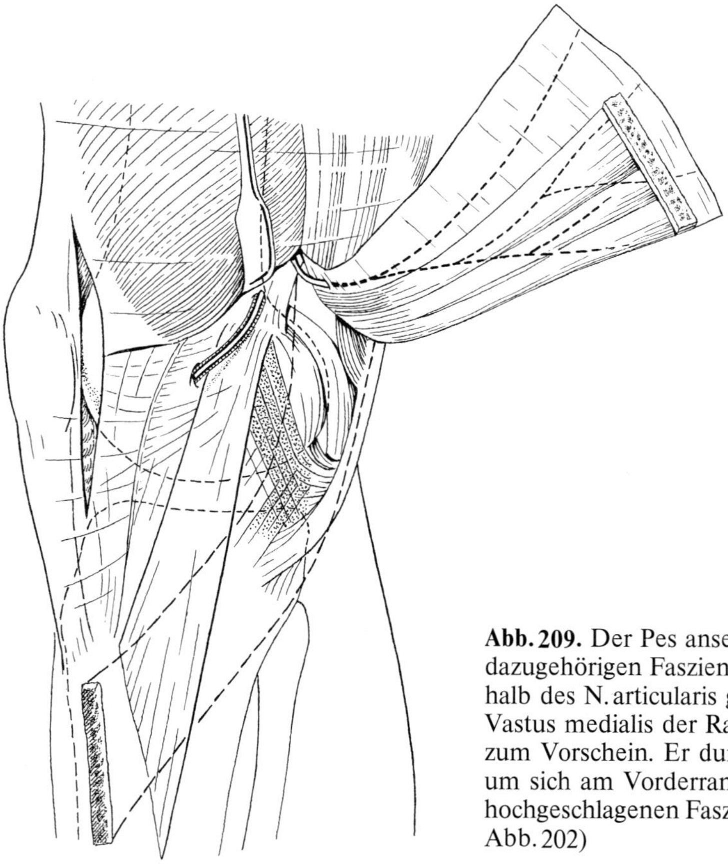

Abb. 209. Der Pes anserinus mit seinen Sehnen und der dazugehörigen Faszienschicht ist hochgeschlagen. Oberhalb des N. articularis genus kommt am Hinterrand des Vastus medialis der Ramus infrapatellaris nervi sapheni zum Vorschein. Er durchbricht dort die Faszienschicht, um sich am Vorderrand des M. sartorius außerhalb des hochgeschlagenen Faszienlappens zu verzweigen (s. auch Abb. 202)

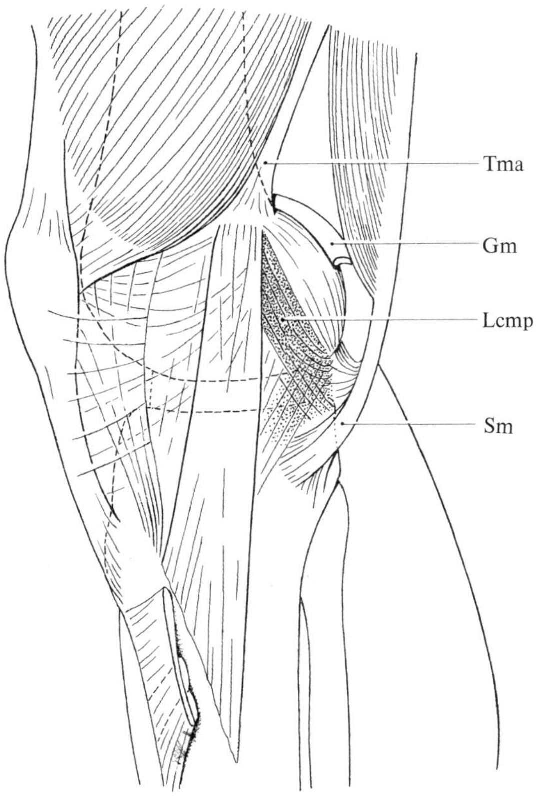

Abb. 210. Mediale Seitenansicht des Kniegelenks, wobei nur noch die zur passiven Stabilisierung gehörenden Elemente dargestellt sind

In den folgenden Abbildungen sind halbschematisch nur noch die tiefen kapsuloligamentären Strukturen und die Semimembranosuseinstrahlung dargestellt; Pes anserinus und Faszie fehlen. Die Abb. 210 entspricht der Situation mit der typischen Faserarchitektur der tiefen femorotibialen Schicht im Kapselverband, wie sie die Präparatphotographie (Abb. 211) mit darüber eingezeichneter Burmester-Kurve festhält. Man sieht auf diesem Bild wieder deutlich, wie vor der Burmester-Kurve keine femoromeniskalen Ligamentfasern bestehen können. Alle davor gelegenen kapsulären Bandelemente strahlen ins quere Retinaculum ein.

Die Abb. 212 zeigt nun den tiefsten femorotibialen Bandsitus halbschematisch mit hochgeschlagenem Lcm. Die im folgenden dargestellten verschiedenen Rißtypen sind, außer bei der Monade, immer mit einer Ruptur des Lcm kombiniert. Die Darstellung der Risse des Lcm selbst erfolgt am Ende des Abschnitts (Abb. 221 und 222).

Die Risse in der tiefen Schicht und im Lcmp

Der Diagonalriß von hinten oben nach vorne unten

Die wohl am einfachsten zu erkennende Ruptur, welche sowohl in Streckstellung wie in Beugestellung eine Aufklappbarkeit auf der medialen Seite ermöglicht, ist die Ablösung der ganzen hinteren Kapselschale (Abb. 215a). Sie beginnt mit einem Riß unter dem M. gastrocnemius, in Extremfällen sogar diesen mitumfassend und läuft dem Femur entlang unter das Lcm und diagonal durch die Kapsel hinunter bis auf die Gelenkspalthöhe. Mehr nach ventral geht der Riß nicht, da dort keine echte femorotibiale Bandverbindung mehr

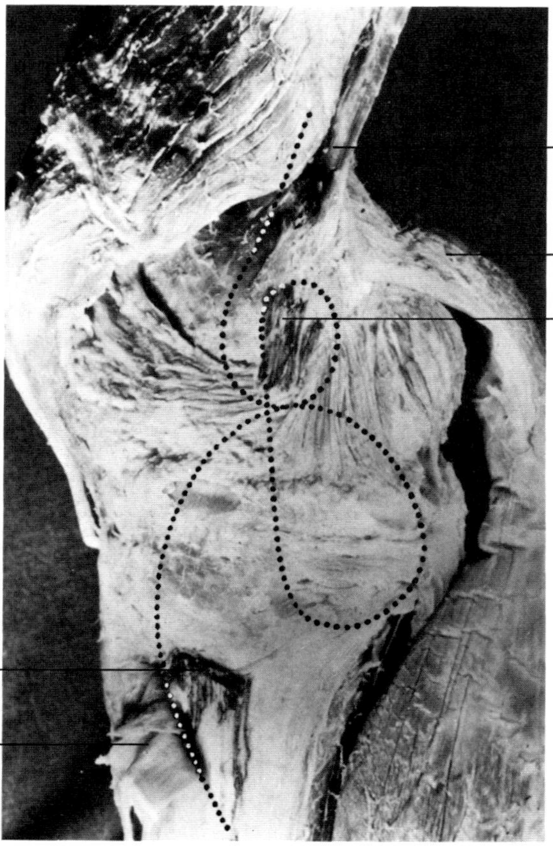

Abb. 211

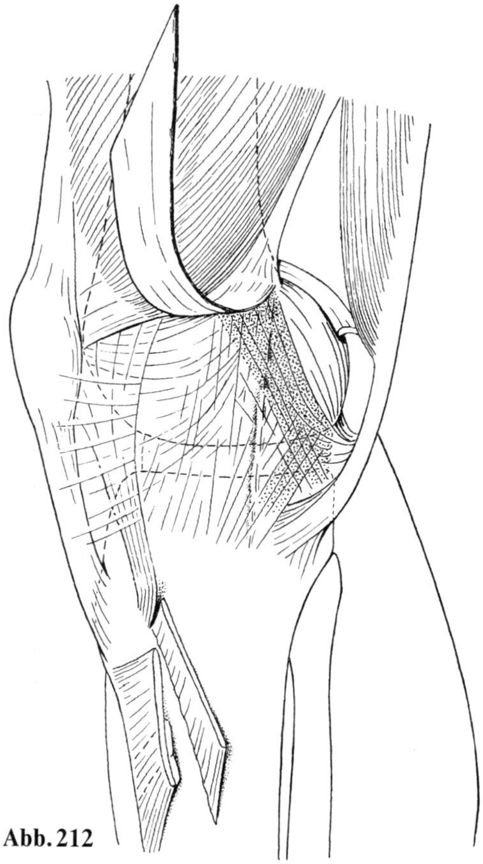

Abb. 212

Abb. 211. Anatomisches Präparat der tiefen femorotibialen Kapsel mit ihrer Band- und Faserstruktur. Das Lcm wurde entfernt; abgebildet sind nur die darunter liegenden Strukturen. Die Burmester-Kurve ist in approximativer Lage eingezeichnet. Man sieht deutlich, daß ventral von diesem Kurvenverlauf keine femorotibialen Fasern mehr bestehen. Alle Fasern, welche vor dem Kreuzungspunkt der Kurve liegen, laufen zur Patella und zum Quadrizepsstreckapparat aus. Damit können sie auch bei der Flexion gleiche Länge bewahren, da die Patella und der Quadrizepsstreckapparat bei jeder Flexion, der Rückverlagerung des Femurs folgend, ebenfalls nach dorsal zurücksinken. Die Kenntnis dieser Faserarchitektur ist für die im folgenden dargestellten Nahttechniken unerläßlich. (v. Hochstetter)

Abb. 212. Halbschematische Darstellung der tiefen Schicht (Abb. 211) in ihrer topographischen Relation zu den weiter oberflächlich gelegenen Nachbarstrukturen. Das Lcm ist schematisch abgetrennt und hochgeschlagen und das Lcmp *punktiert* aus der Tiefe hervorgehoben. Die Verwachsungslinie dieser beiden Bänder miteinander ist in *doppelter Strichlinie* angedeutet

existiert. Die Abb. 213 zeigt die Adaptationsnaht des Risses und die Plazierung der rahmenförmigen Spannähte entsprechend dem Verlauf der Fasern und der Zugbeanspruchung.

Der Diagonalriß von vorne oben nach hinten unten

Die Abb. 214a stellt einen Riß im femoromeniskalen Bandbereich dar. Er verursacht eine ähnliche Instabilität wie der vorher beschriebene diagonale Riß. Nur ist seine Verlaufsrichtung fast rechtwinklig zu diesem. Die Nahttechnik bleibt ähnlich. Die Rahmenspannähte sind hier ineinandergeschachtelt und stellen die natürliche Bandlänge wieder her (Abb. 214b).

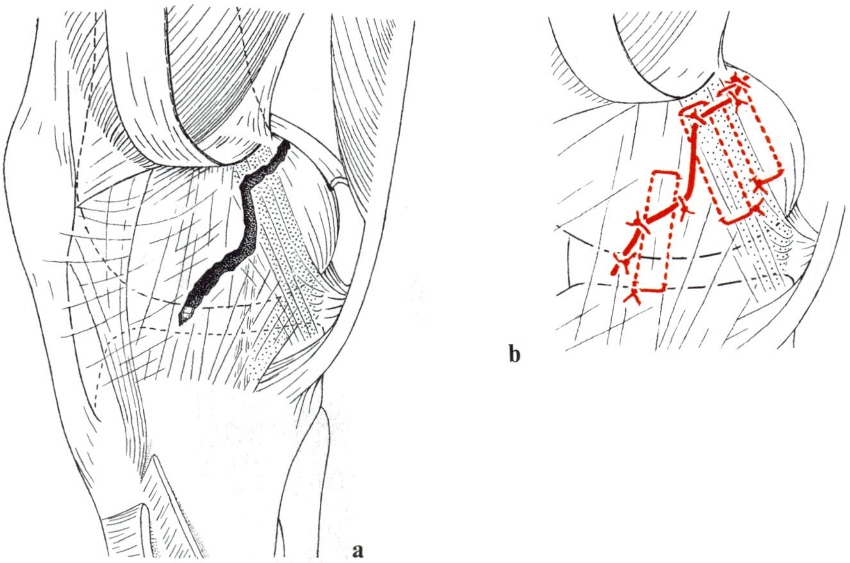

b

a

Abb. 213a, b. Der Diagonalriß von hinten oben nach vorne unten. **a** Bei komplexen medialen Ligamentläsionen häufig beobachtete Rißform der tiefen Schicht mitsamt dem Lcmp; **b** die dazugehörige rekonstruktive Naht

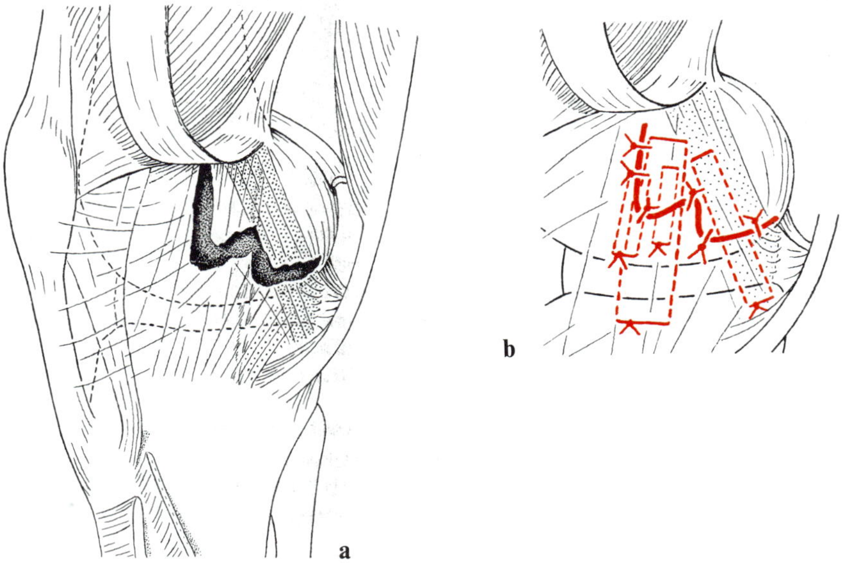

b

a

Abb. 214a, b. Der Diagonalriß von vorne oben nach hinten unten. **a** Eine häufig beobachtete Läsionsvariante mit Verbleib der Rißlinie zwischen Femur und Meniskus; **b** dazugehörige Nahttechnik mit ineinandergeschachtelten Rahmenspannähten in den am meisten überdehnten Bandabschnitten

Der Zickzack-Zipfelriß

Schwieriger wird die Beurteilung dann, wenn die Ruptur zickzackförmig durch den ganzen kapsuloligamentären Apparat zieht (Abb. 215a). Vor allem dann, wenn die Verletzung nicht mehr ganz frisch ist, ist es oft nicht einfach, die Ligamentzipfel zu identifizieren und sie am richtigen Ort zu adaptieren. In den meisten Fällen sind die Zipfel aber mehr oder weniger parallel zum Hauptverlauf des Lcmp entstanden. Dies ist bei der Adaptationsnaht in Abb. 215b und für die spezielle Position der Rahmenspannähte von Bedeutung.

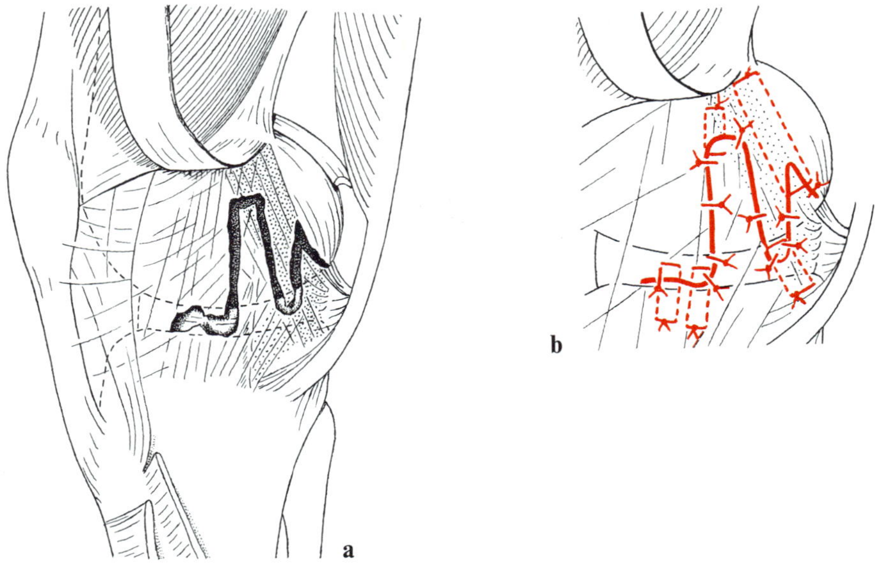

Abb. 215a, b. Der Zickzack-Zipfelriß. **a** Diese Rißvariante ist oft schwierig zu identifizieren und zu rekonstruieren, da die verschiedenen Lappen häufig umgeschlagen und voneinander getrennt sind. Die Einrisse können bis über den Meniskus in den meniskotibialen Teil hineinreichen; **b** die dazugehörige rekonstruktive Naht

Der Zickzack-Zipfelriß als Teil einer anteromedialen Kombinationsverletzung

Die Abb. 216a, d, e halten einen Operationssitus mit Komplexverletzung vom Typus der Triade Lca, Lcm, Lcmp fest. Das Lca ist zerrissen. Ein Repositionsfaden für dasselbe läuft schon „over the top" durch die Fossa intercondylaris. Die Abb. 216b, d, f, h zeigen den Situs in schematischen Zeichnungen zur genauen Darstellung der in den Photographien gezeigten Strukturen. Im Prinzip handelt es sich hier um eine der zipfelförmigen Verletzungen, wie sie Abb. 217 darstellt. Anhand dieser Bildserie kann man auch gut verstehen, warum man früher in solchen Fällen von einer Menikusverletzung als drittem Bestandteil der sog. „unhappy triad" nach O'Donoghue gesprochen hat. Die Resektion des Meniskus ist in solchen Fällen nicht nur überflüssig, sondern sogar schlecht. Nach seiner Reposition kann er nämlich unbeschädigt an seinem Platz fest verankert werden. Die Einblicke der Abb. 216e, f bestätigen, daß es sich hier ausschließlich um eine ligamentäre Verletzung handelt. In den Abb. 216g, h sieht man den hochgezogenen Lappen des Lcmp durch ein längsgespaltenes und im hinteren Teil femoral abgerissenes Lcm hindurch. Die sekundären Verschlußnähte für das Lcm sind schematisch vorgelegt.

Der dreischenklige oder Y-Riß

Nicht selten sind die Risse Y-förmig oder unregelmäßig gegabelt. Solche Situationen sind tückisch, da die bloße Naht von zwei der insgesamt drei Schenkel keine peroperative Stabilität ermöglicht und damit ungenügend ist. Meistens muß man in solchen Fällen den dritten Schenkel sogar suchen.

Es ist kein Zufall, daß einer der Schenkel zum Fixpunkt beim Semimembranosusansatz zieht, während der andere nach vorne ausläuft. Das besondere an diesen Läsionen ist die Möglichkeit der zunehmenden Freilegung der Meniskusperipherie. Im vorliegenden Fall (Abb. 217a) muß zuerst der hintere Teil gut genäht werden, wenn nicht schon am Ende der Operation eine pathologische, anteromediale Rotationsfreiheit (Instabilität) vorliegen soll.

Der Y-Riß mit Meniskusdesinsertion

Von der Verletzung, wie sie in Abb. 217a vorliegt, ist es ein kleiner Schritt zu derjenigen in Abb. 217b. Geht diese Art der Meniskusdenudierung noch einen Schritt weiter, dann kann schließlich auch bei einer rein ligamentären Verletzung ein Korbhenkelabriß, aber in diesem Fall nicht loco classico im Knorpel, sondern im fibroligamentären Anteil der Meniskusperipherie vorliegen. Im Gegensatz zu einem Meniskusriß loco classico im Bereich der knorpeligen Degenerationszone soll ein derartiger, ligamentär abgerissener Meniskus sorgfältig refixiert werden. Es müssen vor allem auch die meniskotibialen Ringfasern des Lig. coronarium gut genäht werden. Das heute zur Verfügung stehende resorbierbare Nahtmaterial eignet sich dafür besonders gut. Nur die im Knorpeligen abgerissenen Meniskusanteile dürfen reseziert werden, wobei man sorgsam darauf achten muß, daß der wandständige Teil mit dem ganzen ligamentären Faserring für die weitere ligamentäre Rekonstruktion erhalten bleibt und ins Bandsystem reintegriert werden kann. Die Abb. 217c hält die Nahttechnik fest. Man beachte, daß die meniskotibiale Spannaht rechts, parallel zum abgewinkelten meniskotibialen Anteil des Lcmp, verläuft (s. auch Abb. 210 und 212).

Der Diagonalriß von hinten oben nach vorne unten als Teil einer posteromedialen Kombinationsverletzung

In analoger Weise stellen die Abb. 218a-k eine posteromediale Kombinationsverletzung vom Typ der Triade mit Ruptur des Lcp, des Lcm und des Lcmp dar. Diese ist viel seltener als die Triade mit vorderem Kreuzbandausriß. Bei sorgfältiger Untersuchung kommt heute aber auch sie vermehrt zur Diagnose und zur Operation. Abb. 218b zeigt das intakte, kegelförmig aufsteigende vordere Kreuzband und das nach vorne umgeschlagene, distal hinten abgerissene hintere Kreuzband. Am Dach der Fossa intercondylaris ist eine ödematös dick angeschwollene Plica synovialis zu sehen. Die Abb. 218c, d halten den Zugang mit abgelöster Pes-anserinus-Insertion fest und bieten einen breiten Einblick auf das ganze mediale und posteromediale Bandsystem. Die Abb. 218e, f zeigen als Teileinblick, wie kräftig ein Lcmp sein kann. Im vorliegenden Fall ist das Lcm darüber ziemlich stark zerzaust und vorwiegend proximal abgelöst. Einige seiner vorderen Fasern sind distal abgelöst und liegen geschlängelt vor dem Penrose-Gummiband. Die Abb. 218g, h zeigen, wie man das hintere Band Lcmp zur Reposition nach vorne oben ans Femur zieht.

Die hier dargestellte Bandverletzung ist dermaßen groß, daß man mit den Haken weit in die Tasche der hinteren Kondylenkapselschale eingreifen und diese bis zum Meniskuslager zur Darstellung bringen kann (Abb. 218 i, k). Am Femur selbst sieht man die große Denudierungsfläche, von welcher sämtliche femoromeniskalen und ein wesentlicher Teil der femorotibialen Fasern abgeschert sind.

Die beiden abgebildeten klinischen Fälle von Komplexverletzungen sind in mancherlei Hinsicht interessant. Einmal dokumentieren sie den Synergismus des Semimembranosusecks sowohl zum vorderen als auch zum hinteren Kreuzband. In beiden Fällen ist auch das Lcm mitzerrissen und damit die Triade komplett, und in beiden Fällen ist das Lcm längs gespalten und aufgefasert.

Diese beiden Bildserien zeigen auch, daß verschiedene Verletzungsmechanismen entsprechend verschiedene Kombinationsverletzungen zur Folge haben: Ein reines Valgus-

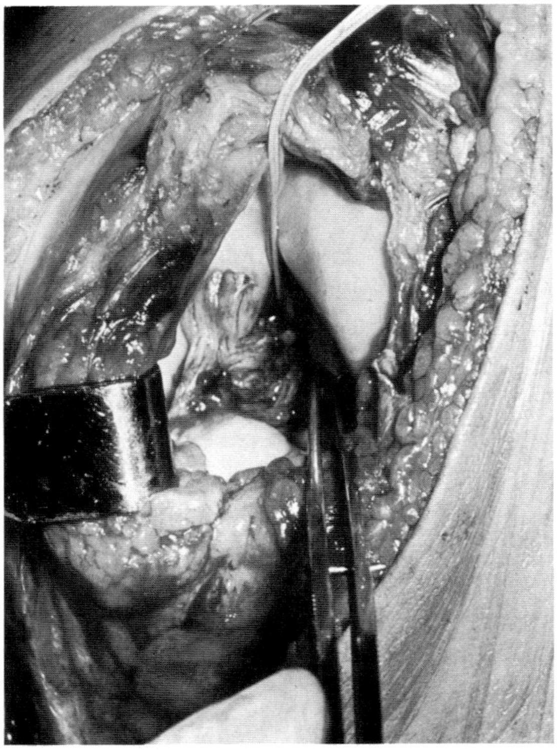

a

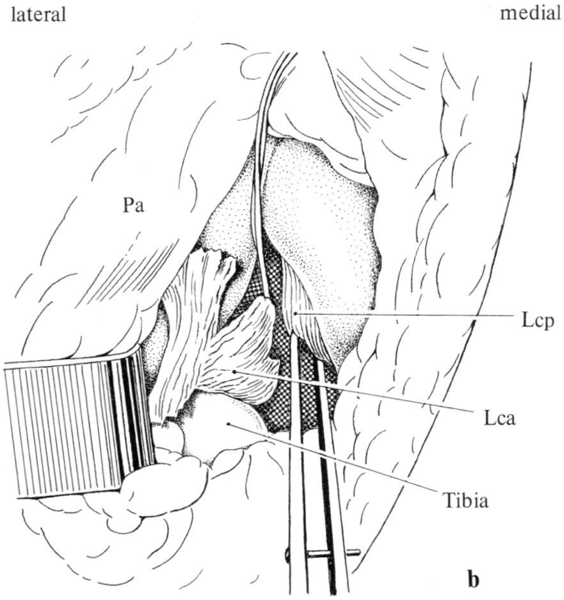

b

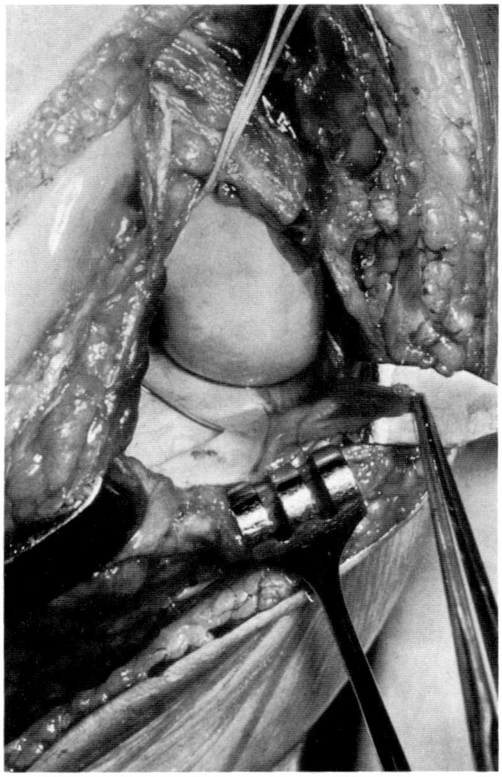

c

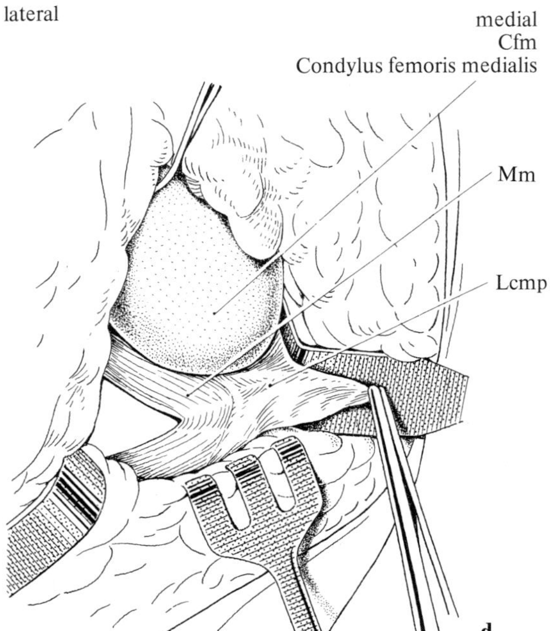

d

Abb. 216a-h. Klinisches Beispiel einer anteromedialen Komplexverletzung. Abriß des Lca, des Lcm und des Lcmp. **a, b** Einsicht in das medial parapatellar eröffnete Kniegelenk mit dem proximal abgerissenen Lca und dem intakten Lcp; **c, d** anderer Einblick durch dieselbe Inzision, wobei der ins Gelenk eingeschlagene Meniskus auf dem Tibiaplateau vor der Femurkondylenrolle gut zu sehen ist. Man erkennt dabei schon deutlich, daß kein echter Meniskusriß in seinem knorpeligen Anteil besteht, sondern daß die *ligamentäre Verankerung* des Meniskus so ausgerissen ist, daß seine Luxation ins Gelenk hinein möglich

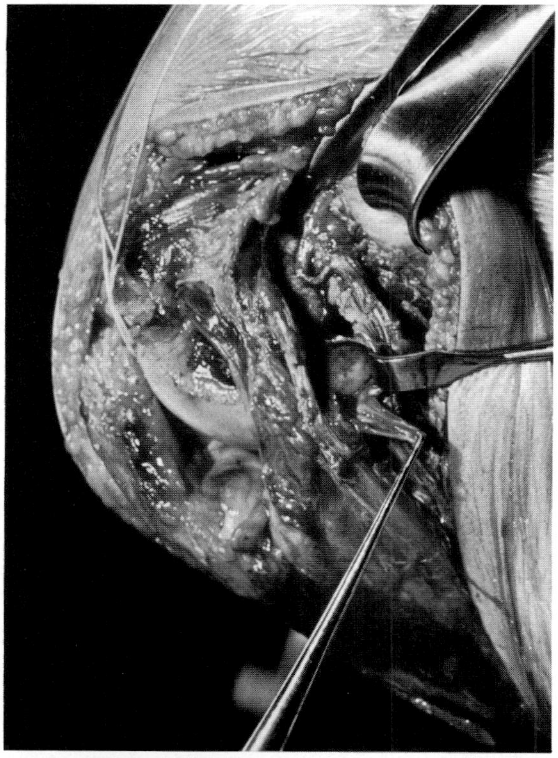

e

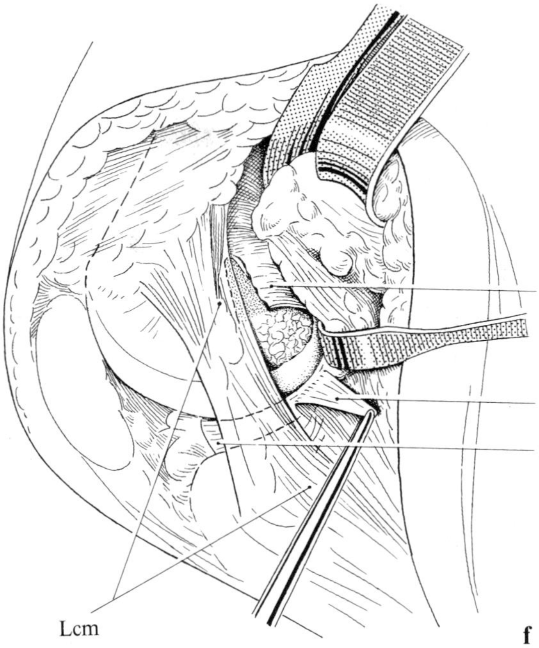

f

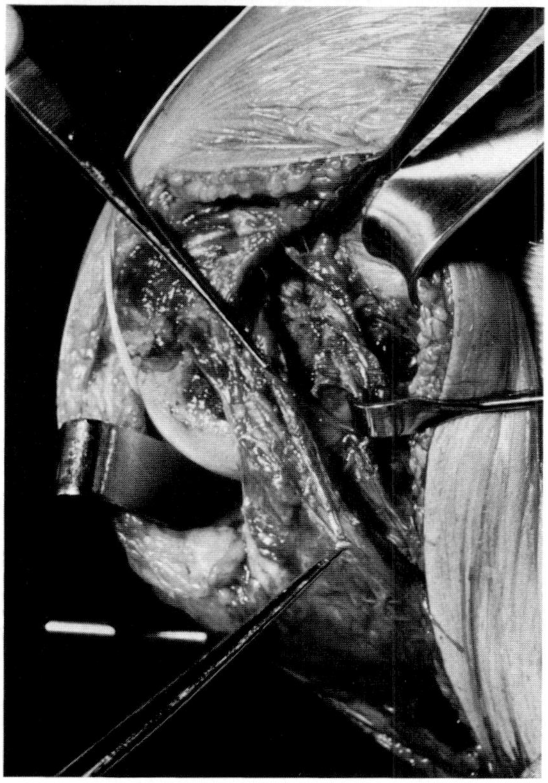

g

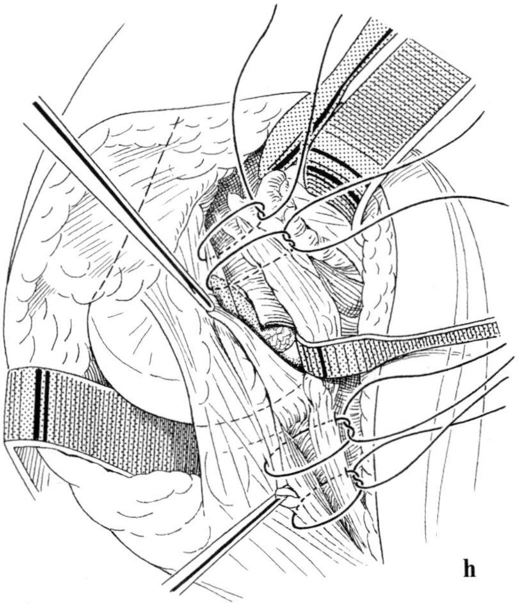

h

wird; **e, f** dasselbe Kniegelenk in der Ansicht von der Seite mit reponiertem Meniskus und daran ansetzendem Teil des Lcmp. Nach der Reposition stehen die Gelenkkörper wieder regelrichtig zueinander und nach der im folgenden gezeigten Naht ist auch der unverletzte Meniskus wieder funktionsfähig reinseriert; **g, h** der mit der *Pinzette* hochgezogene Ligamentlappen des Lcmp wird in die dazugehörige tiefe Schicht zurückgenäht, bevor die schon vorbereiteten Adaptationsnähte der oberflächlichen Schicht geknotet werden

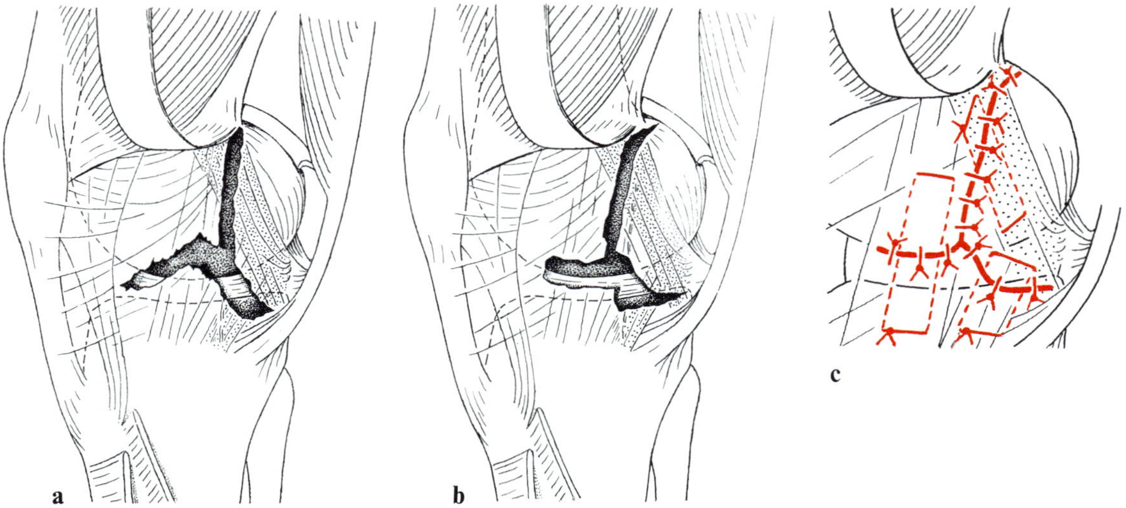

Abb. 217a–c. Der dreischenklige oder Y-förmige Riß. **a, b** Dieser gegabelte Riß kann mit einem Schenkel horizontal verlaufen und damit die periphere Meniskusverankerung mitbetreffen, ohne daß der Meniskus selbst verletzt ist; **c** rekonstruktive Nahttechnik zu einer dieser Y-Rißvarianten

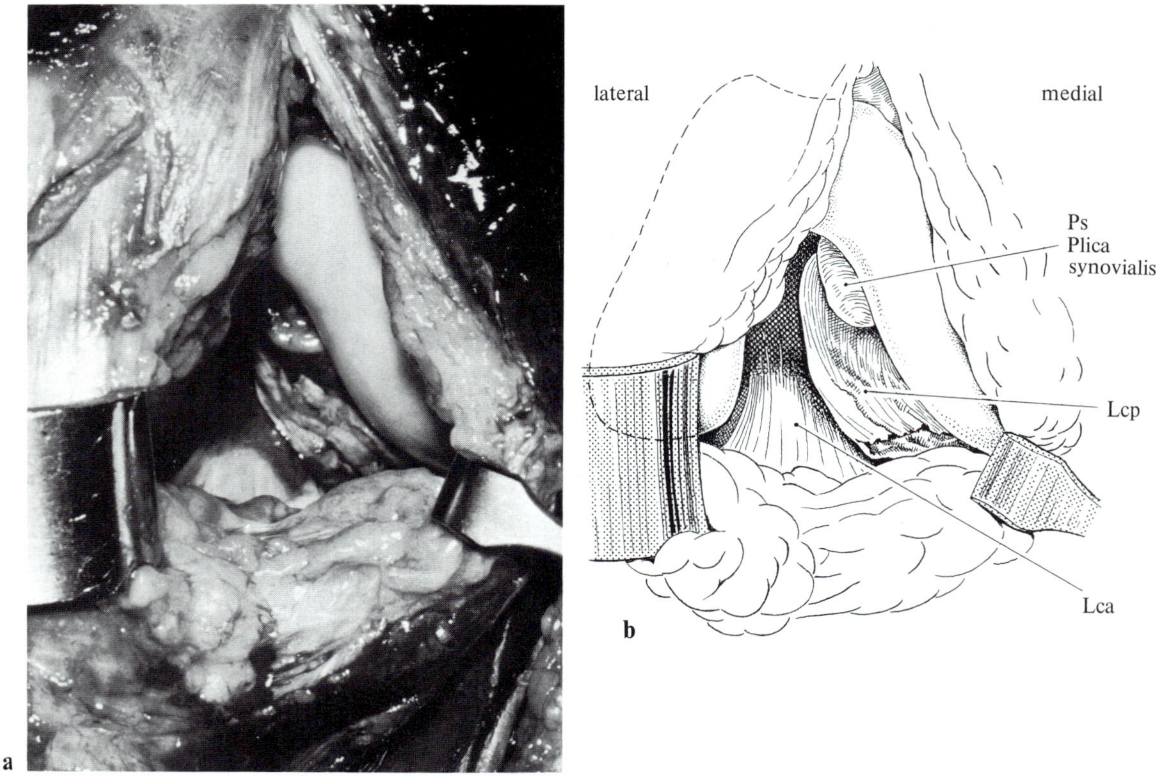

Abb. 218a–k. (S. 194–196) Klinisches Beispiel eines Diagonalrisses von hinten oben nach vorne unten bei einer posteromedialen Komplexverletzung. Abriß des Lcm, des Lcmp und des Lcp. **a, b** Einblick in das verletzte Gelenk durch eine mediale parapatellare Inzision. Das Lca ist intakt, das Lcp ist distal abgerissen und nach vorne zwischen Tibia und Femur eingeschlagen. Eine Plica synovialis *(Ps)*, welche zum Zentralpfeiler gehört, ragt wegen ihrer Schwellung besonders auffällig hervor; **c, d** Anblick auf die zer-

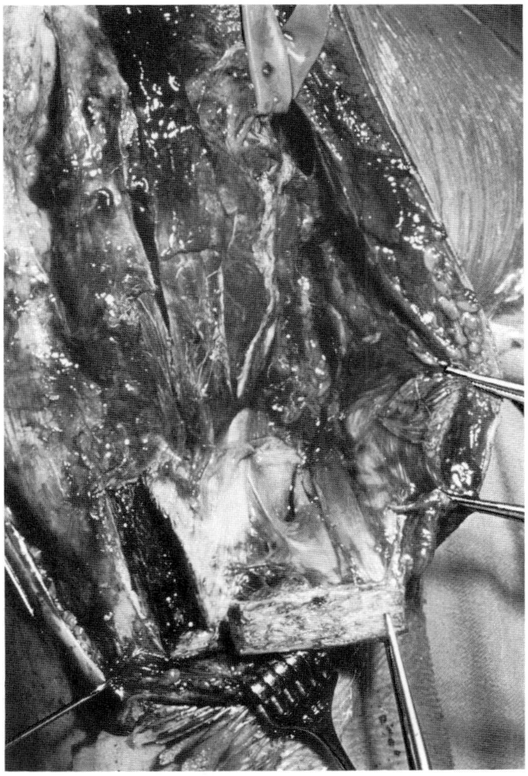

c

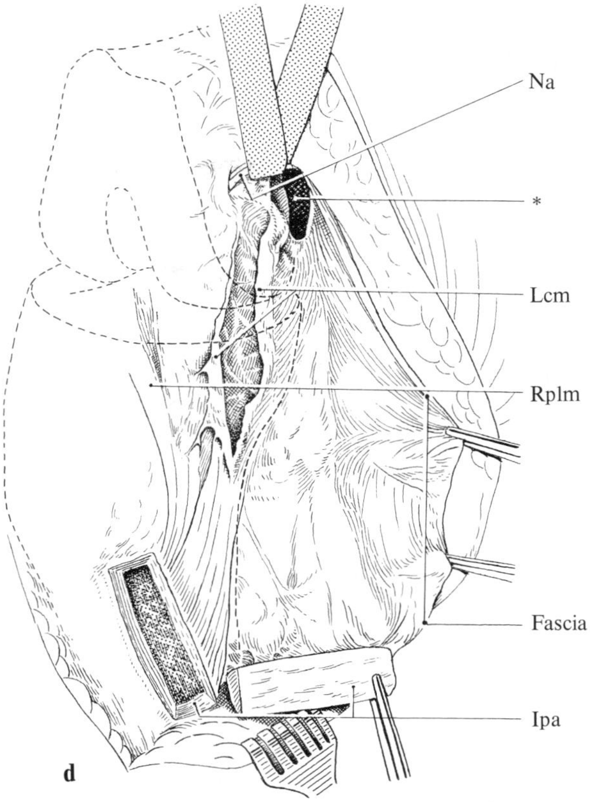

d

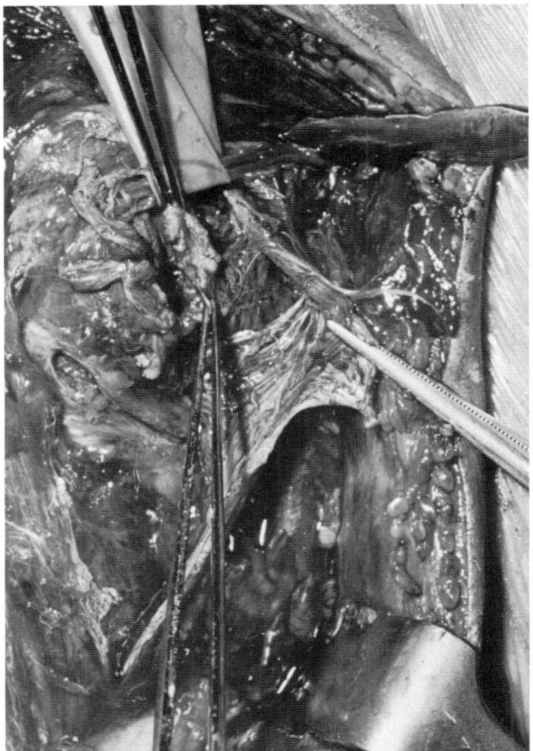

e

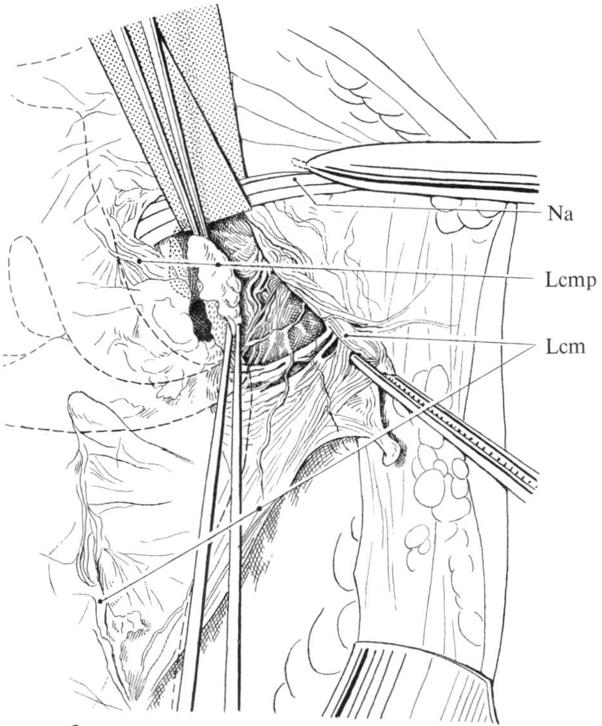

f

fetzten Bänder der medialen Seite nach Ablösen des Pes-anserinus-Ansatzes. Der N. articularis genus mit seinem Gefäßbündel ist mit einem Gummiband unterfahren und abgehoben. ⋆Durch den Riß unterhalb des N. articularis sieht man bis auf die denudierte Kondylenrolle; **e, f** Großansicht aus demselben anteromedialen Blickwinkel. Die *Klemme rechts* hält das zerrissene Lcm zur Seite, während mit den *beiden Pinzetten* der am Femur abgerissene Stumpf des Lcmp hervorgezogen wird; (Fortsetzung S. 196)

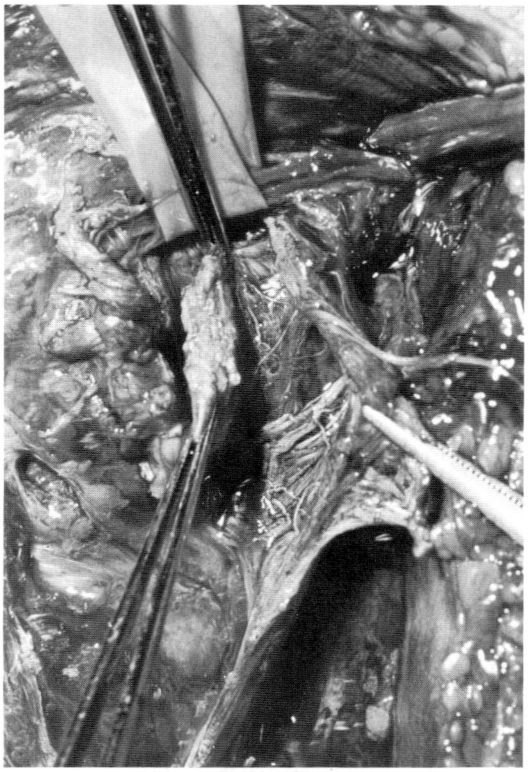

g

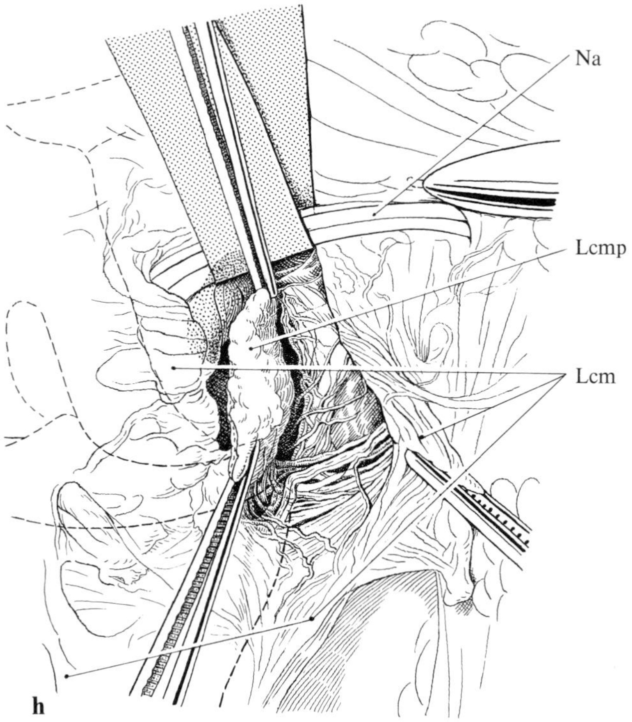

h

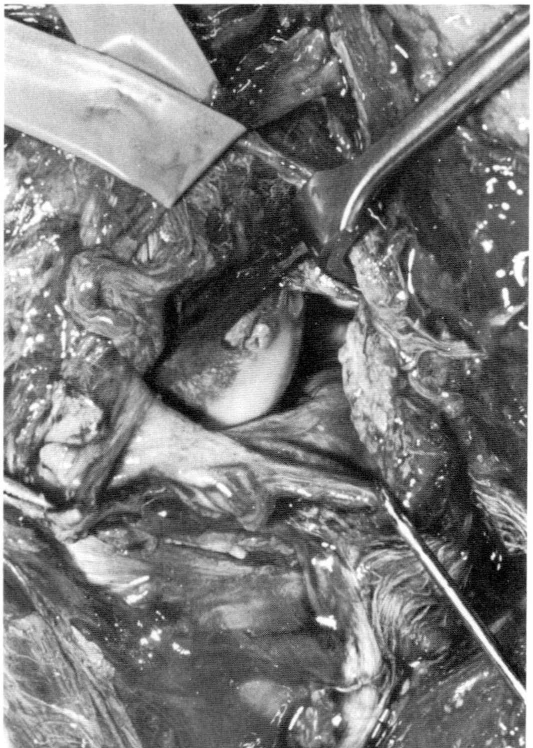

i

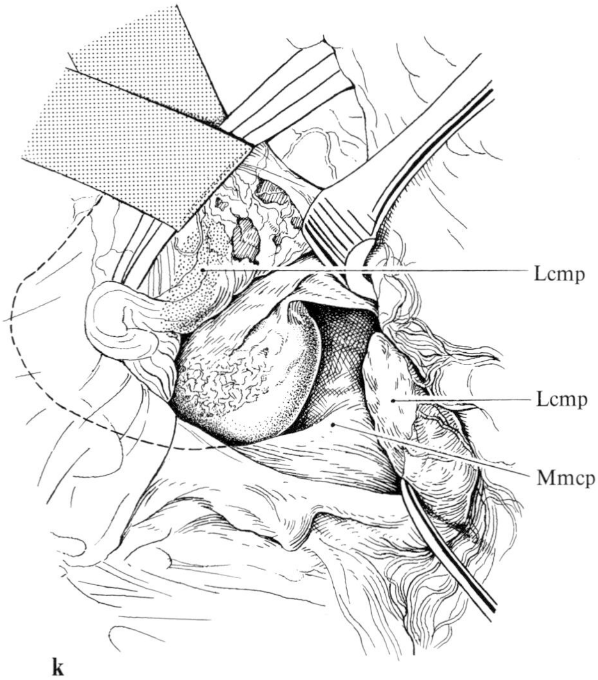

k

Abb. 218g–k. g, h aus näherer Betrachtung kann man dieses Lcmp noch deutlicher erkennen. Es tritt neben dem Gewirr zerrissener und überdehnter Kollagenfaserbündel des Lcm als gut abgrenzbares festes Ligament in Erscheinung. Sein ungefährer Reinsertionsort am Femur liegt *im gepunkteten Areal,* **i, k** zusätzlicher hinterer seitlicher Einblick ins Kniegelenk. *Der Haken oben rechts* hält die hintere Kapsel, die sog. Kondylenschale („coque condylienne") zurück, während der *untere Haken* das Lcmp in eine Falte zieht, so daß man die hintere Femurrolle und das Meniskushinterhorn sehen kann trauma ohne Rotation verursacht eine mediale Seitenbandläsion mit oder ohne Semimembranosuseckläsion. Eine AR-Verletzung hingegen bewirkt in erster Linie eine Läsion des Semimembranosusecks und des vorderen Kreuzbandes und erst zuletzt des Lcm.

Die anteromediale Triade der ersten Serie ist bei einem Sturz mit AR und Flexion entstanden, während die posteromediale Triade der zweiten Serie bei einem mit großem Gewicht beladenen jungen Mann durch Ausrutschmechanismus in IR entstanden ist.

Die Kenntnisse der Funktionszusammenhänge und Synergismen geben bei der Analyse frischer und alter Verletzungen die wesentlichen Hinweise auf Lokalisation der zu erwartenden Verletzungen und sind für das Festlegen des Operationsplans und für das Auffinden der Läsionen unerläßlich.

Der Horizontalriß durch das Lig. coronarium

Die Abb. 219a gibt eine ganz besondere und in dieser Art seltene Rißform wieder. Die ganze Ruptur in der tiefen Schicht läuft durch das sog. Lig. coronarium menisci, also quer durch die gesamte meniskotibiale Verbindung hindurch. Der Hauptteil dieser Bandverbindung ist der abgewinkelte hintere Schenkel des Lcmp-Systems vom Meniskus zur Tibiakopfseitenfläche beim Semimembranosusansatz. Die Naht des Lig. coronarium muß systematisch von hinten nach vorne erfolgen; wenn nötig sind absichernde Spannähte darüber zu legen (Abb. 219b).

Diese Form der Verletzung kann in ihrem Ausmaß leicht verkannt werden, weil sie auch am eröffneten Knie nicht immer so leicht zu erkennen ist und weil sie dem Patienten oft nur wenig Schmerzen bereitet. Ihre operative Versorgung ist aber gerade deswegen besonders wichtig, weil sie bei sachgemäßer Rekonstruktion mit Naht eine gute Prognose in bezug auf eine Restitutio ad integrum hat, während bei unbehandelten Fällen oft eine erheblich behindernde anteromediale Instabilität zurückbleibt.

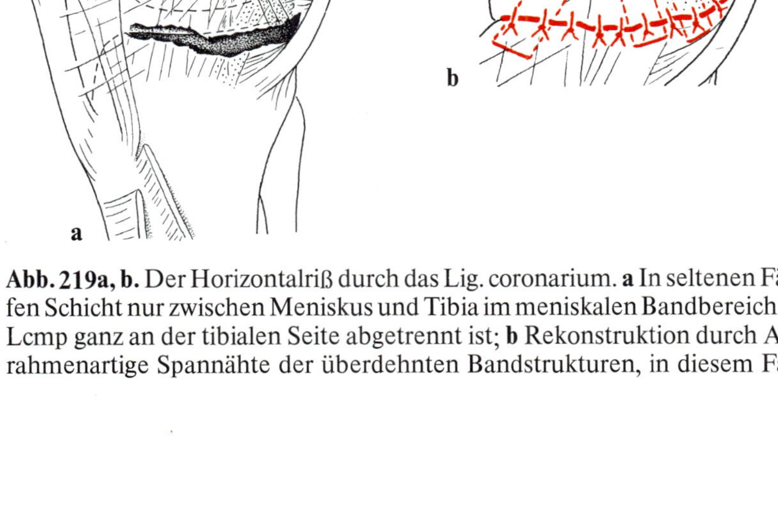

Abb. 219a, b. Der Horizontalriß durch das Lig. coronarium. **a** In seltenen Fällen verläuft der Riß in der tiefen Schicht nur zwischen Meniskus und Tibia im meniskalen Bandbereich, wobei auch in diesem Fall das Lcmp ganz an der tibialen Seite abgetrennt ist; **b** Rekonstruktion durch Adaptations- und faserparallele rahmenartige Spannähte der überdehnten Bandstrukturen, in diesem Fall oberhalb des Risses

Der senkrechte Riß

In Abb. 220 ist diese Form des hinteren Kapselrisses durch das ganze Semimembranosuseck zusammen mit einer Grad-II-Verletzung des Lcm wiedergegeben. Es handelt sich hier um eine Verletzung, die vorwiegend durch exzessive AR zustande kommt. Die Lcm-Fasern können wegen ihrer Länge am besten nachgeben und erleiden keine vollständige Ruptur. Die operative Therapie dieser Verletzung ist außerordentlich wichtig, da sie praktisch immer mit einer vorderen Kreuzbandruptur einhergeht und eine ausgeprägte anteromediale Rotationsinstabilität hinterläßt, wenn sie nicht regelrichtig versorgt wird. In diesen Fällen muß das Anlegen der Spannähte so erfolgen, daß die hintere Kapselschale und das Lcmp wieder regulär unter das Lcm gezogen werden kann. Diese Nahttechnik ist ähnlich derjenigen, die Hughston und Eilers [136] für ihre Rekonstruktionen am chronisch insuffizienten Semimembranosuseck verwenden (s. Abb. 265–268). Der nächste Schritt der operativen Versorgung ist in Abb. 220c festgehalten, wo nun auch die eigentlichen Spannnähte im Lcm gelegt sind. Diese liegen selbstverständlich oberflächlicher als die ersten Spannähte in der tiefen Schicht. Diese Nähte im Lcm müssen oft nach Bunnell etwas überkreuzt werden, damit sie nicht zwischen den längsparallelen Fasern einschneiden und schnell ihre Wirkung verlieren.

Der proximale Globalausriß der beiden medialen Ligamente

Dieser Riß verläuft meist L-förmig von der medialen Gastrocnemiussehne aus über das Tuberculum der Adduktoren und geht nach vorne unten bis auf die Höhe des Gelenkspaltes (Abb. 221a). Das Femur ist im Rißgebiet wie mit einem Raspatorium vom ganzen Kapselbandapparat denudiert und manifestiert sich als blanke Knochenfläche. Diese Verletzungsform wird am ehesten nach Skistürzen mit einem Valgus-Flexions-AR-Trauma gefunden. In der Regel ist damit eine vordere Kreuzbandruptur kombiniert.

Hier ist die Fixation mit Schraube und Zackenscheibe genau im Hauptinsertionspunkt des ganzen medialen, kapsuloligamentären Bandapparates beim Adduktorentuberculum nach Anfrischung des Knochens ideal (Abb. 221b). Zusammen mit der einfachen Adaptationsnaht ist die Bandfestigkeit danach praktisch normal. Man kann eine funktionelle Nachbehandlung anschließen, sofern nicht Begleitverletzungen anderer wichtiger Strukturen eine temporäre Ruhigstellung verlangen.

Die Hauptrißvarianten des klassischen Seitenbandes Lcm

Das bei jeder Verletzung der tiefen Schicht gedehnte, teilweise oder ganz zerrissene Seitenband liegt über dieser tiefen Schicht, so daß die bisher erwähnten Risse nicht so leicht zu erfassen sind, wie es in unseren schematischen Darstellungen erscheinen mag. Um in der Tiefe reparativ vorgehen zu können, soll man bestehende Risse im Lcm ausnützen und dabei unbedingt vermeiden, die noch zusammenhängenden kapsuloligamentären Partien zusätzlich zu durchtrennen und zu traumatisieren. Ein solches Vorgehen würde nur die zirkulatorischen und neurotrophischen Verhältnisse verschlechtern und damit ein gutes Endresultat in Frage stellen.

Nachdem die Fäden für die Rekonstruktion der tiefen Schichten definitiv gelegt und geknotet sind, wird darüber die Reposition und Refixation des Lcm vorgenommen. Sie geschieht nach verschiedenen Techniken entsprechend der vorliegenden Rißvariante.

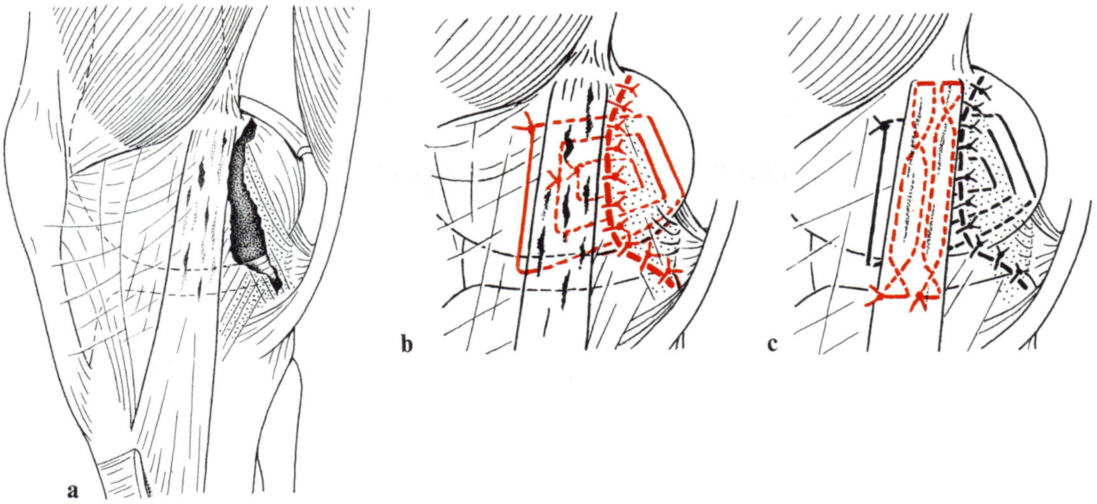

Abb. 220a–c. Der senkrechte Riß. **a** Dieser Riß durch das Semimembranosuseck, der hier mit der typischen Begleitverletzung des Lcm abgebildet ist, erinnert daran, daß mit den bisher gezeigten Rissen fast immer eine Verletzung im Lcm einhergeht. Es ist nicht selten, daß in der Tiefe ein Riß vom Grad III vorliegt, während das Lcm nur eine Verletzung vom Grad I oder II aufweist; **b** die Spannaht zieht das Semimembranosuseck gegen ventral unter das Lcm. Oft ist auch noch zusätzlich eine Spannaht nötig, die nach vorne unten, unter dem Lcm hindurch, an die Tibia zieht; **c** im Anschluß an die Versorgung der tiefen Schicht folgt darüber die hier nach Bunnell-Technik vorgenommene Rekonstruktionsnaht des Lcm. Diese Nähte müssen den Rissen entsprechend, u.U. auch gekreuzt, nach dem kinematischen Prinzip der Faserüberkreuzung im Lcm, gelegt werden

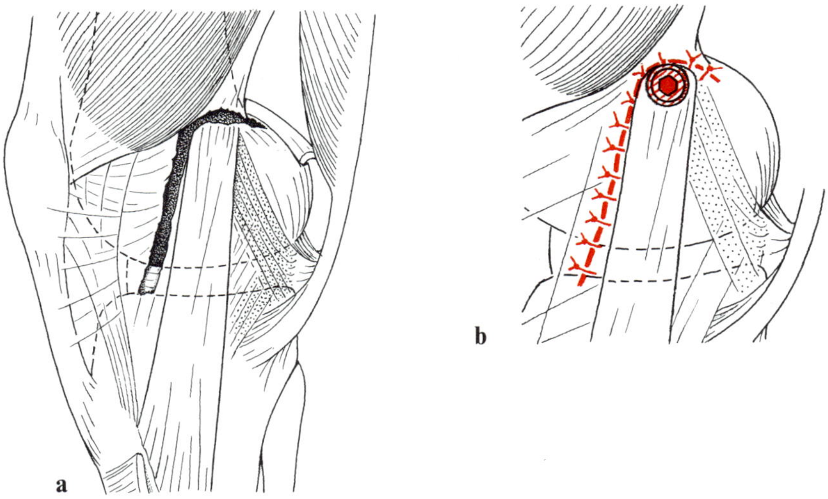

Abb. 221a, b. Der proximale Globalausriß der beiden medialen Ligamente Lcm und Lcmp. **a** Es handelt sich hier um die prognostisch günstigste und auch am einfachsten zu versorgende Kombinationsverletzung des medialen Bandsystems; **b** mit einer Schraube und Zackenunterlagsscheibe können beide Bänder mechanisch ideal fixiert werden. Dazu kommen noch adaptierende Nähte für den weiteren Verlauf des Risses

Der einfache oder doppelte Z-förmige Riß

Dieser Riß kommt dadurch zustande, daß einzelne Faserbündel proximal und andere distal an der Tibia abreißen. Im Fall der Abb. 222a ist ein doppelter Z-Riß vorhanden. Der vordere und der hintere Teil des Lcm sind proximal am Femur, und der mittlere distal an der Tibia abgerissen. Der ganz proximal am Knochen ausgerissene hintere Teil wird mit

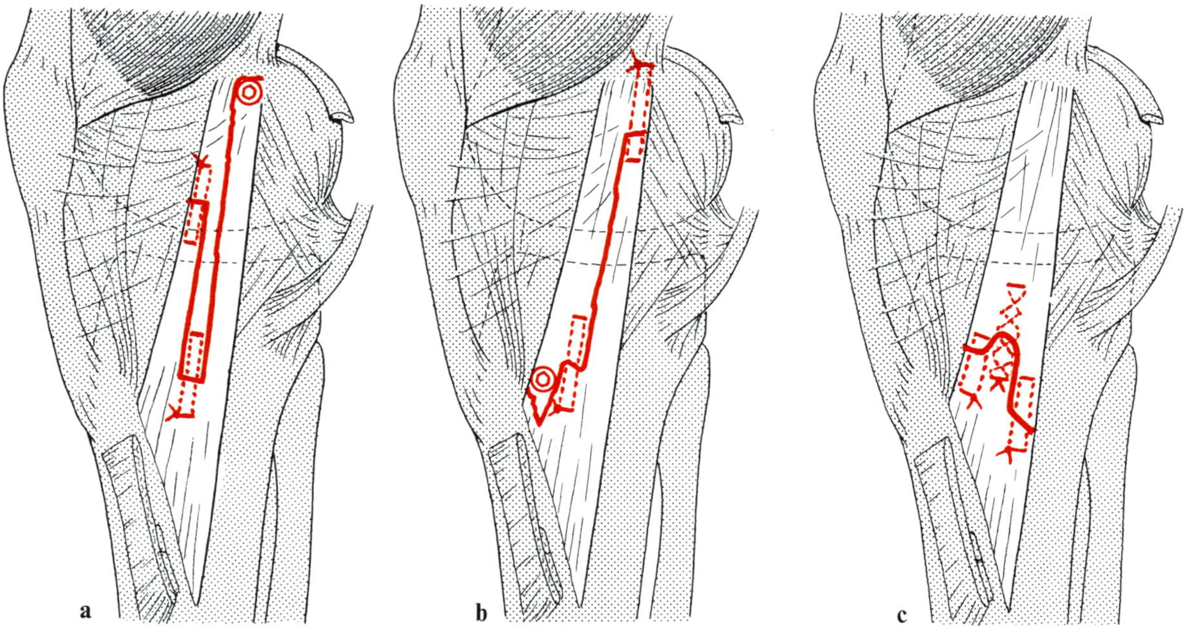

Abb. 222a–c. Risse im Seitenband Lcm. **a** Der einfache oder doppelte Z-förmige Riß. Ganz proximal abgerissene Bandanteile lassen sich wie hier vorzugsweise mit einer Schraube und Zackenunterlagsscheibe ideal fixieren. Wenn sie hingegen insertionsfern zerrissen sind, dürfen sie nur genäht werden. Auch darüber gelegte, lange Spannähte zum Schutz der ersten Adaptationsnähte sind möglich, evtl. sogar nötig; **b** der diagonal schräge Riß. Bei diesem distal sehr insertionsnahen Abriß des Lcm kann noch eine Schraube mit Zackenscheibe verwendet werden. Die übrigen Bandanteile dürfen auch nur genäht werden, damit sich das Lcm weiterhin physiologisch zwischen Femur und Tibia bewegen kann (s. auch Abb. 49 und 50); **c** der intermediär gelegene Querriß. In diesem Fall mit einem queren Abriß zwischen Pes-anserinus-Oberrand und Gelenkspalt ist aus kinematischen Gründen nurmehr die Nahtfixation (meist nach Bunnell) richtig

Schraube und Zackenunterlagsscheibe am idealen Drehpunkt befestigt, während die mehr intermediär gerissenen Zipfel mit Adaptations- und Spannähten reponiert und fixiert werden (s. auch Abb. 222b).

Der diagonal schräge Riß

Er verläuft in der Regel von hinten oben nach vorne unten (Abb. 222b). In diesem Fall kann die ganz distal abgerissene tibiale Partie vorne unten mit einer Schraube und Zackenscheibe reponiert und fixiert werden. Die übrigen Rißpartien verteilen sich wieder auf den intermediären Abschnitt, wo eine Gleitung gegenüber Femur und Tibia möglich sein muß; sie dürfen deswegen wie in Abb. 222a nur mit Adaptations- und Spannähten versorgt werden.

Der intermediär gelegene Querriß

Dieser Riß findet sich in ca. 2/3 der Fälle auf Höhe der breitesten Ausladung am Tibiakopf (Abb. 222c). Wahrscheinlich geht von dort eine Hypomochlionwirkung aus. Auf dieser Höhe ist die Schraubenfixation wiederum unphysiologisch, da das Seitenband dort während Flexion/Extension freien Gleitweg von 1–1,5 cm haben muß. Auch in dieser Gegend sind nur Adaptations- und entlastende Spannähte erlaubt, die hier ebenfalls nach Bunnell gelegt werden sollen, damit sie nicht einreißen. Dank der auch hierfür verwendbaren resorbierbaren Fäden kann man ohne weiteres mehrere Nähte legen, bis die gewünschte mechanische Festigkeit erreicht ist, ohne daß man dadurch eine Anhäufung von Fadengranulomen und Spätproblemen schafft. Für ungeschützte Frühmobilisation und gänzlich funktionelle Nachbehandlung sind diese Nähte allein mechanisch nicht genügend. Sie bedürfen eines zusätzlichen Schutzes durch eine temporäre äußere Fixation. Dabei spielt es natürlich eine entscheindende Rolle, ob es sich um eine isolierte mediale Seitenbandverletzung oder um den Teil einer Komplexverletzung handelt.

Temporäre innere Schienung

Zur Sicherung der oft leicht einreißenden Adaptationsnähte können vorübergehend für einige Wochen kräftige, nicht resorbierbare Fäden (z. B. Polydec Stärke 3) eingebracht werden.

Zu diesem Zweck dreht man an den Eckpunkten (wie etwa in Abb. 222a, b) je eine Schraube als Poller ein, schlingt darum ca. 3 – 4 Fadentouren und knotet die beiden Fadenenden sicher, so daß zwischen den Schrauben 6 – 8 Fadenbahnen liegen. Diese Bahnen laufen wie ein U um die Schraubenhälse (kein Gewinde!) und ermöglichen auf der kinematischen Ideallinie eine normale Beweglichkeit des Kniegelenks, ohne daß sie selbst oder die geschützten Bandnähte einreißen.

Wenn man die Fadenschlaufen bei Bewegungen des Kniegelenks auf ihre Wirkung prüft, dann sieht man, daß sie sich wie die Fasern des Lcm verhalten: Sie entspannen sich bei IR und werden bei AR straff.

Unter der so geführten Bewegung, möglichst ohne dauernde Ruhigstellung, kann die Mikrostruktur des heilenden Bandes sukzessive in regulärer Länge wieder aufgebaut werden. Diese Schrauben müssen dann allerdings nach ca. 3 Monaten mitsamt den Fadenschlaufen entfernt werden, damit eine spätere mechanische Störung vermieden werden kann.

Wenn ein extrem zerfetztes und genähtes Bandsystem geschützt werden muß, können Schrauben in allen 4 Eckpunkten eingesetzt werden. Die zwischen je 2 Eckpunkten über Kreuz eingebrachten Fadenschlaufen liegen dann kinematisch richtig, wenn die von der vorderen Schraube proximal am Femur zur distal dorsalen an der Tibia liegenden Fäden *unter* jenen durchziehen, die von proximal dorsal am Femur nach ventral distal an die Tibia laufen (s. Abschn. „Kinematik", Abb. 40, 43, 63–65).

Typische zusätzliche Läsionen bei Verletzungen der medialen Seite

Die Ruptur des Lftla

Die anteromediale Verletzungstetrade. Die Abb. 223 hält den Befund einer ausgedehnten anteromedialen Komplexverletzung fest, bei welcher als viertes Hauptelement zu den Rupturen des Lcmp, des Lca und des Lcm nun noch die Ablösung des Lftla von der Femurkondylenrolle dazu kommt. Dieses Band ist im einführenden Teil (S. 46, Abb. 57) in seiner Lage und Wirkung ausführlich beschrieben worden. Wir wiederholen hier nur, daß es zusätzlich zum vorderen Kreuzband im Zentralpfeiler und zum Lcmp eine Verschiebung der Tibia gegen ventral im Sinne einer vorderen Schublade verhindert.

Diese Zusammenhänge waren uns bei den ausgedehnten, chronischen vorderen Instabilitäten bekannt, bei welchen wir eine anteromediale sowie eine anterolaterale und eine

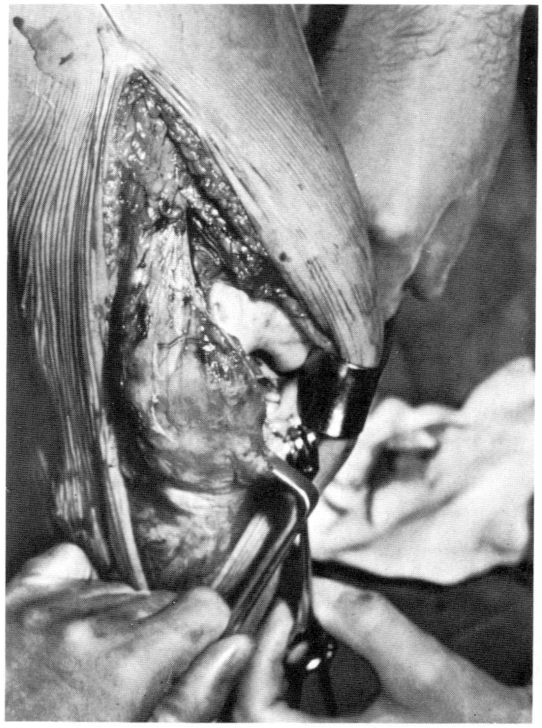

a

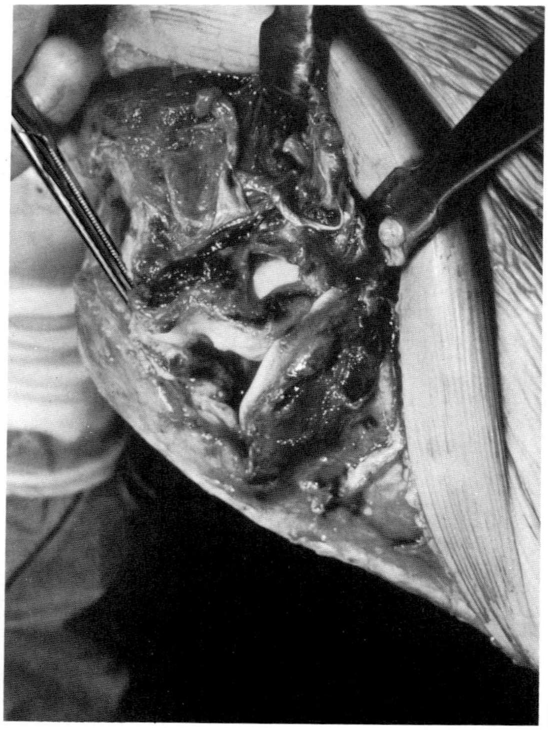

b

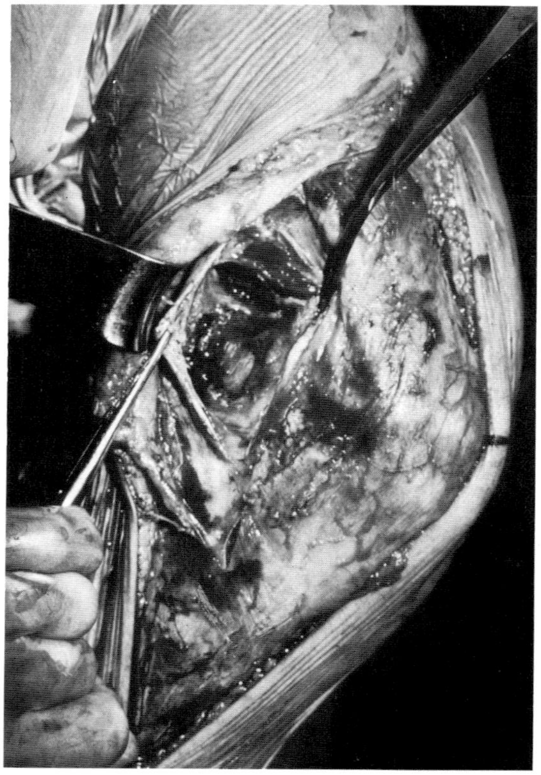

c

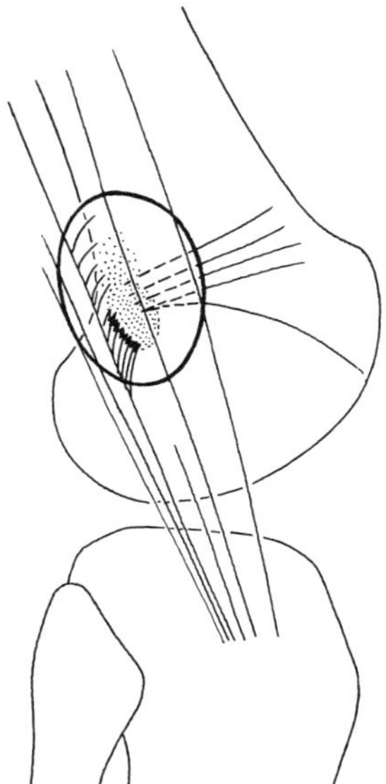

d

Abb. 223a-d. Die Läsion des Lig. femorotibiale laterale anterius (Lftla) bei einer Komplexverletzung vom Typus der anteromedialen Tetrade. **a** Operationssitus mit Abriß des Lca, des Lcm, des Semimembranosusecks und des Lftla; **b** Einblick in die mediale Gelenkhälfte mit der Lcm- und Semimembranosuseckläsion; **c** Einblick auf die Abrißstelle des Lftla; **d** Erläuterungsskizze zu **c**; das *punktierte Areal* stellt die Abscherfläche am Femur dar (s. auch Abb. 57) neutrale vordere Schublade feststellen konnten. Bei der systematischen Eröffnung der frischen sog. einfachen „Unhappy-triad"-Fälle fanden wir diese frische Läsion des Lftla *ebenfalls* als vierten Bestandteil der anteromedialen Komplexverletzung (Tetrade). Da meistens das vordere Kreuzband proximal abgerissen war, und wir für unsere Nahttechnik einen Weg „over the top" mit Spaltung des Tractus für das Herausführen der Bohrlöcher vornehmen mußten, fanden wir zuerst rein zufällig diese frischen Läsionen. Die Verletzung ist aber logisch und bestätigt die Funktion des Lftla. Seine Rekonstruktion wird im Kapitel über die chronische vordere Instabilität behandelt.

Da das Lftla durch die oberflächlichere kräftige Schicht des Tractus iliotibialis in seiner Länge und Substanz geschützt ist, reißt es sozusagen nie ein. Die Verletzungen bestehen eher in Abscherungen (Abb. 223c, d) oder in hämorrhagisch ödematösen Schwellungen in jener Gegend, wo dieser Tractus eine Verbindung mit dem Septum intermusculare ans Femur eingeht (metaphysenwärts vom Labium laterale der Linea aspera).

Es muß keine eigentliche Ruptur vorliegen, damit später eine anterolaterale Rotationsschublade ausgelöst werden kann. Es genügt, wenn diese Verbindungen des Tractus zum Femur durch Distension ohne Kontinuitätstrennung um 5–10 mm überdehnt werden. Diese bisher unterschätzte femorotibiale Bandverbindung muß unbedingt beachtet und sorgfältig wieder in idealer Länge rekonstruiert werden. Fälle, in denen nach sog. „lateral repairs" der verschiedensten Techniken erhebliche Varusinstabilitäten auf der Außenseite mit anterolateraler und posterolateraler Rotationsfreiheit bestehen, sind uns aus dem Krankengut unserer Versicherungsexpertisen und persönlichen Mitteilungen erfahrener Operateure genügend bekannt.

Bei der frischen Verletzung ist die Rekonstruktion relativ einfach. Wir frischen den Knochen im denudierten Bereich mit Bohrer und Meißel leicht an. Ist das Periost der Umgebung und das einstrahlende Septum intermusculare fest, dann kann das Lftla mit Nähten regulär refixiert werden. Auch diese Nähte müssen auf ihre Funktionstüchtigkeit so geprüft werden., daß sie 1. die Extensions-Flexions-Bewegung ganz mitmachen können und daß sich 2. in keiner Position mehr eine anterolaterale Rotationsschublade auslösen läßt. Auch darf der durch sie gespannte Tractus in keiner Flexionslage sichtbar locker werden. Wenn man sich über den idealen Fixationspunkt nicht klar werden kann, dann bewährt sich eine temporäre Transfixation des betreffenden Tractusabschnittes mit einem 2,0 mm starken Kirschner-Spickdraht, wie bei der Lftla-Plastik. Hat man auf diese Weise den idealen Refixationspunkt gefunden, dann kann man geeignetenfalls den Tractus an derselben Stelle, wo der Kirschner-Draht gesteckt hat, mit einer AO-Kleinfragmentkortikalisschraube und Zackenunterlagsscheibe fixieren.

Unsere Erfahrungen mit der Refixation des Lftla haben uns gelehrt, gerade hier besonders die individuellen Unterschiede zu berücksichtigen. In Zweifelsfällen lohnt es sich, den inneren, in der Tiefe liegenden Anteil des Tractus eher großflächig mit dem Periost und dem Septum zu verbinden. Eine kleinflächige Fixation, die womöglich nicht am idealen Ort liegt, wird schnell insuffizient werden.

Der frühere Begriff der „unhappy triad" umfaßte eine Komplexverletzung mit den Komponenten Lca, Lcm, „Meniskus"(-Lcmp). Es zeigt sich aber, daß in vielen Fällen zusätzlich eine vierte Komponente in Form einer Läsion des Lftla vorliegt, so daß die Triade damit zur Tetrade wird.

Spezielle Verletzungsformen des Semimembranosusecks

Das reine Rotationstrauma mit Abriß der peripheren Meniskusverankerung am Lcmp

Kennedy und Fowler [172] haben in einer ihrer experimentell unterlegten Arbeiten Beispiele reiner Rotationsverletzungen beschrieben. Die kürzesten Fasern spannen sich bei einer übermäßigen Rotation zuerst und reißen auch als erste ein. Das hat sofort eine größere passive Rotationsfreiheit zur Folge. Damit gehören logischerweise die kürzesten Fasern zu den wichtigsten passiven Rotationsstabilisatoren.

Die Abb. 224 ist nach unseren Beobachtungen - in Anlehung an eine Abbildung aus Kennedy und Fowler [172] - gezeichnet worden. Sie veranschaulicht besonders gut, wie es zu Läsionen der kapsulären Ligamente kommen kann, ohne daß die Struktur des Lcm merklich tangiert ist. Diese Verletzungen sind nicht immer leicht zu erkennen und verdienen trotzdem unsere Aufmerksamkeit bei der Behandlung. In unklaren Fällen kann heute die Arthroskopie gerade in diesen Situationen wertvolle Dienste leisten. Nicht selten sind eben derartige Läsionen auch mit einem vorderen Kreuzbandabriß kombiniert. Wird eine solche Duade als Kombination festgestellt, dann ist bei einem jüngeren, sportlichen Patienten die Operationsindikation gegeben, während die isolierte Läsion dieser tiefen Schicht mit dem Lcmp auch konservativ funktionell behandelt werden kann, solange nur eine Verletzung von Grad I-II ohne Desinsertion des Meniskus vorliegt.

Wenn operativ vorgegangen werden muß, ist eine Naht der femoromeniskalen, der meniskotibialen und der durchgehenden femorotibialen Ligamentstrukturen (Faserbündel) etwa wie in den Abb. 217b, c und 219 vorzusehen. Da das Lcm normalerweise intakt ist, kann das Plazieren dieser Naht erschwert sein. In den meisten dieser Fälle kann man das Problem jedoch mit einem zusätzlichen hinteren Hilfszugang beim Semimembranosuseck (s. S. 180), zusammen mit einer normalen medialen parapetellaren Inzision, lösen.

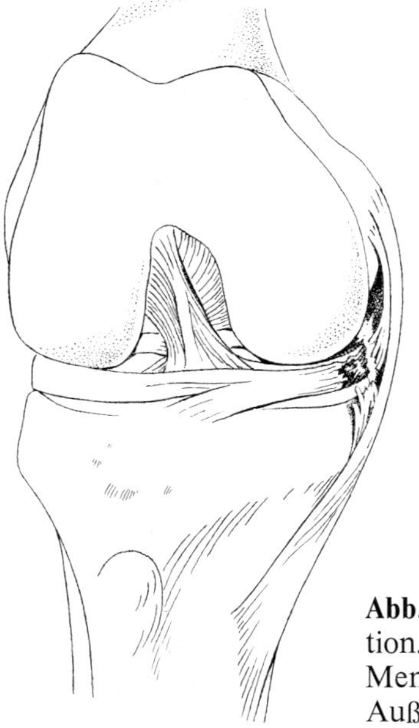

Abb. 224. Die Verletzung des Semimembranosusecks durch Außenrotation. Von Kennedy und Fowler [172] beschriebene Verletzungsform der Meniskusverbindung zum Lcmp. Sie entsteht bei übermäßiger, reiner Außenrotation

Der isolierte Riß des Lcmp

Die Abb. 225 hält eine besondere Situation fest, die wir bisher in drei Fällen beobachten konnten. Im ersten Fall glaubten wir, nach einem frischen Rotationstrauma beim Fußball-

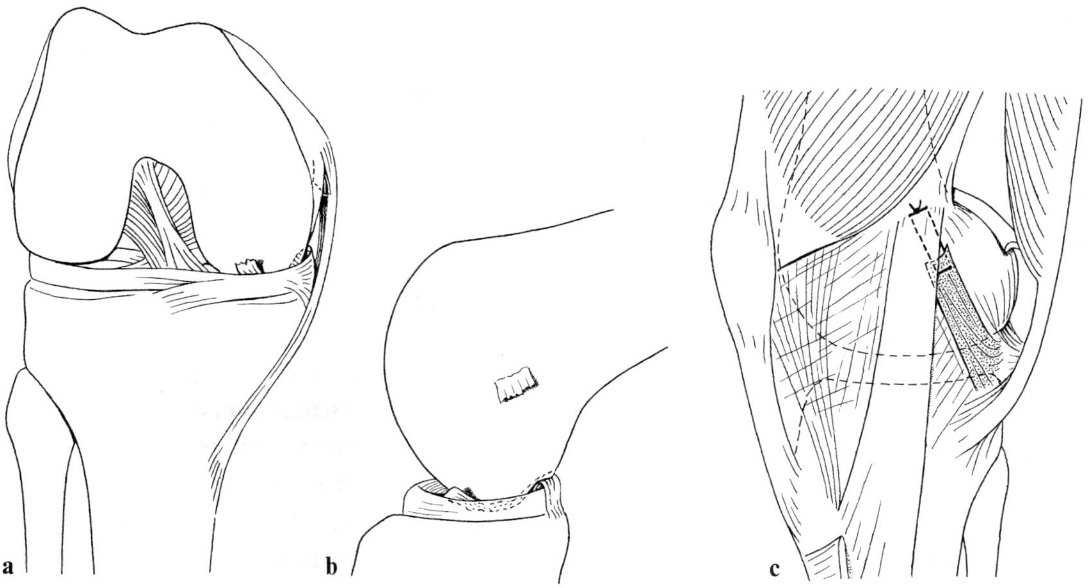

Abb. 225a-c. Der isolierte Riß des Lig. collaterale mediale posterius (Lcmp). **a, b** Diese Zeichnungen geben eine seltene Verletzung wieder. Im Gegensatz zur Ruptur der Lcmp-Fasern an der Meniskusperipherie (Abb. 224) sind hier diese kurzen Bandfaserbündel direkt proximal am Femur abgerissen, während die langen Lcm-Anteile ganz unverletzt sind. Der in den Gelenkspalt herunterhängende Lappen des Bandes simulierte den klinischen Befund eines Meniskushinterhornlappenrisses; **c** Darstellung der Situation mit erfolgter Naht

spiel, eine klassische Meniskusverletzung vor uns zu haben. Es bestand ein belastungsunabhängiger Reizerguß und beim Grinding-Test von Appley und McMurray-Test fanden wir das typische Klick-Phänomen, wie es normalerweise bei Meniskushinterhornlappenrissen positiv ist. Zu unserem Erstaunen sahen wir aber bei der Eröffnung des Gelenkes einen intakten, tibialseits nicht abgelösten Meniskus, über dem sich ein nicht knorpliger Gewebszipfel hin- und herbewegen und zwischen Femur und Tibia interponieren ließ. Die zusätzliche Eröffnung durch einen hinteren Schnitt mit Eingehen am Hinterrand des Lcmp ergab sofort den Defekt in der tiefen Kapsel mit einem Abriß des Lcmp proximal am femoralen Ansatz unter den langen Lcm-Zügen. Es genügte die Naht und eine funktionelle Nachbehandlung mit dosiert gesteigerter Beanspruchung, um innerhalb von 2 Monaten wieder eine beschwerdefreie fußballerische Hochleistungsfähigkeit zu erreichen. Das Kniegelenk wies einige Monate danach nicht die geringste anteromediale Rotationsinstabilität auf.

Die Bandverletzung von Grad I–II des Semimembranosusecks mit Schrumpftendenz und langwierigem Streckausfall

Alljährlich werden wir, meist nach der Skisaison, mit nur vereinzelt auftretenden Bandläsionen eines bestimmten Typs konfrontiert. Die Verletzten sind in der Regel Frauen. Sie weisen, wenn sie nach Tagen oder Wochen in die Beratung kommen, einen Streckausfall von 30 bis 40° auf. Jeder aktive und passive Streckversuch wird als schmerzhaft und sperrend empfunden. Der Widerstand ist viel härter und weniger federnd als bei einer Meniskuseinklemmung. Das Gebiet des Semimembranosusecks mit dem Verlauf des Lcmp ist angeschwollen und druckempfindlich. Das Gelenk selbst weist wenig vermehrten Flüssigkeitsinhalt auf, ein namhafter Erguß liegt jedoch nicht vor. Die Beweglichkeit in Flexion ist meist besser, doch ist auch sie eingeschränkt und bei 110–120° kommt es auch zu einer Beugehemmung. Markante Instabilitätszeichen fehlen fast ganz; vielleicht besteht im Vergleich zur gesunden Seite eine Valgusinstabilität und eine anteromediale Schubladenfreiheit von nur 1–3 mm. Die operative Revision oder Arthroskopie ergibt einen unbeschädigten Gelenkinnenraum ohne die geringsten Zeichen von Meniskusläsion. Im Bereich des Lcmp und der Semimembranosuseinstrahlung finden sich hämorrhagisch ödematös verdickte Gewebestrukturen ohne manifesten Riß.

Auf Grund dieser Operationsbefunde behandeln wir jetzt diese Fälle grundsätzlich konservativ. Trotz gezielter, guter krankengymnastischer Behandlung bleiben die Streckausfälle sowohl bei konservativer als auch operativer Behandlung oft monatelang hartnäckig bestehen und lassen sich nur Grad für Grad verbessern. Deswegen sind wir dazu übergegangen, relativ frühzeitig mit dosierten Redressionsgipsen, die wir jede Woche wechseln, die Streckung wiederherzustellen, wenn sich während der aktiven Physiotherapie nicht bald eine Besserung einstellt.

Als Spätfolgen haben wir, wie auch Trillat (persönliche Mitteilung) ektopische Ossifikationen im Bereich des hinteren medialen Bandes gefunden (Abb. 226). Diese treten vor allem dann auf, wenn in diesen Fällen gewalttätige Mobilisationen in Narkose vorgenommen werden.

Wir müssen annehmen, daß hier Bandläsionen von Grad I–II vorliegen, die eine besonders intensive Schmerzhemmung mit schrumpfender Narbenbildung zur Folge haben. Wie schon erwähnt, werden gerade bei den letzten Graden der Streckung mit der automatischen Rotation die Kapselanteile des Semimembranosusecks besonders angespannt, wenn der mediale Kondylus nach hinten innen hineindreht. Wir vermuten, daß der ausgesprochen spezifische Streckausfall mit dieser physiologischen Gegebenheit in Zusammenhang gebracht werden muß. Inwiefern der benachbarte N. articularis genus proprius medialis eine Rolle dabei spielt, bleibe dahingestellt.

Alle bisher behandelten Fälle sind mit einer normalen Stabilität ausgeheilt, auch die beiden exploratorisch operativ behandelten. Ein minimaler Streckausfall von ca. 5° bleibt zuweilen bestehen.

Gedanken an eine Algodystrophie vom Typ der Sudeck-Dystrophie können wir nicht von der Hand weisen. Deswegen geben wir in solchen Fällen, wie auch in schwierigen postoperativen Situationen, die Dreierkombinationsmedikation (s. S. 317).

Abschließende Bemerkungen zu den medialen Verletzungen

Da die meisten bisher gezeigten Verletzungstypen nicht isolierte Läsionen am Kniegelenk darstellen, sondern in der überwiegenden Mehrzahl mit Läsionen der Kreuzbänder im zentralen Pfeiler einhergehen, muß immer ein operationstaktischer Plan aufgestellt werden; bevor man irgendwo zu rekonstruieren und zu nähen beginnt, muß die Bilanz der Gesamtläsion genau gezogen sein. Nur so ist es möglich, die richtige Reihenfolge der geplanten Nähte festzulegen und, solange man das Knie noch ungehindert bewegen kann, die Fäden zu plazieren. Auch müssen die pathologischen Aufklappbarkeiten und Schubladenfreiheiten ausgenützt werden, um die Nähte an den schwer zugänglichen Stellen einzuziehen.

Im Prinzip müssen zuerst mit den Fäden die Kreuzbänder gefaßt werden, solange man diese noch gut erreicht. Sie sollen schon in den definitiv richtigen transossären Bohrkanä-

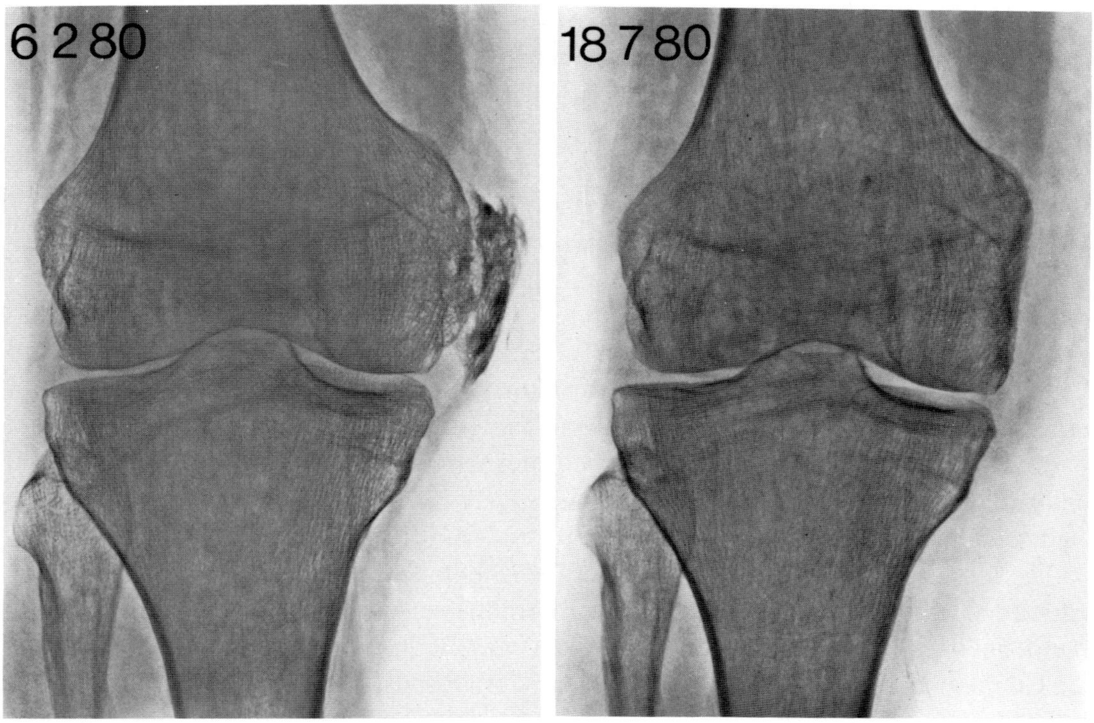

a b

Abb. 226a, b. Ektopische Ossifikation im Bereich des Lcmp und der kapsulären Ligamente nach Mobilisation in Narkose (St. Elsewhere case) bei der Verletzung des Semimembranosusecks mit Schrumpfreaktion der Narbe. **a** Zustand vor der sekundären operativen Arthrolyse mit einer Beweglichkeit von 60–20–0°; **b** Zustand 6 Monate nach der Arthrolyse mit einem Bewegungsumfang von 100-5-0°. Einen Monat später betrug der endgültige Bewegungsumfang 120–0–0°, was einen Gewinn von 60° zusätzlicher Flexion und 20° zusätzlicher Extension gegenüber dem Zustand vor der Arthrolyse bedeutet

len und in den richtigen Durchzugsorten durch die Kapsel liegen, bevor man in der Peripherie die Nähte zu legen beginnt. Sowohl die Kreuzbandnähte als auch andere schwer zu plazierende Nähte sollen erst ganz am Schluß geknotet werden, damit die weiteren Manipulationen am verletzten Kniegelenk nicht zu einem vorzeitigen Ausreißen oder zu einer Lockerung der gelegten Nähte führen. Wenn alle Nähte der Peripherie gut sitzen und die Stabilität in allen Quadranten und sowohl im Varus-, Valgus- als auch im anteroposterioren Sinn stabilisieren, dann sind zuletzt mit der nötigen Vorsicht die Kreuzbandnähte noch anzuziehen und zu knoten. Sie stehen dabei schon unter dem Schutz der synergistischen peripheren Bänder, die, vorerst allerdings nur genäht, ihre schützende Funktion bereits übernehmen können (s. Abb. 238b - 250d).

Die Verletzungen der lateralen Seite und ihre rekonstruktive Versorgung

Allgemein

Auf der lateralen Seite sind die Verhältnisse für Bewegung und Stabilität grundsätzlich anders als medial. Kaplan [166] sah den Unterschied so, daß die medialen Strukturen mehr für die Stabilisierung in Extension und die lateralen überwiegend für diejenige in Flexion verwantwortlich sind.

Auch die lateralen Strukturen stabilisieren in Streckstellung, aber der Unterschied liegt darin, daß die *Stabilität in Extension* allgemein eine mehrheitlich *passive,* und *in Flexion* eine eher *aktive* ist. Auf der beweglicheren lateralen Seite hat deswegen das Prinzip der dynamischen Stabilisierung Vorrang. Schon Duchenne [in 166, 167] hat vor hundert Jahren die Rolle der Agonisten und Antagonisten, wie z. B. Bizeps – Semimembranosus/Semitendinosus, für die Stabilisierung und Rotationssteuerung erkannt.

Sobald das Kniegelenk in Flexion ist, wird bekanntlich die willkürliche Rotation möglich. Ihr Drehpunkt liegt auf der medialen Seite des Zentralpfeilers. Das laterale Plateau macht also bei den Bewegungen viel größere Exkursionen nach vorne und nach hinten, als das sich weniger verschiebende mediale Plateau. Aus diesem Grund kann auf der lateralen Seite das System der rein passiven Bandstrukturen nicht so starr sein wie medial. Wie wir noch sehen werden, haben fast alle lateralen Ligamente einen kräftigen aktiven Anteil oder Partner. Wahrscheinlich ist es diese vermehrte Ausweichmöglichkeit, welche den Grund dafür bildet, daß sowohl Meniskus- als auch Ligamentverletzungen in dieser Kniehälfte weit seltener sind als auf der medialen Seite.

Das femorofibulare Seitenband erschlafft bei Flexion deutlich, wenn die Kondylenrolle nach dorsal über das konvexe Plateau herunterrollt. Es hat somit in IR und AR mehr Spielraum, bevor es angespannt und evtl. zerrissen wird. In unserem Krankengut z. B. machen die lateralen Läsionen nur 5% aller Bandverletzungen aus. Auch in der Literatur ist darüber nur wenig zu finden. Bestimmt ist es nicht nur wegen ihres seltenen Vorkommens, sondern möglicherweise auch darum, weil die Behandlungsresultate in dieser Gelenkhälfte schlechter sind als medial.

Da das System der aktivo-passiven Stabilisierung auf der lateralen Seite sehr empfindlich ist, muß man der Anatomie und Funktion bei der Rekonstruktion ganz besondere Aufmerksamkeit schenken. Wenn wir unsere heutigen Resultate mit jenen von vor zehn Jahren vergleichen, dann ist doch gerade hier mit zunehmender Kenntnis der anatomischen Verhältnisse eine deutliche Verbesserung zu konstatieren. Dies möchten wir an zwei speziellen Fällen darlegen.

In dem einen Fall handelte es sich um einen Fußballspieler mit einer Verletzung vom Typus Varus-Flexion-IR: Das hintere Kreuzband war vollkommen von der Tibia abgetrennt, das vordere wies in einem Drittel noch etwas Kontinuität auf, war aber auch in diesem Anteil schwer beschädigt. Auf der Außenseite lag ein Totalschaden vor. Von vorne nach hinten aufgezählt war der Tractus iliotibialis und der M. popliteus mit seiner Sehne abgerissen, das femorofibulare Seitenband zerfetzt, die Bizepssehne und der Lig.-arcuatum-Komplex mitsamt der Kapsel unter den Gastrocnemiusansätzen ausgerissen. Struktur für Struktur wurde sorgfältig reinseriert, und heute spielt der Patient seit drei Jahren wieder mit einem praktisch seitengleich stabilen Knie Leistungsfußball in der selben Liga.

Der zweite Unfall ereignete sich, als ein Schüler bei einer Sprungübung vom Minitrampolin die Landung verpaßte. Hier war die Verletzungskombination noch weit schwerer, glücklicherweise ohne N.-peronaeus-Schaden. Beide Kreuzbänder waren abgetrennt. Der Tractus iliotibialis, die Popliteussehne, das femorofibulare Seitenband und die Bizepssehne waren rupturiert und z. T. zerfetzt. Dabei fand sich zusätzlich eine völlige Desinsertion der ganzen Gelenkkapsel vom Femur mit umgeschlagenen Fetzen, die eine Rekonstruktion nur nach genauestem Studium der Situation möglich machte. Die Läsion hatte an diesen Strukturen aber nicht Halt gemacht. Der Riß und Abriß im kapsulären Bereich lief nach hinten weiter. Sogar der laterale Gastrocnemiuskopf und die Insertion des M. plantaris longus lagen abgerissen in der Fossa Poplitea. Auch hier wurde, von hinten her beginnend, Struktur um Struktur gefaßt, transossär wieder verankert und mit verschiedensten Nahttechniken in die ursprüngliche Lage und Länge rekonstruiert. Der bisher beobachtete Verlauf über neun Monate brachte kein perfektes Resultat, aber doch ein kompensiertes Knie ohne große Instabilität mit guter Gebrauchsfähigkeit.

Die von uns beobachteten lateralen Verletzungen waren praktisch immer komplex mit Beteiligung der Kreuzbänder. Die einfachen Läsionen sind einesteils wohl selten und heilen andernteils ohne ärztliche Behandlung aus.

Aus der Klinik von Trillat berichten Lerat et al. [199] von 31 operierten Bandrissen der lateralen Seite.

- 12 mal waren beide Kreuzbänder mitzerrissen,
- 10 mal war nur das vordere Kreuzband mitzerrissen und
- 7 mal war erstaunlicherweise nur das hintere Kreuzband mitzerrissen.

Nach seinen Angaben sind ohne Mitzerreißung der Kreuzbänder nur Teilrupturen der Außenbänder möglich. Interessanterweise fand man in 19 Fällen knöcherne Ligamentausrisse. Ausgesprochen ungünstig ist die häufige Mitverletzung des N. peronaeus. In Lerats Statistik sind es 7 Fälle, von welchen sich viermal der Nerv nicht spontan wieder erholte. In unserem Krankengut sahen wir den Nerv oft hömorrhagisch durchtränkt und verdickt, doch nur in 2 Fällen ist uns eine bleibende Lähmung bekannt. Im einen Fall handelte es sich um einen Sportunfall beim Orientierungslauf. Der Patient trat im Dunkeln unvermutet in ein Loch und zog sich eine totale Außenbandkomplexverletzung mit Abriß beider Kreuzbänder zu. Der N. peronaeus war im poplitealen Bereich über eine Länge von 15 cm (!) in langen Strängen zerrissen und zerfetzt. Nach einem Sekundäreingriff mit Einsetzen eines Nerventransplantates haben sich jetzt wenigstens die Sensibilität und die Trophik verbessert. Die rein passive Stabilität ist gut, doch bleibt die aktive Stabilisierungskoordination bei diesem motorischen Ausfall im Peronäalbereich stark gestört.

Nach Lerat [199] sind die Unfallmechanismen wenig bekannt. In seiner Serie sind 23 Polytraumapatienten aufgezählt; Sportunfälle sind kaum dabei. Demgegenüber sind in unserer Kasuistik doch einige typische Sportunfälle zu verzeichnen.

Wenn auch im gesamten weniger Hoffnung auf ein sehr gutes Endresultat besteht, so kann Lerat doch aus seiner großen Erfahrung angeben, daß die Außenbandkomplexläsion mit *vorderem* Kreuzbandriß eine bessere Heilungsaussicht hat, als eine solche mit Beteiligung des *hinteren* Kreuzbandes.

Die wichtigsten passiven und aktiven Stabilisierungsstrukturen der lateralen Seite (Abb. 227 und 228)

Neben dem vorwiegend zur lateralen, d. h. zur Rotationsgruppe gehörenden Lcp sind für die passive Stabilität von hinten nach vorne verantwortlich: Das Komplexgebilde des Lig. arcuatum, das Lcl und der Tractus iliotibialis mit seinem Lftla.

Zu diesen ligamentären Strukturen kommt noch eine bandartige Verdickung im kapsulären Anteil hinzu, welche praktisch parallel zur Popliteussehne ans Meniskushinterhorn und von dort zur Tibia zieht (Lig. collaterale laterale posterius [226]). Da das hintere Kreuzband als Drehangel eine wichtige Rolle im Rotationsgeschehen spielt, hat seine Verletzung zusammen mit jener der rotationsstabilisierenden Außenstrukturen erhebliche negative

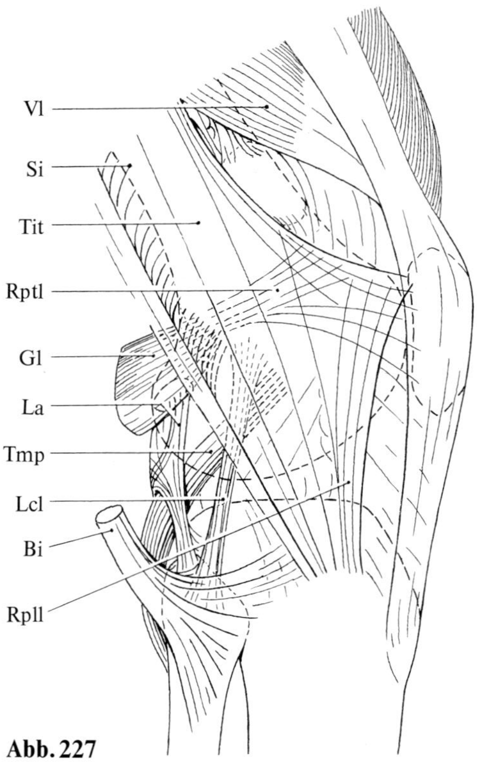

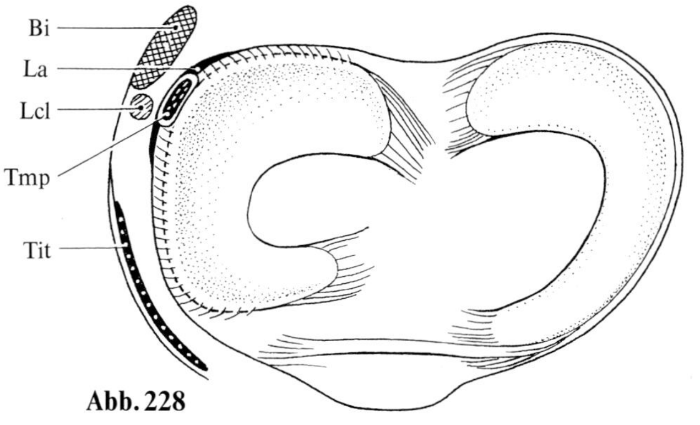

Abb. 228

Abb. 227

Abb. 227. Laterale Ansicht des Kniegelenks mit den für die Bandrekonstruktion wichtigen anatomischen Strukturen

Abb. 228. Transversalschnitt durch das Kniegelenk oberhalb der Menisken mit den für die laterale Kniestabilität wichtigen Strukturen

Folgen. Von der Mitte nach vorne zu ist die laterale Gelenkkapsel oberhalb des Meniskus ganz dünn und besteht praktisch nur aus einer Synovialisumschlagfalte.

Folgende wichtigen aktiven Stabilisierungselemente ergänzen diesen passiven Halteapparat: von dorsal her der laterale Gastrocnemius, der M. popliteus mit seiner Sehne, der Bizeps mit seinen Sehnenausstrahlungen auf den Fibulakopf und zu beiden Seiten am Kollateralband vorbei bis auf die Tibia als wichtiger Stabilisator gegen Varusstreß in Extension und gegen IR in Flexion, und schließlich der Tractus iliotibialis, der vom Tensor fasciae latae und vom Glutaeus maximus gespannt und aktiv als kräftiger Stabilisator gegen Varusdeformierung in Extension und gegen übermäßige IR in Flexion eingesetzt wird. Der Vollständigkeit halber sind noch das transversale und das longitudinale Retinaculum der Patella sowie das meniskopatellare Ligament von Pauzat [in 164, 166] zu erwähnen.

Anatomische Varianten und Individualunterschiede

Wie schon besprochen, sind die Streubreiten der Norm auf der lateralen Seite groß. Das Aufbauprinzip ist gleich, doch die individuelle Realisierung unterschiedlich. So sahen wir Patienten mit nur gering ausgebildetem Lcl und einer um so kräftigeren Sehne des M. popliteus. In anderen Fällen war es wiederum gerade umgekehrt, und als weitere Möglichkeit fanden wir eine sehr feste Verbindung zwischen Fibula und Fabella. Abhängig davon erschienen uns dafür die anderen Strukturen der Kapsel und des Lig. arcuatum schwächer.

Der Streßknotenpunkt Fabella

Die Fabella ist „nur“ ein kleines Sesambein, das in etwa 20% der Fälle vorkommt. Sie liegt aber nicht zufällig an diesem speziellen Ort in der lateralen Gastrocnemiussehne. Proximal von ihr bildet die tiefe Schicht des M. gastrocnemius mit seiner Sehnenplatte gleichzeitig die hintere Gelenkkapsel (coque condylienne). Erst distal von ihr kann man die hintere Gelenkkapsel und die Gastrocnemiussehne in zwei getrennten Schichten weiter verfolgen. Die Faserzüge in der hinteren Gelenkkapsel laufen aus allen Richtungen auf die Fabella aus. Sie liegt, wie früher (S. 105) beschrieben, mit der Patella vergleichbar, in einem Kreuzungspunkt verschiedener Bänder und Zugrichtungen. Dort, wo sie in der lateralen Gastrocnemiussehne liegt, endet das Lig. popliteum obliquum als diagonaler Sehnenzug des M. semimembranosus, das Lig. arcuatum als Sehnenzug des M. popliteus, von proximal die Züge der Gastrocnemiushauptsehne und von distal kommend das fabellofibulare Band zur Fibulaspitze. Dieses von Vallois [362] beschriebene, im französischen Sprachraum auch als „Lig. péronéo-fabellien“ bezeichnete Band wurde von Kaplan [169] auch als „short lateral collateral ligament“ aufgeführt.

Da Knochen nur bei genügender mechanischer Ruhe entstehen kann [285], muß am Ort der Fabella also eine Art Neutralpunkt vorliegen. Deswegen ist diese Stelle im kapsuloligamentären Apparat auch als Fixpunkt für ligamentplastische Verstärkungen oder Richtungswechsel ein geeigneter Verankerungspunkt.

Die Verletzungen des lateralen Seitenbandes [Lcl]

Dieses dünne femorofibulare Seitenband wird im Vergleich zum medialen Gegenstück oft überbewertet. Da die Fibula nicht starr, sondern elastisch mit der Tibia verbunden ist, wirkt sich nicht jeder Varusstreß sofort nur auf das laterale Seitenband, sondern auch auf die Fibula und die tibiofibulare Verbindung aus.

Die Rißformen des lateralen Seitenbandes

Es ist deshalb kein Zufall, daß am Ausrißfragment an der Fibulaspitze (Abb. 229a) oft nicht nur der Seitenbandansatz, sondern auch der Ansatz der Bizepssehne hängt. Durch den Zug dieses Muskels soll die Außenseite vor einer Varusdeformierung geschützt und eine Bandruptur vermieden werden. Je mehr das Knie bei der Deformierung gestreckt ist, desto eher kann der Bizeps das Fragment an der Fibulaspitze aussreißen. Mit zunehmender Flexionsstellung wird es eine Bandverletzung im ligamentären Bereich des Lcl geben (Abb. 229 c, d). Je nach Lage des Fragments und Härte des Knochens ist die Refixation mittels einer Zugschraube, einer Drahtnaht oder einer Zuggurtung zu empfehlen. Die Fixation mit einer Schraube ist einfacher, weil man den N. peronaeus nicht zusätzlich freilegen muß. Da die Schraube allein aber den Bizepszug nicht sicher auffangen kann und möglicherweise ausreißt, sollte dieser Zug mit einer zusätzlichen Drahtschlaufe als Zuggurtung über die Schraube hinweg neutralisiert werden. Beim Anlegen der Bohrlöcher für die Zuggurtungsschlaufen muß vorher der N. peronaeus identifiziert, schonend dargestellt und während des Bohrens geschützt werden. Trotz des vermehrten Aufwandes ist bei einer schweren Außenverletzung mit Bizepssehnenbeteiligung am Ausrißfragment einer Sicherung durch Zuggurtung der Vorzug zu geben (Abb. 229b).

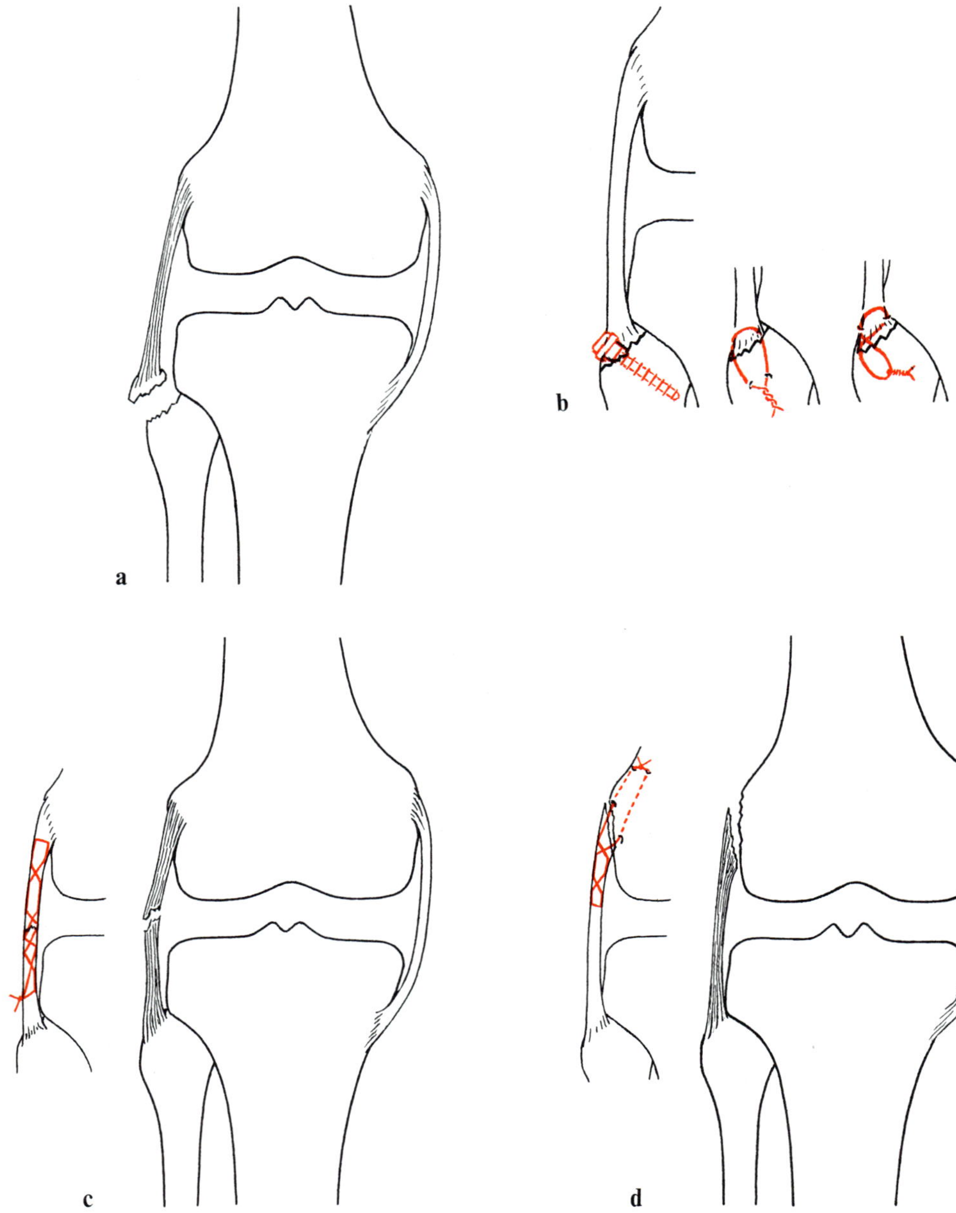

Abb. 229a-d. Die Verletzungsformen des lateralen Seitenbandes und ihre typischen Rekonstruktions- und Nahttechniken. Diese gelten analog auch für die Rekonstruktion der Popliteussehne und des Lig. arcuatum

Seltener ist das Lcl in seiner Mitte (Abb. 229c) oder in der proximal davon gelegenen Hälfte zerrissen. Ganz selten ist es wie in der Zeichnung glatt quer durchgerissen, sondern meist ist es lang Z-förmig, zipflig zertrennt. In der distalen Hälfte des Verlaufs ist das Band als runder Strang, von Gleitgewebe (franz. „pseudo-gaine") umgeben, zu identifizieren. In der proximalen Hälfte ist es ins kapsuläre Gewebe mitintegriert. Meistens bleibt der distale runde Strang zusammen, während die Ausfransung im kapsulär verwobenen Anteil zustande kommt. Es kann recht schwierig sein, die proximal ausgerissenen Zipfel und die entsprechenden Abrißstellen im kapsulären Gewebe zu identifizieren und miteinander zu verbinden.

Die Abb. 229d gibt schematisch einen proximalen knochennahen Abriß wieder. In situ sieht der Knochen aus wie mit dem Raspatorium freigelegt. An dieser Stelle haben wir bisher nie einen ossären Ausriß gefunden. Normalerweise wird das Band saugfußähnlich breiter, wo es zu der Kondylenrolle hinzieht. Man kann es deswegen mit nach Bunnell eingezogenen Nähten gut fassen und durch Bohrkanäle am leicht anzufrischenden Knochen fixieren. Die Refixationsnähte müssen so gelegt werden, daß die Knoten extraartikulär und außerhalb der Gleitfläche an der Kondylenrolle zu liegen kommen. Da es sich hier um eine ausgesprochen wichtige Naht handelt, nehmen wir meist nicht-resorbierbaren Faden oder gar einen geflochtenen, leicht biegbaren Draht.

Damit nicht postoperative Verklebungen das Wiedererlangen der Funktion stören, muß gerade auf der lateralen Seite darauf geachtet werden, daß die Gleitschichten nicht durch Knoten und Bohrlöcher etc. verletzt werden.

Kombinationsverletzungen

Zu den einfachen Verletzungen des Lcl kommt praktisch immer eine kapsulär-ligamentäre Läsion im Bereich des Popliteusecks hinzu. Der M. popliteus mit seiner Sehne kann selbst etwas ausweichen und ist bei den zunächst genannten Kombinationsverletzungen noch intakt. Allerdings muß man immer auf die mögliche Distension seiner Sehne in ihrem letzten, 2 cm langen Verlaufsabschnitt vor der knöchernen Insertion am Femur achten.

Angesichts der nicht sehr zahlreichen Kasuistik und aufgrund der Streubreite kann man die Reihenfolge der sich manifestierenden Verletzungen nicht so systematisch angeben wie auf der medialen Seite.

Die Gelenkkapsel ist im Verlaufsabschnitt der Popliteussehne wie erwähnt selbst auch am dicksten und hat eine bandähnliche Struktur, die Meyer [226] in Analogie zur medialen Seite als Lig. collaterale laterale posterius bezeichnet hat. Wir haben diese Bezeichnung nicht übernommen, da die Übergänge im Komplex des Lig. arcuatum schwierig abzugrenzen sind. Das Lig. arcuatum seinerseits erstreckt sich von der posterolateralen Tibia und von der Fibula bis in die Mitte der Gelenkkapsel und nach oben bis an die Fabella und geht mit dem Meniskus eine Verbindung ein. Der flache und breite Teil der zweigeteilten Popliteussehne läuft von hinten unten in dieses Band und kann es in jeder Lage spannen. In der dünnen vorderen Hälfte der lateralen Gelenkkapsel gibt es, wie schon erwähnt, keine Bandverbindung mehr. Seitlich neben der Popliteussehne, vor allem zwischen Meniskus und Tibia, wird sie fest und dort können bei lateralen Komplexverletzungen auch Abrisse festgestellt werden.

Die Abb. 230 a–d zeigen die seltenere Variante mit einem Abriß beider Strukturen proximal am Femur, wie sie vor allem bei schweren Verletzungen vom Typus der Luxation vorkommt. Das durchtrennte hintere Kreuzband erinnert an die meist begleitende Zentralpfeilerläsion.

Die häufigere Kombination (Abb. 230 e, f und 231) besteht in einem Ausriß des Lcl und der hinteren Kapsel distal an Fibula und Tibia.

Fast immer ist dann an der Tibia auch ein ossärer Ausriß vorhanden, denn hier kommen drei aus verschiedenen Richtungen unter Zug gesetzte Fasern zusammen. Von proximal sind es die am weitesten dorsal gelegenen Fasern des Lftla, von dorsal kommen die nach vorne auslaufenden Fasern des Lig. arcuatum und von dorsal-lateral ausstrahlende Bizepssehnenzüge. Das dadurch ausgerissene Fragment ist nach Segond [316] benannt, der die-

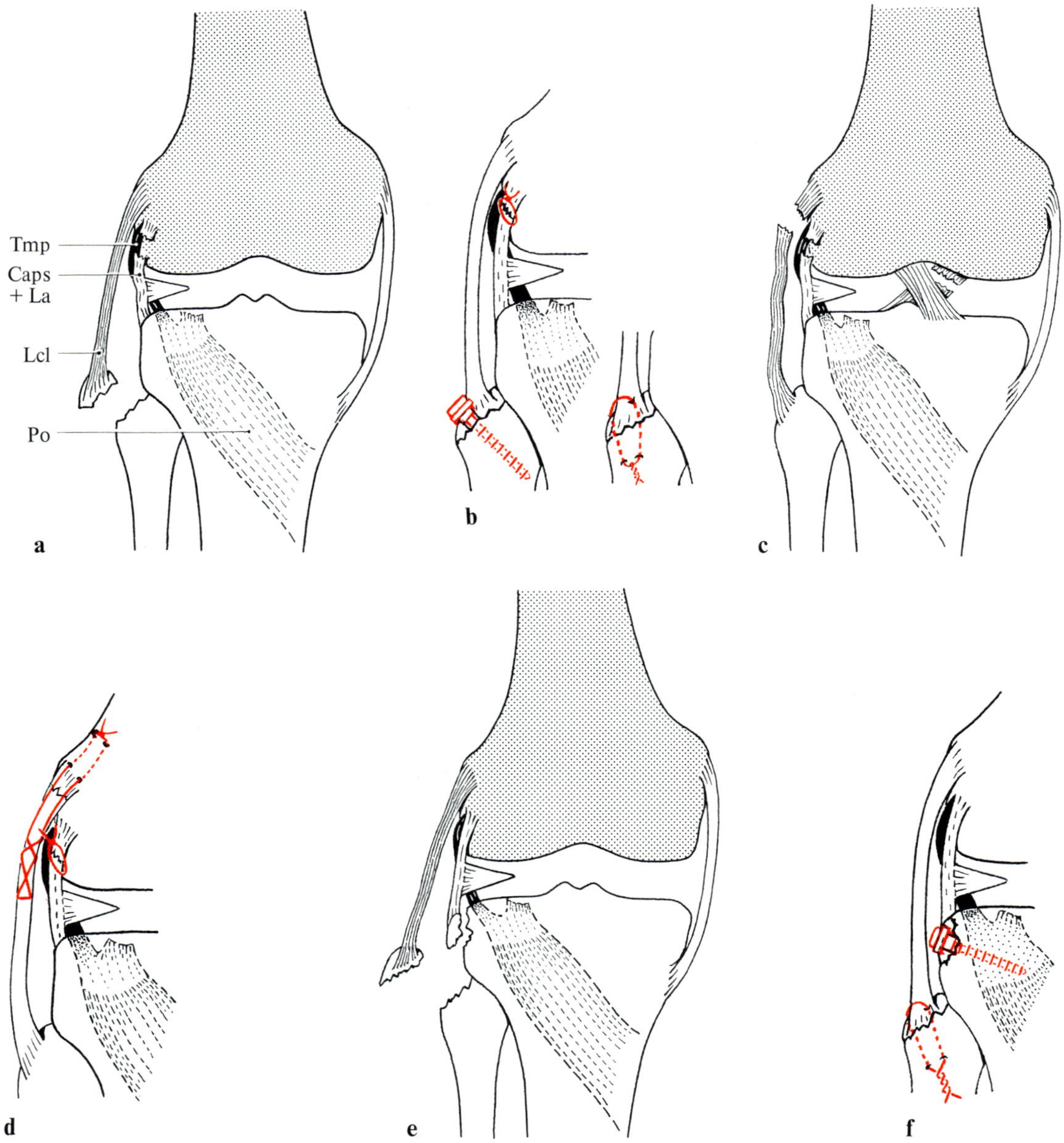

Abb. 230a–f. Die Varianten der lateralen Seitenbandläsion mit gleichzeitiger Verletzung der tiefen Kapselbandschichten und dazu gehörige Rekonstruktionstechnik

sen typischen Ausriß schon im letzten Jahrhundert beschrieben hat. Das Fragment läßt sich jeweils leicht reponieren und (s. auch Abb. 231) mit Schrauben fixieren. *Vor der Fixation* muß man aber den Hiatus popliteus kontrollieren und die Sehne auf ihre Festigkeit prüfen, solange man sie noch durch den Riß sehen und fassen kann. In der vorderen Gelenkhälfte, wo die synoviale Gelenkkapsel noch dünn ist, kann man diese leicht inzidieren und den Verlauf der Popliteussehne auf traumatische Schäden absuchen.

Auch bei den großen Verletzungen der lateralen Seite muß man sich über das Ausmaß der Läsion ganz im klaren sein, bevor man mit der Rekonstruktion beginnt. Man darf dabei nie vergessen, daß die Verletzungen, wie auf der medialen Seite, kulissenartig versetzt sein können. So ist z. B. die eine Schicht proximal femoral, und die andere distal tibial oder fibular abgerissen. Alle wesentlichen Strukturen müssen über ihre ganze Länge auf Intaktheit

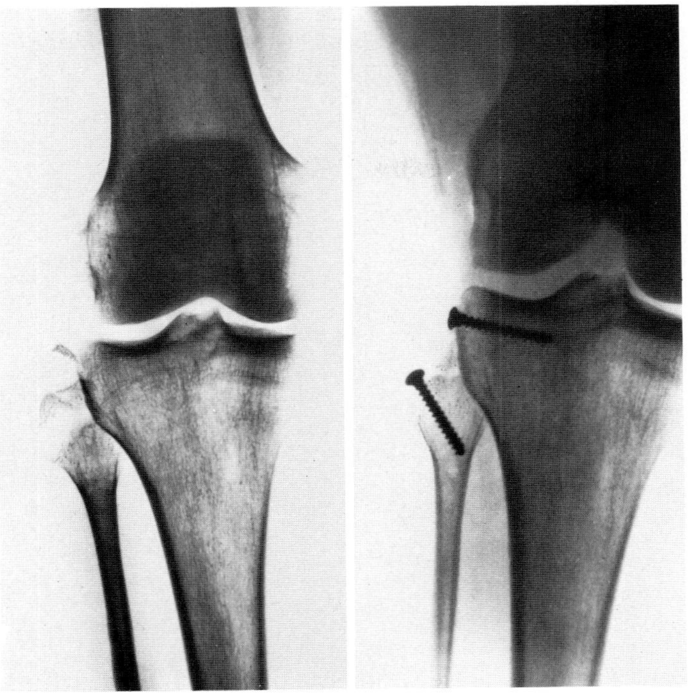

a b

Abb. 231a, b. Röntgenphotographische Dokumentation zu Abb. 230e, f. Neben dem typischen Abrißfragment an der Fibula ist an der Tibia das ebenfalls typische Ausrißfragment von Segond [316] zu sehen. Beide werden zur Refixation der zugehörigen Bänder mit einer Schraube befestigt

geprüft werden. Solange die Instabilität mit Aufklappbarkeit und Schubladenfreiheit einen guten Zugang ermöglicht, müssen als erstes die Kreuzbänder geprüft und mit den Nähten versehen werden, die dann erst nach der Rekonstruktion der peripheren Bänder geknotet werden.

Kombinationsverletzungen mit Abriß der Popliteussehne

Der Abriß der Popliteussehne (Abb. 232 a) stellt eine nächste Stufe der komplexen Außenverletzung dar.
Der Popliteus, als wichtigster posterolateraler Stabilisator, war in über 3/4 der von uns operativ versorgten lateralen Verletzungen in seinem sehnigen Anteil zerrissen oder zumindest im Bereich der letzten 2 cm des intraartikulären Verlaufs vor dem Ansatz ventral am Femur stark überdehnt. Zweimal war der *Muskelbauch* unterhalb des Gelenkspalts von den Sehnenzügen abgerissen.

Auch bei der Popliteussehne gibt es ein ähnliches Phänomen wie bei den Kreuzbändern im Zentrum des Gelenks. Es ist möglich, daß eine äußere Hülle bis zum femoralen Ansatz intakt scheint, während im Innern die straffe kollagene Fasermasse so traumatisiert ist, daß es zu einer relativen Insuffizienz der Muskelwirkung kommt. Die Rekonstruktion der Popliteussehne und auch ihre Verkürzungsnaht nach Bunnell-Technik sind der wichtigste Schritt zur Wiederherstellung der posterolateralen Stabilität. Wir verwenden darauf große Sorgfalt und geben uns mit der Naht erst zufrieden, wenn wir die Gewißheit haben, daß sie postoperativ einer dynamischen Beanspruchung standhalten wird (Abb. 232b).

Die Abb. 233a, b dokumentieren einen Operationssitus mit dem vorgeschlagenen Zugang durch Abmeißelung des Tuberculum von Gerdy mit dem daran hochzuschlagenden Tractus iliotibialis. Die Abb. 233 c, d zeigen bei hochgeschlagenem Tractuslappen mit dem abgehobenen Fragment die Rupturen der Popliteussehne und des Kollateralbandes. Da-

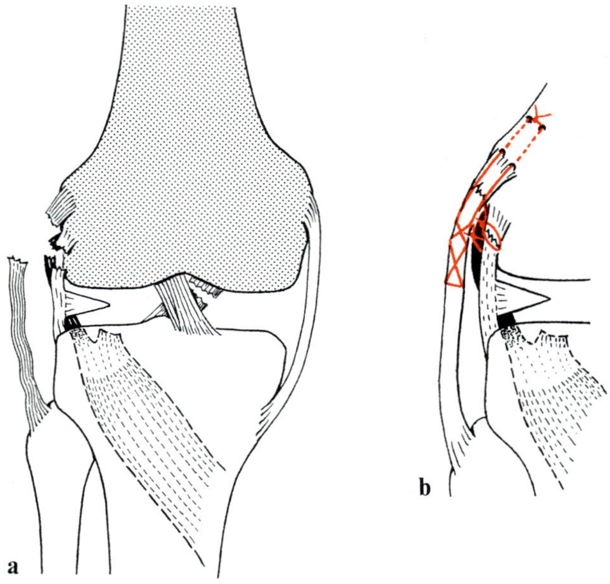

Abb. 232a. Lateraler Seitenbandriß mit Abriß der Popliteusssehne und **b** ihre rekonstruktive Nahttechnik

vor und dahinter sieht man die Risse der kapsulären Ligamente und des Lig.-arcuatum-Komplexes. Die Naht erfolgte nach den beschriebenen Prinzipien.

Im Zusammenhang mit diesen Bildern möchten wir den wichtigen Punkt wiederholen, daß man das Gerdy-Knochenfragment mit der Tractusinsertion bis ganz an die Synovialkapsel bei der Knorpelgrenze abmeißeln muß, damit auf jeden Fall die zuinnerst liegenden, femorotibial am besten stabilisierenden Bandfasern im Tractus am Fragment stehenbleiben. Schraubt man später den Tractus mit seinem Knochenblock wieder fest, dann ist die Stabilität auch wieder normal. Prüfen muß man allerdings immer noch, ob die Verbindung des Tractus zur proximalen Femurrolle gegen das Labium laterale der Linea aspera zu in diesen Fällen intakt ist, sonst muß dort eine Refixation, wie bei der Versorgung der medialen Tetrade beschrieben, vorgenommen werden.

Die verschiedenen Möglichkeiten der Popliteusabrisse. Am häufigsten ist ein Abriß im Bereich der femoralen Verlaufsstrecke; er kann ganz knochennah oder mit einem Stumpf am Knochen erfolgen. Diese Abrisse sind einfach zu überblicken und gut zu fixieren.

Ungünstiger und schwerer feststellbar sind Abrisse auf Höhe des Gelenkspalts, da sie durch eine Gleitschicht hinter dem Hiatus popliteus versteckt sein können. Nur wenn die gesichtete Sehne beim Herausziehen normalen Widerstand leistet, kann man sicher sein, daß in der Tiefe keine Ruptur vorliegt (Abb. 234).

Am ungünstigsten sind die Abrisse unterhalb des Gelenkspalts, die ebenfalls leicht übersehen werden.

Normalerweise hat der M. popliteus zwei Sehnenabgänge. Der eine stellt die etwa bleistiftdicke, runde Sehne Richtung Femurkondylus dar, der andere ist die mehr flache, breitplattige Sehne, welche ins Lig. arcuatum, zum Meniskushinterhorn und in die hintere Kapsel ausstrahlt. Wenn nun der Muskelbauch von diesen Strukturen abgerissen ist, wird die Rekonstruktion schwierig. In einem Fall haben wir sogar die Verletzung des Popliteus „en deux étages" vorgefunden. Die Sehne war auf Gelenkspalthöhe durchtrennt und weiter unten bestand eine zusätzliche Ruptur im Muskelbauch. In einem weiteren Fall (Orientierungsläufer mit N.-peronaeus-Abriß) waren große Teile des Muskels direkt von der Tibia

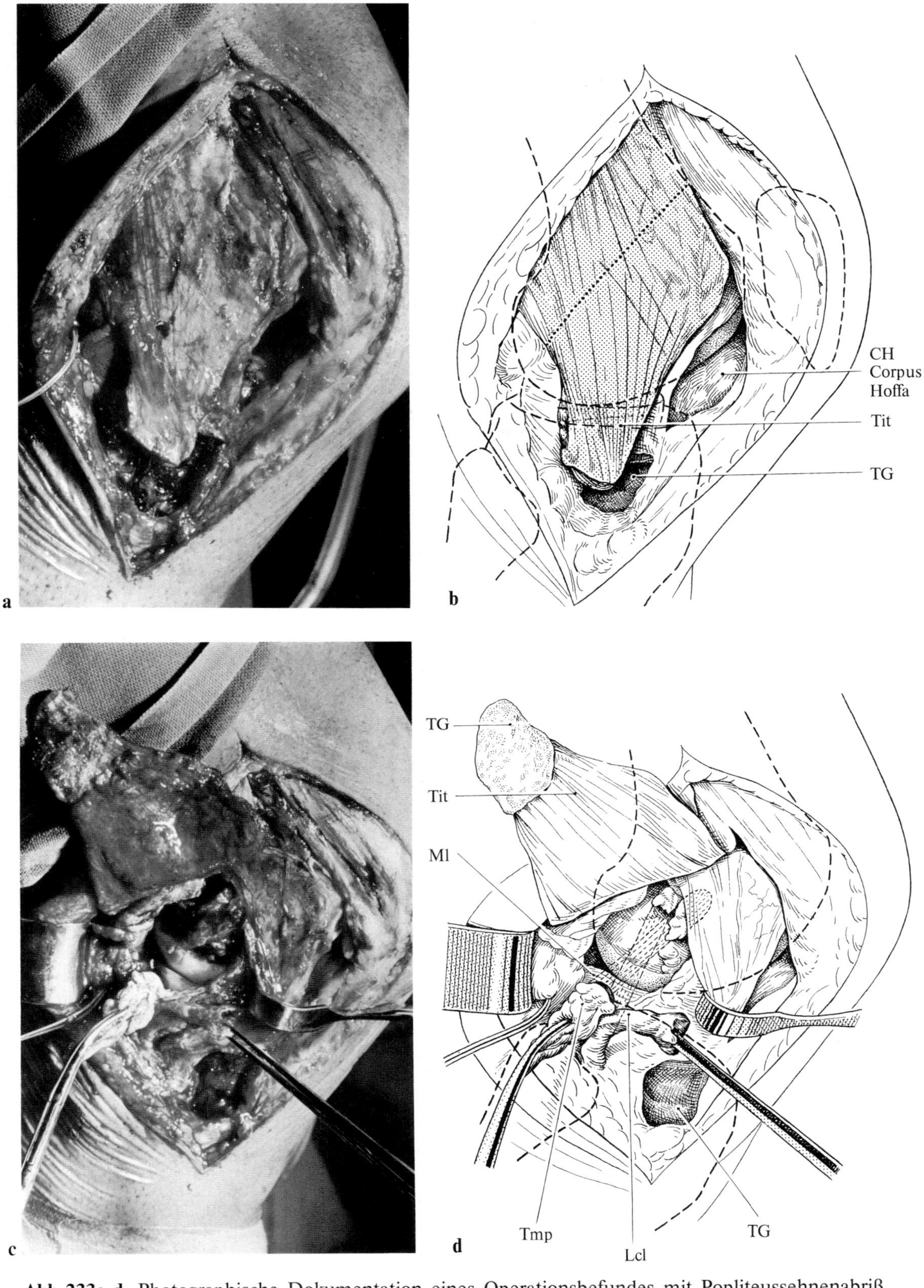

Abb. 233a–d. Photographische Dokumentation eines Operationsbefundes mit Popliteussehnenabriß und die dazugehörigen Erläuterungsskizzen. **a, b** Der Tractus iliotibialis ist am Tuberculum von Gerdy abgemeißelt; **c, d** der Tractus ist zur Schaffung eines freien Zugangs zu den wichtigen Tiefenschichten hochgeschlagen

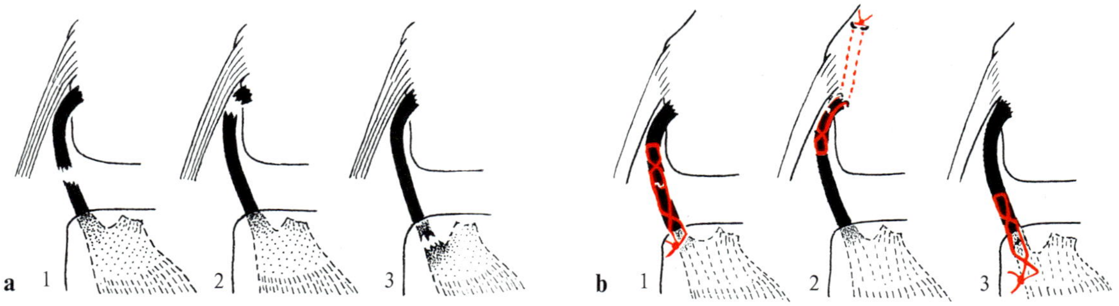

Abb. 234a, b. Prädilektionsstellen des Abrisses der Popliteussehne. **a** Die in den Detailskizzen *1* und *2* dargestellten Rißformen sind intraartikulär oder auf Höhe des Durchtritts durch den Meniskus leicht zu finden, während die wie in Skizze *3* tief hinter dem Tibiakopf liegenden Abrisse oft schwer aufzuspüren und zu rekonstruieren sind; **b** die dazugehörige Nahttechnik

abgelöst und unter dem ebenfalls abgerissenen lateralen Meniskus ins Gelenk eingeschlagen.

Auch solche Risse im Bereich des Muskels und seiner Aponeurose müssen genäht werden. Ist der Muskel stark zerstört, dann ist eine femorotibiale Tenodese immer noch viel wertvoller als eine totale Funktionslosigkeit des M. popliteus.

Wenn die Komplexverletzung derartig groß ist, dann gelangt man meist durch den Riß an jene Orte, wo man die Nähte setzen muß. Wird eine zusätzliche posterolaterale Freilegung nötig, dann muß der N. peronaeus erst dargestellt werden, bevor man weiter distal zum M. popliteus vordringen kann.

Für die Refixation am Femur frischen wir den Knochen etwas an und legen die Naht transossär. Diese Nähte sind so wichtig, daß wir starkes, nicht-resorbierbares Material (z.B. Polydec 3) oder einen geflochtenen elastischen Draht verwenden, der zudem den Vorteil bietet, daß im Röntgenbild eine Kontrolle möglich ist, wenn bei ungenügender Heilung ein Drahtbruch die Retraktion der Sehne anzeigt.

Wie bei den für die Naht schwierig zu fassenden Kreuzbandstümpfen kann es auch hier von großem Vorteil sein, wenn man die Naht mit einer Reverdin-Nadel einzieht.

Falls die Sehne gut faßbar ganz dicht am Femur abgerissen ist, läßt sie sich auch mit einer Schraube und Zackenscheibe fixieren.

Schwerste laterale Komplexverletzungen

Zu den in ihrem Ausmaß maximalen Verletzungen der Außenseite, die Trillat [359] als „pentade malheureuse externe" bezeichnet, sind eigentlich weit mehr als nur 5 Bandelemente und Sehnenabrisse zu rechnen. Der Begriff „pentade" bedeutet bei Trillat immer, daß beide Kreuzbänder abgerissen sind, während im Gegensatz dazu bei der „triade" nur eines der beiden Kreuzbänder durchtrennt ist. Inzwischen hat man aber gelernt, daß es eben nicht nur Dreier- und Fünferverletzungen gibt, sondern daß die Läsionsmöglichkeiten von 1 bis weit über 5 ansteigen können (Abb. 235).

So gesehen, besteht eine ehemals als „pentade malheureuse externe" bezeichnete Läsion aus einem

– Abriß des Lca, des Lcp, des Lcl, des Lftla, des Lig. arcuatum, des M. popliteus, des M. biceps, evtl. des lateralen Meniskus, in Extremfällen auch des lateralen Gastrocnemiuskopfes und sogar des N. peronaeus. Zusammengezählt sind das allein 10 Strukturen, wovon 6 passive, 2 gemischt aktiv-passive, 3 nur aktiv sind, und schließlich der N. peronaeus.

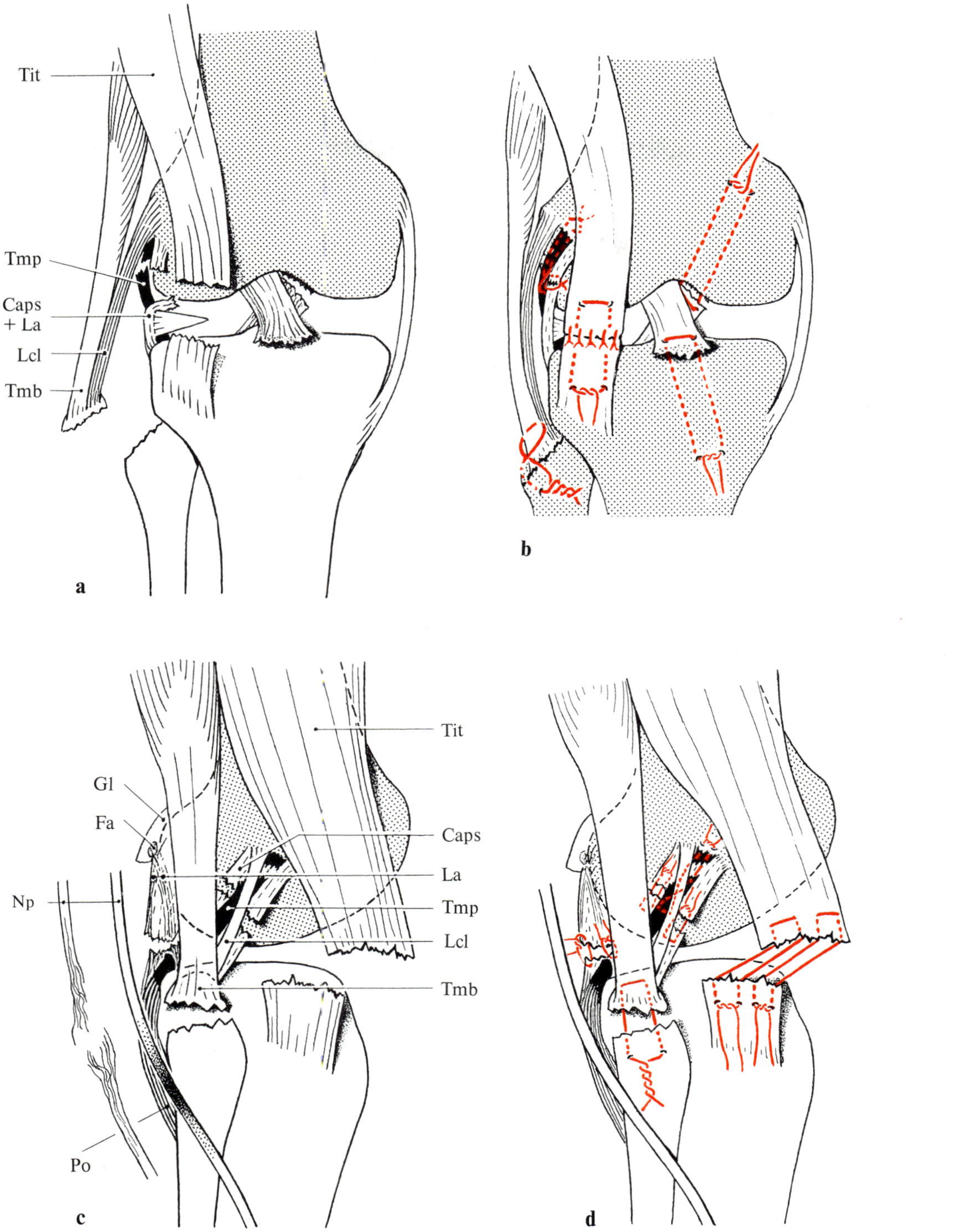

Abb. 235a, c Schematisches Beispiel einer großen Komplexverletzung der Außenseite mit Abriß von Fibulaköpfchenspitze mitsamt Bizeps und Lcl, Popliteus, hinterer Kapsel, Lig. arcuatum, beider Kreuzbänder und Tractus iliotibialis. In natura ist das Lig. arcuatum und die tiefe Kapsel meist unterhalb des Meniskus abgerissen. Im vorderen Teil ist der Tractus fast immer in durchgehender Kontinuität noch erhalten. **b, d** Die dazugehörigen rekonstruktiven Nähte

Bei sehr schweren Läsionen der Außenseite müssen wir annehmen, daß der Riß durch das Gelenk auf der Hinterseite bis in das Semimembranosuseck geht. Es bleibt dann nur gerade das Lcm, welches als letzter Pfeiler nicht lädiert ist. Man muß sich also in solchen Extremfällen - wenn peroperativ eine globale hintere Instabilität festgestellt wird, d.h. wenn auch in IR eine hintere Schublade vorhanden ist - die Frage stellen, ob man nicht sogar medial hinten durch eine zusätzliche Inzision noch das Semimembranosuseck nähen muß.

Von einer solchen Verletzung, bei der nur noch das mediale Seitenband steht, ist es kein großer Schritt mehr bis zur echten Luxation, bei der als letzte Verbindung von proximal zur Tibia das Lig. patellae stehen bleibt.

Rupturen im Quadrizepsstreckapparat als Begleitläsion großer Bandverletzungen

Eine Ruptur des Lig. patellae sahen wir je einmal bei einer medialen und einer lateralen Triade. Direkte Gewaltanwendung schien mitbeteiligt gewesen zu sein.

Ähnlich war es bei einem glatten Abriß des M. vastus medialis von der Patella, dem medialen Längsretinaculum und von der Faszie des medialen Ligamentsystems.

Die Versorgung der Patellasehnenrisse bestand aus einer adaptierenden Naht mit einer zusätzlichen Sicherung der Länge mittels zwei Zuggurtungsdrähten durch Patella und Tuberositas tibiae.

Die Prädilektionsstellen der Risse bei den großen lateralen Komplexverletzungen

Die *Kreuzbänder* können jedes für sich, oben, unten oder in der Mitte abgerissen sein. Auch wenn beide zusammen zerrissen sind, bestehen die verschiedenartigsten Kombinationsmöglichkeiten. Es ist auch möglich, daß der ganze Block des Kreuzbandpfeilers mit der hinteren Kapsel nach hinten ausgerissen ist. In einer solchen Situation kann dieser Drehpfeiler gleichzeitig sowohl proximal vom Femur als auch distal von der Tibia desinseriert sein. In diesen Fällen bleiben aber die beiden Kreuzbänder untereinander eine Einheit, so wie sie normalerweise im Gelenk eine Einheit bilden, und können nach ihrer Reposition wieder an ihren Abrißstellen befestigt werden. Bisher haben wir eine solche Situation zweimal beobachtet. In dem einen Fall war die Herauslösung des Zentralpfeilers vollständig, im anderen hing er noch teilweise an einem der vier Bandansätze.

Nach der Kasuistik von Trillat et al. [359] fand sich bei den Komplexverletzungen der Außenseite der Abriß des Lca 8 mal unten, 9 mal oben und 5 mal in der Mitte. Im Gegensatz dazu war das Lcp 9 mal oben, 6 mal unten und 5 mal in der Mitte zerrissen. Das *Lig. arcuatum* und die *posterolaterale Kapsel* sind meist distal abgerissen.

In der gleichen Zusammenstellung wird auch berichtet, daß das laterale *Seitenband* sowohl bei der Fibulaspitze oder in der Mitte, als auch im proximalen Bereich zerrissen sein kann.

Das Lcl kann ebenfalls „en deux étages" zerrissen sein. Ein Ende hängt dann mit der Bizepssehne am Fibulafragment, während man leicht einen zweiten Abriß proximal vom Femur übersehen kann, da dort sämtliche Weichteile noch in Hüllen aneinander hängen. Wenn die Fibulaspitze mit dem einen Bandende auch refixiert ist, bleibt in diesem Fall das Lcl trotzdem schlaff, weil es proximal keinen Halt mehr hat.

Der laterale *Meniskus,* der unmittelbar mit dem posterolateralen Kapselband und dem Lig. arcuatum zusammenhängt, ist in der Regel ganz peripher an seiner ligamentären Verankerung abgetrennt und kann somit bei der Rekonstruktion des Popliteusecks wieder ganz in das kapsuloligamentäre System integriert werden.

Nach Trillat kann auch der *Popliteus* oben am Femur, in der Mitte oder unten mitsamt seiner Muskulatur ausgerissen sein. Es wird dringend empfohlen, ihn jeweils über seinen ganzen Verlauf zu explorieren.

Der *Bizeps* war immer ossär am Fibulaköpfchen ausgerissen. In den meisten Fällen hing am selben Fragment auch das laterale Seitenband.

Die Verletzung des Tractus iliotibialis und des darin enthaltenen femorotibialen Bandes

Die Analysen der großen lateralen Bandverletzungen vermittelten uns einen Einblick in die pathophysiologischen Zusammenhänge und halfen mit, das Verständnis für die posttraumatischen Instabilitätssyndrome zu fördern.

Nach Trillat et al. [359] kommen Abrisse des Tractus iliotibialis hart an der Tbia, evtl. mit dem Tuberculum von Gerdy vor. Wir selbst haben bisher keinen solchen distalen Abriß gesehen. Dagegen fanden wir eine klare 4/5-Durchtrennung auf Höhe des Gelenkspalts. Die hinteren 4/5 des Tractus waren zerrissen, das vordere Fünftel gegen das Retinaculum laterale zu war hämorrhagisch distendiert stehengeblieben.

Die *ventrale* Hälfte des Tractus iliotibialis, welche von Kaplan [165, 168] iliotibial *„band"* genannt wird, zieht als rein iliotibiale Verbindung frei am Femur vorbei bis zur Hüfte und endet dort erst noch in einem elastischen Muskelbauch. Die *dorsale* Hälfte, als iliotibial *„tract"* bezeichnet, geht die Verbindungen mit dem distalen Femur ein und wird somit in diesem Zwischenabschnitt bis an die Tibia zum Ligament.

Damit ist erklärt, warum man die Läsionen des Tractus iliotibialis immer in der dorsalen Hälfte findet und warum die ventrale das Trauma unzerrissen überstehen kann.

In der Mehrzahl der Fälle bleibt der Tractus nach dem Trauma von außen gesehen scheinbar intakt. Die kleineren Verletzungen finden sich auf der hinteren Innenseite. Wie bei der anteromedialen Tetrade handelt es sich entweder um sichtbare Abscherungen vom Femur oder um nur überdehnte Verbindungen. Wenn der Tractus am Femur richtig fest ist, dann gibt es weder eine pathologische anterolaterale noch eine posterolaterale Instabilität. Daß das Lftla die Tibia gegen eine Verschiebung nach ventral hält, wurde ausführlich beschrieben; wenn der Tractus im Dreieck Femur – Patella – Tibia richtig fest ist, wird die Tibia auch gegen eine Dorsalverschiebung gehalten.

In allen Fällen mit einer fraglichen Läsion in diesem Bandbereich ist neben der Inspektion auch die Funktionsprüfung dieses Dreiecksystems nötig. Da dieses in der Regel an der Tibia und an der Patella regulär festsitzt, muß der Verankerung am Femur die entsprechende Beachtung geschenkt werden.

Die Verletzung des N. peronaeus

Dieser Nerv ist mit seinem Verlauf über die bei einem Varustrauma als Hypomochlion wirkende Fibula stark exponiert und kann nicht ausweichen. Auch bei Überstreckungsunfällen, die meistens die laterale Seite mitbetreffen, wird er noch vor dem poplitealen Gefäßbündel verletzt.

Ist der Nerv zerrissen, dann muß man die Nervennaht lege artis nach Bündeln geordnet durchführen. Ist dies während der ersten Operation für die Rekonstruktion der Kniebänder aus technischen oder zeitlichen Gründen nicht möglich, dann müssen die Enden wenigstens adaptiert werden, damit man bei einem späteren Eingriff eine sekundäre Nervennaht machen oder bei einem Defekt ein Transplantat einsetzen kann. Damit man ihn für den Zweiteingriff in der Narbe besser verfolgen kann, ist sein Verlauf mit einem nicht-resorbierbaren, am besten monofilen Faden zu markieren, der so befestigt werden muß, daß er in der Zwischenzeit nicht wandern kann.

Die Verletzungen der Kreuzbänder und ihre rekonstruktive Versorgung

Die Gefäßversorgung der Kreuzbänder

Wie es in den Kapiteln über die Anatomie und die Kinematik dargelegt ist, bilden die Kreuzbänder das Kernstück der funktionellen Kongruenz und der Stabilität. Ihre besondere, ins Gelenk hineinragende und gleichzeitig extraartikuläre Anordnung bedingt einesteils die speziellen Verletzungstypen und bildet andernteils auch den Grund für die oft prekären arteriellen Zirkulationsverhältnisse der rupturierten Anteile. Alm und Strömberg [10], Bousquet [33], Dejour und Bousquet [65], Gillquist et al. [105] und Pfab [285] haben die Grundlagen für die Kenntnis der speziellen Gefäßversorgung zusammengestellt. So weiß man heute, daß aus der A. genicularis media Arterienäste von hinten her aus der Poplitea zum Kreuzbandzentralpfeiler ziehen und untereinander anastomosieren. Das hintere Kreuzband befindet sich in einer günstigeren Lage und wird von vier Ästen, die sich regelmäßig über seine Länge verteilen, versorgt. Nur ein Hauptast jedoch geht auf Höhe der Kreuzungsstelle beider Kreuzbänder, wo sie untereinander auch verbunden sind, ins vordere Kreuzband hinüber. Während so das hintere Kreuzband auf vier Etagen einen Hauptzufluß erhält, wird das vordere nur von dem einen Gefäß aus hinunter bis zum Ansatz an der Tibia und hinauf bis zum Femur mit arteriellem Blut versorgt (Abb. 236). An den Ansatz- und Ursprungspunkten der Kreuzbänder gibt es kleinkalibrige Anastomosen der Kreuzbandgefäße mit dem dicht unter der Knochenoberfläche liegenden subkortikalen Gefäßverteilungsnetz von Femur und Tibia. Diese Verbindungen sind nur klein und erlauben die Versorgung eines abgerissenen Ligaments, das seiner Hauptarterie verlustig ging, nicht. Trotzdem sind diese kleinen Gefäße außerordentlich wichtig, weil sie wenigstens bei der Reinsertion an der Nahtstelle präsent sind und für die Heilung die nötige Mikrozirkulation bringen. Wenn sie im Nahtbereich zugleich Anschluß an synoviale Gefäße erhalten, dann kommt es zur Anastomosenbildung und einer von Alm und Gillquist [9] und Clancy et al. [52] nachgewiesenen Revaskularisierung nicht nur von abgerissenen und reinserierten Ligamenten, sondern auch von Transplantaten, wie z.B. des Patellarsehnenstreifens.

Die Vorraussetzung für einen solch günstigen Verlauf mit Revaskularisation ist allerdings die Schaffung einer völligen Deckung des abgerissenen Bandendes oder des Transplantates mit einem synovialen Überzug über die Rupturstelle hinweg bis an den Knochen. Ein devitalisiertes Kreuzband, das nicht wieder extraartikulär liegt, sondern isoliert durch den Gelenkraum zieht und nur von Synovialflüssigkeit umgeben ist, wird der Nekrose verfallen. Andererseits sind Heilungen sogar bei Querrissen und ungünstigen Adaptationsmöglichkeiten mit echter Revaskularisation bekannt, wenn die Naht und der ganze

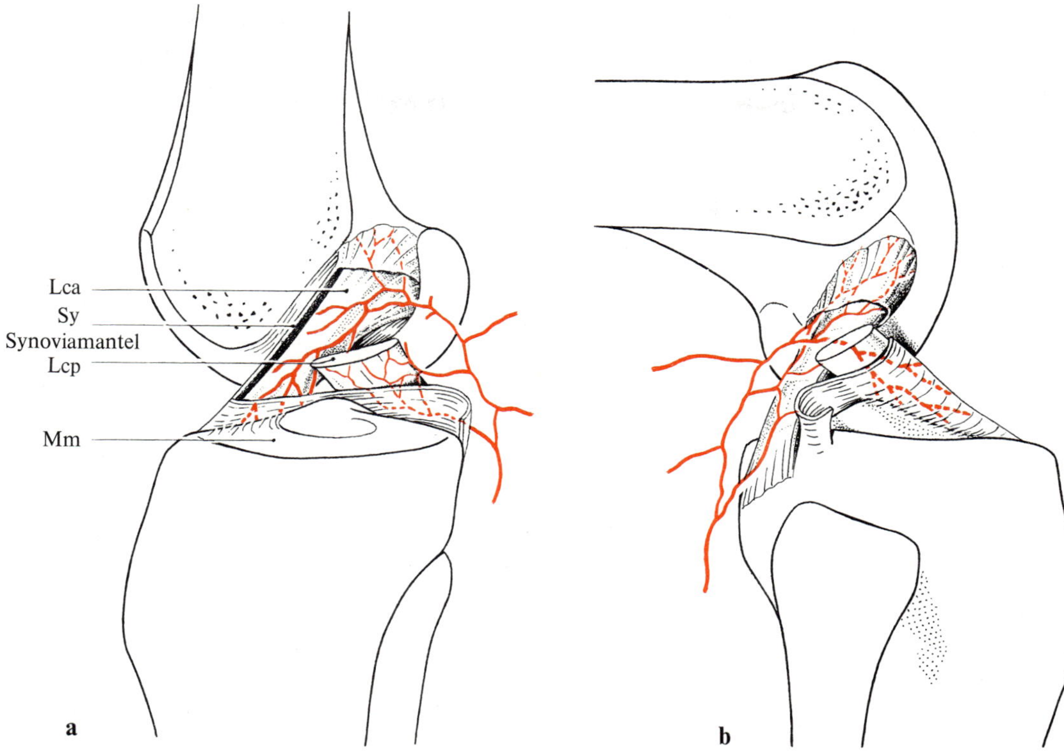

Abb. 236a, b. Halbschematische Darstellung der arteriellen Gefäßversorgung beider Kreuzbänder. Die Kreuzbänder liegen extraartikulär in einer kielartig von dorsal her ins Gelenk hineinragenden, mit Synovia überzogenen Falte. Von dorsal her kommen auch die Äste der A. genicularis media. **a** Beim Anblick von medial sieht man die Versorgung für das vordere Kreuzband, das in der Regel nur von einem arteriellen Ast von hinten oben her versorgt wird. Im Bereich der Knochenursprungs- und Ansatzstellen bestehen noch Verbindungen zu den intraossären Gefäßen; **b** beim Anblick von lateral ist vor allem die arterielle Vesorgung des hinteren Kreuzbandes dargestellt. Diese ist weit günstiger als jene des vorderen, da im ganzen drei bis vier Arterienäste mit Anastomosen zur Verfügung stehen

Bandverlauf sorgfältig mit einer Synovialschicht bedeckt und somit wieder extraartikularisiert werden konnte.

Das hintere Kreuzband liegt nicht nur für die Blutversorgung günstiger, sondern auch in bezug auf das Risiko, intraartikulär isoliert zu werden. Es behält fast immer seine Verbindung zu den übrigen Geweben in der Poplitea.

Das vordere hingegen ist sowohl hinsichtlich seines Gefäßstiels als auch in bezug auf eine posttraumatische intraartikuläre Isolierung viel exponierter.

Deswegen ist neben der synovialen Deckung auch die Aufrechterhaltung seiner Verbindung mit dem ganzen Kreuzbandpfeiler von Bedeutung.

Nach anderen Autoren soll eine wesentliche Ernährung auch von tibial her vorkommen. Es wurden in diesem Zusammenhang auch avaskuläre Kreuzbandschädigungen nach medialer Meniskektomie beschrieben. In diesen Fällen soll bei der Resektion des Meniskus zu viel, dem Vorderhorn und dem vorderen Kreuzband anliegendes, gefäßhaltiges Gewebe mitreseziert worden sein.

Das Problem der sekundären vorderen Kreuzbandinsuffizienz nach medialer Meniskektomie ist bekannt. Wir sehen solche Fälle regelmäßig vor allem anläßlich von Versicherungsexpertisen. Ob diese tatsächlich auf eine Beschädigung der arteriellen Versorgung des vorderen Kreuzbandes zurückzuführen sind oder ob dies nicht vielmehr eine mechanische Konsequenz nach Meniskektomie ist, wurde noch nicht ausreichend geklärt. Tauber et al. [338] haben eine entsprechende Literaturübersicht gegeben und sehen den Grund eher in einer mechanischen Ursache. Sie denken auch daran, daß anläßlich der Meniskektomie eine ganze Anzahl von Kreuzbandschäden entweder übersehen worden ist oder noch nicht manifest vorhanden war. Sie vermuten dabei einen gestörten Kollagengehalt bei an und für sich regulärem äußeren Aspekt des Kreuzbandes mit richtiger Länge zum Zeitpunkt der Meniskektomie. Auch wenn wir selber die Möglichkeit einer avaskulären Störung nicht ausschließen möchten, so glauben wir doch vielmehr an die sekundäre Ausleierung aufgrund von Überbelastung eines schwachen oder vorgeschädigten vorderen Kreuzbandes nach der Meniskusentfernung. Wie wir gesehen haben, ist das Semimembranosuseck mit dem integrierten Meniskushinterhorn ein Synergist des vorderen Kreuzbandes. Wenn nun der Meniskus als mechanischer „Bremser" fehlt, dann wird dieses Kreuzband mehr- oder sogar überbeansprucht. Je größer und voluminöser das entfernte Meniskushinterhorn war, desto größer ist die folgende Mehrbelastung für das vordere Kreuzband. Solange das Semimembranosuseck funktionstüchtig stabilisiert, ist auch ein schwaches oder geschädigtes Kreuzband in der Lage, seine Funktion kompensiert zu erfüllen. Fällt die Funktion des Semimembranosusecks aber weg, dann ist das Lca allein nicht mehr in der Lage, zusätzlich eine Teilfunktion des Semimembranosusecks zu übernehmen und wird mehr und mehr insuffizient.

Bei der Behandlung von Kreuzbandrupturen muß der Gedanke an die prekären Zirkulationsverhältnisse mindestens genau so im Vordergrund stehen wie das mechanische Denken bei der Rekonstruktion. Die Nahttechnik hat entsprechend fein und schonungsvoll zu sein. Die Nähte müssen wohl fassen und mechanisch fest im Band liegen, dürfen dieses jedoch nicht strangulieren. Die Verbindungen des vorderen Kreuzbandes zum hinteren, welche für das nutritive Wohlergehen des vorderen so wichtig sind, müssen unbedingt stehen bleiben oder wiederhergestellt werden, um die anschließende Revaskularisation zu ermöglichen.

Der nutritiv gestielte vordere Kreuzbandabriß

In diesem Zusammenhang müssen wir die bei Operationen am veraltet instabilen Knie oft gefundenen vorderen Kreuzbanddesinsertionen erwähnen. In diesen Fällen ist die Innenseite der lateralen Kondylenrolle frei von Ligamentresten. Ihre Innenfläche ist bis zum hinteren Knorpelrand nur mit einer glänzenden Synovialisschicht überzogen. Das vordere Kreuzband ist im Zentralpfeiler aber noch vorhanden; es steigt regulär vor der Eminentia hoch und ist von der normalen Synovialis überzogen. Oben hängt es am üblichen Ort der Kreuzungsstelle am hinteren Kreuzband und verliert sich gegen hinten mehr und mehr in der Synovia.

In diesen Fällen handelt es sich um den günstigen Umstand, daß das vordere Kreuzband bei der Verletzung ehemals ganz randständig am Femurkondylus abgeschert worden ist und dabei seine Verbindung mit dem hinteren und mit dem ernährenden Gefäßstiel hat behalten können. Dieses Band ist in den meisten Fällen praktisch normal lang und ganz vital und höchstens durch die ungenügende Funktion etwas hypotrophiert. Trotzdem läßt es sich in seinem proximalen Bereich fassen und gegen das hintere vorsichtig so weit abgrenzen, daß man es mit einer Naht am angefrischten Kondylus refixieren kann. Ein solches Band ist wertvoller als ein Transplantat, das doch in jedem Fall zumindest teilweise devaskularisiert ist und später revaskularisiert werden muß.

Ein derart gestielt konserviertes Kreuzband kann wieder in eine normale Funktion gebracht werden, wenn man ihm für die Anpassung eine gewisse Zeit der Schonung gibt, bevor es wieder normal stark beansprucht wird.

Eine gewebsmäßige Anpassung an eine gesteigerte Beanspruchung ist möglich; Balletttänzer oder Sportler beispielsweise weisen, wenn sie wegen einer Verletzung operiert werden müssen, jeweils überdurchschnittlich kräftige Kreuz- sowie periphere Bänder auf, während vergleichsweise wenig trainierte Patienten mit Wintersportunfällen oft sehr zart gebaute Ligamente besitzen.

Diese Anpassung konnten wir auch wiederholt bei einem „second look" (Arthroskopie, Metallentfernung etc.) feststellen. Wir fanden dabei ehemals genähte Kreuzbänder, die sich vollwertig und suffizient präsentierten. Auch ein ehemaliges Transplantat konnte man kaum mehr als solches erkennen, so regelmäßig war seine Fülle, sein Verlauf und sein synovialer Überzug. Nur die weißliche Farbe unter der Synovialis war nicht so durchspiegelnd wie bei einem normalen Band.

Leider sind die Heilungsresultate nicht immer so gut. Es gibt insuffiziente Heilungen nach primärer Naht und nicht revaskularisierte Transplantate, die aus Ermüdung brechen. Immerhin zeigen die guten Fälle, daß eine vollwertige Heilung möglich ist. Die Verbesserung der Resultate kommt zum großen Teil daher, daß wir gegenüber 1974 bei alten und bei frischen Verletzungen systematisch *die Vereinigung beider Kreuzbänder* und eine *völlige Deckung mit durchbluteter Synovialisschicht* herbeiführen.

In diesem Zusammenhang ist ein kurzer Rückblick auf die Wittek-Operation angebracht.

Die Verwendung des „alt abgerissenen" vorderen Kreuzbandes bei Wittek

Wittek [394] hat 1926 eine eigenartige Operationstechnik für die Versorgung von vorderen Kreuzbandrupturen angegeben. Da das Band oft kurz und die Reinsertionsnaht schwierig ist, hat er es soweit hinten wie möglich, quasi gegenüber dem normalen Insertionspunkt am Femur an die laterale Seite des hinteren Kreuzbandes, genäht und noch kräftig angespannt. Obwohl ein solches vorderes Kreuzband nicht ganz normal funktionieren konnte, sollen die Resultate erstaunlich gut gewesen sein. Offenbar so gut, daß diese Methode bis vor kurzer Zeit von erfahrenen Operateuren noch angewandt wurde. Wahrscheinlich findet dieses Prinzip seine Erklärung am Beispiel einer Schaukel: Es ist besser, das eine Seil ist oben dicht neben dem anderen oder direkt daran befestigt, als ganz unbefestigt. Vielleicht spielt schon die Spannung des vorderen Kreuzbandes durch den Kontakt mit dem hinteren für die propriozeptive Reizempfindung eine Rolle.

Der normale Aufbau der Kreuzbänder

Für die Rekonstruktion wichtige anatomische und funktionelle Hinweise

Die beiden Kreuzbänder sind in ihrem Kreuzungsbereich auch über den Gefäßstiel am engsten miteinander verbunden. Sie befinden sich hinter einem gemeinsamen Synovialisvorhang in der hinteren Gelenkkapsel, welche vom Semimembranosuseck vor der Fossa poplitea bis zum Popliteuseck durchzieht.

Wie es im Abschnitt „Kinematik" (S. 18) schon erwähnt wurde, haben nicht genügend, für den Halt notwendige Fasern im Raum der idealen Viergelenkkette Platz. Deswe-

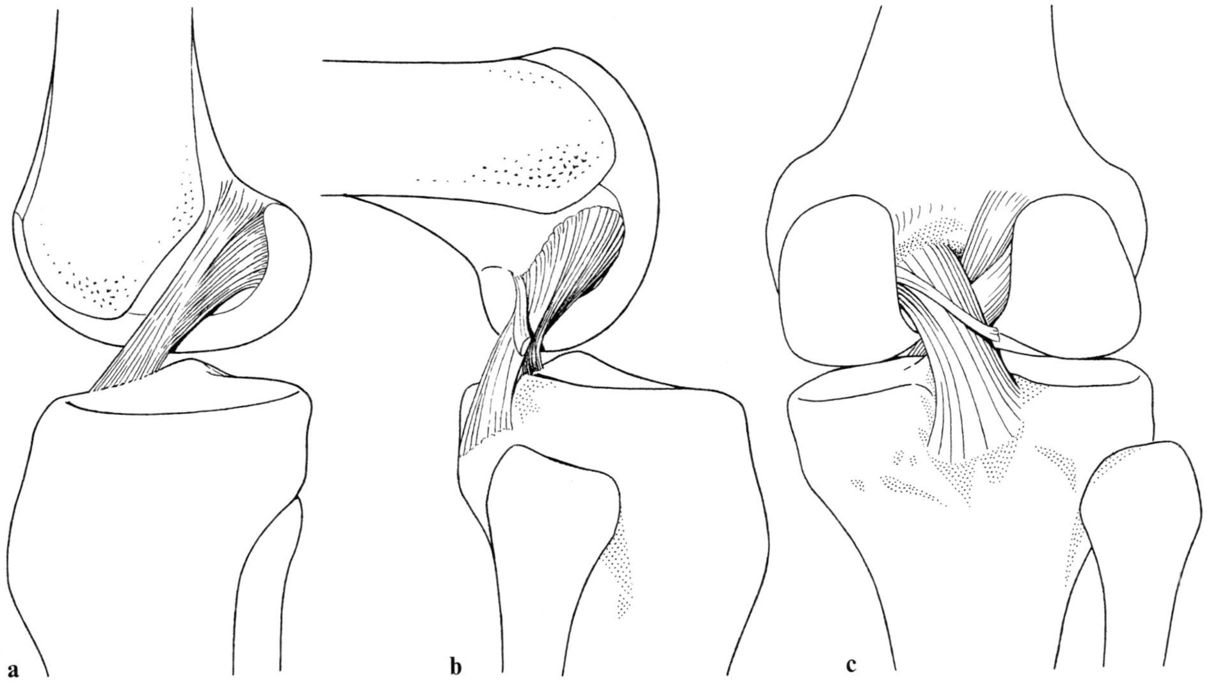

Abb. 237 a–c. Die beiden Kreuzbänder mit ihren Ursprungs- und Ansatzstellen in gegenseitiger Relation. **a** Das vordere Kreuzband in Streckstellung mit dem ganz typischen dorsalen proximalen Ursprung an der Innenseite der lateralen Kondylenrolle; **b** Verlauf des weit kräftigeren, kürzeren und mehr in der Längsachse orientierten hinteren Kreuzbandes; **c** Ansicht beider Kreuzbänder am gestreckten Kniegelenk von hinten

gen muß jedes Kreuzband für sich wieder wie ein überschlagenes Gelenkviereck aus zwei Schenkeln zusammengesetzt sein. Für das Lca sind es nach Girgis et al [107] der anteromediale und der posterolaterale Anteil, die man gut voneinander abgrenzen kann (Abb. 237). Daß dabei beide Anteile eine gewisse Spezialisierung erfahren, indem sie nicht in den gleichen Positionen gleich stark halten, spricht nicht gegen das Prinzip. Nach Smillie [328, 329] halten die anteromedialen Fasern des Lca extensionsnah, die posterolateralen mehr in Flexion und ein mittlerer Teil mehr in IR.

Das vordere Kreuzband stabilisiert bekanntlich zusammen mit dem hinteren grundsätzlich bei der IR (Verwringung). Nach Furman und Girgis [101] stabilisiert es extensionsnah aber auch gegen die AR! Das erscheint paradox, kommt aber daher, daß das Lca mit zunehmender Extension immer mehr in die „notch" von Grant und Basmajian [113] gezwängt wird und damit natürlich gegen die Rotation in beiden Richtungen bremsend, also stabilisierend wirkt.

Diese „notch" von Grant am vorderen Rand der Fossa intercondylaris (Abb. 75 und 251 d) muß man peroperativ jedesmal beurteilen. Die Ausbildung dieser Furche gibt Aufschluß über ihre Beanspruchung bei Extension. Aus ihrer Breite kann man ablesen, wie breit das vordere Kreuzband ist oder war. Bei einer frischen Lca-Ruptur sieht die Furche wie frisch geschliffen oder geglänzt aus. Bei einer chronischen Kreuzbandinsuffizienz hingegen ist sie unauffällig ausgeebnet, und bei einem chronischen Prozeß mit sekundärer Degeneration kann sie schon mit einem Osteophyten besetzt sein, welcher einem Kreuzbandtransplantat u. U. sogar die Passage verwehrt. Dieser Osteophyt kann scharfkantig entlang der Knorpel-Knochen-Grenze am lateralen Kondylus nach dorsal in die Fossa intercondylaris hineinziehen und auf die Eminentia intercondylaris zuwachsen, wo es normalerweise wegen des Lca keinen Platz gibt.

Findet man diesen Osteophyten in Spätfällen bei der Arthrosechirurgie, dann gibt er uns wichtige Hinweise über die Ursache und Entstehungsgeschichte dieser Arthrose. Ein Knie mit einem suffizienten Kreuzbandpfeiler weist beispielsweise nie einen solchen Osteophyten auf, weil der Kondylus dort laufend rundgeschliffen wird.

Für das hintere Kreuzband gilt eine ähnliche Aufteilung in zwei oder drei Faserpakete wie für das vordere. In Extension sind es die hinteren Faserzüge, die maximal gespannt sind, während die Spannung in mittlerer und in voller Flexion im mittleren und im ventralen Anteil liegt.

Die Varianten der Kreuzbänder zeigen sich auch in der Breite der Fossa intercondylaris. Sie kann sehr schmal sein, so daß die Kreuzbänder nicht viel seitliches Spiel haben und zwischen den Kondylen fast wie in einer Ebene liegen. Demgegenüber sind sie in einer breiten Fossa breiter gefächert und deutlich gewunden.

In diesem Zusammenhang ist nochmals ein Hinweis darauf gerechtfertigt, daß die Variationen in Form und Längenverhältnis der Kreuzbänder bei der Anwendung der verschiedenen Rekonstruktionstechniken berücksichtigt werden müssen. Auch das Fächerprinzip ist eine Möglichkeit, mit gleichbleibender Radiuslänge Bewegung und Festigkeit miteinander zu verbinden.

Zum Schluß muß kurz wiederholt werden, daß es auch eine kongenitale Aplasie des vorderen Kreuzbandes gibt. Noble [254] beschreibt eine solche Anomalie in Zusammenhang mit der Existenz eines Ringmeniskus. Wir können dieser 1975 erfolgten Veröffentlichung keine gleichwertige Beobachtung beifügen, doch fanden wir in drei Fällen bei jüngeren Frauen eine fast totale Absenz eines echten vorderen Kreuzbandes. Der Zentralpfeiler war jedesmal plica-artig nach vorne verlängert. Es erweckte den Eindruck, als ob es sich um das alte phylogenetische Septum von der Patellaspitze handeln würde. Kollagene Faserzüge konnten wir in diesen Septen jeweils nicht finden.

Die verschiedenen Risse des vorderen Kreuzbandes und ihre rekonstruktive Versorgung

Der Abriß mit knöchernem Fragment

Wenn am vorderen oder am hinteren Kreuzband die Ansatzpunkte mitsamt einem Stück Knochen abgerissen sind, dann handelt es sich um die günstigste Form in bezug auf die Refixation und spätere Ausheilung. In der Regel weisen derartige Läsionen keine innere Zerstörung der Bandeinheit auf (Abb. 238a). Mit exakter Reposition und guter Fixationstechnik kann man die nötige Stabilität wiederherstellen. Dabei ist es nicht so relevant, ob eher die Schraubenfixation oder die transossäre Nahtfixation zur Anwendung kommt. Ausschlaggebend ist die mit der gewählten Technik erreichte Stabilität.

Bei kleineren, oft in sich frakturierten Fragmenten bervorzugen wir die transossäre Nahtfixation (Abb. 238b). Da die heute gebräuchlichen, schnell resorbierbaren Fäden nicht lange genug halten, um die gewünschte Konsolidierung zu erreichen, nehmen wir nicht-resorbierbares Nahtmaterial wie Polydec 3 oder den geflochtenen Stahldraht. Weil aber synthetisches, nicht-resorbierbares Nahtmaterial ein chronisches Reizknie verursachen kann, vermeiden wir grundsätzlich die freie Passage von Fäden aller Art durch den Gelenkraum und verlegen alle Fäden nach Möglichkeit ins Gewebe. Sind Gelenkpassa-

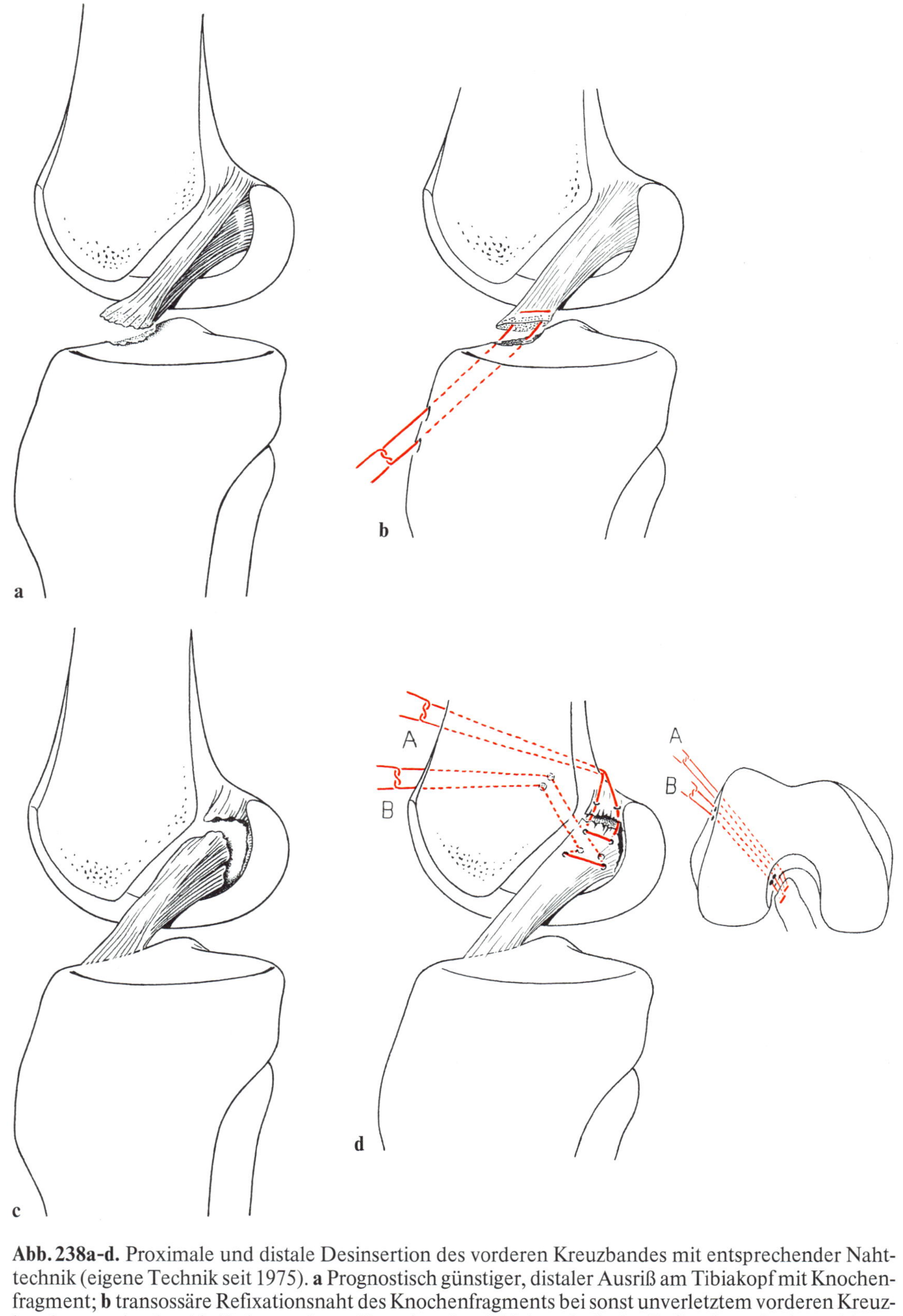

Abb. 238a–d. Proximale und distale Desinsertion des vorderen Kreuzbandes mit entsprechender Nahttechnik (eigene Technik seit 1975). **a** Prognostisch günstiger, distaler Ausriß am Tibiakopf mit Knochenfragment; **b** transossäre Refixationsnaht des Knochenfragments bei sonst unverletztem vorderen Kreuzband; **c** proximaler Abriß des vorderen Kreuzbandes; **d** Nahttechnik der Refixation mit einem hinten „over the top" herausgezogenen Faden *A* und einem transkondylär fixierenden Faden *B*. Der Faden *A* ermöglicht es, das vordere Kreuzband wieder in seine ursprüngliche Lage zurückzuziehen, während der Faden *B* für die Fixation an der Kondylenrolle verantwortlich ist (s. auch Abb. 28 und 29)

gen unvermeidlich, dann greifen wir auf den Stahldraht zurück, da der metallische Fremdkörper noch die geringsten Reaktionen verursacht.

Die rein ligamentären Abrisse

In der großen Mehrzahl liegt die Abrißstelle proximal am Femur, in manchen Fällen irgendwo im intermediären Abschnitt und seltener distal an der Tibia (nach Trillat [359]: 64%, 22% und 14%).

Der Abriß proximal dorsal

Wie man in Abb. 78b, 237a und 257a, b am anatomischen Präparat sehen kann, liegt die normale Ansatzstelle des vorderen Kreuzbandes am Femur ganz hinten an der Innenseite der lateralen Rolle direkt vor dem hinteren Teil des Rollenknorpels. Die letzten Faserzüge laufen sogar an der Kondylenrolle hoch und strahlen in die dort ansetzende hintere Kapsel ein (Abb. 78b).

Da nur eine korrekte Reposition Aussicht auf Erfolg mit Wiederherstellung der ganzen Stabilität hat, müssen wir dieses Band wieder möglichst weit nach hinten an seinen Ansatzort bringen. Welche Folgen die falsche Reinsertion zu weit vorne proximal hat, zeigen die zwei Fälle mit sichtbarer Drahtnaht, die im Abschnitt „Pathophysiologie" S. 21, 22 beschrieben wurden. (Abb. 28 und 29).

Aus diesem Grund sind wir seit 1975 dazu übergegangen, auch bei frischen Verletzungen mit einem Abriß des vorderen Kreuzbandes hinten oben (Abb. 238c) eine Nahtführung „over the top" zu wählen, wie es von McIntosh und Tregonning [216] für die Kreuzbandtransplantate angegeben wurde.

Wir fassen das hinterste Faserbündel des Kreuzbandes (Abb. 238d) mit dem Faden A, führen ihn hinten oberhalb des Kondylenknorpels heraus nach lateral und können so das Band so weit wie möglich nach hinten ziehen. Mit einer zweiten, durch ein oder zwei transossäre Bohrlöcher gelegten Naht B fixieren wir den nach hinten gezogenen Teil des Bandes gegen die durchbohrte Innenwand der Kondylenrolle. Damit möchten wir eine möglichst rasche und vollständige Refixation mit Wiederanschluß ans Gefäßnetz des Femurs erreichen. Wie überall bei den primären Nähten oder den Ersatzplastiken achten wir darauf, daß die Nahtstelle wieder extraartikularisiert wird und einen synovialen Mantel erhält.

Der Durchriß im intermediären Bereich

Diese Rißformen stellen uns vor die schwierigsten Probleme bei der primären Naht. Oft ist kein Bandfragment lang genug, um direkt an Femur oder Tibia fixiert werden zu können (Abb. 239a). Trotzdem muß auch in diesen Fällen eine Vereinigung der Rißstümpfe angestrebt werden (Abb. 239b). So ist es durchaus richtig, daß man in zwei verschiedenen Richtungen Nähte einlegt. Faserbündel, welche zu einer distalen Rißstelle gehören, können durch den Tibiakopf transossär in ihren Verband reintegriert werden. Die zu einer proximalen Abrißstelle gehörenden Bündel müssen, wie bei den anderen proximalen Abrissen, auch in zwei Richtungen nach proximal refixiert werden. Für den Faden A wählen wir wieder den Weg „over the top" und ein zweiter (evtl. dritter) Faden B geht durch ein oder mehrere Bohrlöcher transossär durch die Femurkondylenrolle nach außen.

Vorsicht ist beim Legen des Fadens A dann geboten, wenn die hinteren Weichteile der Kapsel, des hinteren Kreuzbandes und des vorderen Kreuzbandstumpfes nicht stark abgelöst sind. Damit man nicht zusätzlichen Schaden anrichtet, muß man den Weg möglichst stumpf mit einer langen, gebogenen Öhrsonde oder mit einer Crawford-Klemme suchen. Der Weg für diese Naht muß zudem von außen sorgfältig bis an die interkondyläre Kapsel vorbereitet werden: Nach Spalten des Tractus iliotibialis kann der M. vastus lateralis gut so weit nach ventral beiseite gehalten werden, daß man oberhalb der Mm. plantaris et gastrocnemius lateralis dem Femurschaft dicht folgend mit dem Finger an die hintere Gelenkkapsel und zur gut palpierbaren Fossa intercondylaris kommt. Bei diesem Vorgehen muß natürlich vorher das Septum intermusculare mit dem Raspatorium über wenige Zentimeter nach proximal vom Labium laterale der Linea aspera abgelöst werden. Man achte dabei darauf, daß man die mit dem Septum verbundene femorotibiale Bandstruktur des Tractus nicht ablöst, oder sie aber für die spätere Refixation vorbereitet.

Wenn der Weg von lateral dorsal her derart präpariert ist, dann kann man vom Inneren des Gelenks aus den Faden A mit der Sonde oder der Crawford-Klemme mit dosierter Kraft vorsichtig nach dorsal lateral durchstoßen. Von außen kontrolliert ein schützend palpierender Finger die Perforationsstelle in der Kapsel und die Passage der Sonde.

Mit dieser Nahttechnik können wir intraoperativ eine in allen Flexionslagen korrekte Stabilität erreichen und damit eine mechanisch gute Voraussetzung für die Heilung schaffen.

Der unvollständige Abriß

Oft trifft man auf den Tibiakopf herunterhängende Lappen des Lca, bei scheinbar vorhandener Kontinuität des restlichen Kreuzbandes (Abb. 239c). Diese wurden früher manchmal als nicht mehr „notwendige" Faserbündel reseziert, weil man annahm, daß der belassene Teil des Bandes noch ausreiche, um die vordere Kreuzbandstabilität zu gewährleisten. Es entwickelten sich aber gerade aus dieser Situation oft schwere sekundäre vordere Instabilitäten mit einer globalen Symptomatik bis zum Lateral-pivot-shift-Phänomen.

In der Regel handelt es sich bei diesen herunterhängenden Bündeln um den anteromedialen Teil des vorderen Kreuzbandes, der gerade für die Stabilisierung nach vorne so wichtig ist. Wir versuchen deswegen auf jeden Fall, derartige lose Faserbündel durch eine geeignete Naht, sei es „over the top" oder transkondylär, zu reintegrieren (Abb. 239d).

Da eine suffiziente Stabilität im Kniegelenk die Summe verschiedenster synergistischer Faktoren ist, kann auch ein kleiner Bandanteil dafür sorgen, daß gerade die für die Kompensation verlangte Summe zustandekommt.

Die Deckung mit Synovialis muß unbedingt gewährleistet sein.

Die Überdehnung oder die intraligamentäre Ruptur ohne sichtbaren Abriß

Verdeckte Verletzungen von Grad I-III. Die Läsion des Lca, wie sie in Abb. 240a dargestellt ist, kommt häufig vor. Gelegentlich erscheint aber auch ein ernsthaft lädiertes vorderes Kreuzband recht unauffällig. Höchstens eine gewisse Quellung oder eine leichte Rötung des Synovialüberzuges sind verdächtig. Bei der genauen Prüfung wird jedoch die Schlaffheit des Bandes auffallen. Kann man intraoperativ mit der Tibia eine vordere Schublade von 5 bis 10 mm oder gar mehr erreichen, dann ist das vordere Kreuzband mit Sicherheit insuffizient. Da das Band in 2/3 der Fälle ja proximal abgerissen ist, wird es dann wegen der Schwerkraft vom Kondylendach herabhängen und keine richtige spontane Heilungsmög-

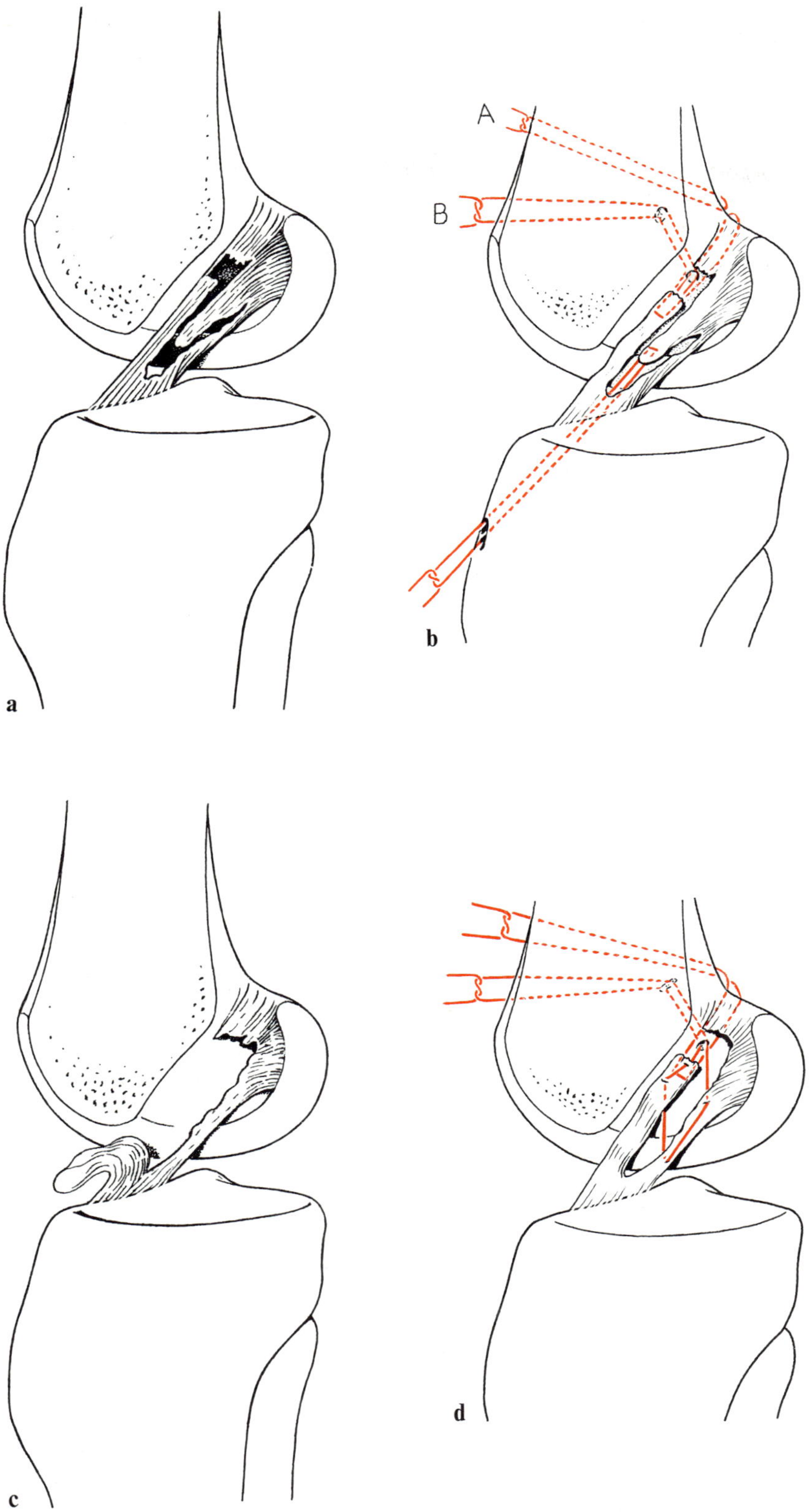

Abb. 239a-d. Weitere Varianten des vorderen Kreuzbandrisses. **a** Die beiden Hauptfaserzüge sind unterschiedlich gerissen. Der eine Teil ist proximal abgerissen, der andere distal; **b** korrekterweise müssen beide Bandanteile durch Naht an ihrem Abrißort refixiert werden; **c** der eine Teil des vorderen Kreuzbandes ist ganz abgerissen und umgeschlagen, während der hintere untere nur überdehnt ist; **d** geeignete Doppelnahttechnik für die Versorgung dieser speziellen Rißform

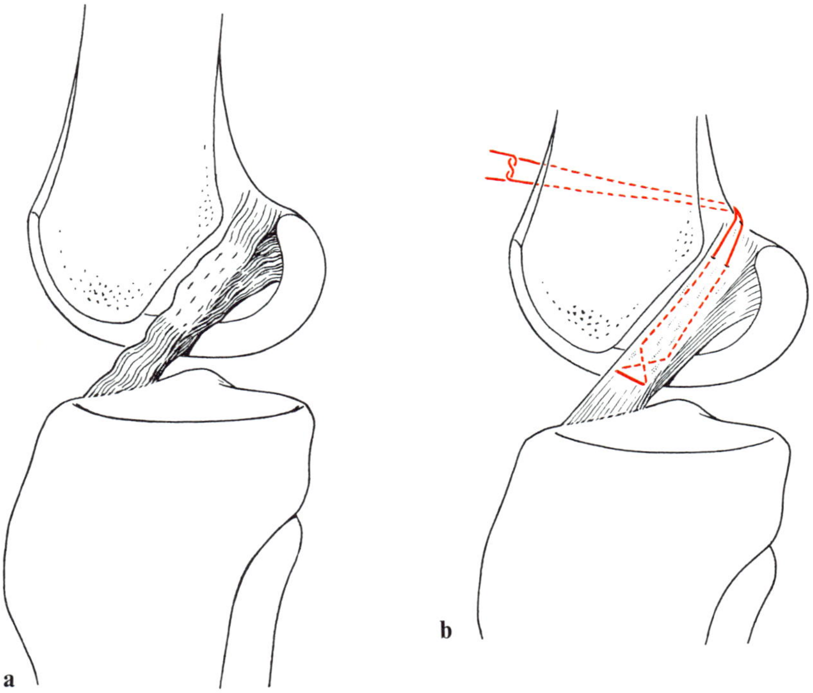

a b

Abb. 240a. Die reine Überdehnungsläsion des vorderen Kreuzbandes mit unsichtbarer Desinsertion der Kollagenfasern im Innern der nicht eingerissenen Synovialhülle; **b** auch diese Form der proximalen Desinsertion und Überdehnung wird durch eine sehr sorgfältig einzulegende Naht, die ohne zusätzliche Traumatisierung hinten „over the top" hinausgeführt wird, versorgt. Man achte darauf, daß diese schwierige Naht nicht durch Strangulation der Gefäße eine avaskuläre Nekrose verursachen kann

lichkeit haben. Wir spalten in diesen Fällen vorsichtig die synoviale Hülle und treffen in der Regel auf abgetrennte oder zumindest überdehnte, gewellte Kollagenfaserbündel. Die Erfahrung hat uns in diesen Fällen gelehrt, daß wir ohne Naht nicht mit einer späteren Suffizienz des vorderen Kreuzbandes rechnen können. Auch James (persönliche Mitteilung) empfiehlt aus derselben negativen Erfahrung in diesen Fällen, vorsichtig eine Naht mit Durchflechtung im Sinne von Bunnell einzulegen (Abb. 240b). Dabei darf es zu keinerlei Strangulation des Bandes kommen, da sonst eine avaskuläre Nekrose auftreten kann. Die Fäden führen wir ebenso sorgfältig „over the top" hinten heraus. Auf Bohrlöcher verzichten wir in diesem Fall, da man damit den bestehenden Rest des Bandes ernsthaft gefährdet.

Wir erinnern hier daran, daß diese Formen der Bandverletzungen dem von Kennedy et al. [175] berichteten „creep" entspricht. Unter „creep" versteht man nach seinen Ausführungen eine „isoelastische Verformung" ohne Rückkehr in die ehemalige Länge. Sie tritt bei langsamer Deformierung mit Verlängerung über die Elastizitätsreserve hinaus ein und kann in allen Bändern vorkommen.

Der rezidivierende posttraumatische Hämarthros

Die eben beschriebenen Kreuzbandläsionen mit Überdehnung oder Teilabrissen sind die Ursache für das Auftreten rezidivierender Hämarthrosschübe.

Nach Trillat et al. [359] findet nach einem Initialtrauma mit Teilriß des vorderen Kreuzbandes eine ungenügende Vernarbung statt. Das Band bleibt insuffizient. Bei der nächsten kleinen Zusatzläsion reißt es ohne große Gewalteinwirkung erneut unter Hämarthrosbildung ein. Dieser rezidivierende Hämarthros ist pathognomonisch für die „chronische Kreuzbandruptur".

Das Band ist wohl in seiner Kontinuität noch erhalten und mit einem synovialen Überzug versehen, im Innern aber fehlen Festigkeit und Spannung. Sobald es übermäßig beansprucht ist, wird es erneut überdehnt. Die durchblutete Synovialis reißt wieder ein und verursacht erneut den Hämarthros. In unserem Krankengut wurde dieser klassische Verlauf mehrmals beobachtet und intraoperativ bestätigt.

Kompensationsgrenze und Dekompensationsschwelle

Bei keinem der verschiedenen Instabilitätsprobleme stellt sich diese Frage so häufig und so dringlich wie gerade bei der Insuffizienz des vorderen Kreuzbandes.

Wie wir gesehen haben, halten Lca, Semimembranosuseck und Lftla zusammen die vordere Stabilität aufrecht.

Ein Patient mit isolierter vorderer Kreuzbandruptur kann aber unter Umständen Jahre lang ohne groß manifeste Instabilität gut kompensiert und ohne Behinderung leben und sogar Sport treiben. Schon eine kleine Zusatzverletzung anterolateral im Lftla oder posteromedial im Semimembranosuseck genügt aber, um ihn in die manifeste Instabilität mit einer Dauerbehinderung, also in die Dekompensation, bringen zu können.

Die Untersuchungen von Butler et al. [42] über primäre und sekundäre passive Stabilisatoren geben dazu gewisse Erklärungen. Nicht alle Kniegelenke haben gleichwertige sekundäre Stabilisatoren, deswegen dekompensiert ein Knie mit schwachen Stabilisatoren z.B. im Falle einer Lca-Insuffizienz früher als ein solches mit starken Stabilisatoren, da das Lca in Fällen mit schwachen Nebenstabilisatoren dominierender Hauptstabilisator ist.

Eine hypothetisch pauschale Vergleichsrechnung kann nun so aussehen:

Die ganze vordere Stabilität von Lca, Semimembranosuseck und Lftla in NR, AR und IR (nicht nur in NR wie bei Butler [42]) beträgt für die beiden vorderen Quadranten 1 = 3/3.

Wenn man den Stabilisierungswert der 3 Einzelelemente ebenso für die vordere Stabilität nicht nur in NR, sondern auch in AR und IR nimmt, dann darf man, ebenfalls nach hypothetischer Grobverteilung, jedem der 3 Stabilisatoren je 1/3 des Haltepotentials zuordnen.

Das vordere Kreuzband, also 1/3 dieses Potentials für die vordere Stabilisierung, kann ausfallen, ohne daß es zur Dekompensation kommt, wenn die restlichen 2/3 unbeschädigt weiter stabilisieren. Werden diese 2/3 aber auch nur ein wenig zusätzlich geschwächt, dann ist die Schwelle der Dekompensation unterschritten. Das gleiche gilt für jeden dieser drei Komponenten. Ist mit anderen Worten nur je eine isolierte Monoläsion im Semimembranosuseck, im Lftla oder im Lca vorhanden, dann sind 2/3 des vorderen Stabilisierungspotentials erhalten und das System – *vordere Stabilität* – bleibt kompensiert. Wenn 2 Komponenten verletzt sind, dann haben wir die sichere Dekompensation.

Es bleibt dann die wichtigste Frage, wieviel von jedem der 3 Teile bei Kombinationsverletzungen geschädigt sein darf, damit die 2/3 des Gesamtwertes noch erreicht werden können (Tabellen 2, 3 und 4).

Tabelle 2. Theoretische Berechnung des vorderen Stabilitätswertes

Lca vollwertig	=	1/3 vorderer Stabilitätswert
Lcmp vollwertig	=	1/3 vorderer Stabilitätswert
Lftla vollwertig	=	1/3 vorderer Stabilitätswert
ergibt		1/1 vorderer Stabilitätswert, *normal*
Lca Ruptur	=	0 vorderer Stabilitätswert
Lcmp vollwertig	=	1/3 vorderer Stabilitätswert
Lftla vollwertig	=	1/3 vorderer Stabilitätswert
ergibt		2/3 vorderer Stabilitätswert, *noch kompensiert*
Lca Ruptur	=	0 vorderer Stabilitätswert
Lcmp Ruptur	=	0 vorderer Stabilitätswert
Lftla vollwertig	=	1/3 vorderer Stabilitätswert
ergibt		1/3 vorderer Stabilitätswert, *dekompensiert*

Tabelle 3. Theoretische Berechnung des gesamten vorderen Stabilitätswertes (GVStW) bei Teilschäden in den 3 Komponenten

Normalfall	Schaden	Restwert	Teilwert für die vordere Stabilität			
Lca	0%	100% vollwertig	1/3 oder	4/12 oder	3/9 oder	2/6
Lcmp	0%	100% vollwertig	1/3 oder	4/12 oder	3/9 oder	2/6
Lftla	0%	100% vollwertig	1/3 oder	4/12 oder	3/9 oder	2/6
	GVStW	100% vollwertig	1/1	1/1	1/1	1/1

Diese Rechnung stellen wir bei jeder Rekonstruktion einer frischen oder veralteten Kombinationsverletzung auf, denn wir müssen davon ausgehen, daß wir kaum in der Lage sind, zerrissene Ligamente wieder auf einen 100%igen Neuwert zu rekonstruieren.

Wenn wir aber bei einer Duade mindestens je die Hälfte ober bei einer Triade je 2/3 des Bandwertes wiedererlangen können, dann werden wir für diese 2 Fälle 2/3 des ehemaligen Normalfunktionswertes und damit die nötige Kompensationslimite erreichen (Tabelle 5).

Reservebreite

Wenn wir nicht nur das Minimalziel des nötigen 2/3-Wertes für jedes Band erreichen, sondern darüber hinaus einen Stabilisationswert von z.B. 4/5, dann sind die definitiven Erfolgsaussichten viel besser, weil wir damit eine Reservebreite für die Kompensation erlangen, welche für die spätere Heilung eine zufallsunabhängige breite Basis schafft.

Kompensationsgrenze, Reservebreite und Prognose für die Restitution

Erreichen wir bei der primären oder sekundären Rekonstruktion eine GVStW über der Kompensationsgrenze als Ausgangswert für die spätere Heilung, dann wird sich das Kniegelenk mit zunehmender Heilungsdauer sogar mehr und mehr selber restabilisieren. Das heißt, daß man innerhalb von zwei Jahren sogar eine objektive Verbesserung der Stabilität verfolgen kann. Erreichen wir hingegen mit den operativen Maßnahmen diesen Grenz-

Tabelle 4. Reduzierter vorderer Stabilitätswert nach Kombinationsverletzung

		Schaden	Restwert	Teilwert für die vordere Instabilität
Beispiel 1	Lca	25,0%	75,0%	3/12
	Lcmp	25,0%	75,0%	3/12
	Lftla	0,0%	100,0%	4/12
	GVStW	16,7%	83,3%	10/12 = 5/6 = 83,3%
Beispiel 2	Lca	25,0%	75,0%	3/12
	Lcmp	25,0%	75,0%	3/12
	Lftla	25,0%	75,0%	3/12
	GVStW	25,0%	75,0%	9/12 = 3/4 = 75%
Beispiel 3	Lca	33,3%	66,7%	2/9
	Lcmp	33,3%	66,7%	2/9
	Lftla	0,0%	100,0%	3/9
	GVStW	23,3%	77,7%	7/9 = 77,7%
Beispiel 4	Lca	33,3%	66,7%	2/9
	Lcmp	33,3%	66,7%	2/9
	Lftla	33,3%	66,7%	2/9
	GVStW	33,3%	66,7%	6/9 = 2/3 = 66,7%
Beispiel 5	Lca	50,0%	50,0%	1/6
	Lcmp	50,0%	50,0%	1/6
	Lftla	0,0%	100,0%	2/6
	GVStW	33,3%	66,7%	4/6 = 2/3 = 66,7%
		Kompensation		
		Dekompensation		
Beispiel 6	Lca	50,0%	50,0%	1/6
	Lcmp	50,0%	50,0%	1/6
	Lftla	50,0%	50,0%	1/6
	GVStW	50,0%	50,0%	3/6 = 1/2 = 50,0%

Tabelle 5. Theoretische Berechnung für das geplante Ziel, wenn alle drei Strukturen zerissen sind.

Stabilitätswert	Vor der Verletzung	Bei der Verletzung	Minimales Planziel der Rekonstruktion
Lca	1/3	0	2/3 von 1/3 = 2/9
Lcmp	1/3	0	2/3 von 1/3 = 2/9
Lftla	1/3	0	2/3 von 1/3 = 2/9
GVStW	1/1	0	6/9 = 2/3 (66,6%)

wert nicht, dann sind die für die Stabilisierung zur Verfügung stehenden Strukturen nicht in der Lage, der Beanspruchung standzuhalten. Diese Kniegelenke werden während der Rehabilitationsphase dauernd lockerer und produzieren als Zeichen der Überforderung meistens Erguß. Im günstigen Fall erreicht der Patient vielleicht dank einer guten Muskulatur, in einer „second line of outer defense" wenigstens eine funktionelle muskuläre Stabilität. Auch dies ist noch eine Art von Kompensation, entspricht aber nicht derjenigen, welche wir als regelrichtige, ligamentäre Kompensation mit der echten Restitution verstehen.

Die Regeln des Zusammenspiels der Stabilitäts- und Teilstabilitätswerte gelten in Analogie zum vorderen Stabilitätswert auch für die hinteren, und ebenso für denjenigen unter Varus- oder Valgusstreß.

Die letzteren Stabilitätswerte sind allerdings sekundäre Probleme und treten neben den vorderen und hinteren in den Hintergrund, denn sobald alle synergistischen Komponenten zur Wiedererlangung eines vorderen oder hinteren Gesamtstabilitätswertes rekonstruiert sind, ist automatisch auch jede Varus-Valgus-Instabilität behoben.

> Es gibt keine wesentliche Valgus- oder Varusinstabilität ohne vordere oder hintere Instabilität.
> Nach der korrekten Behebung der vorderen und hinteren Instabilität in ihren drei Komponenten ist die Varus-Valgus-Instabilität ebenfalls behoben.

> Die Behebung der Varus- oder Valgusinstabilität bringt nicht automatisch eine gleichzeitige Behebung der vorderen oder hinteren Instabilität.

Auch wenn man vielleicht kurzfristig den Eindruck gewinnen kann, daß nach einer Varus-Valgus-Stabilisierungsplastik auch die anteroposteriore Stabilität erreicht sei, wird man sich mit der Zeit vor das Rezidiv der anteroposterioren und später auch der Seiteninstabilität gestellt sehen, denn die Kreuzbänder – nicht die Seitenbänder – sind das *führende* Getriebeprinzip.

Die verschiedenen Risse des hinteren Kreuzbandes

Der Abriß mit knöchernem Fragment

Nach den Angaben von Trillat et al. [359] finden sich die Abrisse etwa gleichmäßig auf proximal am Femur und distal an der Tibia verteilt. In unserem allerdings kleineren Krankengut überwiegen die distalen Abrisse leicht. Diese sind bestimmt dann häufiger, wenn man die knöchernen Ausrisse mitzählt (Abb. 241).

Diese ossären Ausrisse haben, wie beim Lca, nach einer geeigneten Refixation mit Schraube oder nicht-resorbierbarer Naht die beste Heilungsprognose.

Die rein ligamentären Abrisse

Das hintere Kreuzband ist in seiner Masse und Reißfestigkeit doppelt so groß und so stark wie das vordere und hat auch entsprechend größere Ansatzstellen am Femur und an der Tibia. Deshalb muß jede Refixation auch kräftiger und sicherer sein und durch mindestens zwei Nähte erfolgen, da eine einzige punktförmige Reinsertion von vornherein ungenügend wäre. Man muß dem fächerförmig ausgebreiteten Ansatz Rechnung tragen und ihn entsprechend mit mehreren Nähten durch mehrere Bohrlöcher fächerförmig reinserieren (Abb. 242-246).

Echte Durchrisse im intermediären Bereich haben wir am hinteren Kreuzband nur selten beobachtet; dagegen haben wir häufiger eine Zwischenform zwischen intermediärem und distalem Abriß gefunden. In diesen Fällen verläuft der Riß auf der Höhe der Tibia an deren hinterem schrägem Abhang in Etagen hinunter. Hier genügt es meistens, die Refi-

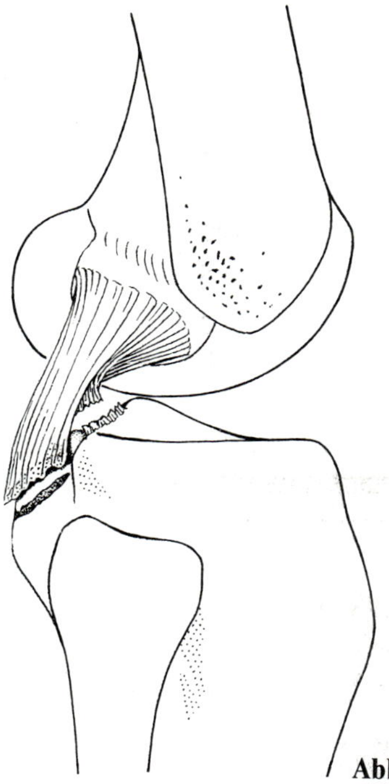

Abb. 241

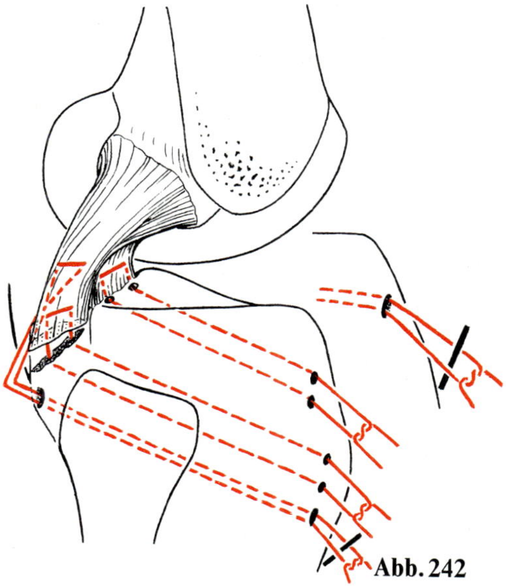

Abb. 242

Abb. 241. Distaler Abriß des hinteren Kreuzbandes an der Tibia mit Knochenfragment

Abb. 242. Die Refixation des Lcp hat immer mit mindestens 2 Fäden zu erfolgen, da man sonst die breitflächige Reinsertion nicht erreichen kann. Damit das Lcp wieder richtig nach distal gespannt werden kann, ist die Spannaht „through the bottom" durch die Kapsel von großem Vorteil. Müssen bei diesen verschiedenen Nähten aus technischen oder Platzgründen beide zueinandergehörenden Nahtenden durch *ein* Bohrloch herausgeführt werden, dann sind diese Fäden über einen Schraubenkopf oder einen Draht zu knoten

xation nur zur Tibia hin vorzunehmen. Gegebenenfalls zögern wir aber nicht, auch am hinteren Kreuzband Nähte in beiden Richtungen einzulegen, falls die Abrisse gleichzeitig proximal und distal vorliegen (Abb. 247). (Vgl. Lca, Abb. 239).

In den sehr schematischen Darstellungen der Abb. 248-250d ist der hintere Kreuzbandriß Teil einer Komplexverletzung, der sowohl bei Verletzungen der medialen als auch der lateralen Seite vorkommt. Wie in den Abbildungen gezeigt wird, können diese Lcp-Risse gleichzeitig mit der Naht der zerrissenen medialen und lateralen Bänder, vom selben Zugang aus, adaptiert und transossär gesichert werden. Je ausgedehnter die Bandruptur ist, desto leichter kommt man bei der Versorgung bis ans hintere Kreuzband, da man in diesen Fällen das Knie gut aufklappen kann.

Für die Situation, wie sie in den Abb. 248 und 249 gezeigt wird, ist evtl. noch der zusätzliche Zugang nach Trickey [345, 346] nötig (Abb. 205 und 206).

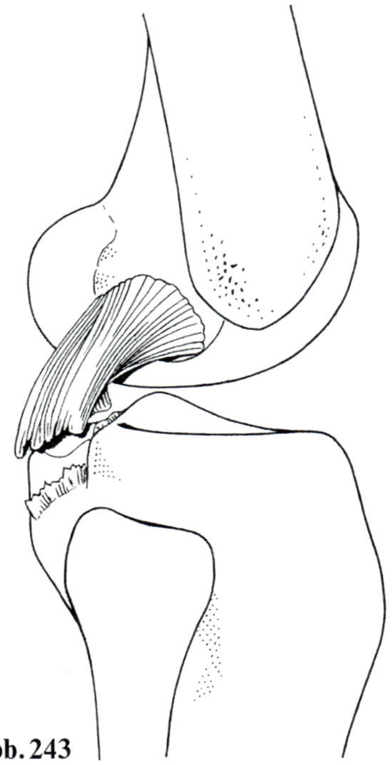

Abb. 243

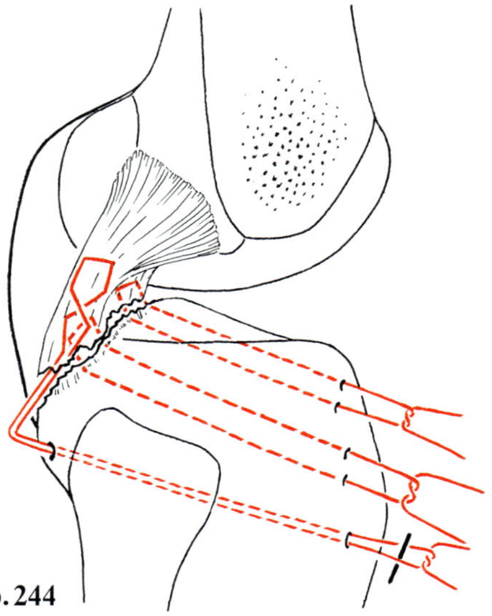

Abb. 244

Abb. 243. Distaler Abriß an der Tibia im ligamentären knochennahen Bereich. Die Spannaht „through the bottom" ermöglicht die korrekte Distalisierung.

Abb. 244. Naht der 3 Hauptbündel des Lcp. Das dorsal-distale Bündel wird mit der „Through-the-bottom"-Technik maximal nach unten gespannt

Isolierte Kreuzbandrisse

Der isolierte Riß des vorderen Kreuzbandes

Mechanismus und Entstehung. Es gibt Bedingungen, unter denen das vordere Kreuzband allein durchreißen kann, während die synergistischen Strukturen medial und lateral nur Überdehnungen von Grad I oder evtl. versteckte Grad II-Läsionen beim Semimembranosuseck oder vor allem beim Popliteuseck aufweisen können. Diese versteckten und meist unterschätzten Begleitläsionen sind wohl der Grund dafür, daß gerade die Prognose für diese „isolierten Kreuzbandrupturen" oft schlechter ist als erwartet. Kniegelenke, bei denen das *Lca vorderer Hauptstabilisator* ist, sind nach unseren Erfahrungen dafür besonders prädestiniert und geraten bei Lca-Insuffizienz eher in die Dekompensation. Wohl wird gelegentlich in einem Kniegelenk, das kaum Beschwerden verursacht hat, mehr zufällig bei einer aus anderen Gründen notwendigen Operation ein alter Lca-Abriß gefunden, aber in den meisten Fällen mit früh erkannter „isolierter Lca-Ruptur" ist die sekundär zunehmende Instabilität sowohl nach konservativer als auch nach operativer Therapie größer, als es vom Erstbefund her zu erwarten war. Deshalb ist die alleinige Naht des Lca bei sog. isolierter Ruptur desselben praktisch immer ungenügend. Es müssen gleichzeitig medial und lateral die nötigen Stabilisierungsmaßnahmen auch bei der Versorgung des frischen Falles durchgeführt werden.

Der akute Überstreckungsmechanismus bei innenrotiertem Kniegelenk ist geeignet, das Lca über die „notch" von Grant am interkondylären Dach durchzureißen (Abb. 251).

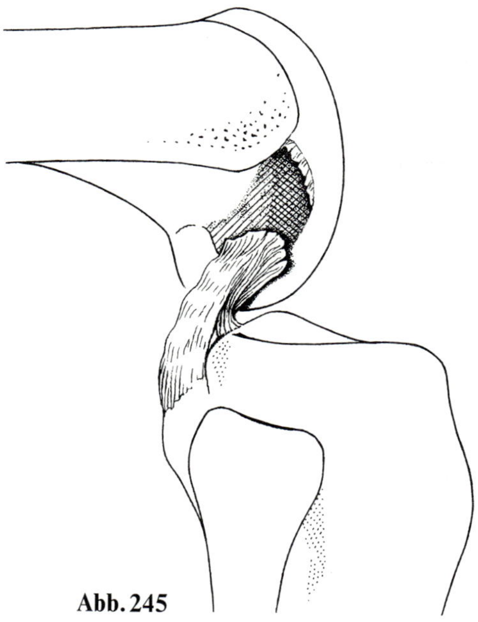

Abb. 245

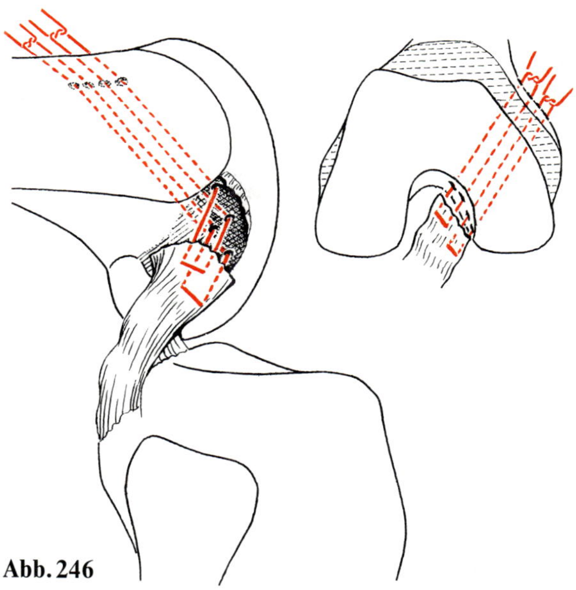

Abb. 246

Abb. 245. Proximaler Abriß des hinteren Kreuzbandes. Die wichtigste Insertionszone ist doppelt schraffiert dargestellt (s. auch Abb. 108, 109 und 112–116)

Abb. 246. Auch beim proximalen Abriß des hinteren Kreuzbandes ist mindestens eine Doppelnaht notwendig, da sonst dieses wichtige Band nicht genügend breit an seinem Ursprungsort refixiert werden kann. Die Detailskizze zeigt die proximal der Knorpelfläche liegende synoviale Gleitzone am Femur, welche beidseits als Kondylenwange bezeichnet wird. Diese Gleitstrukturen dürfen bei der Refixation nicht verletzt werden. Sie lassen sich ohne Schwierigkeiten von proximal her umgehen, wenn man mit den Bohrlöchern außerhalb des Recessus suprapatellaris bleibt. Auch bei der Fixation nach proximal soll man nicht zögern, ein drittes Nahtpaar durch zusätzliche Bohrkanäle einzulegen, wenn man mit den ersten zwei Nähten die Hauptmasse des Lcp mit seinen drei Hauptzügen nicht richtig fassen konnte. Die Hauptbohrlöcher müssen zur bestmöglichen Spannung des reinserierten Lcp sehr nahe der Kondylen-Knorpel-Grenze liegen.

Meist handelt es sich bei den so zustandegekommenen Rupturen um starke Zerfetzungen des Bandes im intermediären Anteil. Die Rekonstruktionsnaht kann bis zur Unmöglichkeit erschwert sein (Abb. 252).

Gelegentlich findet man zu diesen Formen des Kreuzbandrisses eine wandständige, ligamentäre Ablösung des Innenmeniskus. In anderen Fällen sind es hämorrhagische Suffusionen im Bereich des Semimembranosusecks. Im Ansatz- und Verlaufsbereich des synergistischen Lftla muß sicherheitshalber ebenfalls nachgesehen werden. Dies verlangt keine aufwendige Präparation, da man für die Reinsertion des vorderen Kreuzbandes nach lateral proximal ohnehin in jener Gegend einen Zugang schaffen muß.

Neuerdings wird noch von einem anderen Mechanismus berichtet, der zu einer isolierten vorderen Kreuzbandruptur führen kann. So scheint es möglich zu sein, daß bei Landungen mit flektiertem Knie nach Weitsprüngen oder Sturz aus der Höhe das Lca durch den Bremseinsatz des Quadrizeps glatt abgerissen wird.

Wir selbst haben in jüngster Zeit ein ähnliches Eigentrauma bei einem Skifahrer beobachtet.

Ein Amateurskirennfahrer fährt, in maximaler Rückenlage liegend, durchs Ziel, richtet sich mit Hilfe seines Quadrizeps auf und spürt im gleichen Augenblick, daß im Inneren des Knies etwas reißt. Es ent-

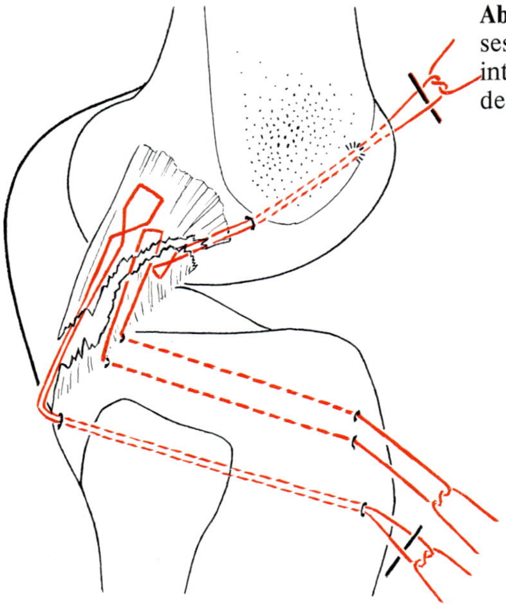

Abb. 247. Weitere Varianten des hinteren Kreuzbandrisses. Beispiel einer Naht nach proximal und nach distal bei intermediärem Durchriß des Lcp. Diese Naht erfolgt wieder nach der Technik „through the bottom“

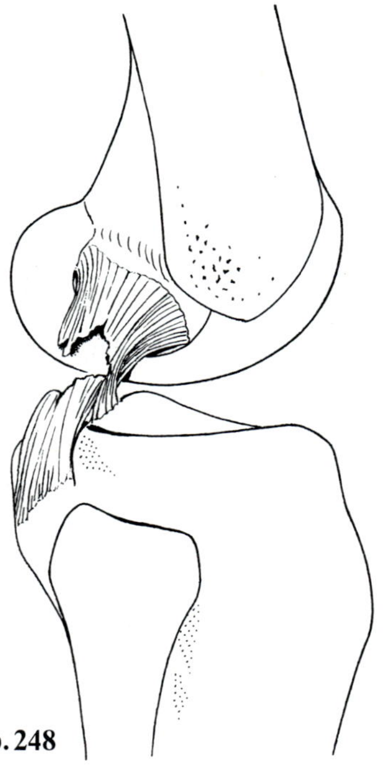

Abb. 248

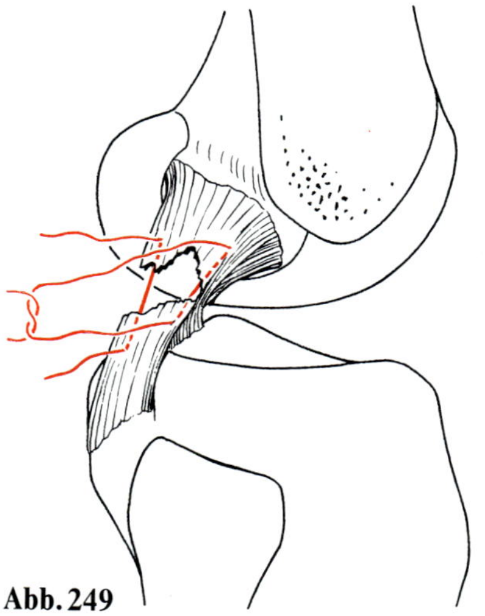

Abb. 249

Abb. 248. Riß im intermediären Bereich des hinteren Kreuzbandes

Abb. 249. Diese Rißform ist mit einer Naht, wenn nötig, durch einen gesonderten hinteren Zugang nach Trickey [345] faßbar. Oft ist ein solcher Riß aber wie in Abb. 250a, b auch von der Seite zu erreichen

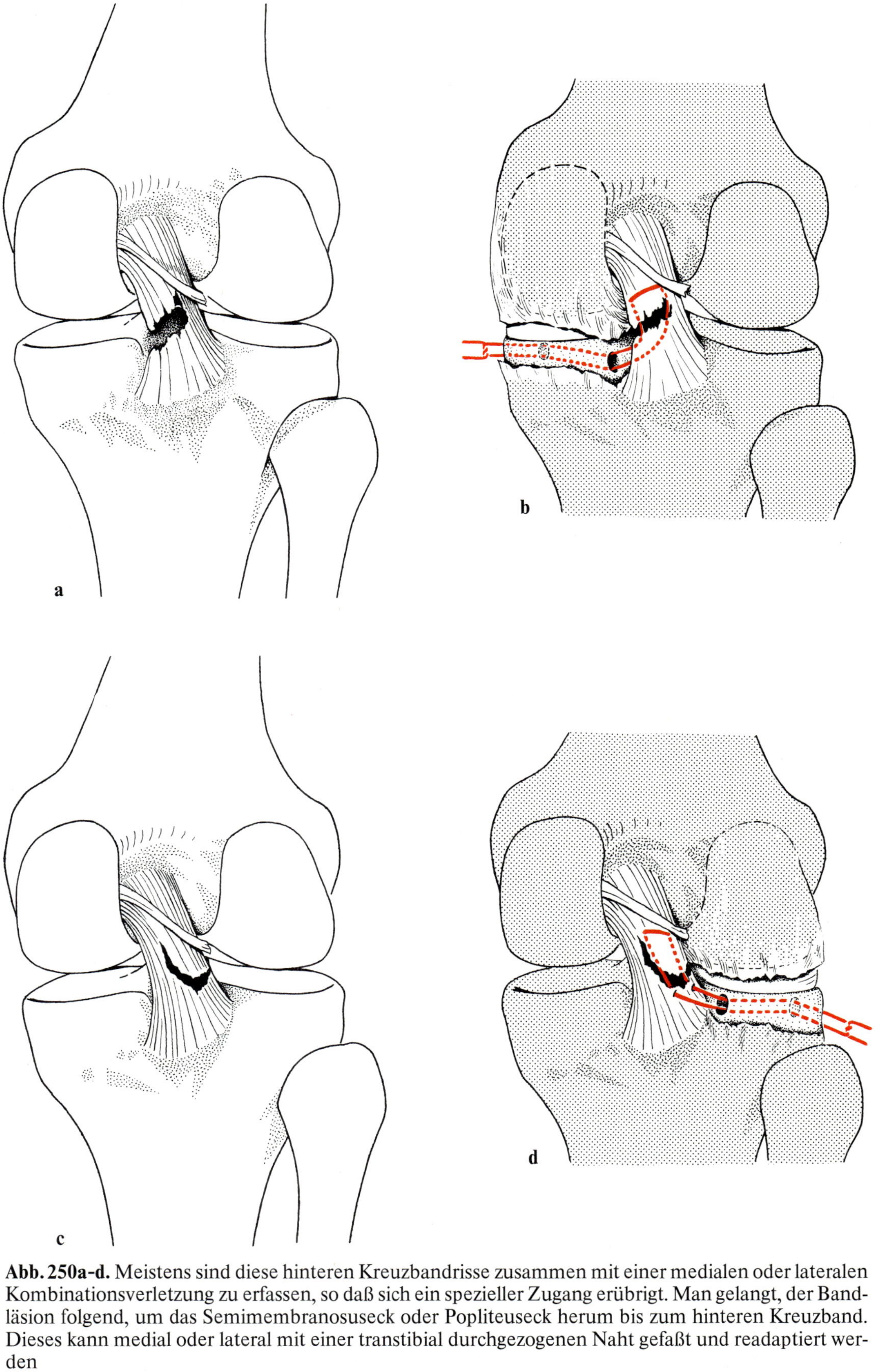

Abb. 250a-d. Meistens sind diese hinteren Kreuzbandrisse zusammen mit einer medialen oder lateralen Kombinationsverletzung zu erfassen, so daß sich ein spezieller Zugang erübrigt. Man gelangt, der Bandläsion folgend, um das Semimembranosuseck oder Popliteuseck herum bis zum hinteren Kreuzband. Dieses kann medial oder lateral mit einer transtibial durchgezogenen Naht gefaßt und readaptiert werden

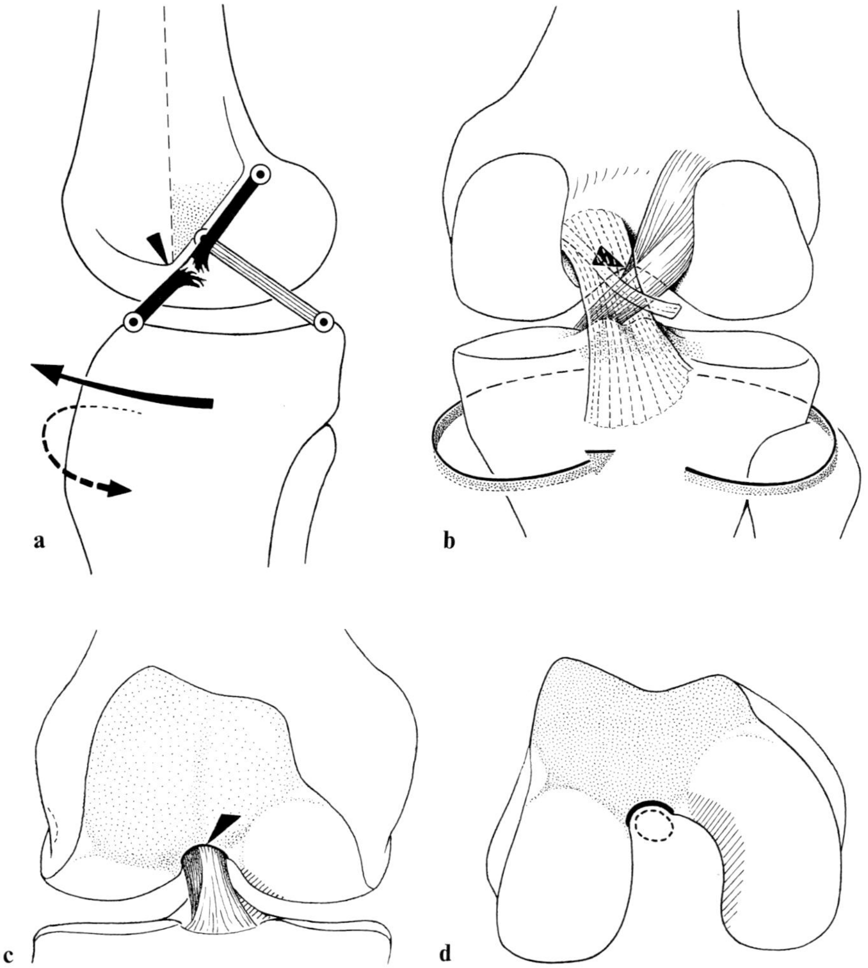

Abb. 251 a-d. Die mechanische Problematik beim vorderen Kreuzbandriß durch Hyperextension. **a** Ein akuter Hyperextensionsmechanismus kann das durch IR ganz angespannte vordere Kreuzband an der interkondylären Dachkante zerreißen; **b** durch IR und Überstreckung wird das vordere Kreuzband vorne an der Knorpel-Knochen-Grenze des interkondylären Tunnels abgeknickt; **c** an der von Grant beschriebenen „notch" kommt es zu einer Hypomochlionwirkung, welche den Riß begünstigt; **d** axiale Ansicht der distalen Femurgelenkfläche parallel zur Femurlängsachse mit der femoropatellaren Gelenkfläche und den kondylären femorotibialen Laufflächen. Dazwischen liegt im Grenzgebiet dieser Gelenkflächen deutlich abgrenzbar die „Grant's notch" für das vordere Kreuzband. Man beachte in **c** und **d** auch die *parallel gestrichelt* markierten Anteile der tibialen und femoralen Gelenkflächen auf der medialen Seite. Diese jeweils mit einer dicken Knorpelschicht versehenen Gelenkflächenanteile werden durch den IR-Wringmechanismus der Kreuzbänder stark aufeinander gepreßt, so daß es dort zur Entwicklung von Überlastungsschäden kommen kann. Darum spielt dieser Gelenkabschnitt, der zugleich auch der Prädilektionsort der Osteochondritis dissecans ist, bei den Rotationen eine wesentliche Rolle

steht sogleich eine Schwellung mit Hämarthros; die Arthroskopie zeigt einen frischen, proximalen Abriß des Lca. Bei der folgenden Operation konnte trotz sorgfältigen Suchens keine weitere Läsion gefunden werden.

Im ersten Moment erscheint ein solcher Mechanismus paradox, aber die antagonistische Wirkung des Quadrizeps zum vorderen Kreuzband ist immer wieder betont und von de Montmollin und Pol le Coeur [230] anschaulich dargestellt worden.

Die Patellarsehne zieht die Tibia nach vorne und im umgekehrten Sinn schiebt der Quadrizeps mit der Patella das Femur auf dem Tibiaplateau nach hinten. Bei der Entladung großer Kräfte ist das Zustandekommen einer Lca-Ruptur auf diese Weise denkbar. Auffällig ist in diesem Zusammenhang die Tatsache, daß Weitspringer gehäuft Meniskusverletzungen loco classico haben, obwohl bei ihnen der klassische Mechanismus des Rotationstraumas keine Rolle spielt. Wir wissen, daß die Meniskushinterhörner (s. Semimembranosuseck, Abb. 92ff) helfen, die Tibiadislokation nach ventral zu bremsen und damit besteht wieder eine Verbindung zu dem eben beschriebenen Unfallmechanismus.

Das wechselvolle Spiel der Synergisten und Antagonisten ist überall versteckt vorhanden; wenn es durch Trauma oder Fehltritt aus dem Gleichgewicht gebracht wird, erfolgt meist eine Läsion.

So wie der Quadrizeps ein Antagonist zum vorderen Kreuzband ist, so ist er nachweisbar ein guter Synergist zum hinteren Kreuzband. Diese Funktion ist im Abschn. „Untersuchung" mit den Abb. 161c ff. deutlich festgehalten. Sie bildet auch die theoretische Basis für die von Augustine [15] vorgeschlagene Palliativoperation bei der hinteren Kreuzbandinsuffizienz.

Der isolierte Riß des hinteren Kreuzbandes

Mechanismus und Entstehung. Die Voraussetzungen, unter denen das hintere Kreuzband isoliert zerreißt, sind noch einfacher zu verstehen. Während beim vorderen isolierten Riß in der Regel Unfälle beim Skifahren oder Fußballspiel die Hauptursache sind, handelt es sich beim hinteren Riß eher um die Folgen von Verkehrsunfällen. In erster Linie kommen Stürze mit dem Motorrad in Betracht. Meistens wird das flektierte Kniegelenk am Tibiakopf direkt getroffen. Die peripheren Bandstrukturen sind in dieser Position relativ locker und haben eine große Elastizitätsreserve, während das kurze hintere Kreuzband gespannt ist und keine Elastizitätsreserve mehr hat. Diese Voraussetzungen reichen aus, um den isolierten Riß zu ermöglichen. Ähnliche Bedingungen treffen auch für Autofahrer bzw. -beifahrer zu, wenn der Schlag vom Armaturenbrett nicht auf die Patella und das Femur geleitet wird, sondern direkt den Tibiakopf trifft („dash board injury").

Die Therapie der isolierten Kreuzbandrisse

Für uns bedeutet die Diagnose einer Kreuzbandruptur in der Regel auch die Indikation zur operativen Wiederherstellung. Unsere Erfahrungen haben deutlich gezeigt, daß wir mit der Nahtversorgung von frischen Bandrupturen in der Lage sind, in vielen Fällen gute bis seitengleiche Stabilitätsverhältnisse zu erzielen (s. auch Abschn. „Resultate", S. 327).

Natürlich muß gerade hier die Operationsindikation auch vom Zustand des Patienten abhängig gemacht werden, da wir ja nicht isolierte Bandläsionen operieren, sondern Patienten. Beim jugendlichen und sportlichen Patienten soll die Naht oder Rekonstruktion vorgenommen werden. Je älter der Patient ist und je eher er dazu bereit ist, sich mit einem Zustand abzufinden, der ihm möglicherweise eine gewisse Einschränkung auferlegt, desto zurückhaltender sind wir mit der Indikationsstellung zum operativen Eingriff.

Die sekundäre Rekonstruktion und der plastische Ersatz der Bänder bei der veralteten Verletzung

Allgemein

Mit diesem zweiten Hauptkapitel der Therapie stehen wir in einem nicht durchweg übersichtlichen Feld, in welchem aber laufend mehr und mehr Orientierungsmarken gesteckt werden.

Nachdem man für die Bezeichnung der Instabilitäten weitgehend einen gemeinsamen Nenner gefunden hat, sind jetzt auch Bestrebungen zur Schaffung von Grundlagen für eine vergleichbare Beurteilung von Ausgangslage und Resultaten im Gange.

Zum ganzen Problemkreis der Behandlung des instabilen Kniegelenks bei frischer und alter Verletzung kann man zum Überblick einige gültige Feststellungen machen.

In den drei Gruppen *konservativ, primär operativ* und *sekundär operativ* behandelter Bandverletzungen sind die zu erwartenden Resultate sehr verschieden.

Konservative Therapie

- Es gibt von Natur aus günstige Verletzungen, die spontan ohne jede Fixation mit einem sehr guten Resultat ausheilen.
- Es gibt Fälle, in denen eine Ruhigstellung über einen begrenzten Zeitabschnitt die Narbenüberbrückung und Adaptation der Rupturenden ermöglicht, so daß daraus eine im Hinblick auf Stabilität und Funktion sehr gute Heilung resultieren kann.
- Es gibt in diesen beiden genannten Gruppen Fälle mit schlechtem Heilungsresultat, weil die Arbeits- und Sportfähigkeit oder die allgemeine Lebensqualität beeinträchtigt bleiben. Diese Beeinträchtigung besteht aus Schmerzen, Bewegungseinschränkung, verminderter Ausdauer und Leistungsfähigkeit und aus *Unsicherheit mit mangelndem Halt im unebenen Gelände.*

Primär operative Therapie

- Es gibt perfekte Operationsresultate mit einer echten Restitutio ad integrum nach einfachen oder auch – wenngleich seltener – nach schweren Verletzungen.
- Es gibt eine große Anzahl von nicht ganz perfekten, aber doch guten Resultaten, die dem Patienten die volle Leistungsfähigkeit zurückgeben.
- Es gibt mittelmäßige und schlechte Resultate, die den Patienten mehr oder weniger invalidisieren.

Für die Fälle mit mittelmäßigen und schlechten Resultaten müssen wir auf Wunsch des Patienten jeweils versuchen, sekundär eine Verbesserung des Zustandes zu erreichen.

Sekundär operative Therapie

- Es gibt wenig perfekte Resultate mit einer echten Restitutio ad integrum.
- Es gibt gute Resultate, die dem Patienten eine Besserung gegenüber dem Vorzustand bringen und ihn zufriedenstellen.

- Es gibt eine noch zu große Zahl unbefriedigender Resultate. Auch wenn der Patient selbst vielleicht damit noch nicht unzufrieden ist, so ist doch objektiv keine so wesentliche Verbesserung erreicht worden, die in einem guten Verhältnis zum Aufwand (Krankenhaus, Ärzte, Lohnausfall etc.) steht.
- Es gibt viele chronisch instabile Kniegelenke mit einem bedeutenden, instabilitätsbedingten Knorpelschaden, der in manchen Fällen das schlechte spätere Resultat vorgezeichnet hat.
- Es gibt leider auch Fälle, welche nach Operationen schlechter sind als vorher.

Diese Fakten veranlaßten uns, die Resultate im Vergleich zum Vorzustand zu analysieren. Zu oft schien ein zum Hauptbefund erhobener Teilbefund Ziel der ersatz-plastischen Operation gewesen zu sein. Das ganzheitliche Problem schien von den einzelnen Operationsmethoden nur ungenügend erfaßt worden zu sein. Es waren die Prinzipien der Kinematik - mit der anatomischen Form zu einer Funktionseinheit gebracht - die uns weiterführten.

Dadurch konnten wir verstehen lernen, warum die gängigen Operationstypen, wie die verschiedenartige extraartikuläre vordere Kreuzbandplastik nach Cabot et al. [403], die Wittek-Operation [394-396], die Lindemann-Ersatzplastik [200], die Augustine-Operation [15], die Helfet-Operation [124], der „pes transfer“ von Slocum und Larson [325], die O'Donoghue-Plastik [268], die „Fife-one“-Rekonstruktion von Nicholas [252], die Methode von Hughston und Eilers [136], die „lateral repairs“ nach McIntosh und Darby [215] und Ellison et al. [76] etc., nicht in jedem Fall eine Restitutio ad integrum bringen können, sondern Palliativeingriffe bleiben. Das will nichts über ihre Qualität aussagen, denn man kann mit vielen dieser Techniken noch heute gute Resultate erzielen, welche den Patienten zufriedenstellen, ja sogar begeistern können. Nur konnten diese guten Resultate nicht regelmäßig genug erwartet werden. Zu viele unbekannte Faktoren und vielleicht auch Zufälle spielten mit.

Die Instabilitäten blieben objektiv oft unverändert, nur konnte der Patient sie besser überspielen. Sekundäre Verschlechterungen während der postoperativen Jahre mußten zu häufig festgestellt werden. Die Quote von wirklich guten Resultaten im Vergleich zu den mittelmäßigen war zu klein, und eine seitengleiche Wiederherstellung gab es kaum.

All dies stand in einem klaren Gegensatz zu unseren Parallelerfahrungen mit den Behandlungsresultaten unserer frischen Bandverletzungen.

Diese Beobachtungen und Erfahrungen brachten uns zum Entschluß, in jedem Fall die von Instabilität betroffenen Kardinalligamente anatomisch zu rekonstruieren. 1974 haben wir dieses Prinzip aufgenommen und bis jetzt mit Verfeinerungen weiter verfolgt. Damals haben wir mit den ersten neuen Kreuzbandplastiken „over the top“ begonnen, nachdem wir vorher die Methoden von Cabot et al. [403], Lindemann [200], Jones [162, 163] und Augustine [15] regelmäßig angewendet hatten.

Seit 1974 haben wir uns nie mehr nur auf die Rekonstruktion eines Kreuzbandes beschränkt, sondern die Synergistenkombination mitrekonstruiert. Die Erfolge ließen nicht auf sich warten, denn 1976 konnten wir bei einem Fußballspieler und bei einer Volleyballspielerin die ersten perfekten Zweijahresresultate mit einer echten beschwerdefreien Restitutio ad integrum und seitengleicher Stabilität (sic!) verzeichnen. In beiden Fällen hatten wir einen vorderen Kreuzbandersatz mit der nachfolgend beschriebenen Technik, eine Rekonstruktion der Innenseite und eine femorotibiale Außenplastik durchgeführt.

Seither sind wir dieser Linie treu geblieben und haben nur noch ausnahmsweise einen der einfachen Palliativeingriffe durchgeführt. Nachdem wir einmal einen gangbaren Weg gefunden hatten, versuchten wir in den anschließenden Jahren systematisch, die Eingriffe zu vereinfachen, ohne daß die Resultate darunter zu leiden hätten.

Der Kreuzbandersatz und die Rekonstruktion des Zentralpfeilers

Auf Grund der eigenen früheren Erfahrungen ist es uns 1973 klar geworden, daß nur ein funktionell tauglicher Ersatz von Kreuzbändern weiterführen würde. Schon zur Verth [zit. in 396], später Wittek [396] und Campbell [46] haben für den Kreuzbandersatz distal gestielte Streifen des Lig. patellae mit ersten Erfolgen verwendet.

Wir begannen mit der Methode von Jones [163], mußten aber bald erkennen, daß die technischen Möglichkeiten bei der Methode mit dem Patellapflock nicht den von der Anatomie geforderten Bedürfnissen entsprechen. Das Bohrloch für den Zapfen konnte selten so ideal weit hinten angebracht werden, wo es sein sollte. Das Transplantat war meistens zu kurz. Dann lernten wir 1974 die Methode von McIntosh [215] kennen. Der Transplantatstreifen bestand nun aus einem longitudinalen mittleren Drittel des Lig. patellae, der dazugehörigen Galea aponeurotica patellae und in direkter Faserverlängerung nach proximal aus Quadrizepssehne. Damit hatte man sicher genug Transplantatlänge. Der wirklich neue Gedanke dieser Operation war allerdings der Führungsweg dieses Transplantats. Anstatt es immer abgeknickt und oft zu weit ventral durch einen Bohrtunnel zu ziehen, wo dann bei den Bewegungen erst noch ein abwürgender Torsionsmechanismus zur Wirkung kommt, hat McIntosh [215] das Transplantat nach hinten über die laterale Kondylenrolle aus der Fossa intercondylaris herausgezogen („over the top“).

Mit dieser Technik konnte man erstmals das Transplantat problemlos richtig nach hinten spannen, ohne daß es um eine scharfe Knochenkante gezerrt werden mußte. Auch war es möglich, das Transplantat auf diese Weise fast ideal auf den anatomischen Insertionsplatz zu bringen.

1974 lernten wir die Technik von Eriksson [79] kennen; diese hatte einen anderen Vorteil. Damit das Transplantat lang genug werden konnte, verwendete er das mediale Drittel des Lig. patellae als gestielten Streifen. Von der Patellavorderfläche nahm er nicht nur Galea aponeurotica, sondern direkt ein Stück Knochen, welches das kräftige proximale Ende des Transplantats bildete. Nun lag das Problem bei der Verankerung dieses Knochenrondells hinten an der Innenseite der lateralen Kondylenrolle.

Erikssons Technik der Fixation mit transossären Fäden schien uns etwas kompliziert und sie konnte auch nicht unbedingt garantieren, daß der effektive hintere Insertionspunkt des vorderen Kreuzbandes am richtigen Ort zu liegen kam. Wir übernahmen aber Elemente davon in die McIntosh-Technik.

Unsere derzeitige Technik des vorderen Kreuzbandersatzes

Zuerst messen wir präoperativ in einem seitlichen Röntgenbild die vorausssichtlich benötigte Länge des Transplantats und vergleichen sie mit der zur Verfügung stehenden Länge des Lig. patellae. Eine Patella alta ist in diesem Fall günstig, eine Patella infera (auch als „Patella baja“ [Cabot] geläufig) schafft dagegen Probleme.

Bei kurzem Lig. patellae nehmen wir wie Eriksson [79] das längere mediale Drittel, bei längeren Patellarligamenten lassen wir die mediale Ligamentbegrenzung als Form- und Längenbewahrer stehen (Abb. 253). Wenn die Galea aponeurotica kräftig ist, schneiden wir in Transplantatrichtung nach proximal bis auf den Kortex der Patella und bis in die Quadrizepssehne weiter, zwischen 6 und höchstens 10 cm über die Patella hinaus (5 cm sind zu knapp und 10 cm zu lang). Ist die Galea sehr dünn, dann verbreitern wir die Transplantatbahn von der Apex der Patella an über die ganze Patellabreite und schmälern sie auf die Quadrizepssehne hin wieder. Damit vermeiden wir, daß sich an mechanisch wichtiger Stelle im Transplantat ein locus minoris resistentiae befindet. So wird das Transplantat als Ganzes in seiner Reißfestigkeit gleichmäßiger zugfest (Kennedy, persönliche Mitteilung). Bevor dann der Streifen von der Patella abgelöst wird, erfolgt die Ablösung desselben aus der Quadrizepssehne. Im Gegensatz zum Lig. patellae, aus welchem der Streifen durchgehend durch die ganze Dicke entnommen wird, exzidieren wir aus der Quadrizepssehne nur eine oberflächliche Schicht von 2 bis 3 mm Dicke. Dies genügt für die Durchzugs- und Fixationsfestigkeit. Läßt man das Stück zu dick, dann kann man es später nur mit Mühe hinten aus dem Gelenk herausziehen.

Nun erfolgt die Ablösung des Transplantats von der Patellavorderfläche. Vom Röntgenbild her wissen wir, wie lang die Zwischenstrecke des Transplantats für den vorgesehenen Verlauf von der Tuberositas, durch den Bohrtunnel bis zur hinteren Innenseite des lateralen Kondylus sein muß (Abb. 254). An jener Stelle des Transplantats, die später am Femurkondylus befestigt werden wird (Abb. 252-254), nehmen wir eine dünne Knochenschicht von der Patellavorderfläche mit. Damit bleibt für mindestens einen wichtigen Teil der Transplantatfasern eine feste Verankerung von Knochen zu Knochen bestehen. Auch nach dem Durchzug durch das Gelenk und der Anheilung am Femur wird dieser Teil des Neoligaments einen Faserverlauf von Knochen zu Knochen haben. Zudem ist die Anheilung über einen Transplantatknochen am angefrischten Kondylus besser als jene nach Naht des Neoligaments am Knochen.

Da die korrekte Lage des Knochenstücks im Transplantat vor dem Einzug ins Gelenk nie ideal gemessen werden kann, darf die abzulösende Knochenfläche sicherheitshalber etwas größer gewählt werden; nach dem Einpassen des Transplantats ins Gelenk kann sie noch auf das richtige Maß verkleinert werden. Mit dem Raspatorium und sorgfältig mit dem Messer wird die Galea so weit abgelöst, bis sie nur noch an der für das Transplantat vorgesehenen Knochenlamelle hält. Das Abtrennen dieser Lamelle gestaltete sich früher mühsam. Der Kortex ist hart, und wenn man mit dem Meißel entsprechend energisch schlagen mußte, schädigte man durch die Erschütterung den Knorpel an Patella und Femur. Heute schneiden wir deshalb den Knochenstreifen mit der oszillierenden AO-Minisäge V-förmig von medial und lateral her aus und nehmen den Meißel nur ganz am Schluß beim Herausheben zu Hilfe.

Wichtiger Hinweis für die Umschneidung des Transplantats

Bevor das zukünftige Transplantat der Länge und Breite nach umschnitten wird, muß der Arterienverlauf des Rete articulare profundum auf dem Lig. patellae und auf der Patellavorderfläche studiert werden. Meistens kann man den Schnitt so legen, daß ein weit nach proximal durchgehendes Längsgefäß auf dem Transplantat erhalten werden kann. Dies ist für dessen Vitalität von entscheidender Bedeutung, denn wir haben mehrmals gesehen, wie aus Abgängen dieses peroperativ erhaltenen Gefäßes im neugeschaffenen Band als

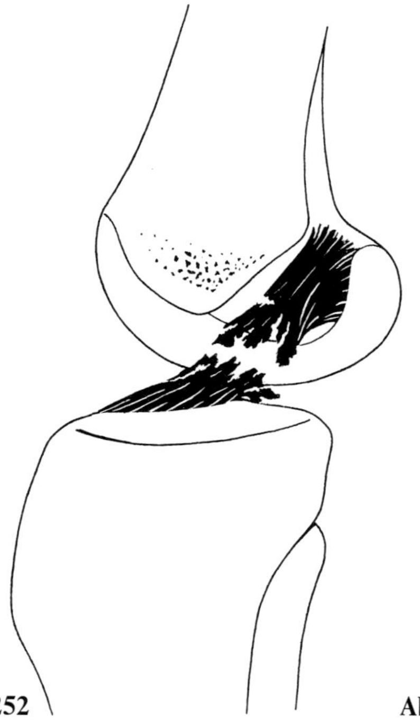

Abb. 252

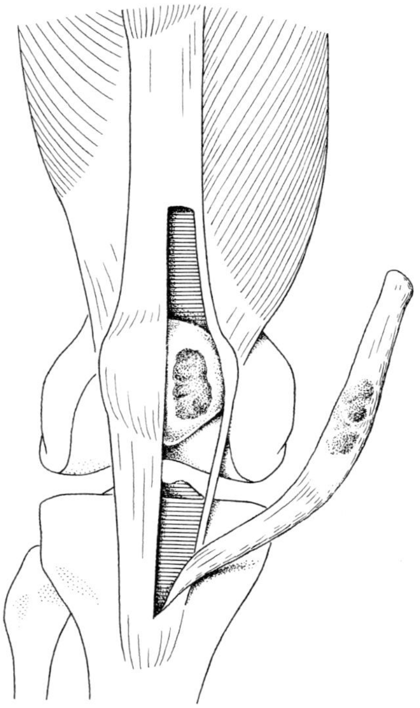

Abb. 253

Abb. 252. Zerfetzung des vorderen Kreuzbandes, wie sie bei einem Hyperextensionstrauma vorkommt. In solchen Fällen ist ein primärer plastischer Ersatz indiziert

Abb. 253. Ersatzplastik für das vordere Kreuzband. Bildung eines Streifens aus Lig. patellae, Galea aponeurotica patellae und Quadrizepssehne. Bei der Schnittführung müssen von der Tuberositas nach oben verlaufende Gefäße berücksichtigt werden. Ist die Galea sehr dünn, dann kann zur Gewinnung von mehr Bandmaterial der Streifen vor der Patella spindelförmig die ganze Patellabreite ausmachen. Von der Patellavorderfläche wird etwas Knochen zur besseren Fixation am Femur entnommen

Funktionszeichen Blut ausgetreten ist, wenn gegen Ende der Operation die Blutsperre aufgehoben wurde.

Nach erfolgter Ablösung wird nun das freie Ende des Transplantats mit einem mindestens 2mal Katheterlänge messenden Nylonfaden Stärke 3 gefaßt und mittels eines Drahtmandrins in den Trichter des Thiemann-Urethrakatheters oder besser noch Darmrohr mit *endständigem Loch* (Charrière 16-20) hineingezogen (s. a. Abb. 256a). Damit das Transplantat später ohne hängenzubleiben durch das Tibiabohrloch schlüpft, wird es im breiten, ehemals patellaren Bereich mit der Knochenlamelle nach innen eingerollt und mit einem Faden kurzfristig umwunden.

Jetzt wird der Tunnel durch den Tibiakopf angelegt. Das Neoligament soll möglichst wenig abgeknickt werden und keine Länge verlieren.

Mit einem AO-Bohrer 3,2 wird ein erstes Bohrloch von außen nach innen angelegt (Abb. 254 und 256a). Der Bohrer muß im Gelenk hinter dem Hoffa und vor der Eminentia herauskommen. Dann wird ein 2-mm-Kirschner-Draht von etwa 6 cm Länge als Führung für den Hohlbohrer ins Loch geschoben. Der 6,5-mm-Hohlbohrer der AO für die Entfernung abgebrochener Spongiosaschrauben eignet sich ausgezeichnet für das Überbohren des Drahtes und die Schaffung des Tunnels. Dabei muß man ganz genau darauf achten, daß dieser immer auf den ersten Anhieb richtig zu liegen kommt, sonst wird er zu groß und hält das Band nicht am richtigen Ort. Das hintere Loch im Tibiaplateau muß *vor* dem Kulminationspunkt der Eminentia liegen, da man *sonst das hintere Kreuzband,* welches ja un-

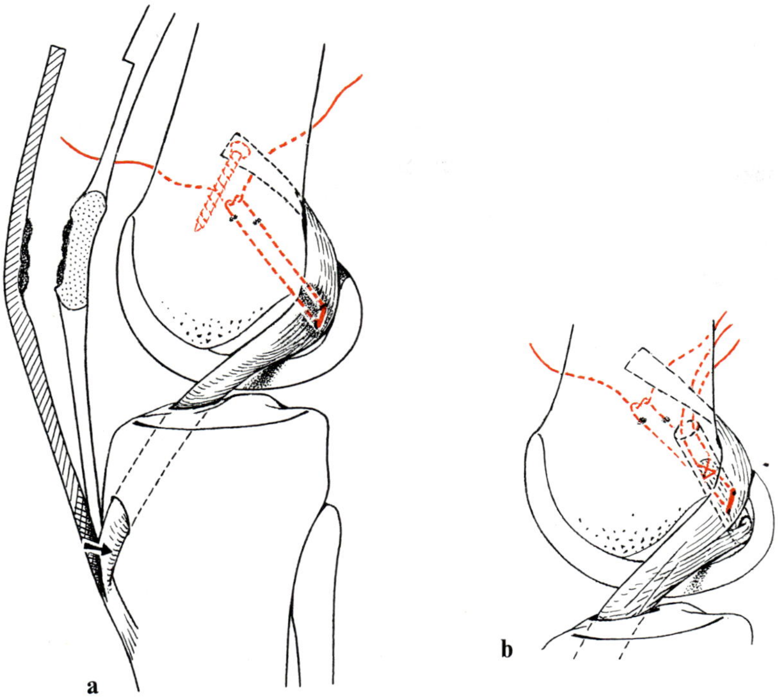

Abb. 254. a Seitliche Ansicht nach Durchzug des Ersatzligamentes durch den Tibiakopf und „over the top" hinten oben über die laterale Kondylenrolle zur Femuraußenseite. Die von der Patella stammende, entsprechend zurechtgestutzte Knochenlamelle ist mit einer transkondylären Naht an der angefrischten Femurrolle befestigt. Im Bereich des Tibiakopfes (*Pfeil*) ist der Gefäßversorgung Beachtung zu schenken, da man mit der Schnittführung nicht die wichtigsten Blutgefäße, die auch bei liegender Blutsperre deutlich erkennbar sind, durchtrennen darf. **b** Um die normale Anatomie noch genauer wiederherzustellen, wird ein Teil des Transplantatstreifens Y-förmig abgezweigt und ganz hinten unten in einem 4,5-mm-Bohrtunnel durch die Kondylenwand geführt. Dieser Zug entspricht anatomisch dem posterolateralen Bündel. Die Abspaltung des transkondylären Streifens muß aus Gründen der Einheit des Transplantats und seiner Zirkulation so kurz wie möglich sein und gerade die selbständige Verankerung im Bohrkanal ermöglichen

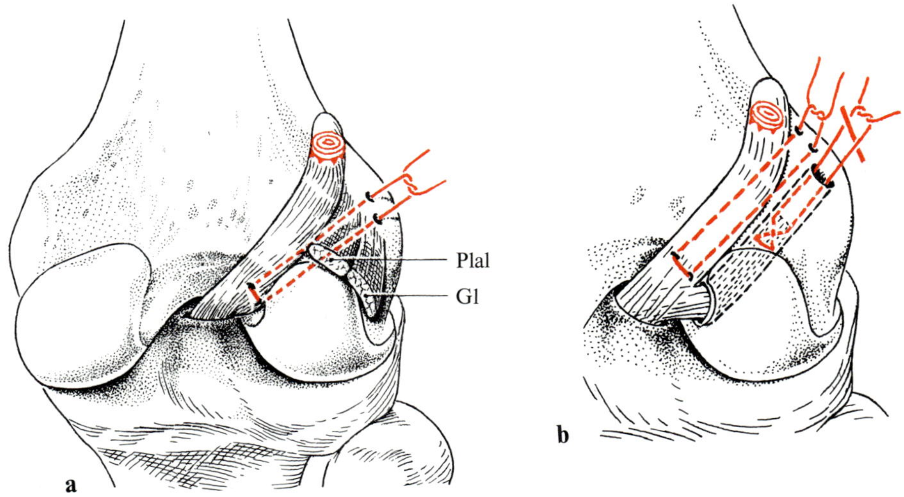

Abb. 255. a Ansicht des eingezogenen Transplantats von hinten. Der Hauptteil des Transplantats zieht genau oberhalb der Knorpelgrenze und des M. plantaris aus dem Gelenk zu lateralen Seite. **b** Die „Over-the-top"-Führung des Transplantats allein kann nicht die ganze normale Insertionsfläche für das Lca an der dorsalen Kondyleninnenfläche erreichen. Die kurze Y-förmige Gabelung des Transplantats mit Führung durch einen transkondylären Tunnel ermöglicht aber die Rekonstruktion auch des posterolateralen Lca-Bündels

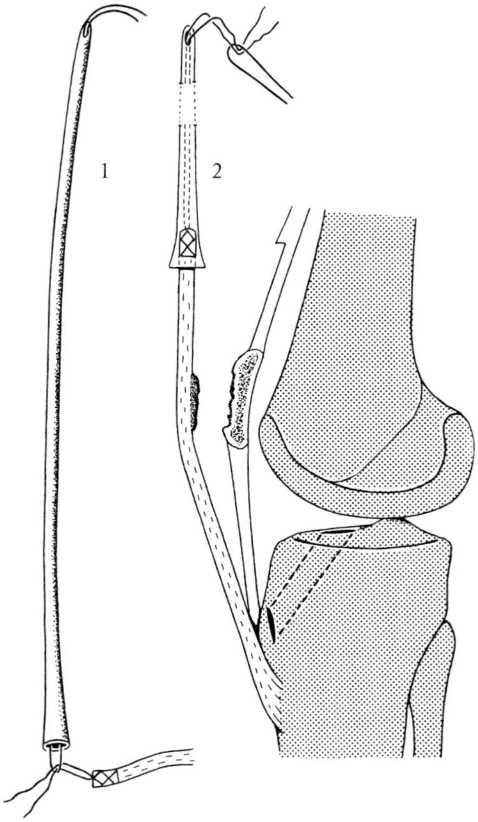

a

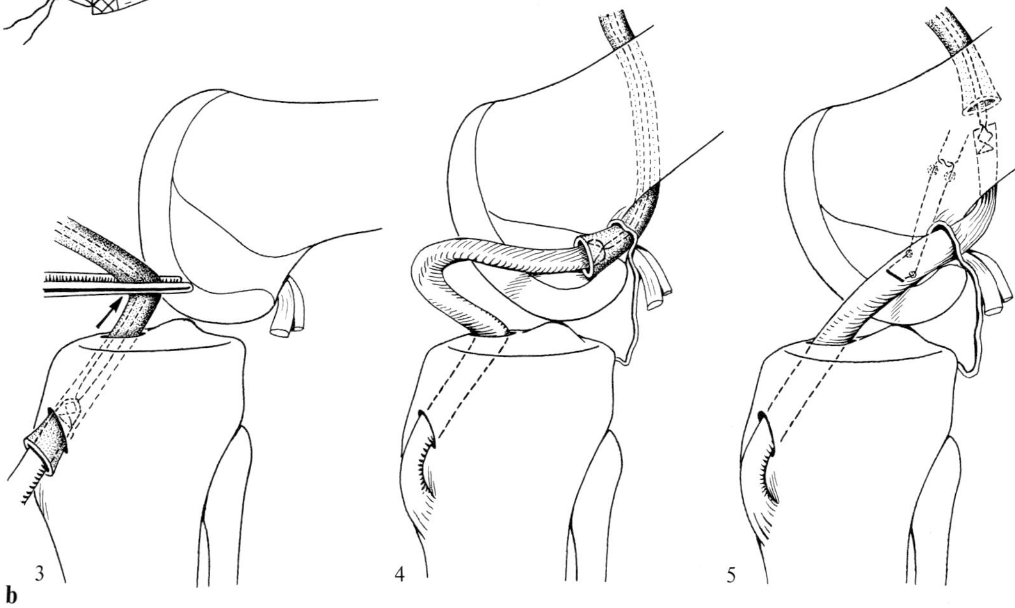

b

Abb. 256a, b. Operationstechnik für den Einzug des Transplantats in zwei Phasen. **a** Das freie Ende des Transplantats wird in die trompetenförmige Öffnung eines speziell vorbereiteten Urethrakatheters eingezogen (*1, 2*). **b** Durchzug von Katheter mit Transplantat durch die Tibia und das Gelenk; (*3*) der Katheter kann in der Pfeilrichtung entsprechend der Kanalrichtung durchgezogen werden. Das nachfolgende, etwas dünnere Transplantat, kann leicht folgen; (*4*) auch der Weg durch das Gelenk und nach hinten lateral hinaus kann mit dem Katheter gut gefunden werden; (*5*) bevor das Neoligament ganz angespannt ist und der Katheter entfernt wird, prüft man die intraartikuläre Lage und stutzt die von der Patella stammende Knochenlamelle so zurecht, daß sie am idealen Ort mit einer transkondylären Naht an das angefrischte Femur fixiert werden kann. (Kathetertechnik 1975 von uns kreiert)

mittelbar dahinter ansetzt, bis zur Zerstörung *schädigt* (Beobachtung an St. Elsewhere case). Medial muß der Rand des Bohrtunnels bis dicht an das Meniskushinterhorn herankommen, allerdings auch ohne dessen Verankerung zu beschädigen. Aus einem solchen Loch kann dann das neue Band regelrichtig von vorne medial nach hinten lateral durch das Gelenk gezogen werden.

Bevor man allerdings diesen Durchzug vornimmt, muß die Ansatzstelle am Femur und der ganze Weg „over the top“ bis ins Detail vorbereitet sein. (s. Abb. 238d und Text zu Lca-Naht „over the top“, S. 229).

Die Passage durch die hintere Gelenkkapsel muß mit einem Elevatorium oder einer kräftigen gebogenen Klemme vom Gelenk aus genügend erweitert werden, damit nachher der Durchzug ungestört erfolgen kann. Während des stumpfen Durchstoßens und der Erweiterung der Kapselpassage muß ein Finger von der Poplitea her die Gefäße und Nerven vor den Instrumentenspitzen schützen.

Ein Durchzugsfaden kann das spätere Durchziehen des Katheters erleichtern, wenn man diesen an seiner Spitze befestigt, damit er sich keine via falsa suchen kann.

Da wir alle diese Operationen am gebeugten Knie vornehmen, ist das nun folgende Anfrischen der lateralen Kondyleninnenseite gut durchführbar. Bei etwa 130° flektiertem Knie wird *direkt vor* der hinteren Kondylenknorpelfläche (Abb. 257 und 258a) das Femur mit dem Meißel angefrischt; nach lateral Richtung Kondylensattel kann man sogar mit Bohrer oder Meißel eine leichte Rinne anbringen.

Nun werden mit dem Bohrer 3,2 (evtl. 2,0) mindestens zwei transkondyläre Löcher gebohrt. Am 130° flektierten Knie kann man den Bohrer in idealer Richtung ganz hinten vor dem Knorpel des hinteren Rollenteils ansetzen (Schutzhülse! Teleskopisch mit Steckbohrbüchse). Wenn man so bohrt, kann man mit etwas Übung (evtl. Modellknochen) ohne Zielgerät gefahrlos am lateralen Metaphysenabschnitt der Rolle, ventral vom Labium

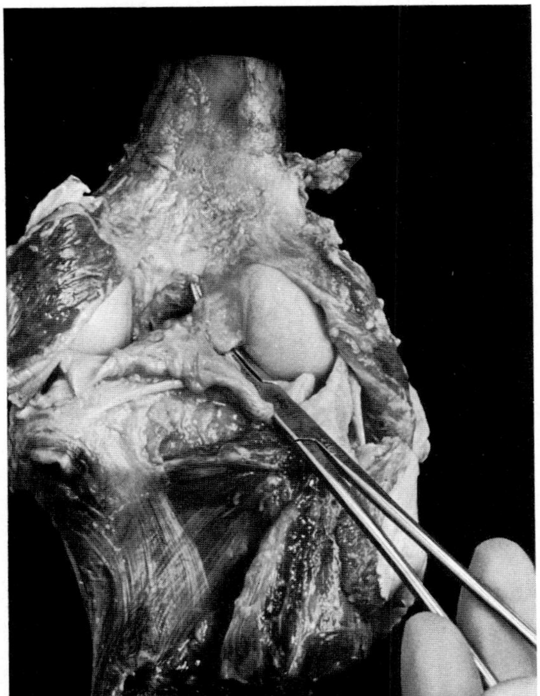

a

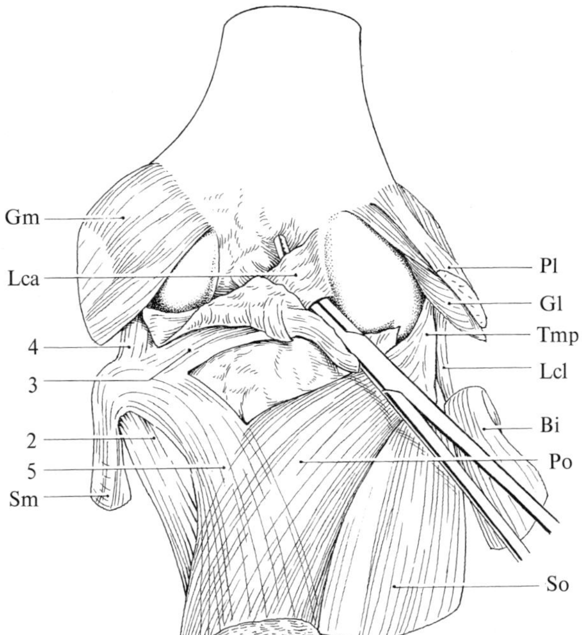

b

Abb. 257a. Anatomisches Präparat mit Einblick ins Kniegelenk von hinten, nachdem die Gelenkkapsel proximal abgelöst und nach distal umgeschlagen worden ist. Die *gebogene Klemme* hat das vordere Kreuzband bei seinem hinteren Ursprungsort unterfahren und macht damit deutlich, wie weit hinten dieses vordere Kreuzband am Femur festsitzt. Der Durchzug des Neoligaments oder von Reinsertionsnähten „over the top" ist am besten geeignet, diesen Verlauf zu imitieren. Eine Verbesserung der anatomischen Rekonstruktion bringt die zusätzliche transkondyläre Naht weit hinten, welche das Band zusätzlich an die Femurkondylenrolle nahe an der Knorpelgrenze heranfixiert. Das Präparat und die Erläuterungsskizze **b** zeigen aus einer anderen Sicht auch die wichtigen dorsalen Semimembranosusansatzstellen. (Ziffern s. Abb. 97) laterale der Linea aspera, herauskommen (Abb. 255, 258-260). In diese Löcher werden zur besseren Orientierung Durchzugsfäden verschiedener Farben eingezogen. Mit ihrer Hilfe wird man später die definitiven Nahtfäden einziehen.

Bevor nun der Katheter mit dem Transplantat eingezogen wird, muß der Knochentunnel mit dem Elevatorium fein geglättet werden, damit es nicht an der rauhen Spongiosa anhängt. Der Durchzug muß Zentimeter für Zentimeter in Tunnelrichtung (Abb. 256b) erfolgen, sonst reißt man die Knochenbrücke vorne im Tibiakopf durch. Das Transplantat soll möglichst ebenmäßig und zylindrisch geformt sein. Die lichte Weite des Tunnels muß gerade so groß sein, daß das Neoligament ohne Beschädigung durchgeht, ein zu weiter Tunnel aber führt das Band nicht genügend. Außerdem muß eine Torsion des Bandes wegen der Zirkulationsbehinderung und dem Längenverlust vermieden werden.

Wenn alle Vorbereitungen an Tibia und Femur getroffen sind, kann der Durchzug des Katheters mit dem nachfolgenden Transplantat über den ganzen Verlaufsweg „over the top" vollzogen werden.

Nach dem Durchzug kann man das Transplantat noch mittels Katheter oder an seinem freien Ende fassen und interkondylär nach vorne und hinten ziehen, um seine Lage in bezug auf Torsionsfreiheit und richtige Plazierung des Knochenstücks zu überprüfen.

Die Knochenlamelle wird nun, nach Lösen der Umwindungsnaht, am noch zurückziehbaren Band mit dem Luer auf die notwendige, minimale Größe zurechtgestutzt. (Dieser Schritt kann u.U. auch unmittelbar nach der Tibiapassage, vor dem Durchzug „over the top" erfolgen, wenn man das Knochenfragment schon an sein späteres Bett am Femur bringen kann.)

Jetzt werden ein oder besser zwei nicht-resorbierbare Fäden (Stärke 0-1) am präsumptiven Fixationsort ins Transplantat gelegt. Zwei Bedingungen müssen dabei erfüllt sein:

1. diese Fäden dürfen den Knochen-Knochen-Kontakt nicht stören, sie müssen über die Knochenlamelle greifen;
2. sie müssen eine Spur weiter tibiawärts liegen, als es den Löchern entspricht, denn auf diese Weise wird das Neoligament beim Anziehen der Knoten in jedem Fall gespannt.

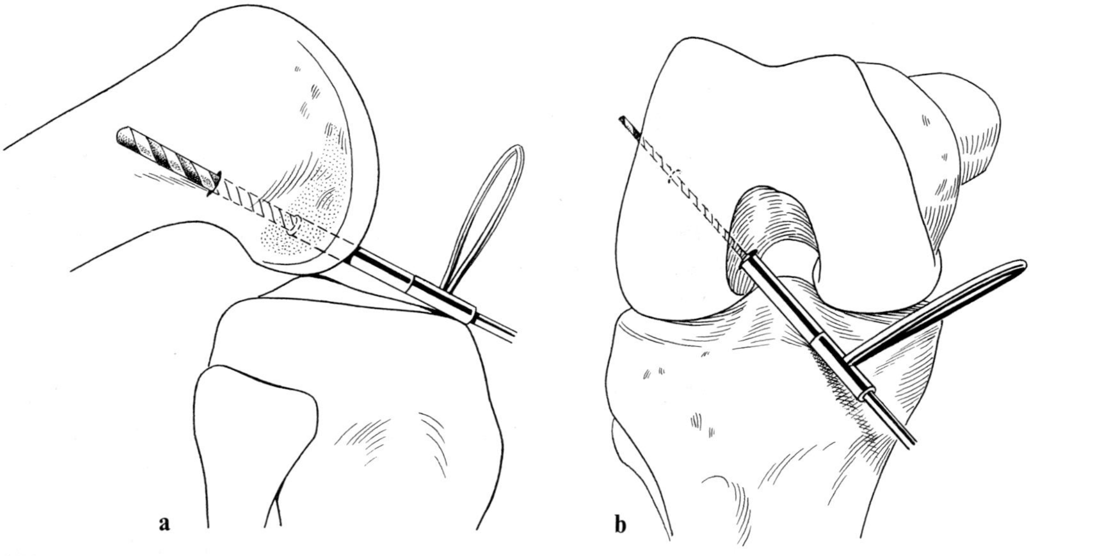

Abb. 258a, b. Technik zur Plazierung des transkondylären Bohrlochs. **a** Bei ca. 130° flektiertem Knie kann man ganz hinten am Femur im Ansatzbereich des Lca ein direktes Loch bohren. Bei diesem Flexionswinkel kommt der Austrittsort des Bohrers automatisch lateral-proximal und ventral des Septum intermusculare zu liegen; **b** der Bohrer muß dabei in seiner Bohrbüchse ganz dicht am Tibiakopf aufliegen

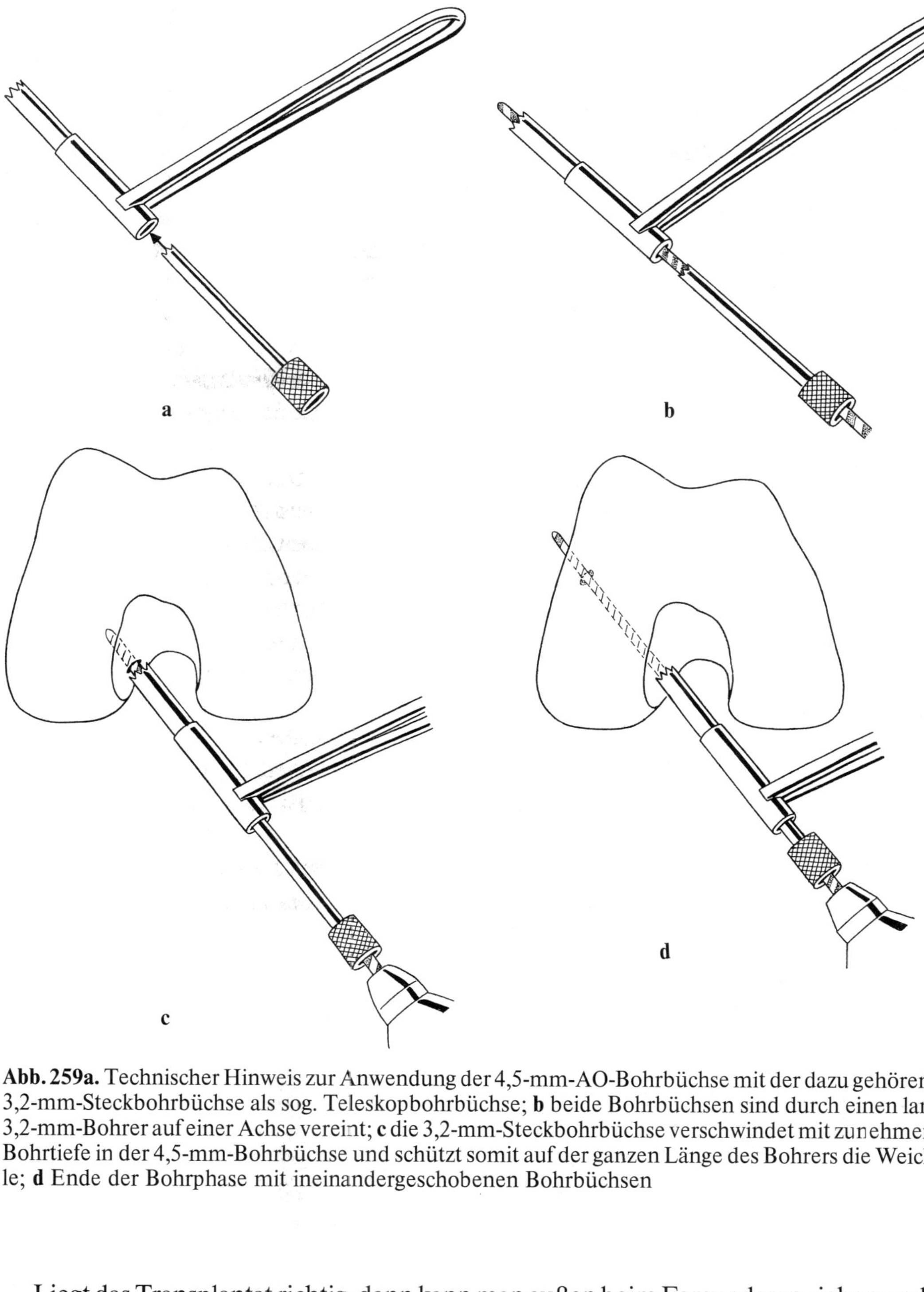

Abb. 259a. Technischer Hinweis zur Anwendung der 4,5-mm-AO-Bohrbüchse mit der dazu gehörenden 3,2-mm-Steckbohrbüchse als sog. Teleskopbohrbüchse; **b** beide Bohrbüchsen sind durch einen langen 3,2-mm-Bohrer auf einer Achse vereint; **c** die 3,2-mm-Steckbohrbüchse verschwindet mit zunehmender Bohrtiefe in der 4,5-mm-Bohrbüchse und schützt somit auf der ganzen Länge des Bohrers die Weichteile; **d** Ende der Bohrphase mit ineinandergeschobenen Bohrbüchsen

Liegt das Transplantat richtig, dann kann man außen beim Femur daran ziehen und die Spannung bis zum Stiel an der Tuberositas tibiae verfolgen.

Mittels der Technik der verschiedenfarbigen, vorgelegten Durchzugsfäden (Abb. 260) können nun die definitiven Nähte transkondylär eingezogen werden. Man vergesse dabei nicht, die Naht durch den zur synovialen Deckung vorbereiteten Lappen aus Hoffa und Plica synovialis ebenfalls durch eines dieser transkondylären Löcher durchzuziehen. Dieser Lappen muß dann dem neuen Lca von dessen Basis an der Tibia bis hinauf zum Femur dicht anliegen, damit ein Gefäßzusammenschluß möglich ist. Meistens sind feine Posi-

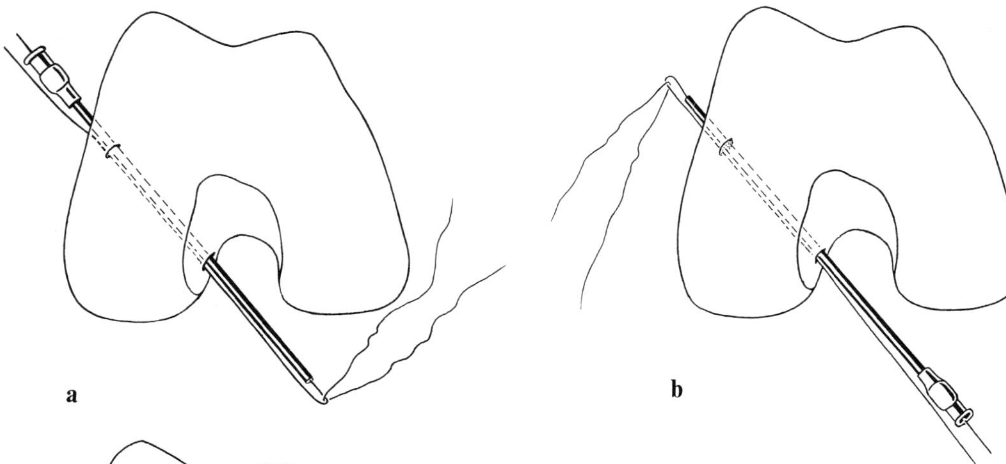

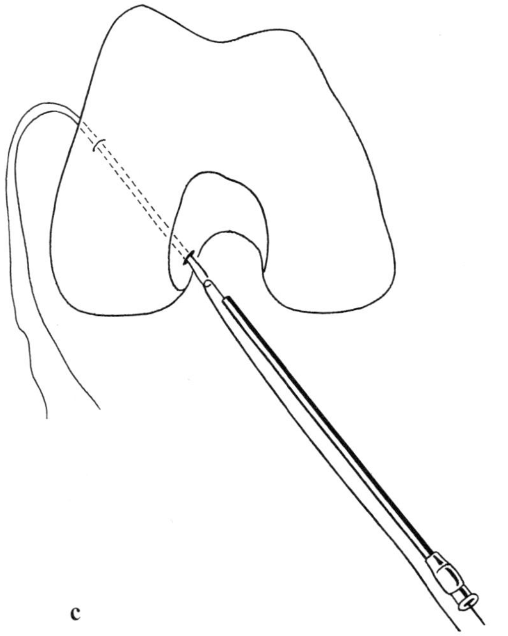

Abb. 260a–c. Technischer Hinweis für das Durchziehen der verschiedenen Fäden durch die Bohrtunnels. **a** Wir benützen eine 1,8-Aufziehkanüle mit einer Draht-U-Schlaufe, welche mit einem Schenkel durch die Kanüle verläuft; **b** nach dem Durchfahren des Bohrloches mit der Kanüle kann die mitgeführte Drahtschlaufe gefaßt und als Öse erweitert werden, so daß **c** die Fäden mittels der Drahtschlaufe gut nachgezogen werden können

tionsnähte aus resorbierbarem Faden (0000) nötig, um eine konsequente Synovialisierung des Kreuzbandpfeilers zu schaffen. Damit und mit eventuellen interligamentären Nähten ist die Vereinigung der Bänder zum wieder extraartikulär liegenden Zentralpfeiler zu vervollständigen.

Das „over the top" durchgezogene Neoligament wird erst dann definitiv außen am Femur mit einer Kleinfragmentschraube (28 mm Länge) und einer Zackenunterlagsscheibe fixiert, wenn die Manipulationen am Kniegelenk beim Legen der Semimembranosus- und Lftla-Nähte beendet sind. Erst dann werden auch die transkondylären Fäden definitiv geknotet.

Zuletzt wird zusammen mit dem Verschluß der Gelenkkapsel auch das Entnahmebett des Transplantatstreifens verschlossen (evtl. fortlaufend). Im Bereich von Patellar- und Quadrizepssehne geht dies gewöhnlich ohne große Spannung. Vor der Patella bleibt oft ein Galeadefekt, über welchen aber ohne spätere Folgen die Schicht der Fascia superficialis genäht werden kann. Wenn man jetzt durch die Arthrotomieöffnung das Anspannen der transossär ziehenden Nähte verfolgt, dann sieht man deutlich, wie der Zug in verschiedenen Richtungen erfolgt und wie sogar wieder eine fächerförmige Struktur zustande kommt.

Mit einiger Übung ist man mit der Zeit sogar in der Lage, diese Nahtzüge so zu richten, daß sie einer echten Rekonstruktion des anteromedialen und des posterolateralen Bündels sehr nahe kommen.

Sind Teile des Original-Lca vorhanden, dann werden sie *nie reseziert,* sondern *reintegriert.* Sie bilden die beste Möglichkeit, das Neoligament auch wirklich mit dem Zentralpfeiler zu vereinen.

Der große und für uns immer noch entscheidende Vorteil dieser Methode „over the top" liegt darin, daß man das Band regelrichtig im natürlichen Faserverlauf (Abb. 253) ungestört nach hinten ziehen kann, während die transkondylären Nähte nur für die Fixation seitlich an den Kondylus verantwortlich sind und mithelfen, die Ansatzzüge fächerförmig zu verbreitern.

Als Weiterentwicklung ziehen wir einen abgespalteten posterolateralen Anteil des Transplantats durch ein ganz hinten in der Rolle liegendes 4,5-mm-Bohrloch transkondylär nach außen (Abb. 258b und 259d), während der anteromedial liegende Hauptteil „over the top" weiterzieht und wie beschrieben mit der transkondylären Naht an die Kondyleninnenseite gespannt wird.

Zwischenausblick auf die Resultate dieser vorderen Kreuzbandersatzplastik

Daß es möglich ist, mit der beschriebenen Technik Resultate mit Wiedererlangung höchster Leistungsfähigkeit zu erreichen, sei anhand dreier Beispiele aus unserer ersten Serie dargestellt:

Der Fußballspieler (Abb. 261) hatte eine frische Hyperextensions-IR-Verletzung. Bei der ca. 2 Wochen später erfolgten Operation fand sich ein irreparabel frisch zerfetztes vorderes Kreuzband und eine komplette, randständige Desinsertion des medialen Meniskus mit hämorrhagischer Suffusion des ganzen Semimembranosusecks. Obwohl wir immer versuchen, den Meniskus zu erhalten, war es in diesem Fall nicht möglich. Das vordere Kreuzband wurde, wie wir das bei frischen Fällen nur ausnahmsweise tun, primär nach unserer Technik ersetzt.

Noch im gleichen Jahr konnte der Spieler seinen früheren Posten in der Mannschaft der obersten Spielklasse wieder übernehmen und beschwerdefrei und unbehindert in gewohnter Weise spielen.

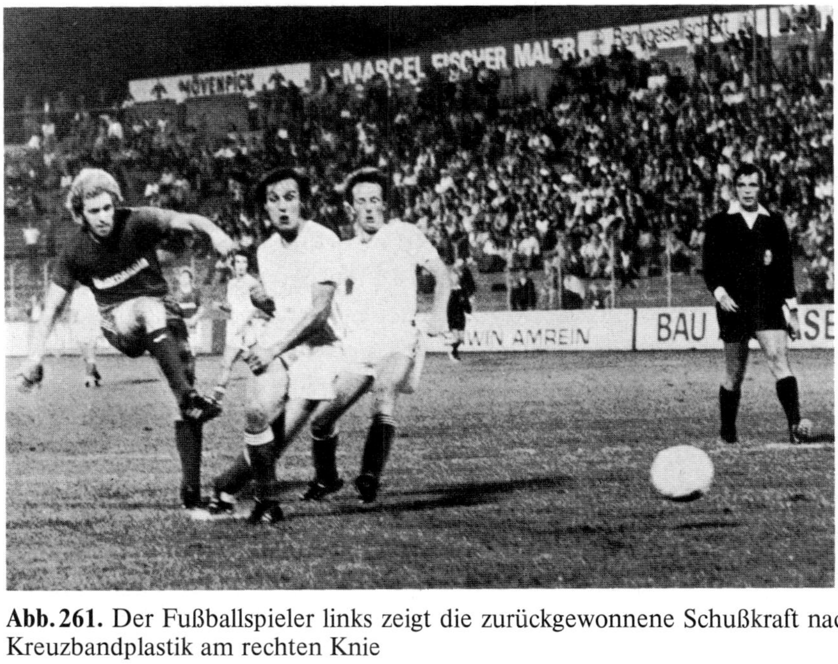

Abb. 261. Der Fußballspieler links zeigt die zurückgewonnene Schußkraft nach eingeheilter vorderer Kreuzbandplastik am rechten Knie

Ein zweiter Fußballspieler kam mit einem meniskektomierten Knie und einer globalen vorderen Instabilität mit +++ positivem „Lateral-pivot-shift"-Phänomen. Er war invalidisiert und konnte überhaupt nicht mehr Fußball spielen. Er weist jetzt, 6 Jahre nach der Kreuzbandersatzplastik mit Innen- und Außenrekonstruktion eine unverändert seitengleiche Stabilität auf und spielt ebenfalls ohne Beschwerden wieder seit Jahren regelmäßig Fußball. Er selbst nennt das Resultat „perfetto".

Ein drittes Beispiel ist eine Patientin, die ebenso nach einer solchen Lca-Ersatzplastik heute mit einem Sechsjahresresultat seitengleich stabil ist und beschwerdefrei Volleyball spielt.

Gedanken zur Heilung in den postoperativen Wochen

Da nach einer Periode der Ruhigstellung die kritischste Zeit für das Transplantat kommt, müssen hier einige Gedanken zur Heilungs- und Rehabilitationsphase folgen: Ohne Funktion und Bewegung kann sich die Ansatzzone am Knochen nicht regelrichtig strukturieren.

Der Übergang vom Band zum Knochen verläuft nach den Untersuchungen von Cooper und Misol [55] im normalen histologischen Bild vom Band mit dessen Faserbündeln in eine Zone mit Faserknorpel und von dort in den Knochen.

Auf diese Weise ist eine federnde Kraftübertragung möglich, und dadurch erklärt sich auch, warum die Ligamente nicht öfter einfach glatt am Knochen „abbrechen", wie z.B. elektrische Kabel, wenn diese ohne die sich verjüngende Übergangshülle gerade beim Steckerausgang brechen.

Meistens bleibt bei einer Ruptur dieser Faserknorpelanteil als Ministumpf am Knochen stehen. Nur in den Fällen, wo wir in der Abrißzone eine offensichtliche Glatze finden, ist die Faserknorpelzone am abgerissenen Band hängengeblieben.

Bis eine solche Übergangszone nach einer Ersatzplastik oder schon nach einer Rekonstruktionsnaht wieder funktionsfest ist, nimmt es einige Zeit in Anspruch, denn auch die Ordnung der Kollagenfasern kann sich erst bei der Beanspruchung wieder aufbauen.

Allgemein gibt man diese Kniegelenke, auch nach 6–8 Wochen Immobilisation, zu abrupt einer ungeschützten Beanspruchung preis, denn auch die propriozeptive Schutzsteuerung ist zu diesem Zeitpunkt noch nicht wieder instand gesetzt.

Dem gebrochenen Knochen vergleichsweise geben wir nach Frakturen Wochen und Monate Zeit für sein Remodelling, bis wir ihm wieder eine Belastung zumuten, ohne das Risiko einer Refraktur einzugehen. Weil die Ligamente aber „nur Weichteile" sind, die man im Röntgenbild nicht sieht, hat man im allgemeinen zu wenig Verständnis für ihre Heilungsprobleme.

Aber auch den Ligamenten muß man – wie dem Knochen – die notwendige Zeitspanne für ein inneres Remodelling gewähren, bevor man die Beanspruchung steigert. Wartet man ohne Geduld diese Zeit nicht ab, dann besteht ein Mißverhältnis im Gewebe zwischen der Belastung und der Belastbarkeit, welches im Mißerfolg endet.

Allein schon die Flexion auf 130° bedeutet für einen neugeschaffenen Bandansatz eine ungeheuer große Belastung, denn das Band wird direkt vom Knochen abgedreht (abgewürgt), wenn es nicht in der Lage ist oder war, der Beanspruchung folgend, sukzessive den fächerförmigen Aufbau seiner Fasern wiederherzustellen.

Wir haben bisher dreimal wegen frühzeitig am Femur abgescherten Transplantaten rearthrotomieren müssen. Jedesmal sah das Transplantat gut und nicht devitalisiert aus. Es war lediglich proximal am Femur, wie bei frischen Traumafällen, abgelöst. Die Patienten selber hatten kein neues Trauma erlitten, aber während einer normalen Betätigung gespürt, daß im Knie etwas passiert war. Weil dieses Ereignis von einer spürbaren Verschlechterung des Zustandes gefolgt war, kamen sie von sich aus zur Kontrolle.

In diesen Fällen haben wir das Neoligament jeweils wieder fixiert. Der Kondylus wurde neu angefrischt und das Bandende wie bei einer frischen Ruptur mit Nähten „over the top“ und transossär wieder am Femur verankert. Die Resultate danach waren bisher ermutigend.

Mögliche Spätfolgen im Quadrizepsstreckapparat

Die Röntgenbilder in Abb. 262 zeigen das Zweijahresresultat einer unserer Kreuzbandersatzplastiken. Man sieht deutlich die Kanallinien und den radiologisch reizlosen appositionellen Knochenhöcker an der Innenseite der lateralen Kondylenrolle.

Ganz zu Beginn hatten wir bei Hochleistungssportlern ernsthafte Bedenken, den Quadrizepsapparat durch die Transplantatentnahme derart schädigen zu müssen. Erstaunlicherweise haben wir aber nur in einem Fall bei einem sportlichen jungen Mann sekundäre Beschwerden in Form einer hartnäckigen Tendinose am Apex patellae behandeln müssen. Sein Knie ist nach ehemals ausgeprägter globaler vorderer Instabilität fast seitengleich stabil; die anteromediale Restschublade beträgt 2-3 mm.

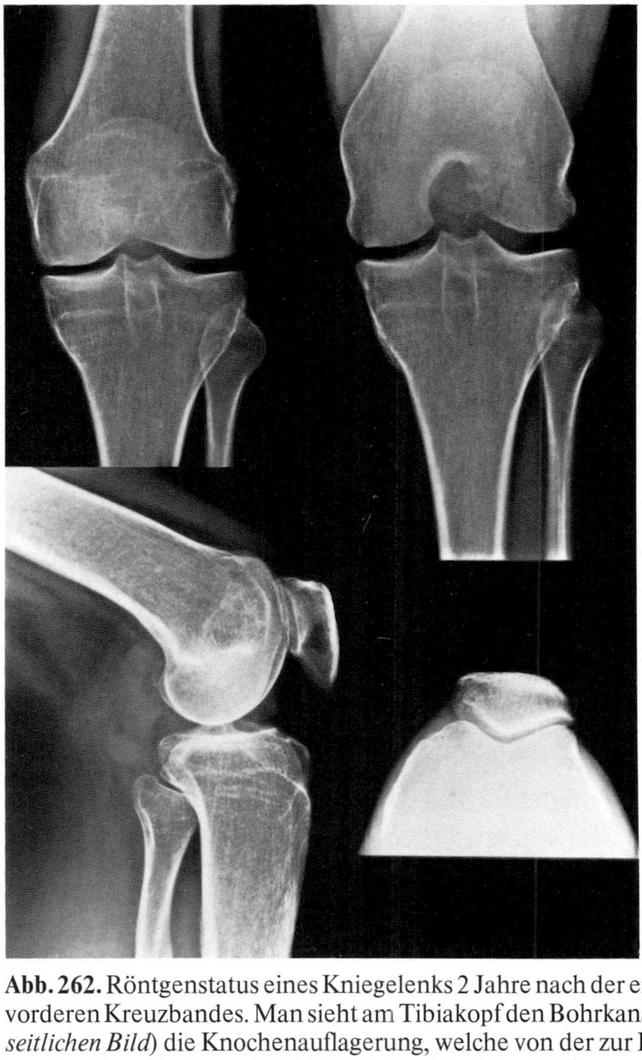

Abb. 262. Röntgenstatus eines Kniegelenks 2 Jahre nach der erfolgreich durchgeführten Ersatzplastik des vorderen Kreuzbandes. Man sieht am Tibiakopf den Bohrkanal und (in der sog. *Tunnelaufnahme sowie im seitlichen Bild*) die Knochenauflagerung, welche von der zur Refixation am Femur verwendeten Patellaknochenlamelle stammt. Die Patella liegt *(axiales Bild)* normal in der femoralen Trochlea und ist an ihrer Oberfläche wieder ganz regulär geformt

Bei einem anderen Patienten entwickelte sich ein Sehnenganglion aus dem Tibiatunnel nach außen. Er hatte keine Schmerzen und ist nach der Resektion dieses Ganglions seit 3 Jahren mit stabilem Knie rezidivfrei und sportfähig.

Bis auf einen Patienten aus der frühen Serie, der wegen bedeutendem Knorpelschaden und dekompensierter vorderer Instabilität schon 3mal vor uns und 2mal durch uns operiert worden war und jetzt eine Dauerversorgung mit einem Lennox-Hill-Brace benötigt (muskuläre Insuffizienz?), kommen alle Patienten ohne Hilfsapparat aus.

Neuere Entwicklungen beim Lca-Ersatz

Seit einem Jahr führen wir vergleichsweise auch Lca-Ersatzplastiken aus dem Lig. patellae nach dem Brückner-Prinzip durch. Allerdings nicht als freie Transplantate, sondern als solche mit einem gefäßführenden Stiel vom Corpus Hoffa. Es ist mit dieser Technik sogar möglich, beide Kreuzbänder gleichzeitig zu ersetzen, und vor allem für den Ersatz des hinteren entwickelten sich daraus ermutigende Perspektiven. Ein echter Resultatvergleich wird aber erst im kommenden Jahr möglich werden.

Der hintere Kreuzbandersatz

So positiv die allgemeinen Erfahrungen heute mit dem vorderen Kreuzbandersatz geworden sind, so mäßig waren sie noch bis vor kurzem mit dem Ersatz des hinteren Kreuzbandes; sogar unsere früheren Resultate mit der palliativen Operation nach Augustine [15] (Abb. 264) sind bei mittelschweren hinteren Instabilitäten noch immer von einem gewissen Wert, wie das auch von Anselm [13] festgestellt wird.

Mit der Gastrocnemiusversetzung nach Hughston haben wir keine Erfahrung.

Hughston et al. [138] bestätigen in ihrer jüngsten Publikation 1980 die Schwierigkeiten mit den Lcp-Ersatzplastiken. Sie plädieren deswegen für die primäre operative Versorgung jedes erkannten frischen Risses des Lcp.

Die von uns aufgezeichnete Technik (Abb. 263-266) gab in den ersten zwei Fällen mäßige Resultate. Immerhin ist der Zustand der Patienten besser als vor der großen Operation.

In einem weiteren Fall verfolgten wir *während 1 1/2 Jahren* ein gutes Resultat, bis nach einem nicht ungewöhnlichen Stolperschritt schlagartig wieder eine deutliche hintere Schublade vorhanden war. Der Patient bemerkte dies sofort und war auch sogleich wieder unsicher beim Gehen auf unebenem Boden.

Der Verlauf bedeutet, daß das Transplantat sich nie richtig revitalisiert und umgebaut hat und deswegen einen Ermüdungsbruch erlitt.

Ob wir das Transplantat nicht genügend in ein vitales Bett gebracht hatten oder ob es damals zu wenig mit Synovialis gedeckt und extraartikuliert wurde, bleibe dahingestellt.

Grundsätzlich scheint es uns sinnvoll, das Transplantat auf die bezeichnete Weise zu entnehmen, denn wir konnten so aus der Quadrizepssehne oberhalb der Patella genug Volumen für einen kräftigen Ersatz des starken Bandes gewinnen. Vielleicht war aber gerade die Transplantatdicke der Grund für das funktionstüchtige Bestehen während 1 1/2 Jahren einerseits und für die ungenügende Revitalisierung andererseits.

Die geschilderten Erfahrungen haben dazu geführt, daß wir noch zurückhaltend sind mit eigentlichen Ersatzeingriffen für das hintere Kreuzband und unsere späteren Fälle mit modifiziertem Verfahren in ihrer Langzeitentwicklung beobachten.

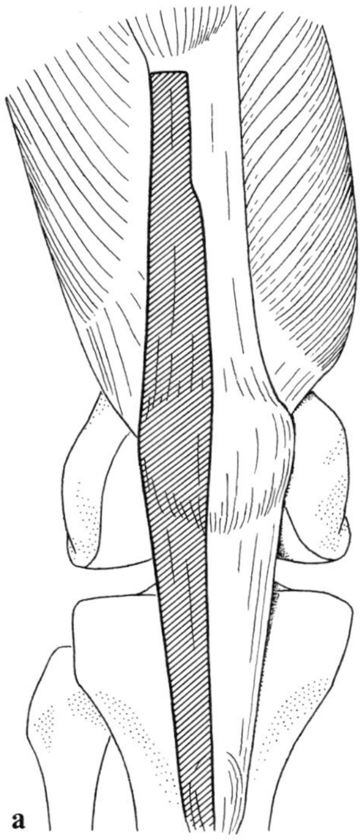

a

Abb. 263a-c. Technik der Ersatzplastik für das hintere Kreuzband. **a** Entsprechend der Ersatzplastik für das vordere Kreuzband wird für den Ersatz des hinteren ein an der Tuberositas gestielter Streifen aus Quadrizepssehne, (lateral), Patellalamelle und einem Drittel des Lig. patellae gewählt. Er wird oberhalb der Patella länger als für das vordere präpariert und im Bereich der Quadrizepssehne unmittelbar oberhalb der Patella voluminöser gehalten. Weiter proximal wird das Transplantat wieder dünner entnommen, da dieser Teil nur für den Durchzug durch die mediale Femurkondylenrolle gebraucht wird. Als eigentlicher Ersatz für das hintere Kreuzband dient dann der suprapatellar gelegene dicke Anteil des Transplantats; **b** seitliche Ansicht des Durchzugs dieses hinteren Kreuzbandersatzes. Das Lig. patellae soll nicht ganz zur Tuberositas hinunter gespalten werden, damit nicht alle ernährenden Gefäße geopfert werden. Das von der Patella stammende Knochenstück kann auch mit dem Katheter nicht hinten aus dem Tibiabohrtunnel um die Ecke herausgezogen werden; es bildet somit intratibial eine ideale dorsale Verankerung, die verhindert, daß der gefäßführende Teil von der Tuberositas her zu stark gespannt wird; **c** Ansicht der hinteren Kreuzbandplastik von ventral. Die Patella wurde zur besseren Darstellung nach medial abgehoben. Nachsatz: Die Resultate dieser Plastik sind bis jetzt unbefriedigend

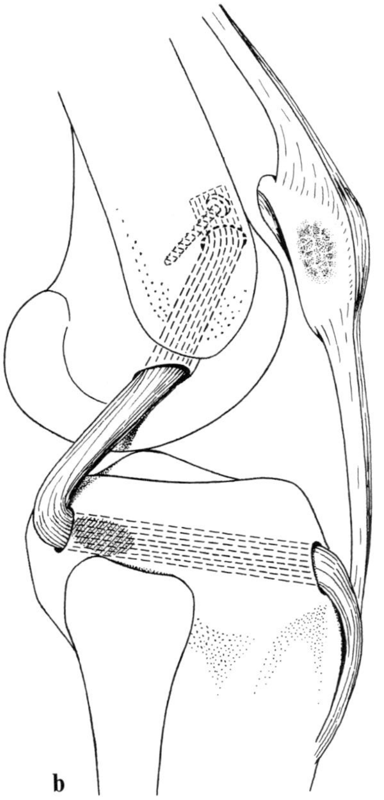

b

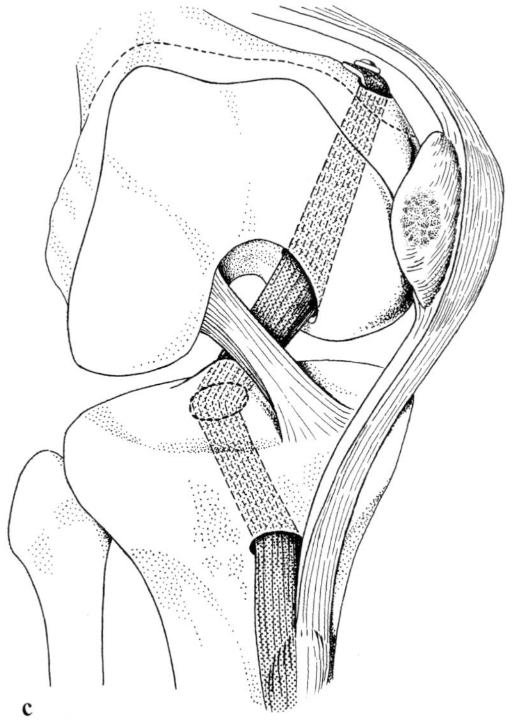

c

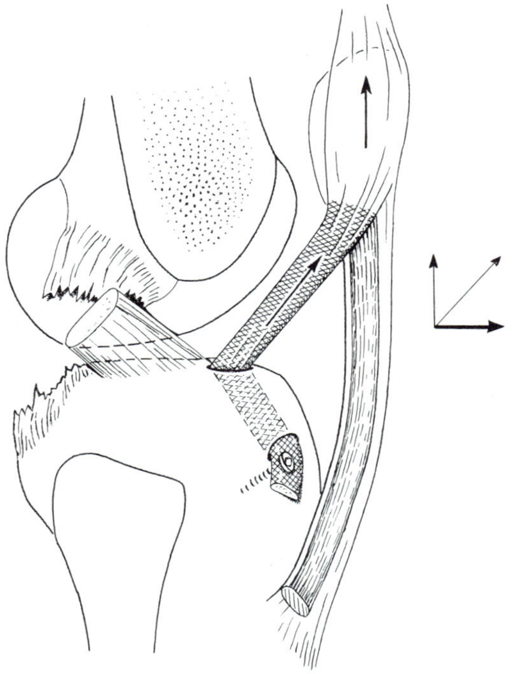

Abb. 264. Schema der Operation nach Augustine [15] bei chronischer Lcp-Insuffizienz. Um eine Wirkung gegen die posterolaterale Instabilität zu erreichen, nehmen wir das laterale Drittel des Lig. patellae, lassen es am Apex patellae gestielt und führen es gerade nach lateral vor dem Lca im Zentralpfeiler durch den 6,5-mm-Bohrtunnel in den Tibiakopf. Wenn man den Streifen so lang wie möglich wählt, dann kann man sein Ende noch knapp mit Schraube und Zackenscheibe fixieren. Das Parallelogramm der Kräfte zeigt die nach vorne ziehende Kraft an der Tibia bei Quadrizepsaktion

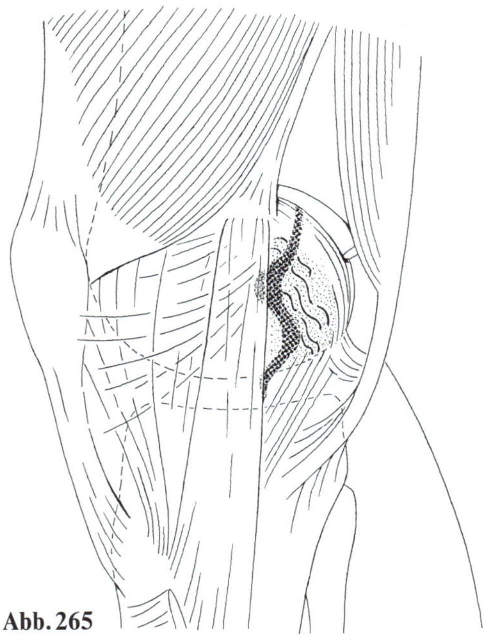

Abb. 265

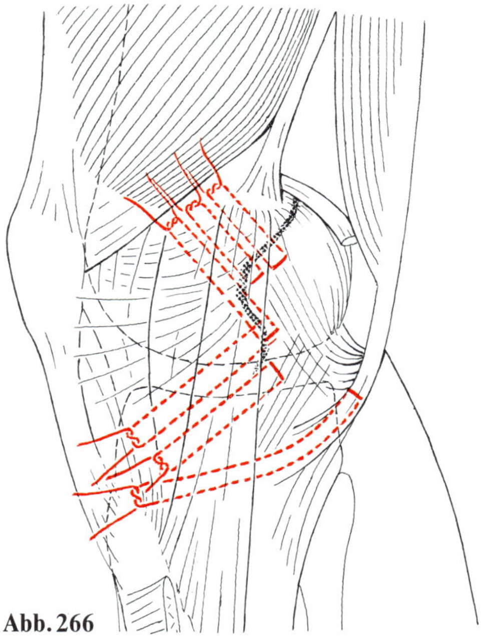

Abb. 266

Abb. 265. Alter Riß durch das Lcmp mit chronischer Insuffizienz des Semimembranosusecks

Abb. 266. Nahttechnik nach Anfrischung des Femurs und wenn nötig auch der Tibia. Ist der nach vorne ziehende Schenkel der Semimembranosussehne schlaff und ausgeleiert, dann ist auch dieser nach Anfrischung seines Lagers mit einer nichtresorbierbaren Naht nach ventral zu ziehen.

Arthroskopie in der Planung von Kreuzbandrekonstruktionen

Die großen bandrekonstruktiven Operationen sind in jeder Hinsicht aufwendig. Sie erfordern eine gute Anpassungsfähigkeit an die Situation, denn man kann nicht automatisch einfach eine Standardoperation ablaufen lassen. Die neueren Methoden erfordern u.U. auch mehr Zeit und ein geschultes Team.

Deswegen wollen wir uns nicht mehr so wie früher peroperativ vom Befund überraschen lassen, sondern arthroskopieren die Gelenke vorher zu einem beliebigen Zeitpunkt, damit wir den Eingriff um so besser planen können.

Sind Kreuzbandreste vorhanden, dann stellen wir uns darauf ein, diese zu verwenden und richten den Zugang darauf aus. Auf diese Weise haben wir in den letzten 3 Jahren mehrheitlich alt abgerissene hintere Kreuzbänder reponiert und reinseriert. Die Resultate waren gegenüber den reinen Ersatzplastiken meistens besser.

Die Verwendung des bestehenden Kreuzbandes bei der sekundären Rekonstruktion

Die geschilderten Erfahrungen mit der totalen Ersatzplastik für das hintere Kreuzband und die am geeigneten Fall ermutigenden Resultate mit der Verwendung alt abgerissener vorderer Kreuzbänder bei den Rekonstruktionseingriffen mit der Dreierkombinationsoperation bei globalen vorderen Instabilitäten ließen uns nun jede Möglichkeit ausschöpfen, bei der noch ein tauglicher Bestandteil eines hinteren Kreuzbandes vorhanden war.

Sowohl beim Ersatz des vorderen als auch des hinteren Kreuzbandes ist es von Vorteil, wenn ein ortsständiges Band mit seinen Gefäßen und propriozeptiven Nerven für die Rekonstruktion verwendet werden kann. Auch wenn es anfänglich nicht vollwertig ist, so kann es sich nämlich bei guter Trophik wiederaufbauen, wenn man die dafür nötigen Voraussetzungen schafft.

Das proximal „alt abgerissene" hintere Kreuzband

Dieses liegt kaum je als sichtbar abgerissener Stumpf vor. In der Mehrzahl der Fälle läuft vom medialen Kondylenknorpel das Stratum synoviale des Kreuzbandpfeilers am Knochen nach unten und dann auf dem Pfeiler weiter. Wenn man weiß, wie sich das Lcp normalerweise proximal an der Kondyleninnenseite anfühlt und mit der Tastsonde identifizieren läßt, dann merkt man in solchen Fällen sofort, daß unter der synovialen Schicht keine Substanz liegt. Kann man dann die dazugehörige hintere Schublade in entsprechendem Ausmaß auslösen und das Band nach vorne oben heraufziehen, so kann die Reposition/Refixation durchgeführt werden.

Mit dem kleinen scharfen Raspatorium schiebt man direkt von der Knorpelgrenze an die Synovialschicht nach unten und legt den Knochen frei, bis festeres Gewebe, in der Regel Reste des Lcp, kommt. Diese faßt man mit ein oder *mit zwei* kräftigen, nicht-resorbierbaren Fäden (Nylon 3) und zieht das Band nach vorne oben. Wenn es an gewissen Stellen noch mit dem Knochen verbunden aber locker ist, dann wird es dort mit einer feinen Knochenlamelle vom Kondylus abgehoben und wie beschrieben, mit Fäden nach vorne oben reponiert. Bei der Kürze des Lcp ist schon eine Versetzung um 5 mm eine große Strecke, die genügen kann, um wieder die ganze Stabilität zu erbringen.

Ist dies gelungen, kann man, wie bei der frischen Verletzung (Abb. 246), zwei oder besser vier Bohrlöcher so durch den medialen Kondylus legen, daß sie medial proximal extraartikulär beginnen und im Insertionsgebiet des Lcp am Femur enden. Die Kreuzbandnähte werden mit der Kanülentechnik durchgezogen. Das hintere Kreuzband läßt sich dann reponieren und die Naht mit Klemmen probeweise fixieren. Die hintere Schublade sollte so in allen Flexionsstellungen zum Verschwinden gebracht werden können. Man muß darauf achten, daß die Nähte kräftig und ganz fest in der Bandmasse verankert sind, denn nachher wird von *dieser* Naht wie von keiner anderen im Knie sehr viel abhängen.

Definitiv geknotet werden diese Nähte aber erst, wenn die entlastenden Nähte der Synergisten auf der medialen und auf der lateralen Seite befestigt sind und so die Tibia mit nach vorne halten.

Das distal „alt abgerissene" hintere Kreuzband

Wir wissen von radiologisch gesicherten, mit Fragmenten abgerissenen hinteren Kreuzbändern, daß schon bei einer Fragmentverschiebung von wenigen mm eine ausgeprägte hintere Schublade von ++ bis +++ auftreten kann (5 mm bedeuten schon 25%!).

Wenn wir also bei der Arthroskopie oder nach der Eröffnung feststellen können, daß sich die Hinterhörner des Meniskus - sei es medial oder lateral - vom Tibiaplateau leicht abheben lassen und daß in Streckstellung Varus- resp. Valgusinstabilität vorliegt, dann heißt das praktisch, daß das hintere Kreuzband desinseriert ist.

Genauso, wie man das hintere Kreuzband proximal reinserieren kann, so kann man es in einer analogen Situation distal tun, wenn es proximal am Femur noch gut erhalten ist. In diesem Fall kann man hinter der Eminentia intercondylaris mit dem kleinen Raspatorium leicht hinunterfahren, was ein Zeichen dafür ist, daß in jener Gegend nur minderwertiges, narbiges Gewebe vorliegt, weil dort knochennah ein Abriß des Lcp vorgelegen hatte. Mit geeigneten Instrumenten, auch abgewinkelten Meißeln, kann man die Ablösung sogar mit einer Knochenlamelle vornehmen.

Je nachdem, ob die periphere Zusatzläsion auf der medialen oder auf der lateralen Seite liegt, kann man von medial oder von lateral her an die distale Insertionsstelle des Lcp am Tibiakopf gelangen. Bei genügender Ablösung kann man die Tibia nach vorne in die Neutralstellung ziehen, das Lcp distal mit der gebogenen Klemme fassen und in entgegengesetzter Richtung nach hinten unten schieben. Dann werden mit der speziellen Reverdin-Nadel, welche das schließbare Öhr nur etwa 1-2 mm hinter der Spitze hat, drei kräftige, nicht-resorbierbare Fäden in das hintere Kreuzband gelegt.

Noch vor dem Bohren der ersten Kanäle kommt man mit der großen Inzision vom Semimembranosuseck oder vom Popliteuseck her, stumpf dem hinteren Rand des Tibiakopfes folgend, bis in die Mitte der Fossa poplitea. Dort palpiert man durch die Gelenkkapsel hindurch gut die Vertiefung, in welcher das Lcp normalerweise in seinem Insertionsbett liegt. (Man schaue sich vorher einen Präparatknochen an und palpiere an ihm).

Wie in Abb. 244 werden nun von vorne durch die mediale oder die laterale Seite des Tibiakopfes 4 Bohrkanäle ins Insertionsgebiet des hinteren Kreuzbandes, am Hinterhang der Eminentia intercondylaris gebohrt.

Zwei der Fäden werden mit je 2 Schenkeln durch die Kanäle mit der Kanülendrahtschlaufentechnik nach vorne durchgezogen. Die Nähte müssen etwa 1 cm proximaler, d.h. oberhalb der Löcher im Kreuzband liegen; nur so kann man das Band beim Knoten überhaupt erst anspannen.

Die dritte und letzte Naht im Lcp wird in Anlehnung an die „over-the-top"-Technik nach *hinten unten „through the bottom"* aus dem Gelenk geführt.

Wieder palpiert man mit dem Zeigefinger in der Fossa poplitea die Vertiefung des Lcp-Ansatzes und stößt nun mit der anderen Hand, vom Gelenkinnern aus, eine Crawford-Klemme ohne Gewalt auf dem hinteren Eminentiaabhang hinunter. Der Finger in der Fossa spürt die Klemme kommen, so daß man sich in der Richtung nicht täuschen kann. Dann stößt man mit sanfter Kraft die Klemme durch die hintere Kapsel und kann mit ihr in der Fossa einen bereitgehaltenen Durchzugsfaden fassen. Diesen zieht man in seiner Mitte als U-Schlaufe zurück ins Gelenk, wo man mit ihm den dritten Faden der Kreuzbandfixation einschlaufen und in idealer Verlaufsrichtung des Lcp aus dem Gelenk herausziehen kann.

Diese Spannaht nach unten „through the bottom" muß zum Knoten durch ein oder zwei Bohrkanäle aus der Fossa poplitea durch den Tibiakopf nach vorne gezogen werden. Die zuerst gebohrten und evtl. schon mit Fäden besetzten Kanäle müssen vorübergehend zusätzlich mit einem Spickdraht markiert werden, damit man auf keinen Fall mit dem Bohrer in die alten Löcher gerät und dort die Fäden abreißt!

Die Löcher für das Nach-vorne-Ziehen dieser Naht „through the bottom" müssen um 1 cm weiter distal hinten aus der Tibia hinausführen, als es der Austrittstelle dieser Fäden aus der Gelenkkapsel entspricht. Dies ist normalerweise gerade unterhalb der am weitesten nach dorsal ausladenden hinteren Begrenzung des Tibiaplateaus (s. Abb. 237c und 244) der Fall, also unterhalb des Lcp in Abb. 237c.

Nur so kann man das hintere Kreuzband wirklich hinunterspannen. In dieser Gegend ist die Tibia frei von Muskelansätzen und der M. popliteus folgt erst knapp distal davon, wo sich die Tibia schon wieder verjüngt.

> Es versteht sich von selbst, daß alle beschriebenen Bohrmanöver unter einwandfreiem Schutz der Gefäß-Nerven-Stränge in der Poplitea zu erfolgen haben. Der Bohrer darf hinten auf keinen Fall ins Leere durchstoßen können. Nötigenfalls sind die Poplitealorgane mit einem breiten oder löffelartigen Spatel zu schützen.

Das treppenförmig intermediär „alt abgerissene" hintere Kreuzband

Wir haben bisher keinen hinteren Kreuzbandabriß gesehen, bei welchem die Ruptur glatt quer durch den intermediären Abschnitt gegangen wäre. Die verschiedenen Faserzüge waren immer in verschiedenen Höhen abgerissen, so daß sich daraus ein diagonaler bis treppenförmiger Rißverlauf ergab. Meistens ist eine Gewebekontinuität vorhanden, welche eine sekundäre Rekonstruktion ermöglicht. Die ursprüngliche Rißsituation ist jeweils mit dem Lca-Riß (Abb. 239a, b) zu vergleichen.

Auch beim späten Wiederherstellungseingriff ist es möglich, das alte Rißgebiet wieder zu erkennen. Mit Taster, Elevatorium und gebogener Klemme läßt sich das Narbengebiet stumpf so weit darstellen, daß man dann die bestehenden Hauptbandzüge in Analogie zu Abb. 205 transossär oder „through the bottom" am gegenüberliegenden Knochen fixieren kann.

Da die proximal und distal gestielten Bandanteile des Lcp eine arterielle Versorgung beibehalten konnten, ist es im Gegensatz zum Lca möglich, daß sich diese durch die entsprechend überlappende Naht wieder zu einer Einheit reintegrieren und gut funktionstüchtig werden und bleiben können. Jedenfalls haben wir seit den unbefriedigenden Lcp-Ersatzeingriffen eine ganze Anzahl über Erwarten guter Resultate mit dieser Rekonstruktion alter Lcp-Verletzungen verfolgen können. Immer haben wir dabei die Kreuzbänder zu einem gemeinsamen Pfeiler vereinigt und, mit Synovia überzogen, extraartikularisiert.

Dazu muß aber wiederholt werden, daß *keine* dieser Rekonstruktionen ohne eine Wiederherstellung der peripheren Synergisten vor sich gegangen ist, und daß uns gerade in dieser Hinsicht die Resultate der letzten Jahre recht geben, wie das im folgenden Kapitel zum Ausdruck kommt.

Zusatztrick für einen Zugang zum hinteren Tibiakopf

Von einem großen vorderen oder medialen Zugang der beschriebenen Typen aus kann man unterhalb des Semimembranosusansatzes, 5-10 cm unterhalb des Gelenkspaltes, um die mediale Tibiakante herum, unter den medialen Gastrocnemiusbauch auf die Lamina profunda der Fascia cruris gelangen. Diese deckt und verbindet die in einer Schicht liegenden Mm. soleus (distal) und popliteus (proximal). Auf dieser Schicht kann man ohne Gewebswiderstand stumpf mit einem oder mehreren Fingern bis über die Mittellinie, sogar bis in die laterale Hälfte, an den hinteren Tibiakopf und die Gelenkkapsel herankommen. Wenn man dabei dicht auf den Muskelbäuchen vorgeht, dann trennen sich die Schichten von selbst so, daß der ganze popliteale Gefäß-Nerven-Strang mit den Gastrocnemiusbäuchen auf der Außenseite bleibt.

Wenn es nötig ist, kann man sogar von medial her die Sehne des medialen Gastrocnemius oben an der Kondylenrolle einschneiden oder temporär ganz ablösen.

Mit diesen Hilfen ist auch in schwierigen Situationen die Orientierung möglich und das sachgemäße Legen der Nähte für die rekonstruktiven Maßnahmen an Lcp-Rupturen gut durchführbar.

Veraltete Rupturen des vorderen und hinteren Kreuzbandes gleichzeitig

Diese wirklich invalidisierenden anteroposterioren Kombinationsinstabilitäten gehören zu den größten Problemen am Kniegelenk.

In den frühen Jahren haben wir solche Patienten meistens nicht operiert, sondern mit einer Orthese versorgt. In *einem* Fall haben wir auf Wunsch eines Patienten mit ausgeprägter a.-p. Instabilität zusammen mit großer medialer Aufklappbarkeit eine Arthrodese durchgeführt. Er hatte als noch junger Mann eine lange posttraumatische Leidensgeschichte an seinem Knie hinter sich. Die Weichteile waren nach einem Spalthauttransplantat prekär. Dieser Mann wollte ohne Apparat wieder in seinem Geschäft stehend arbeiten können und kam von sich aus mit dem Wunsch zur Arthrodese, mit der er dann sehr zufrieden war. Diese Behandlungsmethode stellt für uns aber eine Ausnahme dar.

Auch hier ist uns die Arthroskopie eine ganz wesentliche Hilfe. Man kann im voraus sehen, ob eines der Kreuzbänder reinseriert oder rekonstruiert werden kann, und plant entsprechend nur die Ersatzplastik für das andere. Mit dieser Taktik haben wir bisher gute Erfahrungen gemacht.

Über Langzeiterfahrungen mit dem Ersatz beider Kreuzbänder gleichzeitig können wir noch nicht berichten. Wohl zeichnen sich auch hier neuere Entwicklungen ab, aber die noch kurzen Verlaufszeiten an Einzelfällen erlauben keine definitive Beurteilung.

Bisher haben wir aus grundsätzlichen Überlegungen keine artifiziellen Bänder eingesetzt, obwohl ihnen zumindest der Wert einer wichtigen Schienung während einer begrenzten Zeit nicht abgesprochen werden kann.

Ob die Verwendung von Kohlenstoffasern nach Jenkins et al. [157] auf die Dauer gute Resultate bringen wird, bleibt noch abzuwarten.

Die sekundäre Wiederherstellung der Peripherie und Ersatzplastik der fünf Hauptbänder und der Kapsel

Kapsel

Vidal et al. [365] betonten 1977 die Wichtigkeit auch der hinteren Kapsel für die Stabilität, und Palmer [280] hat schon 1958 die Bedeutung gerade der innersten Kapsel für die Physiologie und Pathophysiologie der propriozeptiven Stabilitätssteuerung erkannt und beschrieben. Es steht deswegen außer Zweifel, daß man die Kapsel, wo immer sie zerrissen ist, nähen und möglichst auf ihre normale Länge anspannen muß. Die Kapsel selber, die vielerorts fast nur aus einer etwas verdickten, synovialen Schicht besteht, ist aber nicht in der Lage, ein Kniegelenk allein gegen mechanische Beanspruchung zu halten. Im hinteren Kapselbereich ist es ihre Aufgabe, die reguläre Länge zu geben, aber der mechanische Halt wird sichergestellt durch:

1. M. semimembranosus und dem zu ihm gehörenden Lig. popliteum obliquum
2. M. popliteus und dem zu ihm gehörenden Lig. popliteum arcuatum
3. M. gastrocnemius medialis
4. M. gastrocnemius lateralis mit dem fabellabezogenen Ligamentsystem

Die Kapsel ist zwischen diesen Elementen und als deren Überzug gegen das Cavum articulare zu so dünn, daß man sie oft kaum ablösen kann. So schreibt Tabutin [in 359], daß auf der lateralen Seite hinten, zwischen der Fabella (oder dem ihr entsprechenden Gewebe) und dem Ansatz der Sehne des lateralen Gastrocnemius über der Kondylenrolle überhaupt keine Kapsel vorhanden sei, sondern daß die Gastrocnemiussehne allein gleichzeitig auch Kapsel sei.

Wir sind der Ansicht, daß sich die Kapsel hinten regulierend selber einpaßt, wenn die Länge und die Ansätze der erwähnten Strukturen 1–4 stimmen.

Vidal et al. [365] haben für diese Kapselproblematik eigene Begriffe verwendet, die wir hier erwähnen müssen, damit keine Mißverständnisse entstehen. So führt er 8 Elemente der passiven Stabilität auf.

Auf einem Kreis um das Lca folgen sich:

- ligament latéral externe = Lcl
- corner postéro-externe = Popliteuseck
- coque condylienne externe = äußere hintere Kondylenkapselschale
- ligament croisé postérieur = Lcp
- coque condylienne interne = innere hintere Kondylenkapselschale
- corner postéro-interne = Semimembranosuseck
- ligament latéral interne = Lcm

Der Tractus ist nicht als passives Element dabei!

Bei Vidal et al. [365] erhält nun die „coque condylienne" einen solchen Wert, daß er ihre Verletzung als vierte Komponente in seine Klassifikation der medialen Verletzung aufnimmt. Obwohl in dieser Klassifikation auch die Bezeichnung Tetrade vorkommt, hat sie mit der bei uns verwendeten keine gemeinsame Basis und ist deshalb nicht vergleichbar. (Tetrade bei Vidal: Lcm, Lca, corner postéro-interne und coque condylienne interne). Die „innere hintere Kondylenkapselschale" (coque condylienne interne) kann nicht den Wert eines für sich allein wesentlichen passiven Einzelelements haben, denn zwischen den festen und abgrenzbaren Strukturen des Lcmp, dem Semimembranosus mit seinem Lig. popliteum obliquum, dem Gastrocnemius medialis und dem Lcp, welche zusammen das Gerüst für die Festigkeit und die Länge bilden, finden wir nur dünne, synoviale Kapselauskleidung.

In der Literatur ist anerkannt, daß die Prognose der Komplexverletzung mit zunehmender Zahl der betroffenen Bänder auch bei sachgerechter Rekonstruktion schlechter wird. Auch dies ist bei der Tetrade nach Vidal nicht der Fall, denn die Resultate der Triaden und Tetraden jener Klassifikation sind praktisch gleich gut.

Auf der lateralen Seite gibt es noch viel weniger eine für sich abgrenzbare hintere Kapselschale, da diese Region mit dem Lig. popliteum obliquum, dem Komplex des Lig. arcuatum, der lateralen Gastrocnemiussehne, dem Lig. fabello-fibulare, dem Lcl und dem Popliteus schon sehr dicht besetzt ist.

Es versteht sich von selbst, daß man all diesen Strukturen beim Verfolgen der Risse in frischen und alten Situationen genaue Beachtung schenken muß.

Hintere Kapsel

Alle hinteren Desinsertionen kapsulärer Anteile von der Tibia müssen bei der Rekonstruktion der alten Instabilität gesucht und refixiert werden. Alte proximale Abrisse der Kapsel und der Gastrocnemiusansätze können dabei besser erkannt werden als die Läsionen in den überdehnt vernarbten intermediären Partien und zwischen Semimenbranoseck und Lcp am Tibiakopf.

Lig. coronarium

Das Lig. coronarium müssen wir als einen Bestandteil der Kapsel noch besonders herausheben. Es stellt, wie besprochen, als Sammelbegriff die Gesamtheit der meniskotibialen Fasern rings um das Tibiaplateau dar und es kommt ihm eine echte Bedeutung für die Stabilität zu. Vor allem die Verankerung der mittleren und dorsalen Meniskuspartien ist hervorzuheben. Auf der medialen Seite ist diese Verbindung am kräftigsten beim Lcmp und auf der lateralen sind die Partien gerade vor dem Hiatus popliteus am stärksten, wo auch das Fragment von Segond ausgerissen werden kann.

Die meniskotibialen Verbindungen sind deswegen auf ihrer ganzen Zirkumferenz sorgfältig zu überprüfen und mit sicherer Naht an die Tibia zu refixieren.

Für die *mediale* Seite ist die Wiederherstellung der meniskotibialen Verbindung des Semimembranosusecks der erste und wichtigste Schritt der Rekonstruktion. Als zweiter Schritt muß die meniskotibiale Verbindung zwischen Lcmp und Lcp kontrolliert werden, und wenn nötig, müssen die Umschlagtaschen unterhalb des Tibiakopfes reseziert werden. Dann folgt die evtl. transossäre Refixation des Lig. coronarium an der anzufrischenden Tibia (Abb. 267 und 268).

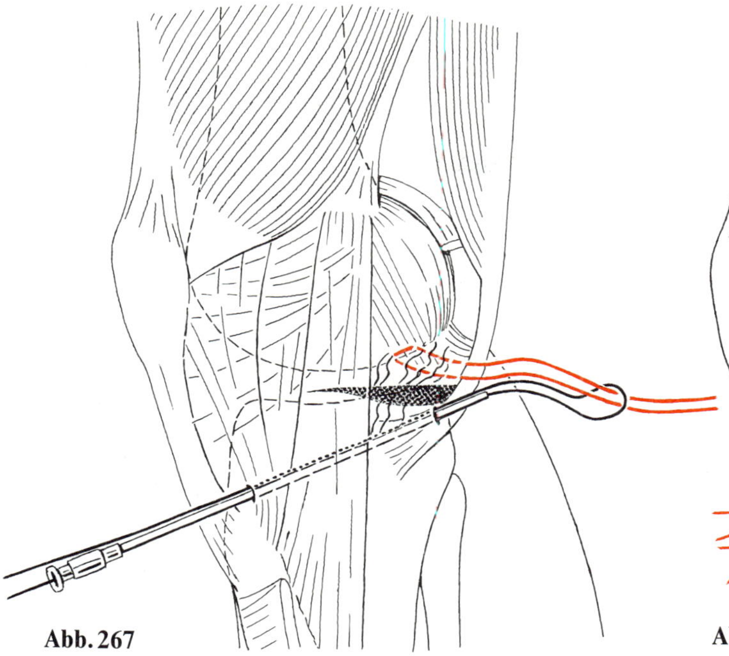

Abb. 267

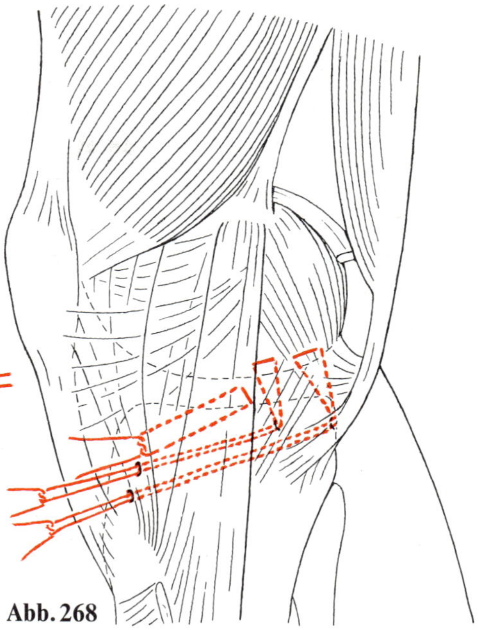

Abb. 268

Abb. 267. Liegt die Insuffizienz oder der alte Riß im Lig. coronarium (meniskotibiale Bandverbindung), dann erfolgt nach Anfrischung des Knochens in der tibialen Umschlagtasche die transossäre Refixation

Abb. 268. Die transossäre Refixation hat von der Tibiahinterfläche bis nach vorne unter das Lcm zu erfolgen

Auf der *lateralen* Seite ist die Verbindung des Meniskus zum Tibiakopf gerade oberhalb und vor dem Fibulaköpfchen die wichtigste Verbindung.

In zweiter Linie darf auch lateral die hintere meniskotibiale Partie keine Taschen aufweisen.

Bemerkung: Ein wertvoller Bestandteil der Operation von O'Donoghue [268] beruht auf der transossären Wiederverankerung dieser Kapselligamentpartien an der Tibia!

Das Semimembranosuseck

Die Verletzungen des Semimembranosusecks sind meistens Teil einer Läsion mit vorderer Instabilität.

In den meisten Fällen ist auch bei der sekundären Rekonstruktion genug ortständiges Bandgewebe vorhanden, so daß man damit praktisch immer eine anatomische Wiederherstellung realisieren kann. Sehr oft findet man noch die alten Rißstellen, in welchen als Verbindung nur dünnes Synovialgewebe vorliegt, das keine Stabilisierungsfunktion mehr übernehmen kann. Schon eine geringe Verlängerung des Lcmp führt ja zu erheblicher Vergrößerung der Rotationsschublade (große relative Verlängerung kurzer Fasern). In besonders stark ausgegeleierten, chronisch instabilen Kniegelenken ist die Semimembranosussehne selbst in ihrer Rille am Tibiakopf distendiert.

Der wichtigste erste Schritt der Rekonstruktion stellt die Wiederverbindung des Meniskus mit der Tibia im Bereich des Lcmp dar. Wenn möglich frischen wir vor dem Legen der

Nähte die Tibia im Insertionsbereich oberflächlich an. Darüber legen und knoten wir die Nähte bis hinüber zum Lcp. Sie sind erst dann richtig gelegt, wenn sie Extension und Flexion nicht behindern und trotzdem schon die anteromediale Instabilität aufheben.

Danach wird die meniskofemorale Verbindung kontrolliert und entsprechend rekonstruiert. Das Lcp muß am Femur unter dem Lcm verschwinden. Nur so kann es sich bei der Flexion physiologisch richtig verhalten. (Das Überlappen nach Nicholas [252] über das Längsligament entspricht nicht den anatomischen und kinematischen Forderungen und außerdem muß bei dieser Operation der Meniskus geopfert werden.)

Gelegentlich findet man bei der Rekonstruktion im femoromeniskalen Anteil *Zysten,* die, im Bandansatzbereich an der Kondylenrolle lokalisiert, belastungsabhängige Beschwerden verursachen können. Im Bereich solcher Zysten gibt es meistens epithelisierte Knochenglatzen. Hier ist wiederum die Anfrischung des Knochens für die Verankerung der darüber genähten Bandelemente wichtig.

Cave N. articularem!

Wenn man den Typus des ehemaligen Risses noch erkennen kann, dann legt man die Nähte so, wie es für die frischen Risse in den Abb. 213 b ff. gezeigt wird. Ist es schwierig, den alten Rißtypus zu erkennen, dann empfiehlt sich eine Nahttechnik, wie wir sie in den Abb. 265–268 (evtl. Abb. 220) dargestellt haben. Die Technik, die Hughston und Eilers [136] empfehlen, entspricht dieser Art des Vorgehens.

In gewissen Fällen kann es nötig sein, überschüssiges, unstrukturiertes Kapselgewebe hinter dem Lcmp zu resezieren.

Automatische Schlußrotation und Bandanspannung im Semimembranosuseck

Bevor man das Ausmaß der Exzision oder die Plazierung der Nähte festlegt, muß man die Wirkung der automatischen Rotation bei der ganzen Streckung beurteilen.

Kniegelenke mit viel Endrotation beanspruchen mehr Bandreserve als solche mit wenig Endrotation. Bei kleinen Rollenradien ist das richtige Einsetzen der Nähte oft besonders schwierig, da kleine Abweichungen hier proportional viel mehr bedeuten als bei großen Femurrollen.

Die Semimembranosussehne

Am Ende der Rekonstruktion muß die Sehne richtig gespannt und ihre Verbindung in die hintere Kapsel und zum Lcmp wieder fest sein. Sitzt die Sehne zu locker an der Tibia, dann spannen wir sie in ihrem natürlichen Verlauf unter dem Lcm in Richtung Tuberositas tibiae mit einem starken Faden (z. B. Polydec 3), den wir am Lig.-patellae-Ansatz verankern können. Dadurch wird der ganze fünfteilige Fuß des Semimembranosus wieder dicht an die Tibia herangezogen.

Plastischer Ersatz des Lcmp

In den seltenen Situationen, in welchen nicht mehr genügend Gewebe zur Rekonstruktion der femorotibialen hinteren Verbindung vorliegt, kann man (vgl. Abb. 269) mit einem distal gestielten Teil aus der Semimembranosussehne das Lcmp ersetzen.

Wie man es auf der Zeichnung gut sehen kann, schneiden wir, beim Muskelbauch beginnend, einen kräftigen Streifen aus dem hinteren Teil der Sehne. Er muß so lang wie

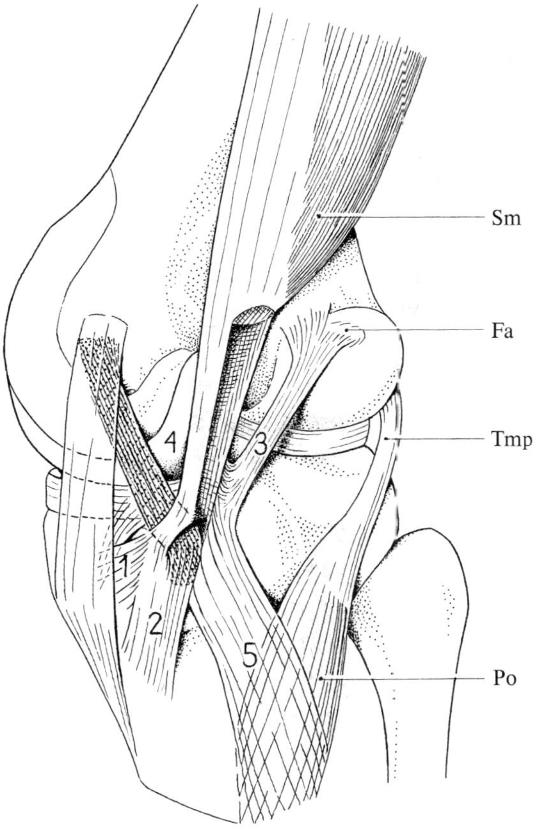

Abb. 269. Ersatzplastik für das Lcmp aus Anteilen der Semimembranosussehne. Die Verankerung der Ersatzplastik unterhalb des Meniskus an der angefrischten Tibia kann auch (hier nicht dargestellt) transossär durch den Tibiakopf erfolgen (Ziffern s. Abb. 97)

möglich sein und bis zum Muskelbauch hinaufreichen, und er darf die Hälfte der Sehnendicke ausmachen. Am Sehnenfuß bei der Tibia muß er gestielt bleiben.

Dann wird er unter dem in Richtung Tuberositas ziehenden Schenkel durchgezogen und sowohl an der Tibia als auch am Meniskus entsprechend einem normalen Lcmp festgenäht. Das noch freie Ende ziehen wir durch die seitliche Kapsel unter das Lcm, wo es am Ansatzpunkt des Lcmp beim Adduktorentuberculum festgenäht oder angeschraubt wird.

Das Herausfinden des richtigen Verankerungsortes am Femur ist manchmal nicht ganz einfach. Die probeweise Fixation mit einem Spickdraht ermöglicht es aber, das Verhalten des Neoligamentes während der Bewegungen zu beobachten.

Die Rekonstruktion des Semimembranosusecks bei der globalen hinteren Instabilität

In diesen Fällen ist sehr oft nur der femoromeniskale Teil durch die chronische Überforderung in hinterer Richtung ausgeleiert. Es empfiehlt sich, bei diesen Eingriffen mit dem Meißel den femoralen Ansatzpunkt der hinteren Ligamentpartie mitsamt Knochenlamelle abzulösen und ihn um 1 - 1,5 cm unter das Lcm nach proximal zu versetzen. Den idealen Refixationspunkt kann man mit einem versuchsweise eingesetzten Kirschner-Draht (1,7 mm) suchen. Die Versetzung stellt in diesem Fall keinen Verstoß gegen die Isometrieregel dar. Das Stück des Bandes, welches über die angefrischte Knochenstelle zu liegen kommt, wird sich dort reinserieren können.

Diese Versetzung bei der alten hinteren Instabilität hat eine sichtbar große Wirkung und bewährt sich auch deswegen, weil der Ort der Reinsertion mit dem Ort des frischen Abrisses übereinstimmt. Meistens beginnt dieser Riß bei der posteromedialen Verletzung oben unter der Gastrocnemiussehne und zieht proximal am Femur bis unter das Lcm weiter. Das Insertionsgebiet am Femur distal von der Adduktorensehne weist dann jeweils eine deutliche glatzenartige Abrißstelle auf.

Das mediale Seitenband und seine sekundäre Wiederherstellung

Das eigentliche mediale Seitenband ist nur in den seltensten Fällen so zerstört und substanzlos, daß man es nicht wieder aus seinen bestehenden Gewebszügen für die Rekonstruktion verwenden könnte.

Es gelingt praktisch immer, das Lcm im Anschluß an die Rekonstruktion des Semimembranosusecks korrekt wieder am Femur zu befestigen. Im tibialen Ausbreitungsgebiet dieses Bandes entwickelt sich jeweils bis an den Pes-anserinus-Ansatz hinunter ein taugliches Narbenregenerat.

Proximal aber ist die Lcm-Verbindung zum Femur fast immer insuffizient und muß verbessert werden, was guten Erfolg verspricht, wenn darunter die kurzen Fasern wieder regulär befestigt sind.

Je nach Situation kann man von distal mit einem Raspatorium unter das Band fahren und seinen Ansatz etwas vom Knochen ablösen, um es nach proximal anzuspannen. Im Reinsertionsbereich frischen wir den Knochen oberflächlich an, damit das reponierte Band an der richtigen Stelle wieder mit dem Knochen in Verbindung treten kann. Die oberflächlichere Schicht des langen Seitenbandzuges verbinden wir (unter Schonung des N. articularis) mit dem Hinterrand des Retinaculum longitudinale, der Faszie des M. vastus medialis und der Adduktorensehne, damit wieder eine einheitliche Spannungsverstrebung mit aktiver Hilfe entstehen kann.

Zum besseren Verständnis verweisen wir auf die Zeichnungen und Präparatphotographien in den früher beschriebenen Abschnitten.

Die Abb. 211 zeigt die tiefen Kapselstrukturen; außerdem sieht man deutlich die beiden Ansatzpunkte des abgetragenen Lcm als dunkle Partien. Die Abb. 43, 49–52 stellen das Seitenband in Flexion und in Extension dar. Man erkennt seine Lage, seine Faserarchitektur und seine Relation zum Retinaculum und zum Semimembranosuseck. Bei der Rekonstruktion muß man genau darauf achten, daß sich bei der Flexion die dorsalen Faserbündel wie bei einem Fächer jeweils unter die ventralen Faserbündel legen können. Alle Rekonstruktionen im Bereich der Kapsel und der medialen Bänder sind noch relativ einfach, wenn es sich um die erste oder zweite Operation handelt. Kommt man aber erst bei der vierten oder fünften Operation zur Beurteilung des Gewebes, dann ist es mit zunehmender Zahl der Voroperationen immer weniger möglich, ursprüngliches, kollagengefasertes Bandmaterial zu erkennen. Das Gewebe ist wohl dicker und erscheint fest, aber es besteht aus einer unstrukturierten Narbenplatte, die sich wesentlich schlechter für anatomische Rekonstruktionen eignet. In diesen narbigen Schwarten ist nur ein räumliches Geflecht von Fasern ohne parallele Ordnung vorhanden. Die Resultate sind in diesen Fällen entsprechend schlechter, wie dies auch in der Literatur mehrfach bestätigt wird.

Wir verdünnen deswegen solche Narbenschwarten und verwenden mit Vorliebe nur Stränge davon für den anatomischen Wiederaufbau.

In seltenen Fällen haben wir uns zu einer Sehnenverlagerung aus der Pes-anserinus-Gruppe nach dem Typus der Operation von Helfet [123, 124] entschlossen. Diese Operation bringt nach unseren Erfahrungen wohl keine Restitutio ad integrum, hat aber als Palliativeingriff zur Rettung vor Schlimmerem gelegentlich noch ihre Berechtigung. Sie kam bei uns in den letzten Jahren aber höchstens noch in vereinzelten Fällen von medialer Rekonstruktion zur Anwendung.

Zur Frage der Verwendung von Pes-anserinus-Strukturen zur Rekonstruktion der Bänder auf der medialen Seite

Am Anfang unserer intensiven Beschäftigung mit bandplastischen Eingriffen haben wir die Sehnen der Pes-anserinus-Gruppe für die verschiedensten Funktionen nach Lindemann [200] und Helfet [124] etc. umgesetzt. Die damaligen Resultate waren im Verhältnis zu dem, was wir heute erwarten können, unbefriedigend. Gewiß ging es den Patienten oft subjektiv und objektiv gesehen besser, doch die Leistungsfähigkeit war nicht annähernd so wie vor dem Unfall. Es war auffällig, wie häufig Patienten mit solchen Sehnenversetzungen damals sekundäre Traumata erlitten haben. Diese Zweitunfälle waren bezeichnenderweise meistens keine echten Unfälle, sondern Bagatellverletzungsmechanismen. Es genügte z.B. ein Stolpern, um wieder eine deutliche Verschlechterung der Stabilität zur Folge zu haben. Im optimistischen Glauben an den Wert der damaligen Plastiken vermuteten wir natürlich in diesen Sekundärtraumata den Grund für die späteren Langzeitmißerfolge.

Heute sehen wir die Zusammenhänge anders. Abgesehen davon, daß die Stabilität nie richtig wiederhergestellt war, fehlt diesen Kniegelenken der wesentliche aktive Schutz und vielleicht auch die feine Bewegungssteuerung, die dann nötig ist, wenn die zentral bewußt gesteuerten neuen Bewegungsmuster durch Überraschungsmomente gestört werden.

Aus diesem Grund haben wir bis auf sehr wenige Ausnahmen seit 1974 konsequent auf die Versetzung und Verwendung des Pes anserinus als Bandersatz verzichtet. Bis jetzt haben wir mit seiner physiologischen Erhaltung und gleichzeitiger anatomischer Rekonstruktion der passiven Bandstrukturen in der Tiefe gute Erfahrungen gemacht. Da wir in den zurückliegenden Jahren auch andere grundsätzliche Neuerungen der Operationstechnik eingeführt haben, wird es uns nie möglich sein, den reinen Effekt der Schonung des Pes anserinus zu objektivieren. Immerhin können wir noch folgende Beobachtungen beisteuern: Es kommt immer wieder vor, daß wir an Kniegelenken operieren, bei welchen vor einem, zwei oder mehr Jahren eine Pes-anserinus-Plastik zur Stabilisierung der medialen Seite vorgenommen worden war. Diese Fälle, sicher nur schlechte Resultate, weisen alle eine schwartig unstrukturierte Innenseite auf. Weder die Schicht der Pes-anserinus-Sehnen noch die Band- und Kapselelemente darunter gleichen noch in irgendeiner Form einem regulären Aufbau. Nach unseren Überlegungen muß das fast so sein, weil die Bandstrukturen nicht entsprechend den kinematischen Prinzipien beansprucht werden, sondern in verschiedensten Richtungen diffus bewegt und gezerrt werden, so daß sich eine Strukturierung auf Beanspruchung in den normal anatomischen Richtungen nicht einstellen kann. Im Gegensatz dazu haben wir eigene Fälle wegen sekundärer Meniskusoperationen oder nachträglicher „Over-the-top"-Kreuzbandersatzplastik etc. reoperiert und zur Kontrolle auch die vormals wiederhergestellten Strukturen beurteilt. Es war überraschend, wie leicht man hier durch die normalisierten Gleitschichten auch ein weiteres Mal zukommen konnte und wie sehr sich das Kollagengewebe, der Normalanatomie weitgehend gleichend, neu strukturiert hatte.

Falls man – abgesehen von einer Operation vom Helfet-Typus – in besonderen Situationen doch noch kollagenes, strukturiertes Baumaterial für die Rekonstruktion des medialen Kollateralbandes verwenden muß, dann soll man nicht ganze Sehnen außer Funktion set-

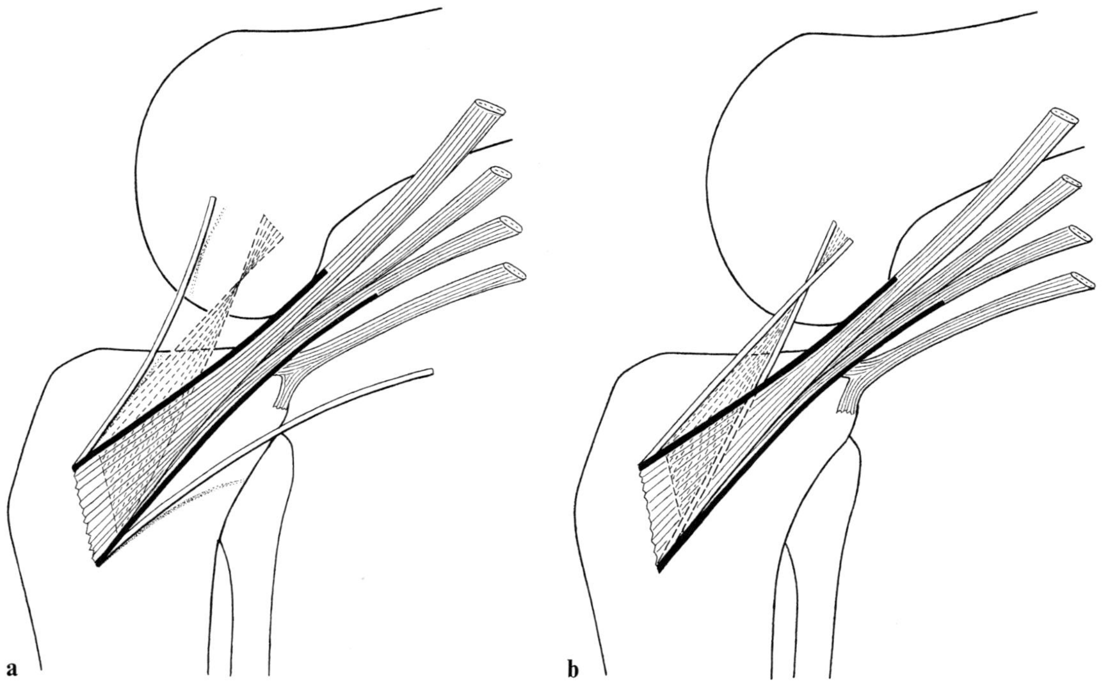

Abb. 270a, b. Ersatzplastik für das mediale Seitenband als Zusatzverstärkung zu den Eingriffen an den Kreuzbändern und am Semimembranosuseck

zen, sondern nur Teile derselben. Die Abb. 270 zeigt diese Möglichkeit. Die distale Insertion ist praktisch am idealen Ort unmittelbar vor dem normalen Bandansatz gegeben, und die Reinsertion proximal am Femur erfolgt ebenfalls nach leichter Anfrischung des Knochens mit Naht oder Schraube, wobei wieder darauf zu achten ist, daß die proximalsten Ausläufer sowohl mit der Adduktorensehne als auch mit dem M. vastus medialis und seiner Faszie noch eine zusätzliche Verbindung eingehen können. Auch unter einer solchen Plastik müssen, wie vorher erwähnt, in der tiefen Schicht die für die Rotationsstabilität wichtigen kurzen und mittellangen Fasern wiederhergestellt sein, da das lange Band diese Funktion auf die Dauer nicht allein übernehmen kann.

Rekonstruktion des Popliteusecks

Die Popliteussehne

Das Stammstück bildet die Popliteussehne. Sowohl ihr Verlauf als auch ihre Qualität muß beurteilt werden. In der Regel ist diese Sehne bei einer posterolateralen Instabilität überdehnt und im Bereich ihrer intraartikulären Passage kurz vor ihrer Insertionsstelle am Femur auch verdünnt. Dies paßt zu den Feststellungen bei frischen Verletzungen, da gerade dort meistens hämorrhagische Suffusionen und Überdehnungen vorliegen.

Wenn die Sehne im Hiatus und im distalen Abschnitt bis zum Muskel gut ist, dann meißeln wir den Ansatz der überdehnten Sehne am Femur in der Form eines kleinen Blöckchens von 7–10 mm Breite und 10–15 mm Länge aus. Je nachdem kann man diesen Block genau um 180° drehen und über die darunter nachgezogene Sehne im alten Bett wieder festschrauben. Damit wird sie um 1,5 cm gespannt, was in den meisten Fällen gerade richtig ist.

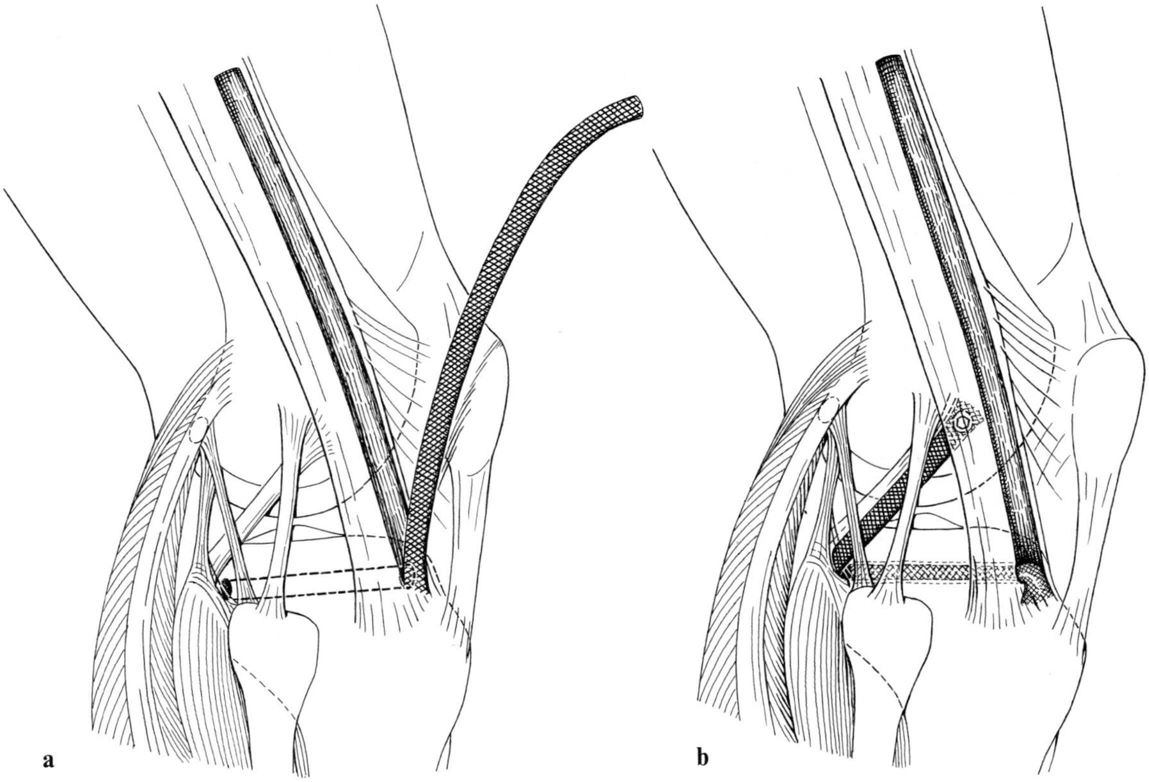

Abb. 271a, b. Popliteusbypass aus einem gestielten Streifen des ventralen Anteils des Tractus iliotibialis

In einigen Fällen reicht diese Drehung nicht, und man muß das Blöckchen noch weiter gegen ventral proximal versetzen, wobei die nachfolgende Sehne im früheren Bett mit transossären Nähten befestigt wird.

Auch das Lcl kann auf diese Weise mit einem Block nach proximal gespannt werden. Da die Verlaufsrichtungen dieser beiden Strukturen verschieden sind, empfiehlt es sich, jeweils zwei getrennte Blöcke zu entnehmen, damit man für jeden den idealen Platz finden kann.

Verstärkungs- oder Ersatzplastiken für die Popliteussehne

Ist die Popliteussehne schwer geschädigt, dann legen wir ihr einen Bypass an. Bei fehlender Sehne bilden wir auf die gleiche Weise einen direkten Ersatz. Als Entnahmestelle für einen solchen Bypass stehen uns zwei Möglichkeiten zur Verfügung:

Aus dem Tractus iliotibialis, wenn dieser in voller Stärke vorhanden ist und nicht anderweitig als Strukturenspender gebraucht wird, wird ein am Tuberculum von Gerdy gestielter, 1–1,5 cm breiter Streifen nach proximal zu ausgeschnitten. Bevor man ihn proximal aus dem Verband des Tractus löst, wird die benötigte Länge bestimmt, indem man vom Tuberculum einen Faden an der Tibia vorbei nach hinten bis auf die Höhe des Hiatus popliteus legt und ihn von dort in die Verlaufsrichtung der Popliteussehne bis vorne oben ans Femur umleitet. Der Streifen wird sicherheitshalber 2 cm länger proximal abgetrennt und vorübergehend nach ventral distal umgelegt. Dann wird durch den Tibiakopf mit dem 4,5-

mm-Bohrer von vorne nach hinten ein Tunnel für den Streifen geschaffen. Das hintere Loch muß genau unterhalb des Tibiaplateauknorpels, unmittelbar lateral anschließend an den Sulcus der Popliteussehne liegen (Abb. 271a).

Nun zieht man den Tractusstreifen durch diesen Tunnel *und* durch das darüber liegende, zum Komplex des Lig. arcuatum gehörende Gewebe, nach hinten, *webt ihn* parallel zur Popliteussehne *in die laterale Kapsel* und zieht ihn ins Insertionsgebiet der Popliteussehne am Femur hoch. Dort wird er zusammen mit der evtl. noch existierenden Restsehne, wie oben beschrieben, gespannt und transossär verankert oder mit einem Knochenblock verschraubt (Abb. 271b). Mit dieser Transplantatführung wird auch das erschlaffte Lig. arcuatum an einer wesentlichen Stelle hinten an den Tibiakopf refixiert.

Der Weg in der Kapsel wird am besten stumpf mit einer gebogenen Klemme von ventral proximal nach dorsal distal gesucht, so daß man mit dieser Klemme gleich den Transplantatstreifen nach oben ziehen kann.

Das Transplantat muß im ganzen Verlauf ringsum gedeckt sein und darf im Hinblick auf die Revitalisierung und den anschließenden Umbau auch intraartikulär keinen freien Verlauf haben.

Auch diese Plastik hat nur dann Aussicht auf Erfolg, wenn das Neoligament, ohne zu erschlaffen und ohne Überdehnung, allen Bewegungen des Kniegelenks gut folgen kann.

Das Entnahmebett im Tractus *muß* diesmal in der frei passierenden *vorderen* Hälfte desselben liegen, damit die normalen femorotibialen Außenstrukturen nicht geschwächt werden. Das Bett wird anschließend mit resorbierbaren und vereinzelten nicht-resorbierbaren Fäden vernäht.

Aus der Bizepssehne. Wenn der Tractus nicht verwendet werden kann oder nicht geschwächt werden darf, kann aus der Bizepssehne nach der Längenmessung mit dem Faden ein an der Fibula gestielt belassener Streifen präpariert werden. Er muß lang und stark genug, d.h. 1/3 bis halb so dick wie die Sehne sein. Dieser Streifen wird von der Fibulaspitze in ein stumpf vorbereitetes Bett zur Tibia hinüber genommen, genau an jenen Ort unterhalb des Plateauknorpels direkt neben dem Sulcus der Popliteussehne, wo auch bei der vorher beschriebenen Technik das hintere Bohrloch an der Tibia liegt. (Das Lig. arcuatum wird so automatisch zur Refixation an die Tibia mitgefaßt.) Dort wird dieser Bizepsstreifen nach Anfrischen des Knochens mit einer transossären Naht durch den Tibiakanal oder mit einer Schraube und Zackenscheibe so verankert, daß sein freier Teil anschließend, genau wie oben beschrieben, parallel zur Popliteussehne stumpf durch die Kapsel an das Femur hinauf gezogen werden kann. Seine Verankerung erfolgt ebenfalls durch transossäre Naht oder durch Verschraubung mit dem Knochenblock am Femur. Die Entnahmestelle wird darauf nur mit resorbierbarem Faden verschlossen (Abb. 272).

Das Lig. coronarium und der Meniskus der lateralen Seite

Bevor nun der weitere Verschluß im Bereich des Popliteusecks vorgenommen wird, muß man sich vergewissern, ob die meniskotibialen Fasern noch genügend an der Tibia verankert sind. Ist diese Verbindung zu locker, dann wird die Tibia im Insertionsgebiet derselben angefrischt und das laterale koronare Ligament, wenn nötig, mit transtibialen Nähten von hinten nach vorn wieder regulär befestigt (Abb. 273). Für die Passage dieser Nähte durch das Plateau genügen 2-mm-Bohrlöcher, durch welche man mit der Kanülendrahttechnik die Fäden durchziehen und vorn verknoten kann (Abb. 274).

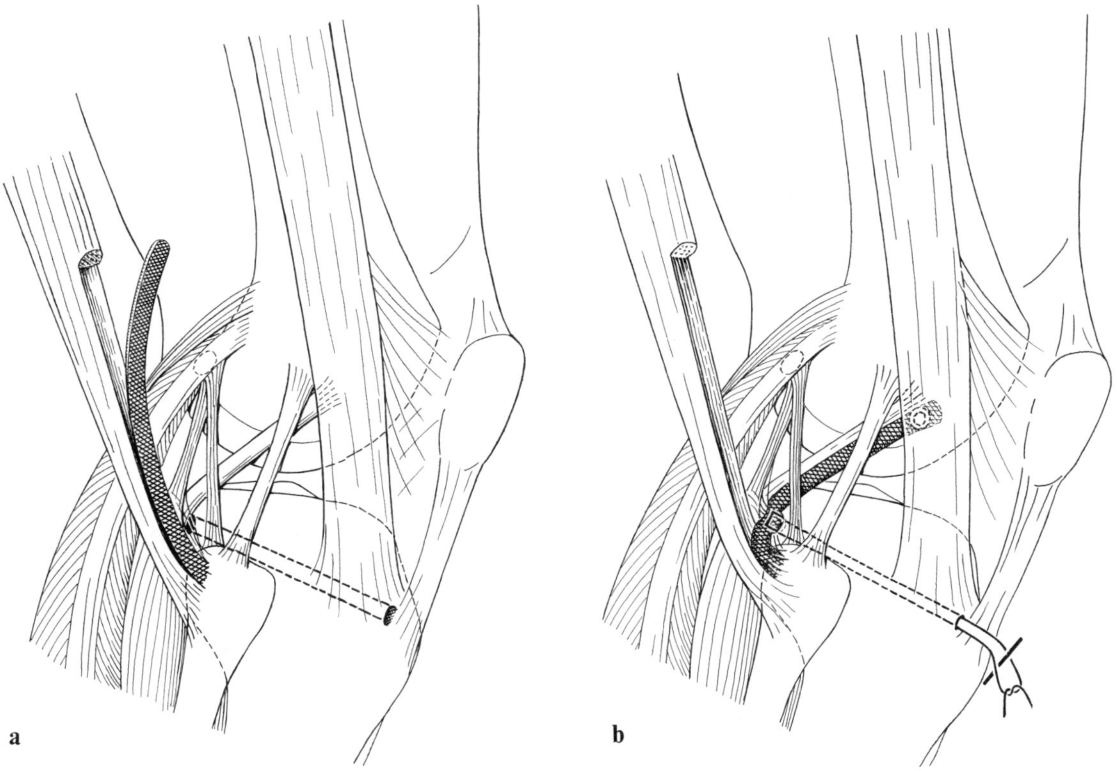

Abb. 272a, b. Popliteusbypass aus einem gestielten Streifen aus der Bizepssehne. Auf der Strecke von der Fibula bis zur Tibia wird damit auch ein Abschnitt aus der Lig.-arcuatum-Verbindung wiederhergestellt. In beiden Fällen (Abb. 271 und 272) wird das Lig. arcuatum durch den Bypass-Streifen mitgefaßt. Auf diese Weise kann auch der pathologische meniskotibiale Recessus, welcher bei der Ventralluxation der Tibia posterolateral entsteht, wieder verschlossen werden

Das Lig. arcuatum

Sind Popliteussehne und Meniskus regelrichtig refixiert, dann folgt darüber die bestmögliche Rekonstruktion des oft schwer zu identifizierenden Lig.-arcuatum-Komplexes. Am besten findet man die alten Läsionen, wenn man sich die Lokalisationsmöglichkeiten der frischen Risse vor Augen hält.

1. Bei der akuten Verletzung ist der Komplex des Lig. arcuatum am häufigsten *an der Tibia* abgelöst. Man kann ihn dort auch sekundär nach Anfrischung direkt unterhalb des Plateauknorpels vom hinteren Kreuzband her bis zur Fibula hin transossär wieder an die Tibia fixieren.

2. Liegt der alte Abriß gemeinsam mit jenem der lateralen Gastrocnemiussehne ganz oben *am Femur,* so erfolgt die Refixation nach Anfrischung transossär am Femur. Bei schwerer Überdehnung kann der Ansatz sogar etwas nach proximal verschoben werden. Die Extension muß aber ungehindert gewährleistet bleiben. Die in einem solchen Fall über das knöcherne Wundbett nach proximal gezogene Sehne mit der Kapsel kann sich dann unmittelbar oberhalb des Knorpels wieder mit dem Knochen verbinden und erhält so eine größere Insertionsfläche am Femur.

3. Befindet sich der alte Riß *im intermediären Abschnitt,* dann muß die Strecke von der Fabella (oder Äquivalentgewebe) bis hinunter zur Fibulaspitze (Lig. fabello-fibulare) und jene von der Fabella weiter nach medial zur Sehnenplatte des Popliteus geprüft werden.

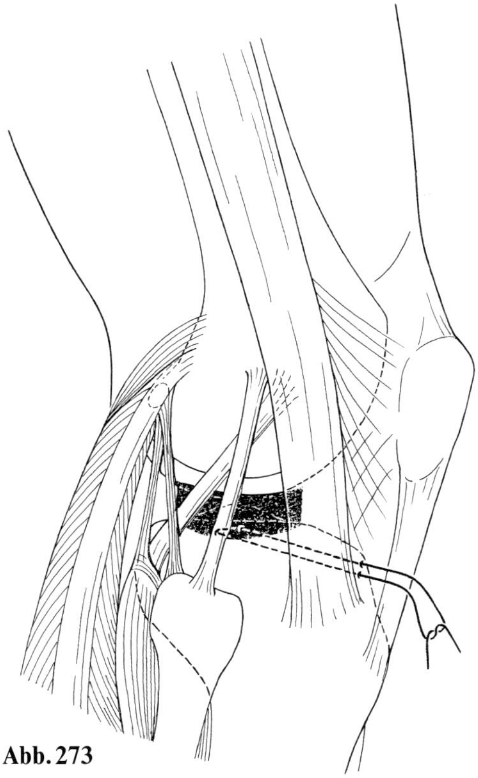

Abb. 273

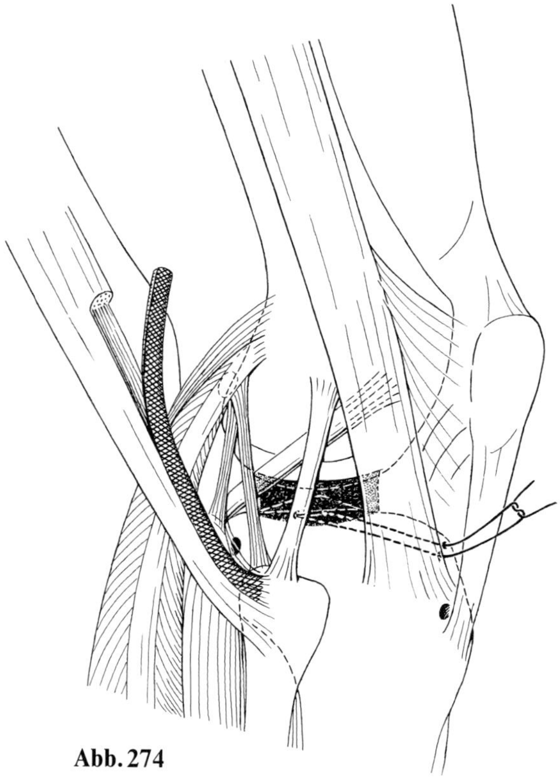

Abb. 274

Abb. 273. Befestigung des lateralen koronaren Meniskusligaments. Liegt gleichzeitig ein Ausriß von Segond mit Knochen (oder Typus Segond ohne Knochen) vor, dann sind die genau unter dem koronaren Meniskusligament liegenden Bandeinstrahlungen des von hinten mit Zügen des Bizeps kommenden Lig. arcuatum und die von proximal zum hinteren Tibiakopf ziehenden dorsalen Tractuszüge mitzufassen

Abb. 274. Bei allen peripheren Rekonstruktions-und Ersatzoperationen, wie z.B. Popliteusbypass und Lcl-Ersatz, muß auch die tiefe Schicht mitrekonstruiert werden. Diese Rekonstruktion umfaßt die Kapsel und das Lig. arcuatum dorsal an der Tibia, die laterale Meniskusfixation und die Fixation der Bandzüge, wie sie mit dem Fragment von Segond ausreißen (s. Abb. 273). Man vergesse dabei die Refixation des Lig. arcuatum nach proximal nicht, wo dieses zusammen mit der lateralen Gastrocnemiussehne zum Femur zieht

Diese Bandzüge stellen unter sich ein Dreieck dar und stabilisieren somit bei den Rotationsbewegungen der Außenseite. Diese *beiden* Bandabschnitte kann man durch eine vertiefte Verankerung in der Fibula und eine bessere Verbindung mit der breiten Popliteussehne wieder unter Spannung setzen.

In der Regel ist bei diesen großen Außenverletzungen das hintere Kreuzband mitverletzt. Seine Rekonstruktion muß *vor* den oben genannten Maßnahmen in der Peripherie gesichert sein. Die Darstellung des tibialen Lcp-Endes ist mit einem geeigneten Zugang gut möglich, so daß man es mit einer Naht „through the bottom" fassen und transossär zum Knoten nach vorn führen kann.

Die Rekonstruktion des Popliteusecks ist selten eine Operation für sich allein. Es handelt sich entweder um einen posterolateralen Zusatz bei der Operation einer kombinierten Instabilität, bei welcher neben anteromedialer und anterolateraler auch eine posterolaterale Instabilität besteht, oder um die posterolaterale Rekonstruktion als Teil der globalen hinteren Instabilität, bei welcher das Lcp und das Lcmp ebenfalls rekonstruiert werden müssen.

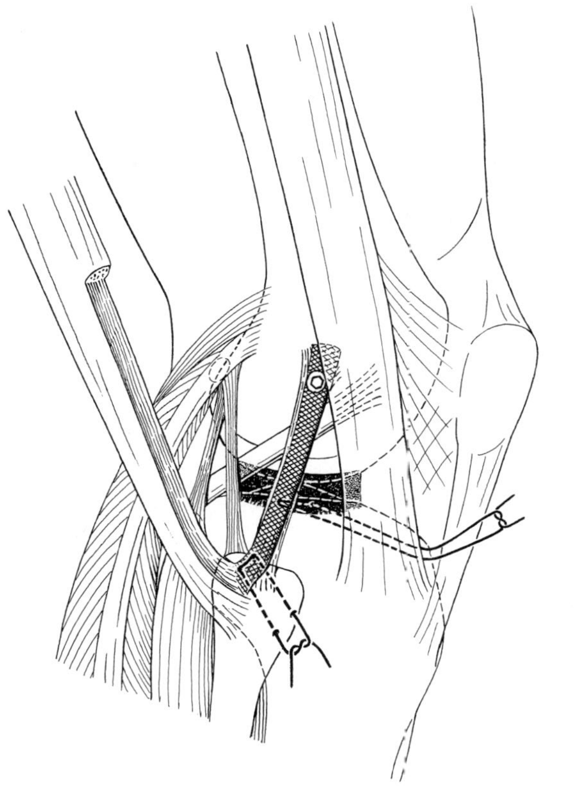

Abb. 275. Ersatz des Lcl mit einem gestielten Streifen aus der Bizepssehne. Auch dieses ersatzplastische Vorgehen ist in der Regel nur Teil der komplexen Rekonstruktion der Außenseite mit all ihren Bändern in der Tiefe vom Lcp bis nach vorne zum Lftla, wie dies mit der Fixationsnaht der tiefen Schicht angedeutet ist

Rekonstruktion des Lig. collaterale laterale

Dieses Ligament kann, wie schon angedeutet, sowohl proximal durch Versetzung eines Knochenblocks als auch distal durch Versenkung in die Fibula gespannt werden. In seltenen Fällen muß es nach distal und proximal gleichzeitig wieder gespannt werden (ehemaliger Abriß „en deux étages"). Wenn es ersetzt werden muß, dann kann man wie beim Popliteus-Bypass ein Drittel bis die Hälfte der Bizepssehne nehmen, an der Fibula gestielt lassen und im regulären Verlauf des Lcl ans Femur hinaufziehen. Vor der Verankerung am Knochen muß das Transplantat ringsum in vitales Gewebe eingebettet werden (Abb. 275). Diese Technik empfiehlt sich auch deshalb, weil der Bizeps nach Kaplan [170] und anderen das Lcl dynamisiert. Mit dieser Methode bleibt das Neoligament mit dem Bizeps in Verbindung, und damit kann auch die Dynamisierung nach dem physiologischen Grundmuster weiter beibehalten werden.

Rekonstruktion der femorotibialen Außenbandverbindung

Entwicklung der Technik

Diese funktionell wichtige Verbindung über das Septum intermusculare und den dorsalen Teil des Tractus iliotibialis hat uns bei der Rekonstruktion lange Zeit vor große Probleme gestellt. Diese Struktur, von französischen Autoren mit dem nicht genau abgrenzbaren

Ausdruck „formations antéro-externes“ bezeichnet, ist tatsächlich auch nicht auf den ersten Blick zu erfassen. Ihre Bedeutung kam erst spät ins allgemeine Bewußtsein.

Kaplan [170] hatte zwar schon durch die Beschreibung der Verbindung Femur–Septum intermusculare–Tractus–Tibia auf die bandähnliche Funktion zwischen Femur und Tibia hingewiesen.

Für uns war das Realisieren der parallelen und symmetrischen Anordung des Lftla gegenüber dem Lcm auf der medialen Seite ein wichtiger Schritt in der Weiterentwicklung der Stabilisierungsoperationen.

Allmählich wurde es immer deutlicher, daß man auf der *lateralen* Seite einen stabilisierenden Eingriff gegen „vordere Instabilität“ unternehmen mußte. Zuerst galten die Operationen nur dem Symptom des Lateral-pivot-shift-Phänomens; jetzt werden sie allgemein als Teil umfassender Rekonstruktionsverfahren gegen die vordere Instabilität eingesetzt.

Das mittlere kapsuläre Ligament auf der Außenseite konnte wegen der sehr dünnen meniskofemoralen Verbindung in den ganzen vorderen 2/3 der äußeren Kapsel nicht Hauptträger der lateralen Stabilität nach vorne sein, obwohl bekanntlich auf dieser Seite eine sehr feste meniskotibiale Verbindung besteht, welche sogar zum Ausriß des Fragments von Segond führen kann. Diese Stelle liegt auf der Außenseite oberhalb des Fibulaköpfchens vor dem Lcl, wo derAußenmeniskus bei den Rotationen und bei der Extension/Flexion die kleinste Verschiebung gegenüber der Tibia mitmachen muß (Abb. 91, 130 und 131).

Wie Jakob et al. [155] experimentell nachgewiesen haben, kommt diesem mittleren Kapselabschnitt neben der Hauptfunktion des Lca und des Tractus nur eine untergeordnete Funktion zu. Also mußten neben der Lca-Rekonstruktion die wichtigen Schritte zur operativen Stabilisierung gegen die pathologische anterolaterale Rotationsfreiheit in der Schicht des Tractus und des Septums erfolgen.

1973 sind wir erstmals mit der Methode des sog. „lateral repair“ nach McIntosh und Darby [215] konfrontiert worden. Wir haben diese Originalmethode dann zuerst als alleinige Operation gegen das Lateral-pivot-shift-Phänomen, und schon im folgenden Jahr nur noch als Zusatz zur Rekonstruktion der Innenseite mit gleichzeitiger Rekonstruktion des vorderen Kreuzbandes in einem sog. Dreifacheingriff verwendet. Da aber auch dieses Verfahren, wie andere der bekannten Bandplastiken, nicht den physiologischen Gesetzen entspricht, hatten wir bald gewisse Bedenken. Wir sahen auch, daß es intraoperativ während Extensions- bzw. Flexionsbewegungen zu großen Spannungsunterschieden kam, was nach unseren Erfahrungen über kurz oder lang zur Ausleierung führen mußte. Der unter dem Lcl durchgezogene Streifen muß aber während der Extension/Flexion bis 1,5 cm Wegspiel haben, damit er isotonisch der Bewegung folgen kann. Also waren isometrische Verhältnisse für diesen Verlauf nicht gegeben. Die Dynamisierung des Lcl in seinem proximalen Drittel durch den Tensor fasciae latae über den Tractus, wie sie durch die operative Verbindung zustande kam, war nicht physiologisch und mußte die Tendenz zur sekundären Ausleierung unterstützen.

Aus diesem Grund haben wir in einer nächsten Phase der Variante nach Ellison [75, 76] den Vorzug gegeben. Mit dieser Technik wird das „palliativ wirkende Neoligament“ auf der unphysiologischen Wegstrecke nicht definitiv verankert und hat so die Möglichkeit, unter dem Lcl hin und her gleitend, sich in jeder Stellung mit seiner Länge anzupassen. Aber auch diese Variante konnte auf die Dauer nicht befriedigen. Kennedy et al. [176] haben mit ihrer Resultatzusammenstellung dieser sog. „lateral repairs“ festgestellt, daß es nicht im erwarteten Sinn möglich war, mit dieser Maßnahme auf der Außenseite allein die

Symptomatik der vorderen Instabilität mit genügender Erfolgsquote definitiv zu behandeln.

Abgesehen davon, daß wir im Anschluß an solche laterale Rekonstruktionen schwere Varusinstabilitäten in Streck- und in Flexionsstellung feststellen mußten und zur Behandlung zugewiesen bekamen, fanden wir nach der Ellison-Variante Patienten, die in der Lage waren, willkürlich ausgiebige Spontanschubladen zu demonstrieren. Gerade dies gehört wohl neben dem bekannten Lateral-pivot-shift-Phänomen zu den größten Problemen der Instabilität auf der Außenseite, denn die Patienten sind dadurch meistens besonders behindert.

Diese Erfahrungen zeigten uns mit aller Deutlichkeit, daß es zu jeder aktiven Stabilisierung auch ein passives Element geben muß, welches in der richtigen Lage als Längenmaß eingesetzt ist und das gleichzeitig als Fühler ablaufende Spannungen ins zentrale Nervensystem weiterleitet. Eine aktive Stabilisierung ohne passive Steuerung ist nicht möglich, da allein aktiv gesteuert kein koordinierter Funktionsablauf mehr zustande kommen kann.

Die teilweise unbefriedigenden Resultate von eigenen ersten Fällen und später von der laufenden Konsiliartätigkeit für die Versicherung veranlaßten uns, mit dieser Art von Operationen unter Verwendung des Tractus iliotibialis zurückhaltend zu werden.

Auf keinen Fall darf durch die Tractusplastik die normale anterolaterale femorotibiale Bandstruktur geschwächt oder gar zerstört werden. Sie muß im Gegenteil durch eine solche Operation dort, wo sie ohnehin geschwächt ist, rekonstruiert werden. Aus diesem Grund darf man grundsätzlich Tractusstreifen als Substitute für andere Ligamente (Popliteus-Bypass etc.) nur aus der *vorderen Hälfte* oder nötigenfalls aus den vorderen zwei Dritteln des Tractus entnehmen. Das hintere Drittel mit der tiefen Schicht muß auf jeden Fall für die Erhaltung oder Wiederherstellung echter femorotibialer-anterolateraler Stabilität bestehen bleiben.

Auf Grund der beschriebenen Erfahrungen sind wir schon 1974 dazu übergegangen, eine Kombination der Operationen von McIntosh und Darby [215] und Ellison et al. [76] durchzuführen. Die Abb. 276 gibt die Schritte zu diesem allerdings etwas komplizierten Verfahren wieder.

Wir nehmen zwei ca. 8 mm breite Streifen aus dem Tractus, jeden für sich etwas dünner als bei der vorangegangenen Technik, wo nur ein Streifen herausgeschnitten wurde. Der ventrale Streifen ist länger und bleibt distal am Tuberculum von Gerdy gestielt, während der zweite am Tractus gestielt bleibt und am Tuberculum mit etwas Knochen, wie bei der Ellison-Technik, entnommen wird. Den hintersten Anteil des Tractus lassen wir bewußt intakt und suchen (Abb. 276b) proximal beim Labium laterale der Linea aspera einen Durchgang für den „Ellison-Streifen", ohne die noch bestehenden femorotibialen Strukturen weiter zu lädieren und zu schwächen. Der Streifen passiert dann weiter distal unter der fibularen Hälfte des femorofibularen Seitenbandes, wo dieses ohnehin frei liegt, und wird unter dem Hauptteil des Tractus bis an seinen Ursprungsort am Tuberculum von Gerdy zurückgezogen und angeschraubt.

Der zweite Streifen wird nach hinten geführt, durch das Lig. arcuatum, femurnah durch Kapsel und Gastrocnemiussehne gezogen und danach wieder nach vorn zum Tuberculum zurück geführt. Wenn eine Fabella vorhanden ist, dann ziehen wir den Streifen bis zu ihr hin, schlaufen ihn ebenfalls durch die angrenzende Kapsel und Sehne und führen ihn auf gleiche Weise zurück. Man kann so die Verankerung in Gedanken bis in die Semimembranosussehne verfolgen, weil bekanntlich deren Lig. popliteum obliquum bis an die Fabella läuft. Damit wird auch eine sinnvolle Dynamisierung bei der Rotation erreicht. Die

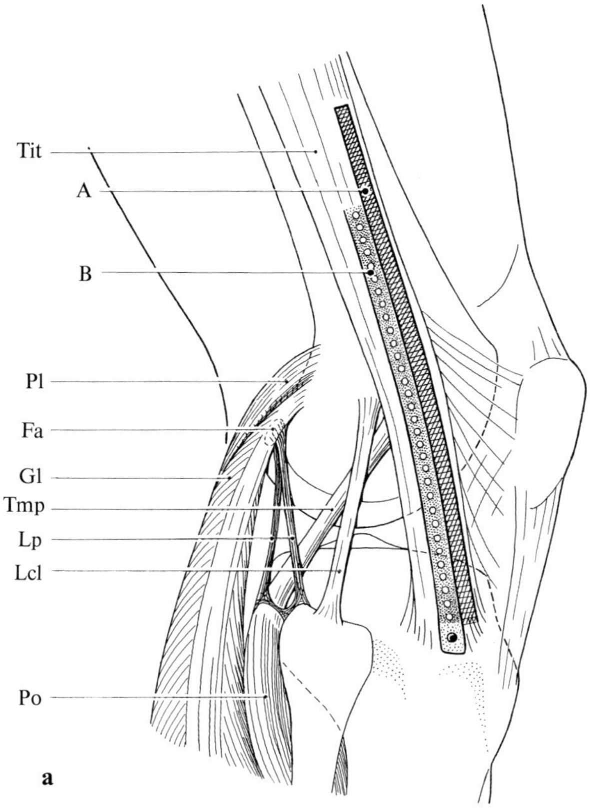

Abb. 276. a Aus dem ventralen Anteil des Tractus iliotibialis werden zwei ca. 8 mm breite Streifen geschnitten. *A* ventraler, distal gestielter Streifen, *B* dorsaler, proximal gestielter Streifen; **b** der vordere Streifen (Länge mit dem Faden gemessen) bleibt am Tuberculum von Gerdy gestielt; der hintere ist proximal gestielt und wurde am Tuberculum mit einem Knochenblock herausgelöst; **c** der hintere Streifen wird durch eine Lücke im Septum unter dem Tractus nach distal geführt und unter dem Lcl nach vorne zurückgezogen und verschraubt; **d** der vordere Streifen passiert unter dem Tractus und am Lcl vorbei zur Fabella und von dort wieder zurück ins Entnahmebett am Tractus; **e** Verschluß des Tractus nach der Fixation der beiden Streifen

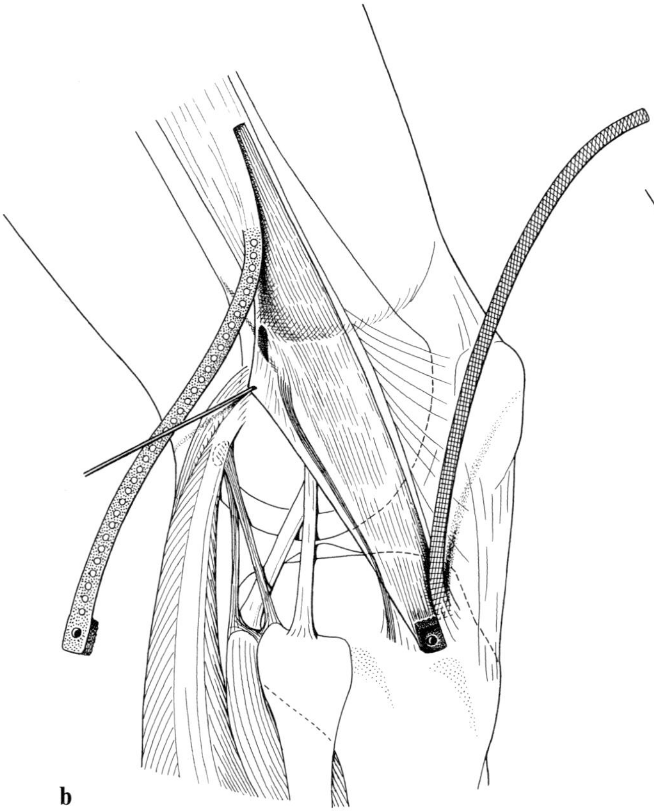

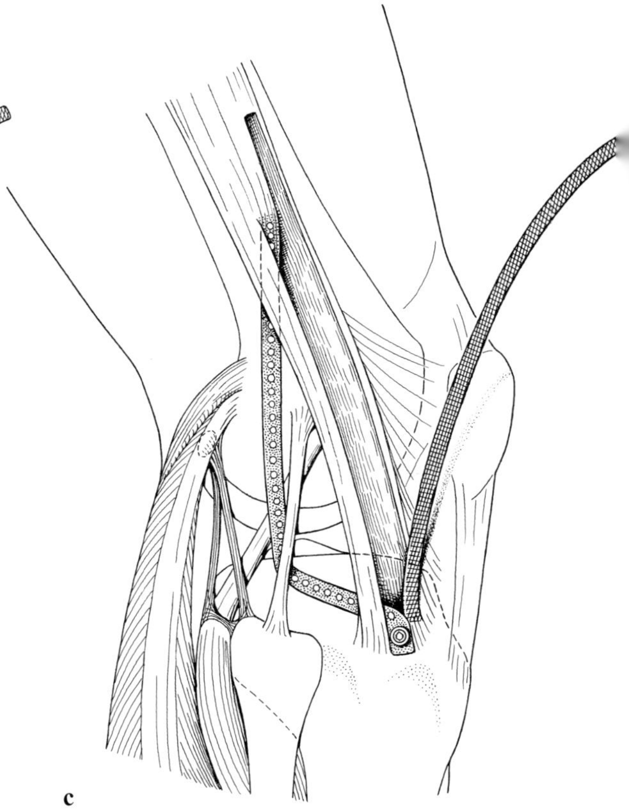

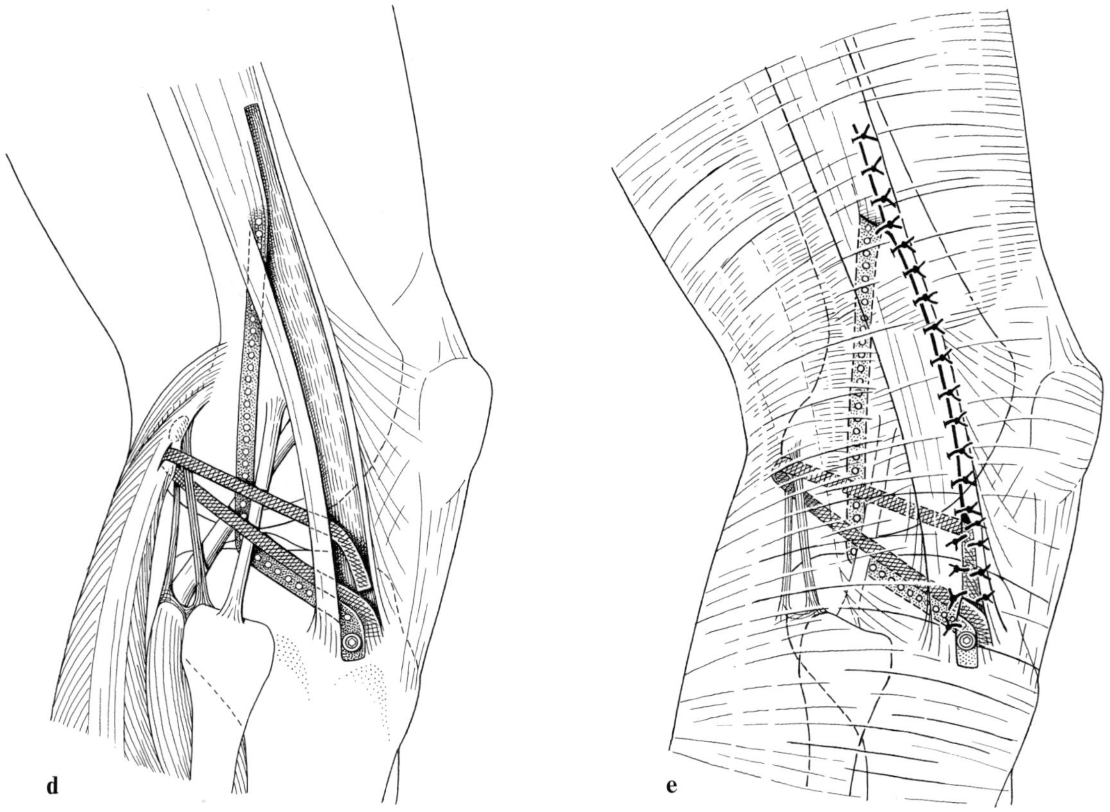

Abb. 276d, e

Isometriebedingungen stimmen für diesen Verlauf erstaunlich gut, außerdem wird das Lcl geschont, da wir diesen zweiten Streifen außerhalb vorbeiführen.

Anschließend erfolgt der präzise Verschluß des Entnahmebettes am Tractus abwechselnd mit resorbierbaren und nicht-resorbierbaren Fäden, wobei der von der Fabella zurückgeführte Teil des Streifens in die Rekonstruktion miteinbezogen wird.

Liegt Spannung auf dieser Naht (Streifenbreite 2 x 8 = 16 mm), dann führen wir eine Entlastung durch multiple 5–10 mm lange Längsinzisionen im vorderen Tractusbereich gegen die Patella aus.

Dieser kombinierte Eingriff hat gegenüber der Operation von McIntosh und Darby [215] oder Ellison [75, 76] allein große Vorteile. Man kann diese Gelenke, ohne einen Stabilitätsverlust befürchten zu müssen, bald bewegen und beüben. Laterale Varusinstabilitäten in Streck- und Flexionsstellung sind nicht mehr aufgetreten. Ebenso haben wir mit dieser Technik keine Spontanschubladen mehr gesehen – allerdings waren wir auch nicht in der Lage, damit solche schon bestehenden Schubladen wieder zum Verschwinden zu bringen. Die Nachteile dieser Technik bestehen in der deutlich längeren Operationszeit mit einem weit größeren Präparationsfeld. Außerdem blieben einige dieser Kniegelenke auf der Außenseite im Bereich des femorofibularen Bandes verdickt, wobei diese Verdikkung belastungsabhängig vermehrt sein konnte. Drei Patienten wiesen auch eine Art hörbares Sehnenspringen auf, das sie gefühlsmäßig störte, aber nicht weiter behinderte.

Auf welchen Teil der Schlaufen dies zurückgeführt werden mußte, bleibt unklar. Auch eine falsche Kreuzung der Schlaufen könnte möglich sein. Die belastungsabhängige Schwellung stammte von den Friktionen des beweglichen Zügels unter dem Seitenband.

Abgesehen von diesen geringen Nachteilen brachte uns diese Technik aber einen eindeutigen Gewinn. Mit ihr gelang es uns erstmals, auch bei alten Instabilitäten seitengleich stabile und beschwerdefreie Kniegelenke, also eine wirkliche Restitutio ad integrum, zu erreichen.

Gemäß unserem Konzept der Dreifachplastik bildete diese Außenrekonstruktion aber nur den lateralen Teil des Wiederherstellungseingriffs, denn es handelte sich in diesen Fällen um globale vordere Instabilitäten mit Schubladen in AR, NR und IR und positivem Lateral-pivot-shift-Phänomen, sowie einer Valgusinstabilität. Nach diesen Fortschritten haben wir unsere Technik von 1974 bis 1978 systematisch angewandt. Mit zunehmender Erfahrung und steigender Operationszahl wollten wir das Vorgehen auf der lateralen Seite vereinfachen und die Rekonstruktionen der Normalanatomie angleichen; deswegen sind wir zu einer neuen Variante übergegangen.

Nachdem während der Arbeit an diesem Buch gute zwei Jahre verstrichen sind, können wir heute praktisch mit Sicherheit sagen, daß wir mit der im Folgenden beschriebenen Technik mindestens ebenso gute Resultate erzielt haben wie mit der Methode von 1974–1978; zudem ist ihre Anwendung einfacher und auch kürzer geworden. Die lateralen Reizprobleme sind verschwunden, und die postoperative Rehabilitation ist dadurch auch einfacher geworden.

Theoretischer Vergleich der Methoden 1974–1978 und 1979–1980

Wir haben gesehen, daß sich die Kniegelenke mit einer lang andauernden vorderen Instabilität in ihrem Stadium der Dekompensation so weit verschlechtert haben, daß sich die Instabilität vom anteromedialen über den anterolateralen immer auch in den posterolateralen Quadranten ausgedehnt hat. Am stabilsten ist immer der posteromediale Quadrant mit dem Lcp und dem Semimembranosuseck.

Es liegt auf der Hand, daß bei den sich chronisch ereignenden Subluxationen vom Typus des „pivot shifts“ mit der Zeit auch das Popliteuseck ausleiern muß. Der Vorteil der Methode 1974–1978 bestand nun darin, daß man mit dem distal gestielten Streifen, welcher im Popliteuseck umgeschlagen wurde, eine Neuspannung auch im posterolateralen (sic!) Abschnitt erreichte.

Je weniger Rotationsfreiheit das Knie postoperativ nach vorn oder hinten hat, desto besser können sich in dieser Zeit die langen Seitenbänder und das Lca erholen.

Umgekehrt: Je schlaffer der innere Kapselstrumpf ist, desto weniger können sich – wegen der zu großen Rotationsfreiheit – die langen peripheren Bänder und der Zentralpfeiler erholen.

Bei der Methode 1979–1980 gibt es diese direkte Wirkung auf das Popliteuseck nicht. Indirekt kommt es aber durch die Verschmälerung des Tractus trotzdem zu einem Effekt der posterolateralen Straffung. In Fällen markanter zusätzlicher Rotationsfreiheit nach posterolateral führen wir gleichzeitig mit der Tractusplastik auch eine Versetzung des Popliteusansatzes durch oder legen zusätzlich einen Popliteus-Bypass an.

Diese Kombinationen haben sich sehr gut bewährt. So ist z.B. ein Eishockeyspieler nach Lca-Rekonstruktion, Lcp-„through-the-bottom“-Spannaht und einer Tractusplastik nach der Methode von 1979 mit Popliteus-Bypass mit fast ideal seitengleich stabilem Kniegelenk in dieser Saison wieder voll im Einsatz. Ein weiterer Patient ist mit einem Zusatz-Bypass als Skilehrer wieder voll berufstätig.

Das sind sicher alles keine *Be*weise, aber doch wesentliche *Hin*weise auf den funktionellen Wert dieser Verfahren.

Die derzeitig angewandte anterolaterale femorotibiale Rekonstruktion 1979–1980

Nach den Entwicklungsstufen 1) McIntosh und Darby [215], 2) Ellison [75, 76] und 3) eigene Kombination 1974–1978 können wir jetzt die vereinfachte Methode 1979–1980 nach zweijähriger Erfahrung an mehr als 150 Fällen vorstellen.

In der überwiegenden Mehrzahl der Fälle stellt dieser Eingriff das dritte Element der Rekonstruktion bei globaler vorderer Instabilität dar (Tetrade).

Liegt nur eine vordere Schublade in NR und IR vor (anterolaterale Duade), dann wenden wir nur die Rekonstruktion des vorderen Kreuzbandes und den im Folgenden beschriebenen Außenrekonstruktionsteil an.

Liegt nur eine vordere Schublade in IR vor (anterolaterale Monade), dann kann dieser Eingriff zur Rekonstruktion des Lftla allein durchgeführt werden, z.B. als Zusatzeingriff zu einer lateralen Meniskektomie mit kleiner anterolateraler Instabilität. Wenn aber ein Lateral-pivot-shift-Phänomen nach McIntosh [in 102, 103], ein positives Slocum-Zeichen [327], ein positiver Lachmann-Test [in 343], ein positives Jerk-Phänomen nach Hughston et al. [137] oder ein positiver Losee-Test [201] vorliegt, dann ist immer auch eine vordere Kreuzbandinsuffizienz vorhanden, wie das u.a. auch Galway [102] und Jacob et al. [154] bestätigt haben. In einer solchen Situation ist die Außenrekonstruktion allein kaum genügend, da sie mit großer Wahrscheinlichkeit ausleiern wird; das vordere Kreuzband muß mitrekonstruiert werden.

Durchführung der jetzigen Technik

Der Tractus iliotibialis wird wie für den Zugang „over the top" zwischen seinen zwei Hauptverlaufsrichtungen längs gespalten (Abb. 277). Die ventralen $^2/_3$ mit der Gabelung ins Retinaculum patellae liegen vor der Längsinzision und ziehen vorne zur Tibia, während der dorsale Teil ganz zum Tuberculum von Gerdy zielt. Muß die femorotibiale Außenplastik in die geplante Rekonstruktion miteinbezogen werden, dann legen wir ca. 12–15 mm weiter dorsal eine zweite Längsinzision in den Tractus, parallel zur ersten und hinunter bis gegen den Gelenkspalt. Der Streifen bleibt proximal und distal gegen das Tuberculum im Tractusverband. Je nach Größe des Kniegelenks ist der Streifen 15–20 cm lang. Er muß auf jeden Fall gut 10 cm über die proximale Kondylenrolle (Metaphyse) hinausreichen. Damit der Streifen noch im Verband bleibt, aber von proximal her nicht unter zuviel Muskelzug von den Mm. tensor fasciae latae und glutaeus maximus kommt, muß er nach proximal dorsal zu bis auf ca. 5 mm verjüngt werden und weit genug nach proximal auslaufen. Auf diese Weise verhindern wir, daß dieser Muskelzug bei der funktionellen Nachbehandlung die Schraubenfixation frühzeitig ausreißt.

Sobald die Schnitte für diesen Streifen gelegt sind, wird am Labium laterale der Linea aspera der Rest des Septum intermusculare dargestellt. Etwas weiter proximal davon ist dieses vom Weg „over the top" ohnehin über eine Länge von 3 bis 5 cm vom Femur abgelöst.

Nun wird diesem Septum und dem Labium entlang das Femur angefrischt. Die immer vorliegenden epiphysären Gefäße werden nach Möglichkeit geschont. Danach wird der ausgeschnittene Tractusstreifen probeweise ans Femur gehalten und der ideale Insertionsort für seine isometrische Beanspruchung während der Bewegung gesucht. Glaubt man, diesen Ort gefunden zu haben, dann wird der Tractus dort mit einem 2,0-Kirschner-Draht ans Femur angespießt und nun nochmals die Beweglichkeit des Kniegelenks, das Verhal-

Abb. 277a-f. Jetzige Technik der Lftla-Plastik. **a** Legen der beiden faserparallelen Schnitte in der dorsalen Hälfte des Tractus iliotibialis. Sie müssen nicht bis zur Tibia hinunter führen, wenn dort keine speziellen Maßnahmen (lateraler Meniskus etc.) erforderlich sind; **b** in einem zweiten Schritt wird der Tractus abgesenkt. Bevor man ihn mit Schraube und Zackenscheibe fixiert, muß man ihn mit einem 2,0-mm-Kirschner-Draht (entspricht schon der Vorbohrung für die Kleinfragmentschraube) provisorisch am Femur fixieren und empirisch den korrekten Fixationsort suchen, wo der abgesenkte Streifen während der ganzen Extension/Flexion *bei gleichbleibender Länge* gespannt mitmachen kann und in allen Lagen (auch Lachmann-Position) die anterolaterale Schublade verhindert. Verwendet man zur definitiven, isometriegerechten Verankerung am angefrischten Femur eine Kleinfragmentschraube, ohne die Gegenkortikalis zu fassen, dann muß man ca. 1,5 cm *proximal* davon eine zweite Schraube mit Zackenscheibe einsetzen, um die drehenden Lockerungsbewegungen zu verhindern. Diese zweite Schraube wird die Isometriebedingungen nicht mehr verändern können; diese müssen schon vorher mit der ersten Schraube definitiv festgelegt sein; **c** als dritter Schritt wird der Tractus über dem abgesenkten Streifen durch Naht verschlossen, indem man den Streifen so gut wie möglich mitfaßt, damit der ganze Tractus-Streifen-Bereich eine Einheit bleibt und wie im Normalfall wieder ein passives und aktiv dynamisiertes Stabilisierungssystem bilden kann. Der wichtige Verschluß des verbleibendes Tractus gelingt trotz des fehlenden Streifens meist leicht, denn wegen der Ausleierung durch die chronische Instabilität ist der Tractusmantel ohnehin zu weit geworden. Ist die Spannung im lateralen Retinaculum der Patella einmal doch zu groß, dann kann dieses mit längsparallelen Stichinzisionen entspannt werden.

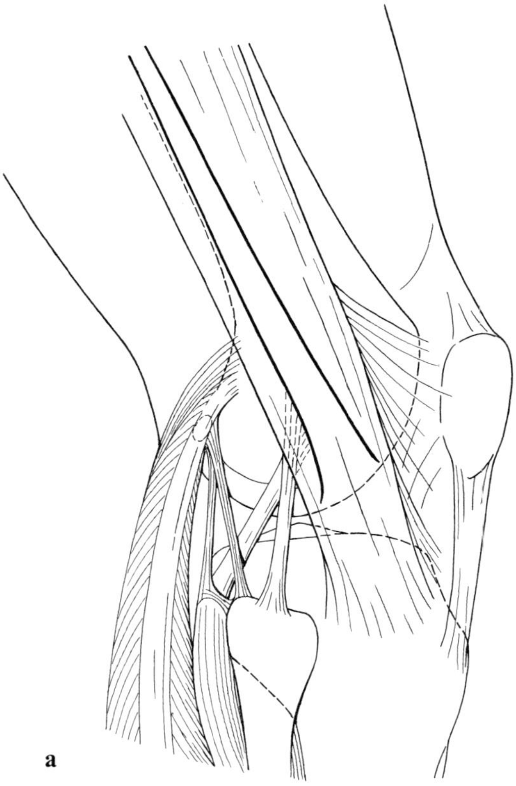

a

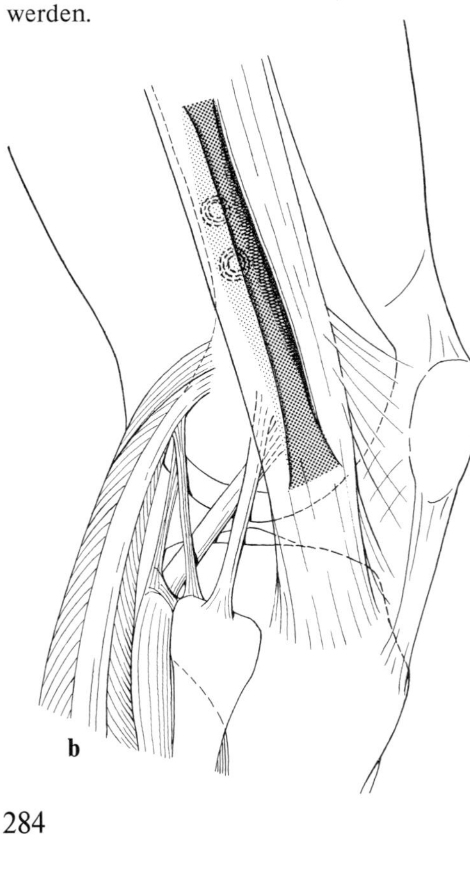

b

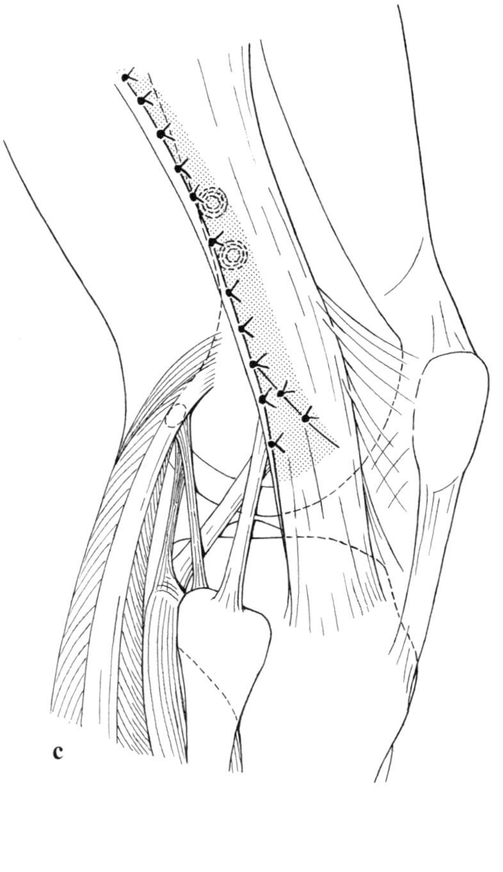

c

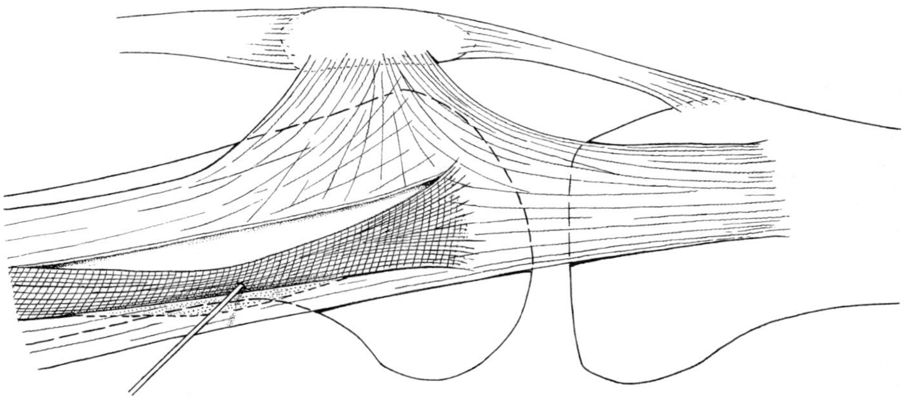

d

Abb. 277d Die Situation des Tractus mit dem abgesenkten Streifen in Extension am waagrechten gestreckten Bein; **e** in über 90° Flexion; **f** das übereinander projizierte funktionelle Verhalten des gesamten Tractus-Retinaculum-Systems mit dem abgesenkten Streifen in Extension und Flexion. Nach der Rekonstruktionsnaht des gesamten Tractus funktioniert dieser wieder physiologisch, wie dann, wenn seine normale feste Verbindung zum Femur („Kaplan"-Verbindung) besteht. Der von proximal aktivierte dynamische Anteil kann ungehindert weiter mitstabilisieren

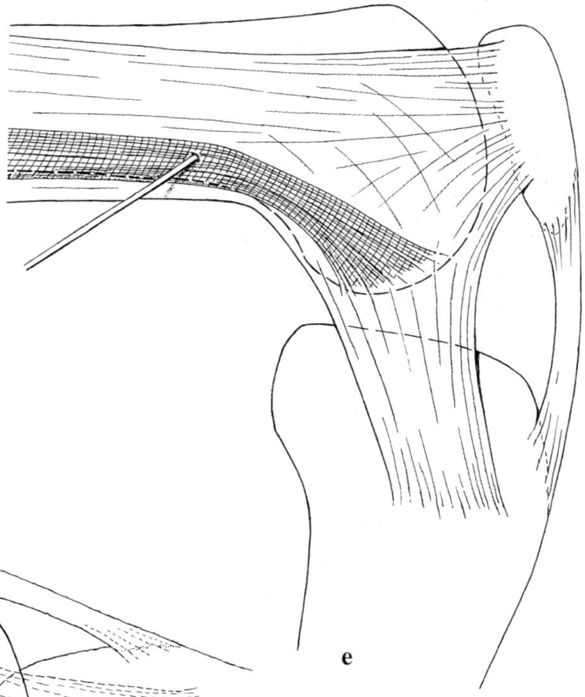

e

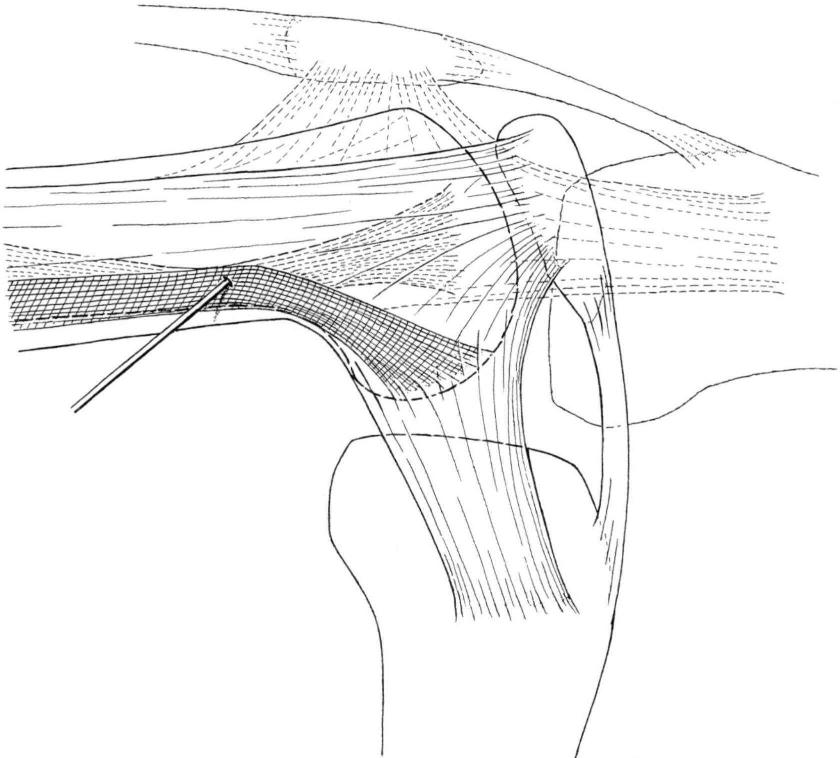

f

ten dieses Streifens während Extension/Flexion und seine Stabilisierung gegen die anterolaterale Schublade geprüft. Diese muß in jeder Flexionslage von dem so abgesenkten Streifen verhindert werden.

Ist auf diese Weise der ideale Punkt gefunden, dann wird der Kirschner-Draht aus dem Femur gezogen, aber vorerst noch im Tractus belassen. Das 2,0-Loch wird mit dem Gewindeschneider für die Schraube vorbereitet und der Tractusstreifen nach Herausziehen des Kirschner-Drahtes durch das bestehende Loch mit einer AO-Kleinfragmentschraube von 28 mm Länge und Zackenunterlagsscheibe ans Femur angeschraubt.

Wenn der Schraubenkopf noch etwa 1 cm absteht, dann werden resorbierbare Fäden in den abgesenkten Streifen und in die Reste des Septums zur Verbindung der zwei Elemente eingelegt. Ebenso werden bestehende „Over-the-top"-Nähte proximal neben der Schraube durch diesen Tractusstreifen eingezogen, aber vorläufig noch nicht geknotet. Danach werden die transkondylären vorderen Kreuzbandnähte, die genau distal von der Schraube herauskommen, ebenfalls durch diesen Streifen gezogen. Es folgt das Anziehen der Schraube und die nochmalige Prüfung der Stabilität in allen Bewegungslagen. Eine zweite Schraube, ca. 1,5 cm proximal von der ersten im Neutralpunkt, sichert diese gegen vorzeitige Lockerung bei der funktionellen Nachbehandlung. Ist jetzt keine vordere Schublade in IR mehr möglich und ist auf der Innenseite das Semimembranosuseck so rekonstruiert worden, daß auch in AR keine vordere Schublade mehr möglich ist, dann kann man die Kreuzbandnähte knoten: die damit erreichte mediale und laterale Schienung des vorderen Kreuzbandes ist nun so gut, daß auch nach dem Verknoten der Nähte diese nicht mehr unter einen übermäßigen Zug kommen können und damit die Gefahr des Ausreißens behoben ist.

Nachdem dieser Streifen befestigt ist, wird über ihm der Tractus mit Einzelknopfnähten aus resorbierbarem und vereinzelt nicht-resorbierbarem Material so verschlossen, daß die Einschnittlinien des Streifenbettes glatt miteinander verbunden sind und den abgesenkten Streifen vollkommen decken. Etwa 2–3 cm proximal der Schraube ist es durchaus möglich, die Naht so zu legen, daß auch der abgesenkte Teil noch mitgefaßt wird, damit die alte Verbindung Septum intermusculare - Tractus - Femur - Tibia wieder eine möglichst optimale Einheit bildet.

Wie im Abschnitt über die Entwicklung der neuen Plastik begründet wurde (S. 277 ff.), muß in Fällen mit einer vermehrten Rotationsschublade nach posterolateral ein Popliteus-Bypass als zusätzlicher Operationsschritt eingeplant werden. Dieser muß jeweils *vor* der Lftla-Plastik ausgeführt werden.

Von den beiden bei der Rekonstruktion des Popliteusecks beschriebenen Varianten wählen wir diejenige mit der Verwendung der Bizepssehne, da es nicht möglich ist, aus dem Tractus einen weiteren Streifen für den Bypass zu entnehmen. Die temporäre Schwächung des Bizeps in der postoperativen Phase kommt außerdem nicht unerwünscht, da gerade er das laterale Tibiaplateau nach posterolateral zieht und unserem Bypass entgegen wirkt.

Auf der lateralen Seite ist es besonders wichtig, daß die Gleitschichten der Popliteussehne, der Kondylenwange und die in den Recessus suprapatellaris auslaufenden Umschlagsfalten ungestört erhalten bleiben, damit nicht durch Verwachsungen während der Rehabilitation Schmerzen und Bewegungseinschränkungen verursacht werden.

Bohrlöcher und Nähte sollen proximal und außerhalb der synovialen Umschlagsfalte liegen.

Der begleitende traumatische Knorpelschaden und seine Behandlung

Der frische begleitende Knorpelschaden

Regelmäßig sehen wir vereinzelte Fälle mit frischen Bandrupturen, meist des Lca, und ganz erheblichen Knorpelfrakturen der medialen oder der lateralen Kondylenrolle.

Neben der regulären Rekonstruktion der Bänder nehmen wir in diesen Fällen die genaue Rekonstruktion der Kondylenknorpeloberfläche vor. Das Bett des Knorpelausbruchs wird mit dem 1,0–2,0-mm-Bohrer bis in die Spongiosa etwas angefrischt, dann werden die Ausbruchfragmente mit Histoacrylkleber eingepaßt und mit 1,2- oder 2,7-mm-AO-Schrauben so fixiert, daß die kleinen Schraubenköpfe ganz unter die Knorpeloberfläche zu liegen kommen. Sie sollen nach 2–4 Monaten entfernt werden. Knochen, der nicht mehr mit Knorpel bedeckt werden kann, wird mit Forage angefrischt.

Der begleitende Knorpelschaden bei der chronischen Instabilität

Je mehr man sich mit der Rekonstruktionschirurgie am instabilen Kniegelenk befaßt, desto mehr wird man mit dem Problem des sekundären posttraumatischen Knorpelschadens konfrontiert.

Auf die sehr zahlreich vorhandene diesbezügliche Literatur möchten wir hier nicht näher eingehen, sondern nur die Arbeit von Ségal et al. [314] erwähnen, weil darin die Zusammenhänge zwischen Instabilität und Ort des Knorpelschadens sehr schön dargestellt sind. Die Aussage dieser Arbeit, auch in bezug auf die Patella, deckt sich fast vollkommen mit unseren Beobachtungen.

Es ist ganz eindeutig, daß manches schlechte Spätresultat nicht mehr so sehr eine Folge unbeherrschbarer Instabilität, sondern die eines übermäßigen Knorpelschadens ist, wenn sich der Knorpel trotz Verbesserung der Stabilität nicht mehr erholt.

Die mannigfaltigen Knorpelschäden sind auch ein Beweis dafür, daß die Bandinstabilitäten auf jeden Fall ein ernstes Problem für das Gelenk darstellen.

Die Entwicklung sekundärer Arthrosen als Folge von kombinierten Bandinstabilitäten kann gut verfolgt werden. Der Knorpelschaden kann unifokal sein oder sekundär plurifokal auftreten. Normalerweise finden wir ihn an der Kondylenrolle auf jener Seite, auf welcher am meisten Rotationsschubladenfreiheit vorliegt. Die vermehrten Abrutschmöglichkeiten der Femurrolle auf dem Plateau führen zu einer Schädigung der Lamina splendens und zur Fibrillation des Knorpels. Da nahezu die Hälfte der eröffneten Kniegelenke auch bei Primäreingriffen schon Chondropathiezeichen an der Patella aufweisen, ist es nicht verwunderlich, wenn solche geschädigten Knorpelzonen einander gegenseitig auf humoralem Weg negativ beeinflussen. Die Fermente im Erguß fördern im Circulus vitiosus der Synovialitis chondrodetritica die chondrolytischen Abbauprozesse. Leichte Patellachondropathien können durch eine Bandverletzung und durch Instabilität [314] zur Dekompensation gebracht werden. Waren sie vor der Verletzung schmerzfrei, können sie später der Hauptgrund für postoperative Beschwerden und Leistungsverminderung sein.

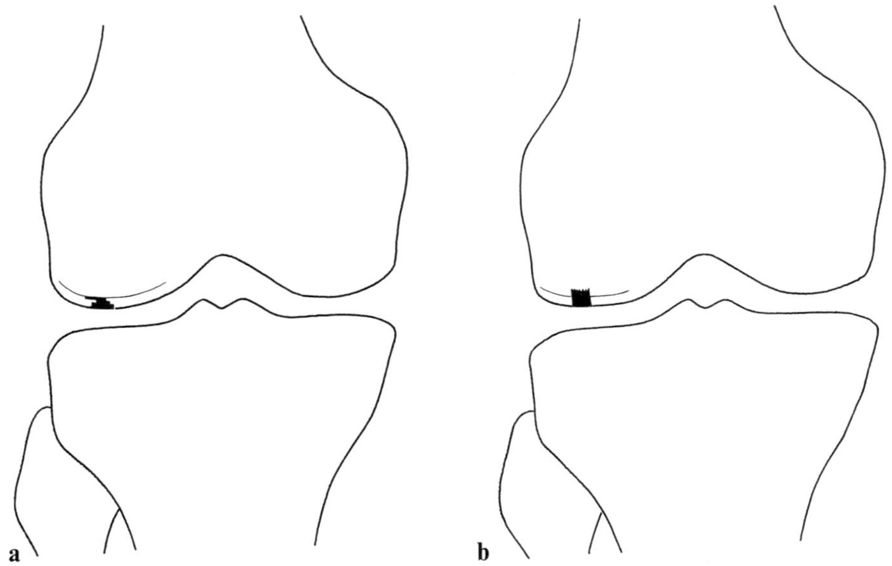

a b

Abb. 278. a Typischer Knorpelausbruch, welcher bis auf den Knochen reicht; **b** im Bereich des Knorpeldefekts wird durch eine bis in vitale Spongiosa hineinreichende Bohrung angefrischt

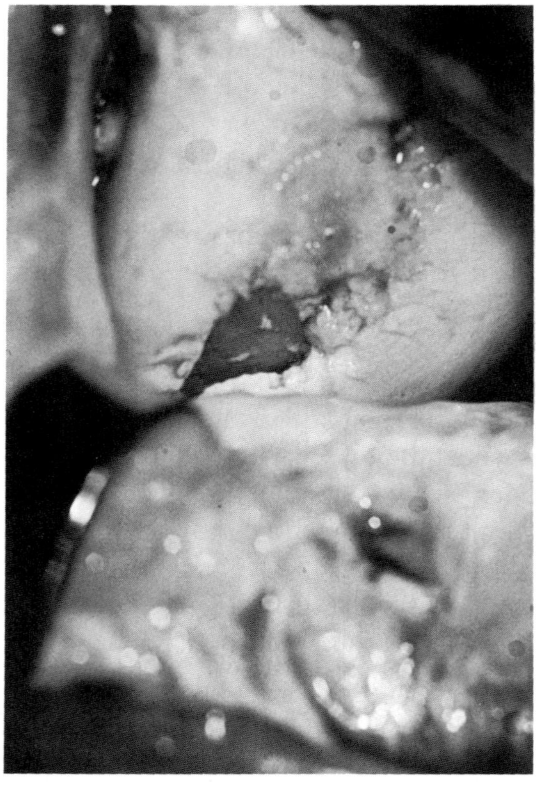

a

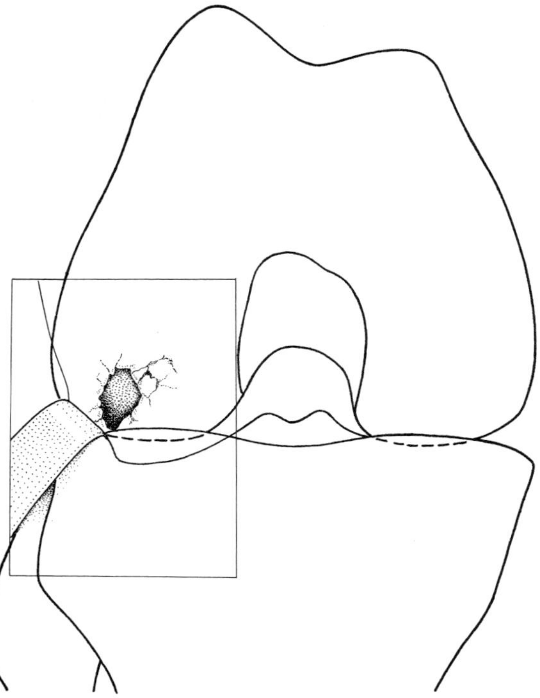

b

Abb. 279. a Operationsbeispiel eines Knorpelschadens, **b** mit dazugehöriger Erläuterungsskizze. Situs 11 Jahre nach Meniskektomie. Der Knorpel löste sich in kleinen Fragmenten und in einer größeren unterminierten Platte vom Knochen ab

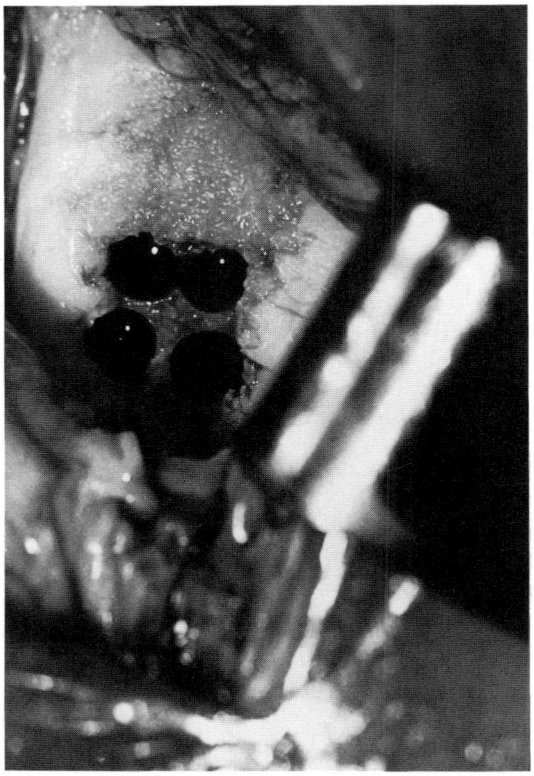

a

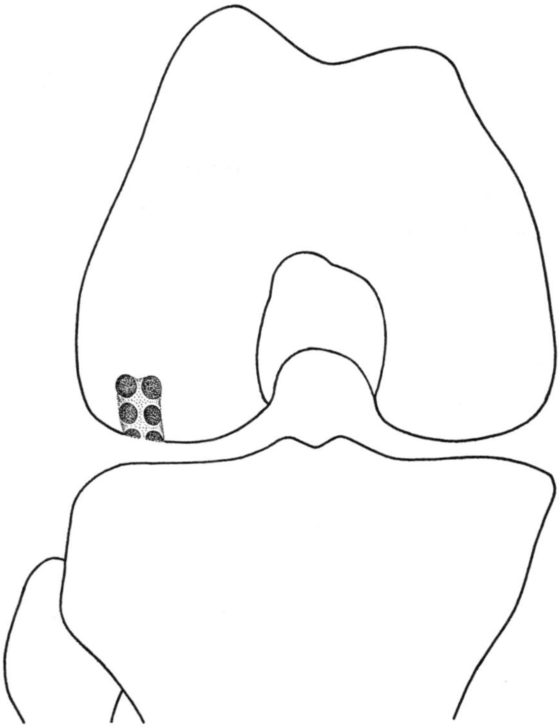

b

Abb. 280. a Operationsbefund und **b** Erläuterungsskizze zu Abb. 279a nach Resektion des losen Knorpels und Anbohrung der Kondylenrolle. Der Patient spielt wieder seit mehr als 4 Jahren ohne Erguß und beschwerdefrei Leistungsfußball

Die Behandlung von begleitenden Knorpelschäden

Wie es das Beispiel in den Abb. 278–280 veranschaulicht, entfernen wir lose Knorpelteile und flottierende oder fibrillierte Gewebspartien, welche über kurz oder lang durch die Bewegung nur abgescheuert oder zerrieben werden. In diesen Zonen oder dort, wo blanker Knochen vorliegt, frischen wir nach der bekannten Idee des „resurfacing" nach Pridie [287a] den Knochen mit dem Bohrer 2–3 mm tief in blutende Spongiosa an, damit aus der Tiefe Granulationsgewebe in den Defekt nachwachsen und sich in fibrösen Ersatzknorpel umwandeln kann. Als Bohrerdurchmesser wählen wir je nach Defektgröße und Lokalisation 2,0–4,5 mm, wobei wir jeweils dem größeren Durchmesser den Vorzug geben.

Die Wahrscheinlichkeit, daß die Umwandlung im gewünschten Ausmaß erfolgt, steigt dann, wenn gleichzeitig die funktionelle Kongruenz im Knie durch eine gute Rekonstruktion der Bandstabilität wiedererlangt wird und die Gelenkflächen früh normal gegeneinander bewegt werden können.

Mit dieser Methode sind unter geeigneten Umständen meist erstaunlich gute Resultate zu erzielen. Auch die radiologischen Verlaufskontrollen zeigen, daß eine echte Beruhigung mit Harmonisierung in der Struktur der subchondralen Gelenklinie und der anschließenden Spongiosa eintritt.

Bei großen, den Bewegungsablauf im Sinne von einhängenden Zahnrädern störenden Defekten reicht die Anfrischung mit dem Bohrer nicht mehr aus und es müssen Knochen- oder evtl. noch Knorpel-Knochen-Transplantate zusätzlich zur Regularisierung der Gelenkflächen in den Defekt eingepaßt werden [369].

Damit man intraoperativ weder von schon beschriebenen Kreuzbandrissen noch von einem erheblichen Knorpelschaden überrascht wird, empfiehlt sich auch hier zur Planung des Eingriffs die präoperative Arthroskopie.

Der Einfluß des Knorpelschadens auf die postoperative Therapie

> Je schwerer der Knorpelschaden ist, desto weniger soll postoperativ immobilisiert werden.

Dieser Leitsatz erscheint einfach, aber seine Anwendung ist nicht frei von Kompromissen.

Nach einer Initialphase mit dosierter funktioneller Behandlung im Anschluß an die Operation sind die negativen Folgen einer später noch notwendigen Immobilisierung weit weniger schlimm. Im Abschnitt „Rehabilitation“ (S. 295) wird auf diese Punkte noch besonders eingegangen.

Komplikationen

In der Resultatphase 1971–1977 mußten keine ernsthaften Komplikationen verzeichnet werden. So kam es zu keiner Gefäßnervenschädigung und zu keiner Versteifung. Alle Kniegelenke sind über 120° beweglich. Es gab auch keine behindernden Streckausfälle (Gips in 5° Streckstellung!). Nur ganz vereinzelt wurden Kniegelenke in Narkose bewegt. Infektionen traten in dieser Serie nicht auf.

Der Gerechtigkeit halber müssen wir aber erwähnen, daß wir im Jahre 1979 innerhalb weniger Wochen gleich zweimal eine postoperative Infektion zu verzeichnen hatten, und zwar einmal bei einer frischen Lcp-Komplexverletzung und einmal bei einem mehrmals voroperierten St.-Elsewhere-Knie.

Sofortige Eröffnung und Spüldrainage konnten vor Schlimmerem bewahren. Beide Kniegelenke sind mit 120° und 130° gut beweglich. Das mehrfach operierte Knie weist einen erheblichen Knorpelschaden auf; der Patient ist nach Umschulung von einem schweren auf einen leichteren Beruf wieder ganz arbeitsfähig. Das andere Knie ist gut stabil und der Patient im angestammten Beruf wieder voll arbeitsfähig.

Vor- und nachher hatten wir glücklicherweise auch am neuen Ort keine Infektionsprobleme, obwohl wir nicht routinemäßig Antibiotika gaben.

Allgemeine operationstechnische Hinweise

Operationsvorbereitung

Am Vorabend des Operationstages wird das ganze Bein, wenn nötig, rasiert und anschließend rundum mit Betadine vom proximalen Oberschenkel bis inkl. Zehen zur

Desinfektion eingefärbt und sogleich mit einem sterilen Verband eingepackt. Dieser Verband wird erst im Vorbereitungsraum des Operationssaals abgenommen. Dort wird auf steriler Unterlage ein weiteres Mal mit Betadine gewaschen und gleich danach die Lagerung vorgenommen.

Lagerung

Die Operationen erfolgen grundsätzlich am flektierten Kniegelenk. Wie wir das bei Trillat in Lyon gesehen haben, verwenden wir eine lateral am Operationstisch befestigte Oberschenkelstütze, mit welcher die gewünschte Flexionslage eingestellt werden kann. Da die Stütze klein ist, ist es möglich, das Bein in 3 verschiedenen Stellungen auf dem Operationstisch zu lagern (Abb. 218):

1. Gestreckt neben der Stütze vorbei parallel zum anderen Bein.
2. Flektiert und leicht außenrotiert in einem gewünschten Winkel zwischen 20 und 90°.
3. Über 90° flektiert mit seitlich vom Tisch herunterhängendem Unterschenkel.

Die Stütze darf auf keinen Fall in die Kniekehle zu liegen kommen oder gar dort drücken. Es ist ein großer Vorteil dieser Lagerungsart, daß die Weichteile in Narkose beim frei liegenden Kniegelenk nach hinten fallen, d.h. das Gefäßnervenbündel „fällt" spontan vom Femur und der Tibia nach dorsal und wird so bei gelenknahen Manipulationen nicht unmittelbar gefährdet.

Diese Lagerung auf einer Stütze macht zusätzlich Hände von Assistenten frei, da diese während der Operation das Knie nicht mehr in irgendeiner Position dauernd festhalten müssen.

Die Blutsperrenmanschette liegt so weit wie möglich vom Kniegelenk selbst entfernt. Sie und die Oberschenkelstütze sollen sich nicht gegenseitig beeinträchtigen.

Operationsfeld

Damit allen peroperativ auftretenden Forderungen nachgekommen werden kann, muß das Feld groß genug sein. Das heißt: Vom Tibiaplateau an 15 cm nach distal, und von der Patella 15 cm nach proximal dürfen keine Tücher die Inzisionsmöglichkeiten behelligen.

Von distal her kommt ein steriler, mit undurchlässiger Plastikschicht überzogener Strumpf bis über die Mitte des Unterschenkels, während am Oberschenkel manschettenartig angebrachte Tücher den Abschluß des Operationsfeldes bilden. Damit dieser Abschluß während der Manipulationen gegen die Blutsperrenmanschette dicht bleibt, wird eine klebende U-Plastikfolie zur Schließung der Lücke verwendet. Im eigentlichen Inzisionsgebiet legen wir eine gut haftende Plastikfolie (selbstklebend oder mit speziellem Mastisolkleber zu befestigen) an.

Blutsperre

Das Bein wird bis unmittelbar vor der Inzision hochgehalten, damit sich nur ein Minimum von Blutvolumen distal der Blutsperre befindet. Die Manschette wird zur Anlegung der eigentlichen Sperre unmittelbar vor der Operation aufgepumpt. Dabei achten wir darauf, daß der Druck mit 300–400 mmHg so niedrig wie möglich gehalten werden kann. Bei schlanken Oberschenkeln reicht ein niedrigerer Druck als bei voluminösen Schenkeln mit dicker subkutaner Fettschicht.

Damit der komprimierte M. quadriceps nicht im Verlauf der Operation die auf 120–130° notwendige Flexion verhindern kann, muß die Manschette bei flektiertem Knie auf-

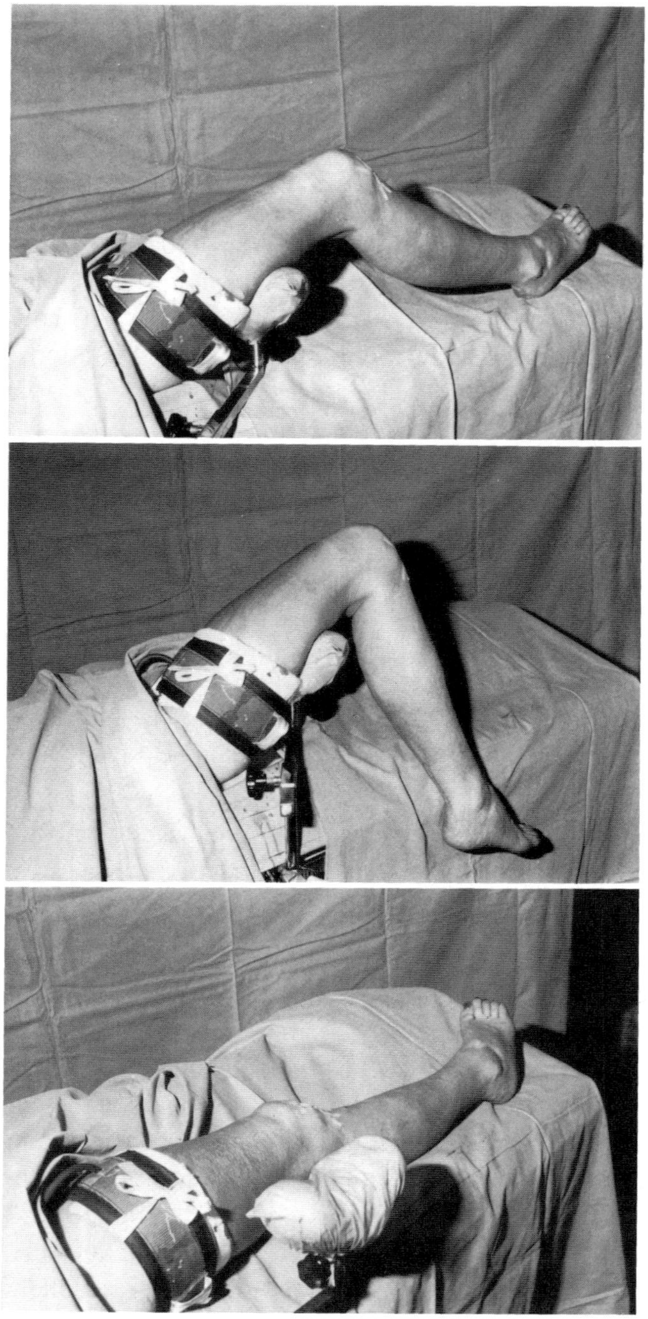

a

b

c

Abb. 281a–c. Peroperative Lagerung auf der Stütze nach Trillat. **a** In mittlerer Beugestellung mit aufgelegtem Fuß; **b** in starker Beugestellung mit hängendem Unterschenkel; **c** an der Stütze vorbei gestreckt. Der Vorteil dieser Stütze liegt darin, daß sie den proximalen Oberschenkel hält und die ganze Poplitea mit ihren Organen frei läßt. Damit hängt vor allem der Gefäß-Nerven-Strang entspannt nach dorsal von den Knochen weg. Dieser Vorteil ist so groß, daß wir fast alle Knieoperationen, inkl. proximale Tibiakopfosteotomien, in dieser Lage durchführen

gepumpt werden. Die verlangte Bewegungsfreiheit darf auch durch die Abdecktücher nicht beeinträchtigt werden.

Lateral-pivot-shift-Phänomen und Blutsperre:

Prüft man in Narkose und noch vor dem Aufblasen der Blutsperrenmanschette das Pivot-shift-Phänomen, dann ist dieses oft sehr gut und noch ausgiebiger auslösbar als beim Wachzustand des Patienten. In sehr vielen Fällen ist das Phänomen nicht mehr feststellbar, sobald die Blutsperrenmanschette fest am Oberschenkel sitzt und komprimiert. Vermutlich wird dadurch das mechanische Verhalten des Tractus iliotibialis schon so weit verändert, daß die mit seiner Funktion zusammenhängende Auslösbarkeit der Lateral-pivot-shift-Phänomens unterbunden wird.

Blutsperrendauer:

Grundsätzlich lassen wir die Blutsperre nur so lange liegen, wie wir sie für die technischen Schritte der Operation dringend benötigen. Das heißt: Wenn alle wichtigen Fäden hinten und im Bereich von Semimembranosus- und Popliteuseck gelegt sind und nur mehr der Verschluß der ventralen Schichten ansteht, dann öffnen wir die Blutsperre, auch wenn noch keine 2 h verstrichen sind. Man kann dann noch deutlich blutende Gefäße elektrokoagulieren oder gar ligieren und hat auch in den Transplantaten sobald wie möglich wieder Zirkulation.

Bei langdauernden Eingriffen wird die Blutsperre längstens nach 2 h geöffnet. Wird sie nachher in besonders schwierigen Situationen weiter benötigt, dann kann sie nach 10 min eneut für eine kürzere Zeit in Funktion gesetzt werden.

Saugdrainage nach Redon

Hämatome in den Taschen des Operationsgebietes sind die größten Störfaktoren in bezug auf die postoperative Heilung. Damit wir ihre Bildung und damit die Gefahr von Wundheilungsstörungen mit Dehiszenzen und Infekten nach Möglichkeit vermeiden können, legen wir in alle 4 Quadranten Redon-Drains ein. Da das Cavum articulare nicht flüssigkeitsdicht geschlossen werden kann, erübrigt es sich, speziell ins Gelenkinnere Drains einzulegen. Die paraartikuläre Drainage genügt im beschriebenen Sinn zur Vermeidung intraartikulärer Hämatome und Ergüsse, wenn die Enden der Saugdrains in unmittelbarer Nähe der inneren Kapselnähte liegen oder noch in die Synovialnaht hineinreichen. Sind die subfaszialen Taschen weit, dann müssen zur Verkleinerung derselben Absteppnähte zwischen der Fascia superficialis und dem verschlossenen Gelenk eingelegt werden, damit sich die Lappen möglichst ohne Bildung von Kammern dem rekonstruierten Gelenk dicht anlegen.

Instrumente

Neben dem allgemeinen chirurgischen Grundinstrumentarium verwenden wir die Standardbohrer und Bohrzusätze der AO-Ausrüstung. Für die großen Löcher, welche für den Durchzug von Kreuzbandtransplantaten vorgesehen sind, verwenden wir den zum AO-Instrumentarium gehörenden Hohlbohrersatz für das Ausbohren abgebrochener Schrauben.

Für das Durchziehen der Transplantate ist ein Gummikatheter (Urethrakatheter oder Darmrohr der Fa. Ruesch) mit trichterförmigem Ende als Wegbereiter sehr geeignet (s. auch Abb. 256a, b). Meistens genügt ein Kaliber von Charrière 16–20. Für das Durchziehen von Fäden durch die Bohrlöcher eignen sich Kanülen, durch welche ein Draht als Schlaufe eingezogen ist (s. Abb. 260a-c), oder speziell lang gestielte Ösen (Abb. 282e). Die Reverdin-Nadel in einer Modifikation, welche das schließbare Öhr sehr nahe bei der Spitze trägt (Abstand ca. 2 mm), ist für das Einstechen von Nähten an schwer zugänglichen Stellen ein sehr wertvolles Instrument (Abb. 282d).

Als spezielle Expositionshaken eignen sich die von Smillie [328] angegebenen Haken in V-, U- und S-Form ganz besonders (Abb. 282).

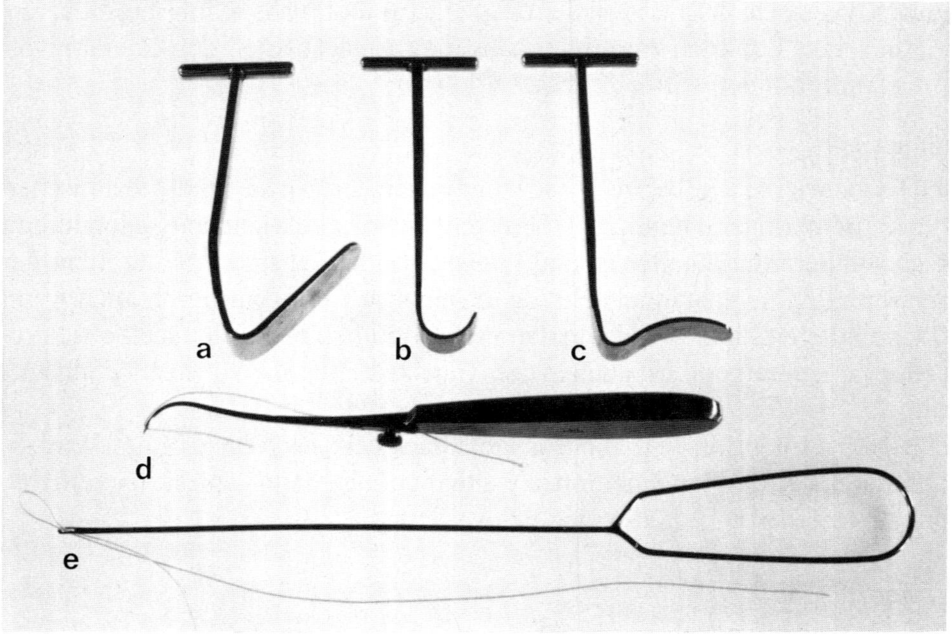

Abb. 282a–e. Spezialinstrumente. **a–c** Die von Smillie eingeführten Retraktoren **a** V-Haken für Hoffa und Patella; **b** U-Haken für die Kapsel; **c** L-Haken für die Kondylenaußenseite; **d** Reverdin-Nadel mit dem sehr nahe bei der Spitze liegenden Öhr für das Legen der Kreuzbandnähte; **e** Öhrsonde nach Trillat für das Legen von Durchzugsnähten durch Knochen und knochennahe Weichteile; sie kann nach Bedarf gebogen werden

Nahtmaterial

Wo immer möglich, verwenden wir das resorbierbare Fadenmaterial aus Polyglucuronsäure vom Typus des Dexons und des Vicryls. Verschiedene Farben erleichtern beim Anordnen vorgelegter Fäden das richtige Plazieren derselben durch die entsprechenden Bohrlöcher.

Da die genannten resorbierbaren Fäden innerhalb von 14 Tagen 50% ihrer Reißfestigkeit verlieren, wählen wir an den mechanisch wichtigen Stellen dicke Fäden der Stärke 0–1. Wo nur fein adaptiert werden muß, wird Stärke 0000, 000 und 00 verwendet.

Nicht-resorbierbares Nahtmaterial:

Ganz wichtige Nähte, wie Einzelnähte in Kreuzbändern, Reinsertionsnähte der Semimembranosussehne, Popliteussehne etc., nähen wir mit einem Nylonfaden, z. B. Polydec 3. Bei transossären Nähten kommt auch geflochtener Draht in Frage.

Bei der Naht des Tractus iliotibialis legen wir, wenn er unter Spannung steht, zwischen die resorbierbaren Fäden vereinzelt solche vom Typus der Mersilenfäden, Stärke 00 und 0, dazwischen. Auch bei einer gespannten Quadrizepssehne zwischen M. vastus medialis und Patella setzen wir zur Sicherung ein oder zwei solcher Nähte ein, da wir früher, bei der Verwendung von nur resorbierbaren Fäden, an diesen zwei Stellen gelegentlich postoperative Dehiszenzen beobachtet haben.

Es bleibt aber unser Grundsatz, möglichst viel resorbierbares Nahtmaterial zu verwenden, da mit jedem nicht resorbierbaren Fremdkörper das Risiko für das Entstehen eines sekundären Infekts oder einer Fadenfistel steigt.

Antibiotikaprophylaxe

Während der Operation wird sorgfältig darauf geachtet, daß die freigelegten Gewebe nicht austrocknen und vor allem, daß bei der Präparation möglichst wenig Gefäße lädiert und nekrosegefährdete Gebiete geschaffen werden. Das Feuchthalten geschieht durch eine mit Polybactrin versetzte Ringer-Lösung.

Abgesehen von dieser peroperativen antibiotischen Maßnahme haben wir im Verlauf der Jahre verschiedene Phasen mit und ohne prophylaktische Antibiotikatherapie erlebt. Definitiv signifikante Schlüsse haben wir daraus bisher nicht ziehen können; auf diesem Gebiet wären jetzt prospektive Studien nötig.

Sicherheitshalber geben wir jedoch bei groß geplanten Eingriffen dann prophylaktisch Antibiotika, wenn schon Voroperationen, ungünstige Inzisionen und Weichteilverhältnisse oder andere Risikofaktoren vorliegen.

Die postoperative Rehabilitation

Allgemein

Die postoperative Rehabilitation ist ein wesentlicher Faktor der funktionellen Wiederherstellung.

Andrews [in 12] z.B. bezeichnete den Wert der Rehabilitation im ganzen Behandlungsablauf mit extremen 75%. Außerdem müssen nach seinen Ausführungen 9 Monate für die Heilungszeit von Ligamenten am Knie bei operierten Komplexverletzungen veranschlagt werden.

Auf die eminente Wichtigkeit der Rehabilitation nach Knieverletzungen wiesen auch Abbott und Callahan [zit. in 104] hin. Abbott stellte fest, daß beim Krankengut der West Point Militärakademie 80% der Knieverletzungen Zweit- oder Dritt-, und nicht Primärverletzungen waren.

Callahan wertete Knieverletzungen an 61 000 Schülern in New York aus. Sogar an diesem jugendlichen Kollektiv zeigte es sich, daß die Wahrscheinlichkeit der Wiederverletzung eines Kniegelenks mehr als 15mal größer ist als jene einer Primärverletzung.

Beide berichteten, daß durch eine gute Rehabilitation die Rezidivwahrscheinlichkeit deutlich gesenkt werden konnte.

In der Monographie von Simon [320] und bei Gerber et al. [104] sind wissenschaftliche Grundlagen und die Folgerungen für die Praxis eingehend aufgeführt. Sie sollen hier nicht breit erörtert, sondern nur so weit angeführt werden, als sie die Rehabilitationsmaßnahmen begründen und damit die nachfolgenden Resultate im entsprechenden Rahmen faßbar machen.

Uhthoff [360] berichtete über den immobilisationsbedingten Knochenabbau bei Hunden. Nach 12 Wochen Ruhigstellung mit Gips nimmt der Abbau auch nach der Gipsentfernung bei jüngeren Hunden bis zur 24., und bei älteren sogar bis zur 32. (!) Woche laufend zu, bevor überhaupt ein Wiederaufbau beginnt.

Daß die Immobilisation auch intraartikulär schwere Störungen verursacht, kann man u. a. bei Enneking und Horowitz [78] auf Schnittbildern von menschlichen Kniegelenken sehr deutlich sehen.

Diese Beobachtungen passen zu der Tatsache, daß sich Kniegelenke nach einigen Wochen Gipsfixation während mehrerer Wochen in einer trophischen Krise befinden, in welcher sie eines besonderen Schutzes vor mechanischer Überbeanspruchung bedürfen. Wie es mit dem Wiederaufbau der sog. bradytrophen Gewebe (Knorpel, Faszien, Sehnen, Bänder) und des Muskels steht, ist noch nicht genügend erforscht. Es werden aber Halbwertzeiten von 3–4 Monaten genannt.

Noyes et al. [257, 260, 262] haben an Affen festgestellt, daß sich die Reißfestigkeit von Kniebändern durch die Immobilisierung vermindert und daß sie erst später wieder langsam zunimmt.

(Er immobilisierte 8 Wochen; zu diesem Zeitpunkt betrug die Reißfestigkeit der Bänder 61%, nach 5 Monaten 79% und nach 12 Monaten 91%).

Für den Wiederaufbau der Skelettmuskulatur nach Immobilisation fanden Cooper und Misol [55] bei ihren Untersuchungen an der Katze erstaunlicherweise eine Latenz von nur wenigen Tagen bis zum Beginn des Neuaufbaus.

Alle diese Beobachtungen veranlassen uns, sowohl bei der konservativen als auch bei der operativen Therapie so viel wie möglich funktionell zu behandeln.

Es ist jedoch klar, daß mit funktioneller Therapie allein ohne mechanischen Schutz eine stabile Wiederherstellung des Kniegelenks nicht sicher eintritt, wenn z. B. durch eine Verletzung der Kreuzbänder das kinematische Grundprinzip der Bewegung gestört ist.

Zusammenfassend können wir nach diesen verschiedenen Gesichtspunkten das Ziel der Rehabilitation wie folgt beschreiben:

Ziel der Rehabilitation

Nach jeder Kniegelenksoperation müssen wir mit der Rehabilitation folgende Ziele anstreben:

- Die physiologische aktive Stabilität mit normaler Leistungsfähigkeit sämtlicher Extensoren, Flexoren und Rotatoren.
- Die physiologische passive Stabilität.
- Die physiologische aktive und passive Beweglichkeit.
- Beschwerdefreiheit, was hier nicht nur Schmerzfreiheit, sondern auch das Gefühl der Sicherheit im Kniegelenk bedeutet.

Physiologische und pathophysiologische Grundlagen der postoperativen Rehabilitation

Die erwähnten Ziele der Rehabilitation sind am Knie deshalb wesentlich schwieriger zu erreichen, weil dieses Gelenk nicht, wie z. B. das Hüftgelenk oder das obere Sprunggelenk, ossär geführt wird, sondern weil die aktive und passive Stabilität von Weichteilen gewährleistet werden muß. Hinzu kommt, daß zwischen den einzelnen Weichteilstrukturen viele Hohlraumsysteme und Gleitschichten bestehen, welche bei Verwachsungen den Bewegungsumfang einschränken können. Überdies sind auch etwaige Schmerzen vorwiegend weichteilbedingt und hemmen ihrerseits wieder reflektorisch die Leistungsfähigkeit der Muskulatur.

Allgemeine und patellare Knorpelprobleme

Ein bei posttraumatischen Zuständen am Knie sehr häufiger Begleitschaden ist die Chondromalacia patellae; sie kommt nach Silverskioeld [318] in 35% bei den über 30jährigen vor. Malazische Veränderungen des Knorpelüberzugs der Patella irgendwelcher Art werden bei den über 30jährigen fast regelmäßig gefunden [22, 385, 386].

de Montmollin [229] u. a. fanden Erweichungen des Patellarknorpels ebenso häufig wie Meniskusläsionen. Es erstaunt deshalb nicht, daß man bei Operationen frischer und alter Knieverletzungen sehr oft, meist zufällig, Chondromalazien findet, die präoperativ klinisch stumm waren. Wie bei den anderen Knorpelschäden können aber derartig klinisch latente Chondromalazien durch ein Trauma aktiviert und schmerzhaft werden. Es bleibt zu erwähnen, daß der Knorpel keine Nervenversorgung hat und daß bis heute die Schmerzentstehung bei der Chondromalazie nicht in den Einzelheiten geklärt ist. Aufgrund des rein morphologischen Aspektes kann jedenfalls nicht zwischen schmerzhaften Knorpelschäden und solchen, die keine Beschwerden verursachen, unterschieden werden.

Gewisse Beobachtungen deuten darauf hin, daß eine Korrelation zwischen funktionellem Zustand der Muskulatur und Beschwerden infolge Chondromalazie bestehen. Je besser die Muskelfunktion, desto geringer scheinen die von der Chondromalazie ausgehenden Schmerzen zu sein. Dies könnte damit zusammenhängen, daß für die Schmerzentstehung eine intraossäre Druckerhöhung eine wesentliche Rolle spielt, wie das von Morscher [231] erneut betont wurde, und eine gut funktionierende Muskulatur am ehesten imstande ist, die intraossären Zirkulationsverhältnisse zu normalisieren. Umgekehrt kann die Muskulatur nur dann physiologisch wirken und eingesetzt werden, wenn die Schmerzen weitgehend ausgeschaltet sind. Der Einsatz analgesierender Maßnahmen im Rahmen der funktionellen Rehabilitation ist deshalb nicht immer zu umgehen (Analgetika, Antiphlogistika, diadynamische Ströme etc.).

Für die Wiedererlangung einer regelrechten Kniegelenksfunktion ist die Führung der Patella auf ihrem Gleitweg in der Kondylentrochlea von größter Wichtigkeit. Dabei spielt vor allem der distale Teil des M. vastus medialis (Pars transversalis) eine ausschlaggebende Rolle, da nur diese distale Partie der medialen Quadrizepsseite eine wichtige antagonistische Funktion gegenüber der spontanen Lateralisierungstendenz der Patella aufweist. Isometrische Übungen sind geeignet, den Muskel zu kräftigen, während isotonische Übungen vor allem der Koordination dienen. Es ist dabei jedoch zu berücksichtigen, daß wegen der automatischen Schlußrotation mit der Innendrehung des Femurs bei der Endstrekkung der M. vastus medialis besonders wirkungsvoll zum Einsatz kommt.

Widerstandsübungen sollten allerdings erst in einer zweiten Phase eingesetzt werden, da sie (möglicherweise wegen Behinderung der Zirkulation) die Beschwerden in der Regel eher verstärken und damit einen Circulus vitiosus einleiten können. Besonders zu empfehlen sind allgemein kontrollierte Bewegungen ohne Widerstand, wie sie vor allem auf dem Fahrrad möglich sind. In keiner Phase gibt es dabei plötzliche Spitzenbelastungen, die Zu-und Abnahme von Spannungen verläuft mehr oder weniger auf sinusoiden Kurven. Im gesunden und im kranken Bein verlaufen diese Phasen ideal entgegengesetzt, so daß durch das automatische Gegenspiel der Patient in gewünschtem Maß vom verletzten Bein abgelenkt wird.

Auch runde Tretbewegungen im Wasser sind günstig, während Schwimmübungen mit dem üblichen Beinschlag in Valgus-Flexion-AR gefährlich sind, da die medialen Bänder und das Meniskushinterhorn muskulär fast ungeschützt sind und ruckartig unter Valgus-AR-Streß kommen.

Ein gewisses Fingerspitzengefühl für die postoperative Belastbarkeit des Knorpels beim Fahrradtraining ist nötig, da erst gegen Widerstand geübt werden darf, wenn die Bewegungen mit Leichtigkeit erfolgen und mit regelmäßiger Geschwindigkeit weitergeführt werden können.

Die runden Tretbewegungen erfordern je nach Sattelhöhe einen Bewegungsumfang von 100 – 130° und können damit alle Knorpelflächen der Patella mit dem Femur in Kontakt bringen (s. Abb. 106a). Bei allen Bewegungen, die nur zwischen 0 und 90° Flexion erfolgen, wird die am meisten von Knorpelerweichungen befallene mediale Facette, allerdings in Abhängigkeit von ihrer Grundform und von ihrer Höhe ab Tuberositas (Patella alta/infera), am wenigsten in Kontakt mit dem Femur kommen. Nur die ausgiebige Flexion und der aktive Zug der Pars transversalis des M. vastus medialis können einen guten Kontakt ermöglichen.
Bei Beschwerden durch starken Lateralisierungszug an der Patella ist evtl. die Durchtrennung des lateralen Retinaculum transversale durchzuführen, um dem M. vastus ein Zurückziehen der Patella auf der medialen Seite zu ermöglichen. Diesem Problem ist besonders dann Beachtung zu schenken, wenn anläßlich einer plastischen Operation mit Elementen des Tractus iliotibialis eine zu starke Straffung auf der Seite des lateralen Retinaculums zustande kommt. Normalerweise ist aber ein gut funktionierender M. vastus medialis in der Lage, einer postoperativen Lateralisierung der Patella entgegenzuwirken.

Muskelatrophie

Das Problem der Muskeltrophik ist, wie erwähnt, eng mit dem Knorpelzustand und den Beschwerden an der Patella verbunden. Lange war es unklar, warum gerade der M. vastus medialis so schnell und so oft isoliert atrophierte. Die Arbeit von Cadilhac [43] brachte aber neue Hinweise für eine Erklärung. Seine histologische Untersuchung ergab, daß die zwei bekannten Muskelfasertypen I und II nicht in allen Anteilen des Quadrizeps gleichmäßig vorkommen. Die Typus-I-Fasern, welche hauptsächlich gegen Ermüdung resistent sind und in langsamen Kontraktionen arbeiten, sind in den Mm. vastus lateralis, vastus intermedius und rectus stärker vertreten, während die Typus-II-Fasern, welche eine phasische Funktion haben und hauptsächlich bei ballistischen Bewegungen eingesetzt werden, überwiegend im M. vastus medialis zu finden sind. Gerade diese zuletzt genannten Fasern werden viel weniger durch haltungsbedingte Stellungsreflexe eingesetzt als die Typus-I-Fasern, welche vorwiegend zur Aufrechterhaltung einer Position gegen die Schwerkraft arbeiten.

Dies paßt zu der schon erwähnten Tatsache, daß Gewichtheber (Abb. 115) eine Hypertrophie des M. vastus lateralis bekommen, während z.B. Radrennfahrer und Fußballspieler immer eine gute Entwicklung des M. vastus medialis aufweisen. Daraus könnte man folgern, daß der M. vastus medialis für seine Entwicklung vor allem viel abwechslungsreiche oder zyklische Bewegungen braucht.

Die Probleme des Recessus suprapatellaris

Der Recessus suprapatellaris und die zu ihm gehörenden, mit Synovialis überzogenen Gleitflächen an den Kondylenwangen spielen bekanntlich für die Wiedererlangung der vollumfänglichen Beweglichkeit eine wesentliche Rolle (Abb. 283).

Wie es in den Abb. 284 und 285 schematisch dargestellt ist, gibt es ohne einen offenen Recessus keine Flexion über 90°. Auch hier bestehen aber individuelle Unterschiede, denn bei tiefstehender Patella erreicht man kaum 60–70° Flexion ohne die Mitwirkung der Entrollfunktion des Recessus, während bei einer ausgesprochenen Patella alta 90° und mehr Flexion ohne offenen Recessus erreicht werden kann, da sich in diesem Fall spontan ein größerer Fornix zwischen proximaler Patellabegrenzung und proximalem Knorpelrand der Femurrolle bildet (s. Abb. 285).

Der Recessus suprapatellaris spielt auch als „Ergußbehälter" eine Rolle. Am gestreckten Kniegelenk sind die hinteren Kapselpartien straff und erlauben nicht, daß sich Flüssigkeit hinter den Kondylenrollen ansammelt. Jede vermehrte Flüssigkeitsansammlung im Knie wird deswegen in den Recessus verdrängt. Handelt es sich um einen rein serösen Erguß von geringer Viskosität, dann ist die Verwachsungsgefahr gering. Handelt es sich hingegen um einen posttraumatisch oder postoperativ blutigen Erguß, dann besteht die große Gefahr, daß sich das ventrale und das femorale Blatt des Recessus wegen der verstärkten Fibrinausscheidung miteinander verbinden.

Das Erkennen der Recessusfunktion hat dazu geführt, daß bei allen Kniegelenkoperationen, wenn immer möglich, ein frühes Quadrizepstraining verordnet wird. Eine sehr wichtige Ausnahme stellen allerdings die Kniegelenke mit frischer Lca-Naht oder -Ersatzplastik dar. In diesen Fällen ist eine frühe Vollfunktion des Quadrizeps wegen seiner Wirkung als bedeutender Lca-Antagonist bei 20–50° Flexion kontraindiziert. In allen übrigen Fällen erreicht man mit dem frühen Quadrizepstraining u.a. einen Druckwechsel auf den postoperativ mit Flüssigkeit gefüllten Recessus und eine frühe Rückkehr des kräftigen Ruhetonus im Quadrizeps. Dieser Ruhetonus bewirkt eine körpereigene Kraft, die sich auf einen mit Flüssigkeit gefüllten Recessus als Druck auswirken kann. Damit wird eine Art Pumpmechanismus möglich, welcher vermehrte Flüssigkeit wegbefördern hilft (Abb. 286 und 287). Ohne Gegendruck füllt sich der Recessus bei schlaffem Quadrizeps viel schneller, wie das von dem Circulus vitiosus des chronischen Reizknies mit seiner Quadrizepsschwäche und den wiederholten Punktionen bekannt ist.

Da sich am gebeugten Knie auf der dorsalen Seite in der Regel intraartikuläre Flüssigkeit ansammelt, die man aktiv nicht geeignet unter Druck setzen kann, vermeiden wir in der ersten Rehabilitationsphase die Flexion (Abb. 288). Erst wenn der Quadrizeps die Ergußproduktion in Streckstellung unter Kontrolle hat, erlauben wir in steigendem Maß die Flexion.

Mit Druck ist es bekanntlich möglich, Flüssigkeit in den Geweben, wie z.B. Ödem in der Subkutis, in andere Partien zu verschieben. Man denke vergleichend auch an das Prinzip der Bindegewebsstrichmassage, bei welcher eine ähnliche Wirkung erreicht wird.

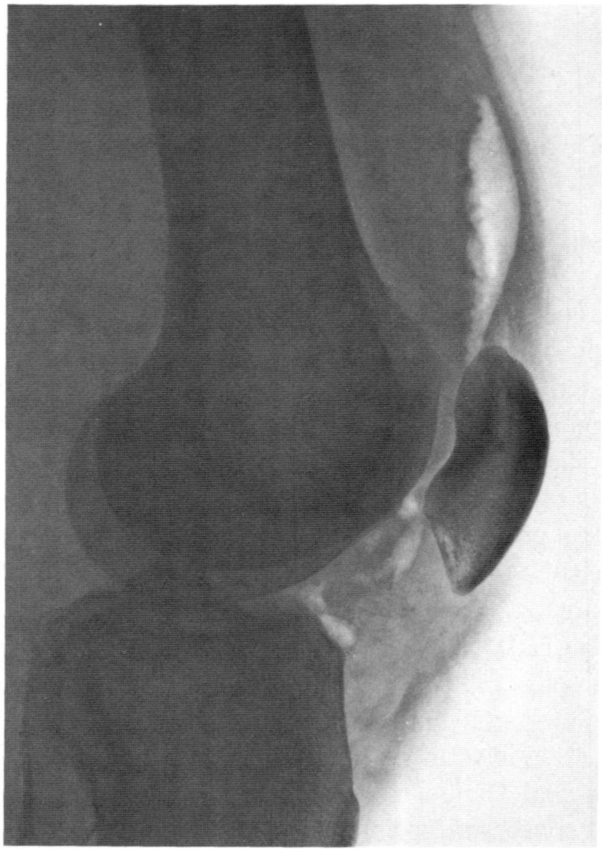

Abb. 283. Röntgenbild eines Kniegelenks mit deutlicher Darstellung des Hohlraumsystems und des Recessus suprapatellaris. Dieser Gelenkraum darf nach der Operation nicht verkleben. Er muß für seine Funktion offen bleiben. Posttraumatisch oder postoperativ sind die Fettpolsterweichteile zwischen Recessus und angrenzendem Femur direkt proximal des Gelenkknorpels oft angeschwollen (wie hier im Bild). Auch die Schwellung dieses eben genannten Fettkörpers, der dem Hoffa-Fettkörper ganz ähnlich sehen kann, ist in der Lage, wie bei der Chondropathie, femoropatellare Schmerzen zu verursachen

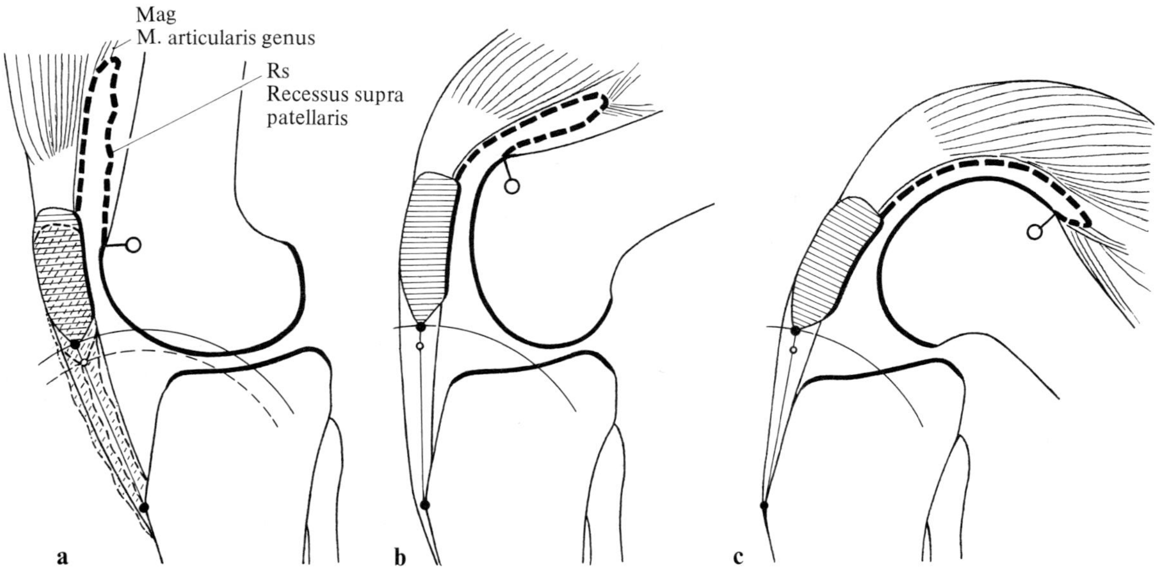

Abb. 284

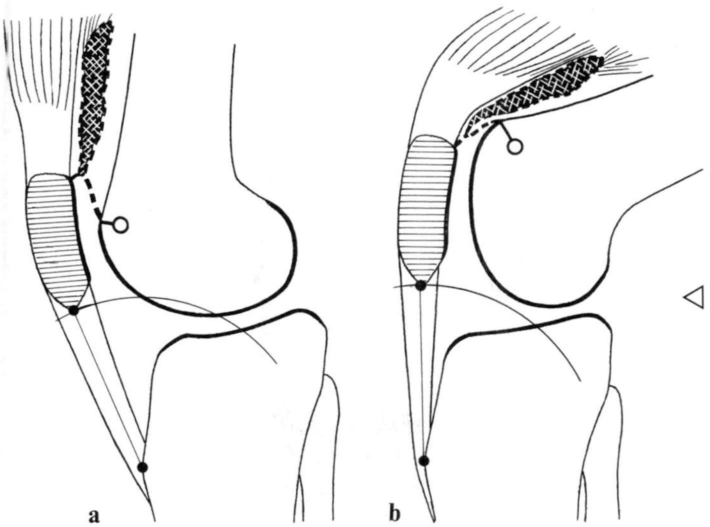

Abb. 285a, b. Darstellung der eingeschränkten Funktionsmöglichkeit bei posttraumatisch oder postoperativ zusammengewachsenem Recessus suprapatellaris. Die geringe Bewegungsfreiheit, die in der verbleibenden Umschlagsfalte von der Patella bis zur Femurgelenkflächenoberkante noch besteht, erlaubt immerhin eine Flexion von gegen 80° (**a**); erst bei der weiteren Flexion wirkt sich das Fehlen der Recessusfunktion ◁ durch endgültigen Bewegungsstop aus (**b**)

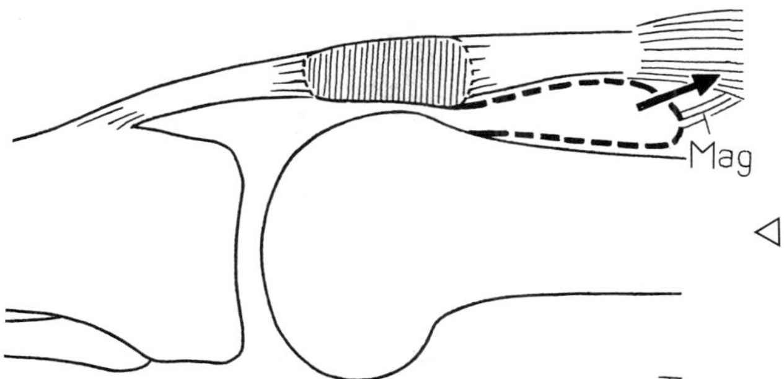

Abb. 286. Der Quadrizeps hat eine direkte Bewegungseinwirkung auf den Recessus suprapatellaris. Die ventrale Begrenzung des Recessus liegt der Quadrizepssehne dicht an, so daß Bewegungen derselben auch das vordere Blatt des Recessus mitverschieben. Frühe postoperative Quadrizepsbewegungen sind ein Mittel, um das Verkleben der vorderen mit der hinteren Recessuswandung zu verhindern oder zumindest zu erschweren. Der eigens für den Re- ◁ cessus eingesetzte M. articularis genus unterstützt mit seinen Fasern, die im obersten Fornix am Recessus ansetzen, dessen Offenhalten und Ausspannen

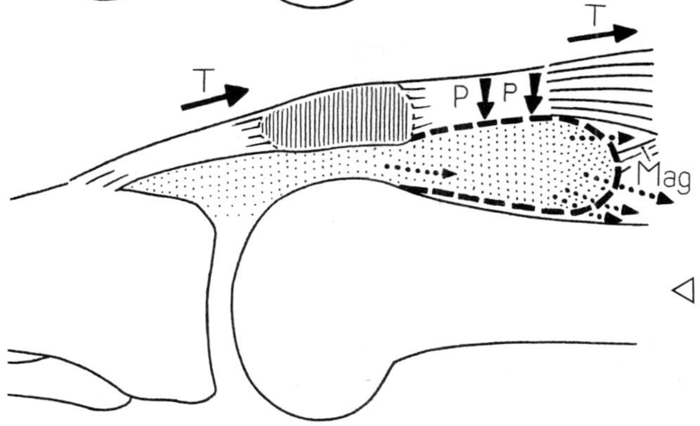

Abb. 287. Frühes postoperatives Anspannen des Quadrizeps mit der Zugkraft *T* setzt einen Erguß unter Druck *P*. Der bei intermittierender Anspannung entstehende Druckwechsel mit Pumpeffekt führt zu einer Flüssigkeitsverschiebung aus dem Recessus suprapatellaris in die umgebenden lockeren Weichteile mit insgesamt schnel- ◁ lerer Resorption des Ergusses. Parallel dazu läuft eine dauernde Verbesserung der Quadrizepsfunktion mit Tonussteigerung, welche ihrerseits die erneute Ergußbildung verhindert

---

◁ **Abb. 284a–c.** Darstellung der Funktion des Recessus suprapatellaris in 3 Stellungen des Kniegelenks. **a** In Extension steht die Patella bei entspanntem Quadrizeps mit lockerem Lig. patellae tief(---). Bei Anspannung des Quadrizeps steigt sie höher (——). Die Marke (s. Abb.) an der Knorpelgrenze der Kondylenrolle findet sich gegenüber dem proximalen Drittel der Patella; **b** während der ersten ca. 80° der Flexion entfernt sich (s. Abb.) an der Kondylenrolle nur sehr wenig von der proximalen Patellabegrenzung. Der Recessus muß sich bisher kaum entrollen; **c** während einer Flexionsbewegung über 90 bis zu 135° entfernt sich (s. Abb.) nun am proximalen Kondylenrollenende um ein Mehrfaches von der proximalen Patellabegrenzung. Der Recessus muß sich dabei in seiner vollen Länge über den Femurkondylus entrollen. Die Patella bewegt sich während einer Flexion wegen der Rückverlagerung des femorotibialen Kontaktpunktes auf einem Kreisbogen gegen dorsal und kommt somit relativ tiefer zu stehen. Das in **a** gezeigte Phänomen des unterschiedlichen Patellastandes bei lockerem oder bei angespanntem Quadrizeps ist oft Ursache für die iatrogene Tiefsetzung der Patella bei einer Operation nach Roux-Hauser oder bei der Rekonstruktion nach Ruptur des Lig. patellae. Der intraoperativ ausfallende Quadrizepstonus verleitet dazu, die Tuberositas zu weit nach distal zu versetzen

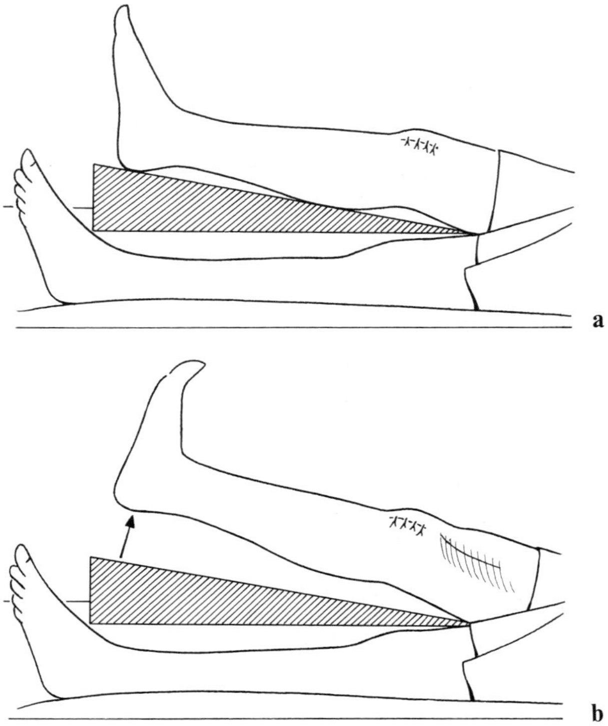

Abb. 288a. Postoperative Lagerung nach Arthrotomien zur schnellen Wiederherstellung einer Quadrizepsfunktion mit Dauertonus; **b** der Patient wird schon am ersten Tag angeleitet, wie er sein gestrecktes Bein heben kann. In Streckstellung gibt es dorsal am Knie praktisch kein Restvolumen, in dem sich Erguß ansammeln kann. Zudem verhindert die frühe postoperative Quadrizepsspannung eine progressive Ergußbildung. (Gilt nicht bei Lca-Nähten)

Die Funktion des Quadrizeps, der mit seinem kapselspannenden Anteil, dem M. articularis genus, den Recessus offen hält, ist sowohl für die Prophylaxe gegen den chronischen Reizerguß als auch für die Wiedererlangung der normalen Gelenkbeweglichkeit sehr wichtig. Deswegen lehren wir den Patienten vor sog. einfachen Arthrotomien, wie z.B. Meniskektomie, noch am Vortag der Operation, sein gestrecktes Bein aus der senkrechten Lage langsam auf das Bett abzulegen. So kann er unter Hochziehen der Großzehe und unter Dorsalflexion des ganzen Fußes mit einem Minimum an Kraft seinen Quadrizeps innervieren. Sobald das Bein gegen die Auflagefläche gesenkt wird, steigt mit der Zunahme des Hebelarms progredient der Muskeltonus. Dieses Einschleichen der Muskelfunktion bis zu großer Spannung machen über 90% der Patienten schon am Abend des Operationstages gut mit. Die richtige Instruktion am Vorabend und die unterstützende postoperative Mithilfe der Schwester oder Therapeutin erleichtern das Vorgehen.

Je früher der Patient einen guten Dauertonus des Quadrizeps entwickelt, desto weniger wird er mit postoperativen Ergußproblemen zu tun haben (Abb. 289 und 290). Aufgrund der Erfahrungen kann man sogar sagen, daß zumindest bei einfachen Eingriffen mit jedem Tag, um welchen ein guter Quadrizepstonus früher vorhanden ist, eine Woche spätere Rehabilitationsbemühungen eingespart werden kann. Mit anderen Worten: man gewinnt auf diese Weise sehr früh wieder eine gute allgemeine Leistungsfähigkeit für Arbeit und Sport zurück.

Auch für den *Knorpel* ist ein schneller Abbau des Ergusses und die baldige Wiederherstellung physiologischer Verhältnisse mit normaler Synovialflüssigkeit im Gelenk sehr wichtig, wie es in den Arbeiten von Puhl [288], Dustmann [74] und anderen zur Darstellung kommt.

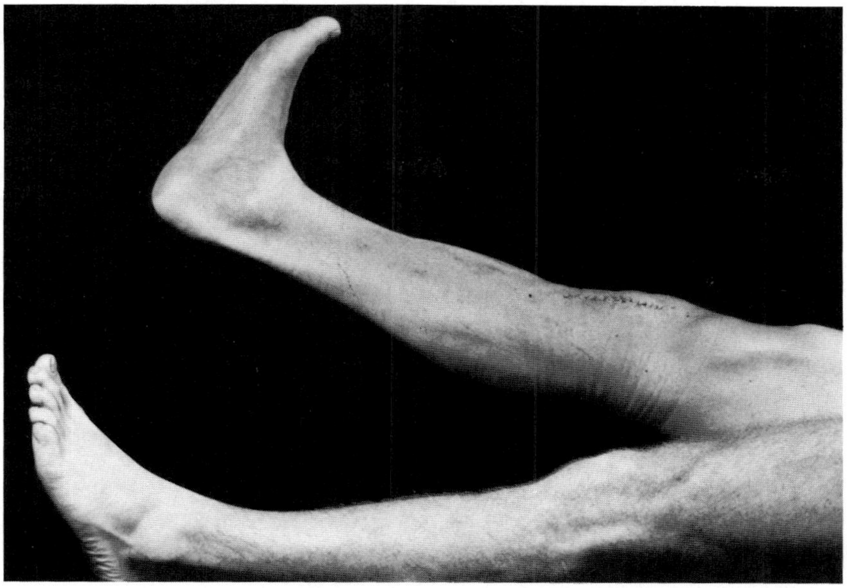

Abb. 289. Postoperative Situation mit der typischen Hebebewegung durch aktive Quadrizepsfunktion. Zur Überwindung der Funktionshemmung wird gleichzeitig der Fuß dorsal flektiert und die Großzehe hochgezogen. Damit kommt es wegen des Bewegungsmusters innerhalb einer sog. geschlossenen Bewegungskette auch zu einer Mitinnervation des Quadrizeps

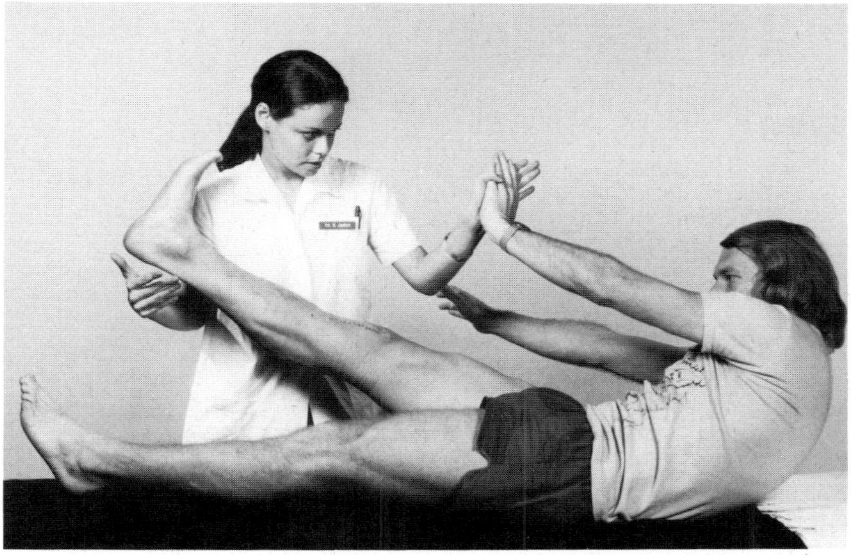

Abb. 290. Verstärkte Wirkung der in Abb. 289 gezeigten reflektorisch eingesetzten Funktionskette erzielt man durch das Widerstandgeben über die Diagonale mit Rumpfflexion und Torsion zur Seite des operierten Beines

Je länger der Knorpel in einem schädigenden Milieu verweilen muß, desto länger wird man mit einer regulären Belastung und vermehrter Beanspruchung warten müssen, bis er sich wieder entsprechend erholt hat und belastbar ist.

Die Zeitdauer der postoperativen Entlastung und Schonung richtet sich daher in erster Linie nach dem funktionellen Zustand des Kniegelenks und nicht nach einem starren Schema.

Wenn in den ersten postoperativen Tagen schon bald kein nennenswerter Erguß mehr vorhanden ist, und dieser auch von Tag zu Tag schwindet, dann kann man einen solchen Patienten schon nach 2 Wochen risikolos normal gehen lassen, um ihm nach weiteren 2 Wochen sogar eine Steigerung bis zur vollen Belastung seines Knies zu erlauben, vorausgesetzt, daß auch der intraoperativ festgestellte Knorpelzustand und die Bandstabilität es ermöglichen.

Aktiver Streckausfall und Recessus suprapatellaris

Verklebungen der Gleitflächen an den Kondylenwangen und im Recessus behindern nicht nur die Flexion, sondern auch die aktive Extension.

In Abb. 291 ist nach einer distalen Femurtrümmerfraktur wegen solcher Adhäsionen ein Flexionsausfall *und* ein aktives Streckdefizit vorhanden, weil die Muskelwirkung nicht

a

b

c

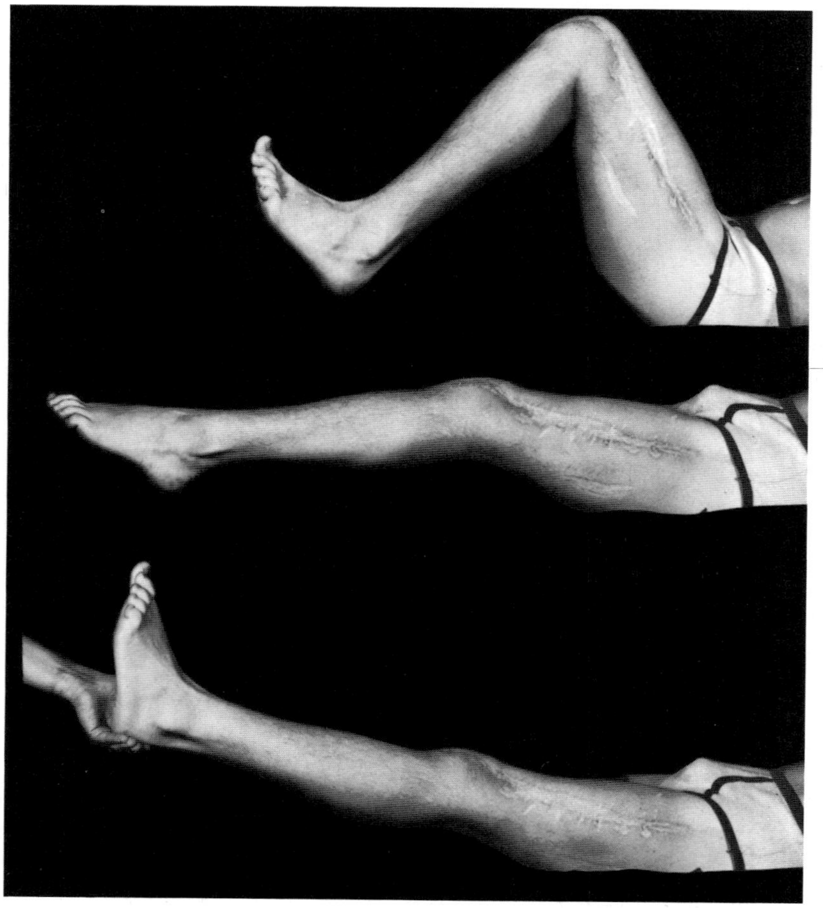

Abb. 291a-c. Typisches Beispiel eines Funktionsausfalls des Recessus suprapatellaris. **a** Flexionssperre bei 100° Flexion; **b** maximal mögliche *aktive* Extension; **c** beim Hochhalten der Ferse durch den Untersucher kann das Kniegelenk mühelos ganz extendiert werden. Das Streckdefizit (**b**) hat seine Ursache also nicht in einer Schrumpfung oder Verklebung der hinteren Kapsel- und Ligamentanteile des Kniegelenks, sondern ist nur darauf zurückzuführen, daß der Quadrizepsstreckapparat durch Verwachsung des Recessus nicht die nötige Verschiebefreiheit hat, um via Patella und Lig. patellae die Tibia genügend in Extension zu ziehen. Es sei in diesem Zusammenhang nochmals betont, daß während aller Operationen die femoralen Gleitflächen mit dem Synoviaüberzug auch im Bereich der Kondylenwangen nicht traumatisiert werden dürfen, damit auch dort keine bewegungseinschränkenden Verwachsungen entstehen können. Postoperativ darf ein Patient das Bein solange nicht voll beanspruchen, als ein solches aktives Extensionsdefizit besteht. In dieser Phase fehlt den in Ausheilung begriffenen Ligamenten noch jeglicher aktive Halteschutz durch die Muskulatur ungehindert von der Quadrizepssehne über die Patella an die Tuberositas weiterlaufen kann. Der Quadrizeps ist deshalb nicht in der Lage, die Patella ungehindert vor dem Femur nach proximal zu ziehen.

Aktiv kann der Patient (Abb. 291) von Flexion 100° bis zu Extension 10–0° halten, während passiv bis zu 0–5° weitergestreckt werden kann.

Solange z.B. nach Bandoperationen ein aktiver Streckausfall besteht, kann der Patient sein Kniegelenk nicht genügend aktiv stabilisieren. Er würde mit leicht flektiertem Knie gehen und damit die Stabilisierung ohne Muskelschutz ganz den frisch genähten Bändern überlassen. Wir warten deshalb nach Bandoperationen, bis die Patienten aktiv ohne Ausfall ganz strecken können und somit die muskuläre Schutzfunktion wiederhergestellt ist, bevor wir sie stockfrei ganz belasten lassen.

Anders ist es beim mechanisch sicheren und bandstabilen Knie, z.B. nach Arthrolyse etc. In solchen Fällen kann die frühe stockfreie Belastung den Rückgang des aktiven Streckdefizits beschleunigen.

Die schon erwähnten Zweit- und Drittverletzungen nach zu früher Wiederaufnahme der Sporttätigkeit sind nach Beobachtungen von verschiedenen Sporttraumatologen in der Regel sogar ernsthafter als die Erstverletzung, obwohl das primäre Operationsresultat gut aussah. Vermutlich ist jeweils zum Zeitpunkt der zweiten Verletzung die Koordination zwischen aktiver und passiver Stabilisierung noch nicht wieder richtig eingespielt.

Allgemeine pathophysiologische Betrachtungen

Eine gute Rehabilitation fängt spätestens mit einer einwandfreien und schonungsvollen Nahttechnik bei der Operation an. Sie erlaubt bei gesicherter Wundsituation nach 48 h eine verbandfreie Wundbehandlung, welche es ermöglicht, unter optischer Kontrolle früh aktive Physiotherapie einzusetzen.

Die Vermeidung von Hämatomen durch eine Redon-Saugdrainage in allen kritischen Hohlräumen ist ein weiterer Punkt.

An dritter Stelle kommt die Vermeidung des Wundödems durch Hochlagern. Ödeme schaffen nach Allgöwer [5] Bedingungen, die Zellschwellung und Zellteilung begünstigen, weshalb es leicht zu späterer Fibrose in Gelenken und Muskeln kommen kann.

An vierter Stelle folgt das Prinzip der Vermeidung längerer Immobilisierung. Wiederum nach Allgöwer [5] ist die Wundheilung nicht Selbstzweck, sondern sie steht im Dienst der Restitutio ad integrum. Schonende chirurgische Technik ergibt rasche Wundheilung und ermöglicht so die aktive funktionelle Nachbehandlung 24–48 h nach der Wundversorgung.

Genauso, wie wir vom Wundverschluß an für eine gesicherte Wundheilung sorgen, müssen wir auch peroperativ der Blutversorgung jeden Gewebes mit Ausnahme des Knorpels maximale Aufmerksamkeit schenken. Nur Gewebe, das nicht von der Zirkulation abgeschnitten wird, kann überleben und so eine funktionsgerechte Ausheilung unter dem Motto „Blutversorgung ist alles“ sichern.

Mittel der Rehabilitation

Postoperative Lagerung

Wie in Abb. 288 dargestellt, eignet sich nach einfachen Operationen, nach welchen eine *Rehabilitation aus der Streckstellung* wünschenswert ist, die Hochlagerung auf einem Keil als schiefe Ebene. Von diesem Keil weg kann der Patient unabhängig seine Quadrizepsübungen mit Hochheben des Beines durchführen.

Müssen wir das Bein postoperativ, z.B. nach Bandoperationen, in eine *leicht flektierte Mittellage* bringen, dann wählen wir eine Braunsche Schiene. Auf dieser läßt sich das Knie leicht in einem Winkel von ca. 30–40° Flexion lagern.

Die Rechtwinkellagerung (Abb. 292) wird unerläßlich in Situationen, bei welchen die Gleitschichten am distalen femoralen Ende traumatisiert worden sind, oder wenn im distalen Femurbereich erhebliche Muskelablösungen notwendig waren. Diese Lagerung verhindert ein Verkleben des Recessus suprapatellaris, da er größtenteils entrollt ist. Diese Art der Lagerung kann aber nur eine vorübergehende Maßnahme sein. Frühestens nach 4, spätestens nach 7 Tagen muß eine regelmäßige und intensive aktive Bewegungstherapie durchgeführt werden können, da es sonst auch bei dieser Lagerung zu ernsthaften Verklebungen und großen Schwierigkeiten bei der Wiedererlangung der vollen Flexions- bzw. Extensionsfähigkeit kommt.

Rechtwinkellagerung auf der Bewegungsschiene

Diese stellt eine erweiterte Möglichkeit der Rechtwinkellagerung mit einem starren Gestell dar. Sie ist dann von Anfang an in den Rehabilitationsplan miteinzubeziehen, wenn man weiß, daß ein Kniegelenk z.B. wegen begleitender Verletzungen aller Art während längerer Zeit bei Bettruhe gelagert werden muß. Diese Bewegungsschienen (Abb. 293) können so aufgehängt werden, daß von einer Mittelstellung aus der Patient selber mit seiner Hand Extensions- bzw. Flexionsbewegungen steuern und unterstützen kann. Auf diese Weise ist am aufgehängten Bein mit nahezu idealer Unterstützung eine frühfunktionelle Nachbehandlung möglich.

Dies ist auch in jenen Fällen eine gute Alternative, wenn aus irgendwelchen Begleitgründen eine umfassende operative Versorgung ausbleiben muß.

Damit die gewünschten Bewegungen achsengerecht möglich sind und für die heilenden Weichteile eine gute Führung bilden, muß die Bewegungsschiene mit Sorgfalt und individuell angepaßt werden. Während des anschließenden Verlaufs muß auch fortwährend kontrolliert werden, ob die Ausbalancierung mit dem Tariergewicht stimmt und ob die Aufhängung und die Zugrichtung für das Gewicht und für die Armkraft des Patienten richtig sind. Wenn man diesem etwas kniffligen Punkt die nötige Beachtung schenkt, sind diese Schienen eine wertvolle Hilfe für die Rehabilitation, z.B. nach Arthrolysen oder schwerwiegenden Verletzungen am Kniegelenk.

Automatische Bewegungsschienen

Seit 1980 können wir elektrische „Kinetec"-Bewegungsschienen einsetzen. Diese ersetzen bei vielen Indikationen die aufgehängten Schienen und sind viel einfacher zu montieren. Ihr großer Vorteil liegt darin, daß man sie auch in ganz langsamen Zyklen, die über

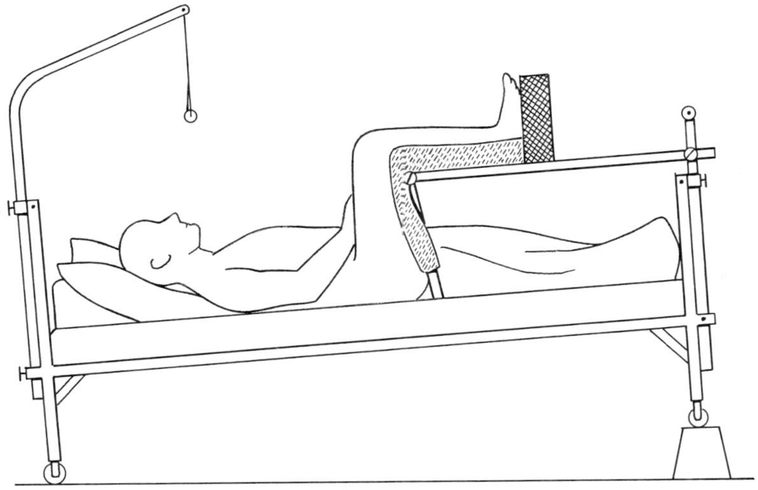

Abb. 292. Postoperative Lagerung nach Arthrolysen oder distalen Femurfrakturen mit Verletzung der normalen Gleitflächen im Recessus suprapatellaris und an den Kondylenwangen. Durch diese Lagerung wird der Recessus weitgehend entrollt und kann weniger verkleben. Die Quadrizepsaktion bei späteren Streckübungen zieht ihn dann wieder mit nach proximal (s. Abb. 286). Der N. peronaeus ist bei dieser Lagerung unmittelbar postoperativ besonders gefährdet und muß deswegen mit einem Schaumstoffpolster speziell geschützt werden. Mit der gleichen Schiene kann auch ein Flexionswinkel von 40 oder 10° für die Lagerung mit Gipsschiene nach Bandoperationen eingestellt werden

Stunden dauern, zwischen irgend einer Winkelstellung von z.B. 10–80° automatisch ablaufen lassen kann. Mit diesen Bewegungen wird das Knie beispielsweise bei Knorpelschäden mit Bandverletzungen sehr schonungsvoll funktionell passiv beübt, was nach der neuesten Forschung von Salter [307] im Tierversuch sogar eine optimale Knorpelregeneration ermöglicht. Der einzige Vorteil, den die „Handbewegungsschiene" gegenüber der automatischen noch bringen kann, ist die bessere Beübungsmöglichkeit in Winkeln von 90° und mehr Flexion.

Postoperative Immobilisierung

So wie man die Vorteile der frühfunktionellen Nachbehandlung von Frakturen ohne jegliche äußere Fixation erkannt hat, strebt man auch bei Operationen am Kniegelenk und bei anderen Bandoperationen nach einer Nachbehandlung ohne Immobilisation.

Die Vorteile einer funktionellen Behandlung sind groß: Schnelles Abschwellen mit Verarbeiten des Ödems, Wiedererlangung der normalen Verschieblichkeit zwischen den einzelnen Weichteilschichten, geringerer Bewegungsausfall und kleinere algodystrophische Komplikationsrate sind zusammen mit einer besseren Muskelfunktion und daher auch besserer Durchblutung die Gewinnpunkte.

Auch ist heute allgemein bekannt, daß sich Narbengewebe unter funktionellen Bedingungen von allem Anfang an beanspruchungsgerecht strukturieren und festigen kann [39]. Dies ist bei einer Immobilisierung nicht in dem Sinne möglich; die Kollagenfibrillen des Narbengewebes bleiben primär ungerichtet und bedürfen später einer Schonzeit, damit sich die Zellen und Fasern ordnen und für die Beanspruchung festigen können. Während der Immobilisierungszeit atrophiert zudem auch die Muskulatur, so daß bei der Gipsab-

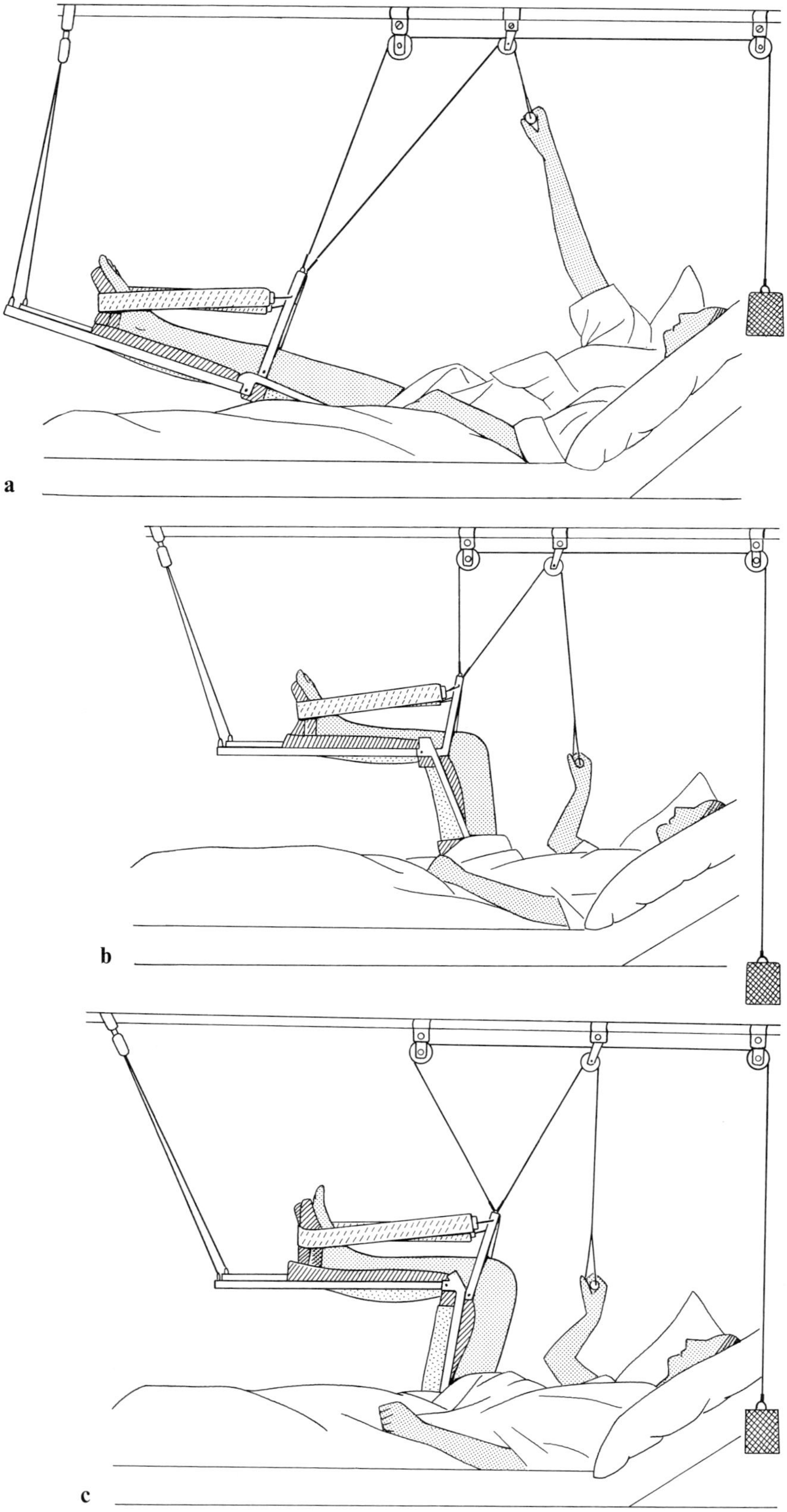

a

b

c

Abb. 293a–c. In allen Fällen, in denen die Verletzung eine langdauernde Flexionslage mit unterstützt geführten Bewegungen verlangt, bildet die *Bewegungsschiene* ein wichtiges therapeutisches Hilfsmittel. Das Bein muß in der Rechtwinkelmittelstellung durch Gegenzüge schwerelos aufgehängt werden (**b**), so daß der Patient aus dieser ausbalancierten mittleren Position unter aktiver Mithilfe seiner Armkraft über die Rollenzüge weitere Flexionen und Extensionen durchführen kann nahme die kaum strukturierten, heilenden Bänder ausgerechnet dann einer vermehrten Beanspruchung ausgesetzt werden, wenn der muskuläre Schutz noch minimal ist.

Es gibt Fälle, in denen nach 4–6 wöchiger Immobilisierung in der Gipshülse eine sehr gute Bandfestigkeit vorhanden ist. Bei der vorliegenden Inaktivitätsatrophie der Muskulatur und der noch nicht wieder funktionierenden propriozeptiven Reflexsteuerung zum Schutz der Ligamente kommt es aber in den folgenden Wochen oft zu einer progredienten Lockerung im Sinne einer wiederauftretenden Instabilität. Dieses Phänomen haben wir vor allem bei jenen Patienten feststellen müssen, die sehr rasch wieder einen großen Bewegungsumfang erlangt haben, während der Aufbau der Muskelfunktion noch ungenügend fortgeschritten war. Typischerweise verzeichnen diese Patienten in der Regel auch einen geringen bis mittelgradigen Erguß, welcher immer auch ein Zeichen des Mißverhältnisses von Beanspruchung zu Beanspruchbarkeit, hier von Bewegungsmöglichkeit zu stabilisierender Muskelkraft, darstellt. Die zu schnelle Wiedererlangung der Beweglichkeit überfordert vor allem die heilenden Ansätze der Ligamente am Knochen. Gerade dort dauert es z.B. für eine Lca-Reinsertion am Femur mehrere Wochen, bis wieder eine genügend feste Fächerung der Bandverankerung vorhanden ist. Zu schnelle Bewegungsvermehrung muß zu einer strangulierenden Abwringung des Bandes führen.

Wie bei der Frakturheilung ist auch bei der Bandheilung eine gewisse Ruhe nötig, damit eine suffiziente Fusion der Bandenden möglich wird.

Am Knochen entsteht als Zeichen von insuffizienter Heilung bei zuviel Bewegung eine Pseudarthrose. Die Ruhigstellung im Gips dagegen ermöglicht eine Konsolidierung über den Fixationskallus und die stabile Osteosynthese eine primäre Knochenheilung.

Auch bei der Bandheilung gibt es je nach Fixationsart unterschiedliche Heilungsvorgänge. Die Pseudarthrose entspricht dann einer insuffizienten Bandheilung mit überdehnter Narbe ohne gerichtete Struktur, also einer Narbenschwarte ohne normalen Stabilisierungswert.

Es bleibt hier noch zu erwähnen, daß auch bei der primären Knochenheilung während des Remodellings und nach der Metallentfernung nur eine angepaßte, dosierte Steigerung der Beanspruchung erlaubt ist, wenn man nicht Konsolidierungsstörungen oder gar Refrakturen riskieren will.

Es mutet fast widersprüchlich an, wenn wir einerseits die frühfunktionelle Nachbehandlung befürworten und andererseits ein Kniegelenk wochenlang ruhiggestellt haben. Ideal wäre es wohl, wenn wir für jedes Kniegelenk eine individuelle Orthese herstellen könnten. Diese müßte dem Knie eine normale Beweglichkeit unter exakter Wahrung der sich verschiebenden Flexions- und Rotationsachsen ermöglichen und trotzdem die heilenden Ligamente vor jedem übermäßigen Streß schützen.

Zur Zeit gibt es keine technische Einrichtung, die diesen Anforderungen gerecht werden könnte. Jede nur einachsige Beweglichkeit unterwirft das Kniegelenk in mehreren Ebenen einem unphysiologischen Zwang. Kein Scharnier kann der zunehmenden Valgusstellung folgen und bei 0–90° Flexion die dazugehörige Rotation freigeben. Auch der Gips mit limitierter Bewegungsfreiheit kann diesen kinematischen Gesetzen nicht gerecht werden, obwohl das von ihm freigegebene Bewegungsausmaß keine allzu große Achsenverschiebung verlangt. Da wir aber trotz der Anwendung eines solchen limitierten Bewegungsgipses ernsthafte Recessusverwachsungen (!) mit der Notwendigkeit zu dosierter Beweglichkeitsvermehrung in Narkose gefunden haben, sind wir von dieser Methode nicht überzeugt. Auch ist der Aufwand für das Anlegen recht groß und außerdem schadet ein Scharnier mit nicht idealer Achslage mehr, als es nützt. Auch Frankel und Burstein [98] unterstreichen die Wichtigkeit eines genauen Einhaltens der Flexions- und Rotationsachse bei allen Bewegungen. Bei einer falschen Lage der Bewegungsachse können die einzelnen Punkte der Gelenkknorpeloberfläche ihre normalen Bewegungsbahnen und ihre Winkelbeschleunigung nicht mehr einhalten, und anstatt daß sich die Bahnen benachbarter Punkte auf beiden Gelenkflächen nur bis zur Berührung nähern, schneiden sie sich, was bei Bewegung zu einem „Aufprall" der Punkte führen muß. Dabei kommt es entweder zu einer Überdehnung der Weichteilstrukturen, damit die Gelenkflächen ausweichen können, oder zu einer Schädigung der Knorpeloberfläche mit Entwicklung zur sekundären Arthrose.

Da es noch immer keine ideale Versorgungsmöglichkeit mit einem Bewegungsapparat gibt, muß man nach wie vor auf schützende Fixationen zur temporären Immobilisierung zurückgreifen. Mit unserer auf die Isometrie der Bewegungen ausgerichteten Nahttechnik können wir aber von der Ganz- auf die Teilimmobilisierung übergehen, die schon mit der präoperativ angefertigten Gipsschiene direkt nach der Operation beginnt.

Unser Fixationskonzept sieht demnach folgendermaßen aus:

Postoperative Fixation

Am Vortag der Operation wird dem Patienten eine dorsale Gipsschiene anmodelliert, für die Rekonstruktion mit Lca in 40° Flexionsstellung, für die Rekonstruktion mit Lcp in 10–15° Flexionsstellung. Diese Schiene umfaßt das Bein von dorsal her wie ein U etwas über die Hälfte und reicht vom oberen Sprunggelenk bis gegen den Tuber ossi ischii. Auf die Mitfixation des Fußes verzichten wir, weil die Muskelaktivität an der Wade beim Bewegen des Fußes nur günstig ist und weil die geringe freie Rotation des Unterschenkels die Stabilität des Kniegelenks nicht gefährdet.

Im Anschluß an die Operation wird diese vorfabrizierte Gipsschiene dann über den Verband angelegt und das Bein auf einer Beinschiene hochgelagert. Der Gips fixiert durch seine U-Form im Valgus- und Varussinn und verhindert Flexion/Extension. Aus der Schiene heraus wird durch die Physiotherapeutin ab dem 1. Tag nach der Operation eine funktionelle, limitierte Bewegungstherapie begonnen, seit 1980 unter Verwendung der „Kinetec"-Schiene.

Die Therapeutin *neutralisiert jede Schwerkraft* und indem sie das Bein unterstützt hält, kontrolliert sie bei neutraler Rotationsstellung die erlaubten Bewegungen von 20–50° Flexion für Lca und 10–30° für Lcp.

In dieser postoperativen Phase ist eine weitere Streckung in die automatische Rotation hinein wegen des Lca und des Semimembranosusecks nicht erwünscht. Ebenso würden die Nähte vor allem an den femoralen Kreuzbandansätzen bei einer Bewegung zwischen 50 und mehr als 90° Flexion durch Torsion zu stark beansprucht und u.U. abgewürgt, bevor sich eine „breitfüßige" und reißfeste Narbe gebildet hat.

Bei gesicherter Wundheilung wird nach 1 bis besser 2 Wochen frühfunktioneller Teilmobilisierung eine zirkuläre Gipshülse für die Entlassung nach Hause angelegt.

Die Immobilisierung nach Naht des vorderen Kreuzbandes

Da die Kniebänder in einer Mittelstellung von 40° Flexion am wenigsten gespannt sind, beginnen wir mit einer Teilimmobilisierungsphase bei 40° (Schiene für ca. 2 Wochen).

In einer zweiten Phase gehen wir für den ersten geschlossenen Gips auf eine Flexionsstellung von 20° zurück (während 2–3 Wochen), also in eine Stellung, in der die automatische Schlußrotation noch nicht begonnen hat.

In der dritten Phase streben wir die Streckung bis auf ca. 5° an und erlauben in dieser Gipshülse die Belastung mit dem ganzen Körpergewicht.

Die Immobilisierung nach Naht des hinteren Kreuzbandes

Schon in der ersten Phase wird hier bei einer Flexion von 10–15° viel näher bei der Extensionsstellung teilimmobilisiert, damit nicht die Tibia mit dem Gewicht des Unterschenkels bei mehr als 20° Flexion am genähten oder rekonstruierten hinteren Kreuzband hängen kann.

In der zweiten Phase fixieren wir ebenfalls in 10–15° und in der dritten dann in 5°-Streckstellung. Bei peripheren Läsionen der Innen- und Außenseite richtet sich die Fixationsstellung nach der begleitenden Kreuzbandverletzung. Sind beide Kreuzbänder verletzt, dann muß man sich nach dem wichtigeren hinteren Kreuzband richten.

Wir immobilisieren gezielt in 5°- und nicht in 0°-Streckstellung, um schon im Gips der Rekurvation vorzubeugen, da bei allen ernsthaften Schäden des Zentralpfeilers eine Tendenz zur Hyperextension/Rekurvation besteht.

Dynatronic-Therapie im Gips

Um schon die Zeit während der Gipsfixation für die Aktivierung der Muskulatur zu nützen, läßt sich das Dynatronic-Training anwenden [315].

Vor ca. 5 Jahren haben wir systematisch mit dieser Therapie begonnen und den Muskel durch ein 6 x 6 cm großes Fenster im Gips, 2–3 cm proximal und medial von der Patella täglich elektrisch beübt. Dieses technische Hilfsmittel ermöglicht in der Tat eine Muskelkonditionierung auch während der Immobilisation. Dies hat den Vorteil, daß wegen der Spannaktivität auf den Recessus suprapatellaris die Verklebungen dort weniger ausgedehnt auftreten oder ganz verhindert werden können und daß sich schon früher auf die interfaszialen und interligamentären Verschiebeschichten wieder ausbilden können.

Interessanterweise wird diese Therapie auch subjektiv von den Patienten sehr geschätzt, da durch die Aktivität offenbar auch ein durchblutungsfördernder Effekt zustandekommt, welcher als angenehm und oft schmerzlindernd empfunden wird.

Neben den genannten Vorteilen muß die Aufwendigkeit dieser Methode als nachteilig miterwähnt werden. Die Patienten müssen zu dieser Therapie täglich kommen und das Anlegen und die Bedienung des Apparates muß von Fachkräften ausgeführt werden.

Andere Möglichkeit früher Muskelaktivierung

Eine weitere, etwas weniger aufwendige Möglichkeit des Muskeltrainings im Gips ergibt sich durch eine gezielte Fixierung, die der Muskulatur eine bessere Aktivität erlaubt.

Wenn der Patient mit seinem Quadrizeps den Unterschenkel bis 20° und weniger aktiv strecken kann, legen wir die zirkuläre Gipshülse bei 20° Flexion an.

Im zweiten zirkulären Gips mit bis auf 5° gestreckter Stellung belastet der Patient ganz und damit erreicht man einen reflexgesteuerten Einsatz der Streckmuskulatur und der Flexoren/Rotatoren, so daß bei der definitiven Gipsabnahme ebenfalls schon eine aktive Stabilisierungsfunktion vorhanden ist.

Fixationsdauer

Die Fixationszeit hängt von der Komplexität der Verletzung ab und davon, wie mechanisch sicher die Refixation der Ligamente bewerkstelligt werden konnte. Bei idealsten Refixationsmöglichkeiten – z.B. bei knöchernen Ausrissen, die mit Drahtnaht oder Schrauben sicher gefaßt werden konnten – genügen 3–4 Wochen Fixationsschutz, während er bei schlechter Nahtmöglichkeit und delikaten Komplexverletzungen unter Umständen 7–8 Wochen dauern kann.

Manchmal lassen wir zwischendurch wochenweise gipsfrei üben, immobilisieren aber erneut temporär beim Auftreten einer „schwammigen" Lockerung. Dies kann auch im dritten oder vierten Monat nach der Operation noch der Fall sein.

Wenn wir unsere Immobilisierungszeiten mit jener erfahrener Amerikaner vergleichen, dann müssen wir feststellen, daß jene um einiges höher liegen.

So hat z.B. James [in 312] berichtet, daß er zuerst für 5 Wochen eine geschlossene Oberschenkel-Knie-Fuß-Hülse anlegt, dann folgt für weitere 3 Wochen ein Bewegungsgips mit Scharnier und einer Bewegungsfreiheit zwischen 30 und 60° und schließlich verordnet er für 4 Monate ein sog. „derotation brace". Während Monaten läuft daneben Physiotherapie und ein Training mit Radfahren und Schwimmen.

Diese Zahlen sind nicht zufällig herausgegriffen, sondern sie entsprechen im großen und ganzen der Meinung der anderen Symposiumsteilnehmer [in 312].

Große Unterschiede gibt es allerdings in den Ansichten zu den Flexionsgraden, in denen ruhig gestellt werden soll.

Leider liegt die Grenze des wünschbaren Stresses, welche zu einer schnellen funktionellen Eingliederung der Narbenzellen in das bestehende System führt, sehr nahe bei derjenigen von übermäßiger Beanspruchung, welche die Bildung einer überdehnten Narbe zur Folge hat.

Im Dilemma zwischen funktioneller Behandlung und Immobilisation haben wir in Abhängigkeit von der Läsion und den Fixationsmöglichkeiten bei vereinzelten, zuverlässigen Patienten schon früher auf jegliche Dauerimmobilisierung verzichtet und ihnen zum äußeren Schutz nur abnehmbare Schienen mitgegeben. Täglich kamen sie dann zur aktiven Physiotherapie. Die Ergebnisse waren damals schon sehr erfreulich.

Neuere Entwicklungen in der funktionellen Nachbehandlung

Seit Ende 1980 finden zirkuläre Gipshülsen bei uns nur noch ausnahmsweise Verwendung. Statt dessen laufen breit angelegte Versuche mit einer abnehmbaren Kunststoffhülse. Diese sitzt – ideal angepaßt – so gut wie eine Gipshülse, kann aber im Gegensatz zur letzteren durch eine längs eingebrachte, 2–3 cm breite Öffnung (z.B. Reißverschluß) so weit auseinandergedrückt werden, daß man das Bein herausheben kann, um täglich mit Hilfe der Physiotherapeutin geführte Bewegungen zu üben.

Anfänglich liegt das erlaubte Bewegungsausmaß zwischen 20 und 50° und wird dann nach 3–4 Wochen um 5° pro Tag erweitert. Die volle Streckung und vor allem die Überstreckung wird vermieden, da während der automatischen Schlußrotation bekanntlich das Semimembranosuseck und die beiden Kreuzbänder besonders stark beansprucht werden. Die volle Streckung streben wir erst nach etwa 6 Wochen an. Wenn dann auch wieder eine tadellose aktive Stabilisierungsfähigkeit erreicht ist, kann im vollumfänglichen Bewegungsausmaß geübt werden.

Liegen Lcp-Nähte oder -Ersatzplastiken vor, dann wird während der ersten 3–4 Wochen zwischen 10 und 30 bis höchstens 40° beübt, da bei zunehmender Flexion das hintere

Kreuzband vermehrt beansprucht wird, während die peripheren Strukturen noch ungenügend synergistisch mitschützen.

Die bisherigen Ergebnisse dieser graduell dosierten funktionellen Nachbehandlung sind so erfreulich, daß wir nach der kommenden Auswertung noch weiter in dieser Richtung gehen werden. Eines darf dabei aber nicht außer Acht gelassen werden: Je mehr wir funktionell nachbehandeln wollen, desto präziser und besser muß – wie bei der Osteosynthese – die Technik der vorangegangenen Operation sein.

Aktive Bewegungstherapie

Die heutigen Kenntnisse der aktiven Physiotherapie erlauben es, einzelne Muskelgruppen innerhalb sog. Bewegungsketten reflektorisch zu innervieren, funktionell zu fördern und zu kräftigen. Die richtige Anwendung dieses Prinzips ermöglicht es, die von der Läsion ausgehenden Funktionshemmungen zu überwinden und dem Patienten zu zeigen, daß er Muskeln wieder in Gebrauch setzen kann, von denen er glaubte, daß er sie selber willentlich gar nicht mehr „einschalten" konnte. Ein klassisches Beispiel dafür bietet der Patient, der oft noch Wochen nach der Kniegelenksoperation im Liegen sein gestrecktes Bein nicht abheben kann und behauptet, der Quadrizeps sei wie gelähmt. Legt man einen solchen Patienten auf den Bauch und läßt ihn das funktionsgestörte Bein dorsalwärts von der Unterlage abheben, kann er das ohne Schwierigkeiten. Während er das Bein weiterhin gegen die Schwerkraft hält, läßt man ihn sich über die gesunde Seite auf den Rücken drehen, so daß das Bein in einer zweiten Phase seitlich hochgehoben wird und schließlich, wenn er auf dem Rücken liegt, mit dem Quadrizeps, reflektorisch eingeschaltet, gehalten werden kann. Die von der Schwerkraft gesteuerten Positionsreflexe halten während dieses Bewegungsablaufs das Bein zuerst mit den Mm. glutaei und den Unterschenkelflexoren, später mit den Mm. tensor fasciae latae und vastus lateralis und schließlich mit dem gesamten Quadrizeps. Dieses Einschleichen der Muskelfunktion ermöglicht es, die gestörten Willkürbewegungsmuster zu umgehen. Das Prinzip der PNF-Technik (proprioceptive neuromuscular facilitation = propriozeptive neuromuskuläre Erleichterung) bildet nach Klein-Vogelbach [181] ohnehin ein Basiselement der Physiotherapie.

In ähnlicher Weise reflektorisch gesteuert wirkt z.B. die zusammengesetzte Bewegung (Abb. 289 und 290). Das Abheben des Beines unter vorangegangener Dorsalflexion des Fußes und mit Hochziehen der Großzehe bringt automatisch eine aktive Streckung des Kniegelenks mit sich, wobei auch der M. vastus medialis gut innerviert wird.

Sobald diese Bewegungskette über die Diagonale hinaus erweitert wird, vermehren sich die Kräftigungsmöglichkeiten.

Je nach Durchführungsart der verschiedenen Übungen kann man mehr die Muskelkraft schulen oder die Ausdauer fördern. Übungen gegen großen Widerstand bei langsamer Frequenz vermehren die Kraft, während solche gegen geringen Widerstand in kurzen Intervallen die Ausdauer fördern.

Die aktive Bewegungstherapie im Wasser kann auf gleiche Art und Weise zusammen mit dem Auftrieb bei geringer Belastung zusätzliche Möglichkeiten für den Einsatz dieser Bewegungsketten schaffen.

Belastbarkeit im Verlauf der Rehabilitation

Laufend stellt sich die Frage nach der Belastbarkeit während der Rehabilitation. Dabei muß man eine klare Unterscheidung zwischen Belastbarkeit mit dem Körpergewicht und Beanspruchungsfähigkeit durch zusätzliche Kräfte machen.

Es ist nicht dasselbe, ob ein Patient 6 Wochen nach einer Patellafraktur ohne Stöcke, mit dem Körpergewicht voll belastend ohne Risiko für die Patella geht, oder ob er mit diesem Bein abspringt und die Patella bei der Landung zusätzlich beansprucht, so daß sie sogar wieder zerreißen kann.

Eine volle Belastung im engeren Sinne ist zu diesem Zeitpunkt möglich, eine volle Beanspruchbarkeit im weiteren Sinne jedoch noch nicht vorhanden.

Deshalb müssen wir bei der Beurteilung der Belastbarkeit und der Beanspruchbarkeit folgende fünf Punkte beachten:

1. Wie weit fortgeschritten ist die Konsolidierung der bei der Operation durchtrennten oder rekonstruierten Knochenteile?
2. Wie verhält es sich mit der Naht- und Reinsertionsstabilität der Kapsel und der Bänder, und wie weit ist ihre Heilung fortgeschritten?
3. Wie weit ist der Wiederaufbau der aktiven Muskelstabilisierung des Kniegelenks fortgeschritten? Sind die reflexgesteuerten Schutz- und Stabilisierungsmechanismen so weit wiederhergestellt, daß die Ligamente einer vollen Beanspruchung widerstehen können?
4. Wie steht es mit dem Erholungszustand der geschädigten Knorpeloberfläche und der von ihr geforderten Schonungszeit? Dabei muß man sich vor Augen halten, daß auch die Immobilisierung einer Schädigung des Knorpels gleichkommt, und daß deswegen Schonung nicht Ruhigstellung bedeutet, sondern Bewegung mit limitierter Belastung oder – in einer späteren Phase – mit angepaßter Beanspruchung.
5. Findet sich ein Erguß als Zeichen einer Irritation oder mangelnder Kompensation der Funktionen?

Nach Durchdenken dieser Punkte ist es möglich, zu entscheiden, wie weitgehend das Kniegelenk mit dem Körpergewicht belastet und in welcher Form es durch zusätzliche Kräfte beansprucht werden darf.

Physikalische Therapie

Im Gegensatz zu der besprochenen aktiven Physiotherapie stellt die physikalische Therapie eine zusätzliche Möglichkeit zur Linderung von Schmerzen und zur Verbesserung von Funktionen dar. Sie kommt vor allem dann in Frage, wenn mit einer frühfunktionellen Behandlung allein gewisse Schwierigkeiten nicht überwunden werden können. Maßnahmen der physikalischen Therapie stellen außer der Kryotherapie keinen routinemäßigen Bestandteil der Nachbehandlung dar.

Kryotherapie

Diese Form der Therapie ist ohne großen Aufwand leicht mit der aktiven Physiotherapie zu verbinden. Bei Erguß oder örtlich schmerzhaften Geweben können wir vor Beginn der aktiven funktionellen Therapie mit Hilfe von hagelkorngroßen Eiskörnern das Gelenk so weit unterkühlen, daß die Schmerzempfindung zurückgeht. Die Reizsignale im empfindlichen Gewebe werden vom Patienten nicht mehr bewegungshemmend empfunden und die funktionelle Beübung wird erleichtert.

Meist erreicht man hiermit auch eine allgemeine Entspannung beim Patienten, der sich mit einem schmerzhaften Reizknie sonst in eine entsprechende Abwehrspannung steigert. Im Anschluß an die Therapie stellt sich dann beim Aufwärmen eine nachhaltige Hyperämiephase ein, welche für die weiteren Heilungsvorgänge in der folgenden Ruhephase sehr wünschenswert ist.

Elektrotherapie

Die Elektrotherapie erlaubt es, mit diadynamischen Strömen, Iontophorese und Kurzwellen schmerzlindernd einzuwirken. Diese Mittel können u.U. sehr früh postoperativ oder in einer mittel- bis langfristigen Rehabilitationsphase zur Erleichterung der funktionellen Bewegungstherapie eingesetzt werden.

Wärme

Wärme ist als Zusatzmittel in der frühen postoperativen Phase meist ungeeignet. Zu einem späteren Zeitpunkt hat sie bei chronischen Problemen in den verschiedensten Formen, wie Infrarotbestrahlung, Packungen, Wickel und Peloiden einen guten Einfluß auf Schmerzen und Trophik wegen der dadurch bedingten resorptionsfördernden Hyperämie.

Ultraschall

Dieser findet seine Indikation bei Verhärtungen in den Narbengebieten und bei sekundären, tendomyotischen Veränderungen mit Muskelverspannungen und Muskelkontrakturen. Solche Kontrakturen können als Folge von Schonhaltungen und falschen Bewegungsabläufen bei gestörtem Bewegungsmuster leicht entstehen und erklären häufig lokale und Fernschmerzen in den Funktionsketten.

Hydrotherapie

Die Hydrotherapie ist für unsere Zwecke in erster Linie als Bewegungstherapie im Wasser aufzufassen und als solche der aktiven funktionellen Behandlung zuzuordnen. Ausnahmsweise kann mittels Bädern auch eine lockernde Wärmetherapie erwünscht sein.

Synkardiale Therapie

Diese Therapie hat ihre Indikation bei langdauernden, hartnäckigen Schwellungszuständen und vor allem bei trophischen Störungen der unteren Extremitäten, sei es bei primären, zirkulationsbedingten Komplikationen, bei generellen hydrodynamischen Schwierigkeiten oder bei Algodystrophie.

Neben der bekannten einphasigen synkardialen Massage gibt es auch die weniger bekannte zweiphasige. Bei dieser zweiten Art wird sowohl der arterielle Zustrom durch eine pumpende Manschette verstärkt, als auch nachfolgend der venöse Rückfluß, indem ein Druckluftkissen das ganze Bein umfaßt und nach der Pulswelle auspreßt.

Je besser unsere operative Behandlungstechnik wurde und je effizienter wir funktionell nachbehandeln konnten, desto weniger mußten wir zu solchen Mitteln greifen. In den letzten Jahren wurde diese Art der Therapie bei uns überhaupt nie mehr benötigt.

Weichteil- und Muskelmassage

Diese, ggf. auch unter Wasser, wird nur selten verordnet. Ein frühes Einsetzen dieses Mittels verleitet den Patienten zur passiven Teilnahme an seiner Nachbehandlung.

Erfahrungsgemäß erhält man die besten Rehabilitationsresultate bei Patienten, welche sich von Anfang an mit eigener Aktivität positiv zur Rehabilitation einstellen, ihr Nötiges dazu leisten und das Heil nicht von außen erwarten.

Trotzdem wollen wir die genannten Massagen nicht rundweg ablehnen und ihren muskellockernden Wert doch anerkennen. Die wichtigste Indikation besteht dann, wenn eine ausgesprochene Tendenz zu Weichteilschrumpfung festgestellt wird. Die Massage umfaßt dann aber nicht nur die Behandlung der Muskulatur, sondern als Bindegewebsstrichmassage sämtliche Gewebe.

Manuelle Therapie

In jedem Gelenk unterscheidet man die *Arbeits- oder Funktionsbeweglichkeit* und die *passive, translatorische Bewegungsmöglichkeit,* auch Gelenkspiel oder „joint play" genannt.

Die Funktionsbeweglichkeit entspricht dem, was die angreifende Muskulatur normalerweise unter den Bedingungen der Gelenkkinematik ausschöpfen kann.

Das Gelenkspiel hingegen entspricht dem nur passiv zugänglichen Bewegungsraum, der von der Muskulatur nicht genutzt werden kann. Dieses Gelenkspiel besteht aus den kurzen Gleitwegen, die parallel zu den Gelenkflächen möglich sind (translatorische Gleitstrecken).

Die manuelle Therapie benützt nun bei einer noch reversiblen Hypomobilität diese translatorischen Gleitmöglichkeiten zusammen mit Distraktion, um das Gelenkspiel wieder herzustellen, bevor der Gelenkknorpel zwischen den langen Hebelarmen durch rein passive Bewegung des Gelenks in den üblichen Funktionsrichtungen unter zu großen Druck gerät. Der mittels manueller Therapie zurückgewonnene Gelenkspielraum dient im weiteren als „Anlaufstrecke" für die Wiedererlangung der aktiven Funktionsbeweglichkeit.

Pharmakotherapie

Wie in den vorangegangenen Abschnitten beschrieben, bilden Schmerzen, entzündliche Reizzustände und Ödeme Hindernisse, welche die aktive funktionelle Behandlung merklich stören können. Aus diesem Grund zögern wir nicht, postoperativ bei Bedarf Medikamente einzusetzen. Wir wollen damit in erster Linie verhindern, daß der Patient in eine innere Abwehr und Mißtrauenssituation gegenüber seinem frischoperierten Knie gerät. Dies könnte den frühen Einsatz der funktionellen Therapie und auf lange Sicht den ganzen Rehabilitationsprozeß erschweren.

Analgetika – Antiphlogistika

Die meisten Patienten empfinden das „Frühe-bewegen-Können" als eine Linderung der postoperativen Beschwerden, denn die Stillegung einer Extremität in unveränderter Stellung wird oft als unerträglich und später als zermürbend schmerzhaft angegeben. Deswegen geben wir, bevor sich der Patient in Schmerzen verkrampft, die gebräuchlichen Antiphlogistika und Analgetika. Oft beobachten wir starke individuelle Unterschiede in der Wirksamkeit einzelner Präparate, deswegen muß u.U. schnell auf ein anderes Medikament umgestellt werden.

Bei hartnäckigen Chondropathien, wo wir den Patienten langfristig führen müssen, planen wir eine entsprechende Langzeittherapie.

Diuretika

Finden sich ausgesprochen hindernde Ödeme, gegen deren Entwicklung wir im Prinzip von allem Anfang an die geeignete hydrodynamische Lagerung mit regelmäßiger Abflußmöglichkeit von der Ferse über das Knie zur Hüfte planen, dann setzen wir nach Kontrolle der Lagerung auch kurzfristig für 1–2 Tage Diuretika ein. Eine Dauertherapie mit dehydrierenden Medikamenten ist wegen ihrer ungünstigen Wirkung auf den Kaliumstoffwechsel und damit auch auf die Muskulatur mit Erhöhung der Krampfneigung nicht erwünscht.

Steroide

Mit der Anwendung von Steroiden soll man sehr zurückhaltend sein. Die Indikation zu ihrer Anwendung ist beim entzündlichen Rheumatismus oder gelegentlich bei sonstigen entzündlichen Reizerscheinungen mit diffusem Charakter gegeben.

Myotonolytika

Stellen sich ausgesprochen funktionsstörende Muskelverspannungen ein, welche bis zur intensiven Schmerzhaftigkeit gehen können, kann man vorübergehend auch zu Myotonolytika greifen. Diazepam bewährt sich gut und verschafft dem Patienten oft auch die nötige Einschlafmöglichkeit.

Auch die Verschreibung von Kombinationspräparaten mit myotonolytischer und analgetischer Wirkung ist möglich.

Bei besonderen Schwierigkeiten, ein geeignetes Schmerzmittel zu finden, gelingt es nicht selten, mit *Psychoanaleptika* wie z.B. Clomipramin, die nötige Wirkung zu erzielen, denn die psychische Schmerzverarbeitung gelingt damit besser und es sind so deutlich weniger Analgetika bei der Führung solcher Patienten nötig.

Zeichnen sich hartnäckige Schmerzzustände und Symptome der Sudeck-Dystrophie ab, dann begegnen wir diesen mit der von Bircher [24] geprüften Dreierkombination: Diazepam, Hydergin, Oxyphenbutazon (oder Ibuprofen).

Auch hier empfiehlt es sich, frühzeitig mit einer solchen Medikation zu beginnen, da die Schmerzen dann weit schneller überwunden werden und die medikamentöse Therapie dadurch kürzer wird.

Lokalanästhesie

Überraschend gut wirkt manchmal die örtliche intraartikuläre oder die regionale Anästhesie. Ein protrahiert schmerzempfindliches oder leicht gereiztes Kniegelenk ist oft nach einer einzigen intraartikulären Anästhesie schon in einem deutlich besseren Zustand, indem Grundschmerzhaftigkeit und Reizung wesentlich reduziert sein können.

Schmerzhafte Bewegungssperren im Verlauf der Rehabilitation mit ungenügenden Fortschritten in der Wiedererlangung von Funktion und Kraft sind gute Indikationen für die Anwendung der Lokal- oder Regionalanästhesie. Die epidurale Form eignet sich nach Arthrolysen besonders gut, weil man bei erhaltener Motorik über den im Spinalkanal liegenden Katheter während Stunden bis mehreren Tagen nachspritzen kann und dem Patienten es so ermöglicht, die nötigen Bewegungen schmerzfrei auszuführen.

Untersuchung und Mobilisation in Narkose

Die „gewaltsame passive Bewegungstherapie“, auch „brisement forcé“ genannt, kann u.a. zu erheblichen Abrissen von Knorpelschichten an den Kondylenrollen führen.

Um Versteifungen vorzubeugen, ist es besonders wichtig, den Patienten postoperativ in Absprache mit dem Physiotherapeuten in regelmäßigen Abständen nachzukontrollieren und die entsprechenden Anweisungen für die weitere Behandlung zu geben. Das Physiotherapieprotokoll erlaubt jederzeit das Aufrollen des Behandlungsablaufs mit der Überprüfung der Beweglichkeitszunahme. Dadurch lassen sich ernsthafte Bewegungseinschränkungen fast vollständig vermeiden. Kommt es jedoch aus zusätzlichen Gründen, wie z.B. interkurrenter Erkrankung mit Unterbruch oder Abbruch der geplanten Nachbehandlung, zu den genannten Schwierigkeiten, dann nehmen wir eine Untersuchung in Narkose vor.

Die Operationsbereitschaft ist vorher mit dem Patienten abzusprechen. Gelingt es nicht, das in Narkose untersuchte Kniegelenk mit Leichtigkeit über das Bewegungshindernis zu bringen, dann werden die Verwachsungen im Bereich des Recessus suprapatellaris und an den Kondylenwangen operativ im Sinne einer Arthrolyse scharf gelöst und eine Nachbehandlung auf der Bewegungsschiene aus der Rechtwinkellage angestrebt. Nur bei lange bestehenden Zuständen muß man ein groß angelegtes Arthrolyseverfahren vom Typus der Judet-Plastik mit Distalisation des Quadrizeps durchführen. Die Rehabilitation nach dieser Operation dauert viele Monate, bis wieder eine gute aktive Kompensation erreicht ist.

Solange man mit knienahen, einfachen Arthrolysen eine peroperative Flexion von 110° erreichen kann, ist deshalb mit dem Einsatz der großen Operation besondere Zurückhaltung geboten. Aus dem gleichen Grund genügt es, bei der Untersuchung in Narkose ohne Arthrolyse einen Winkel von etwas mehr als 90° zu erreichen. Die meisten Patienten erlangen mit dieser Ausgangslage in den kommenden Wochen und Monaten selber eine weitere Verbesserung der Flexion.

Psychologische Führung

Wie kaum an einem anderen Gelenk ist am Knie während der Nachbehandlungs- und Wiederaufbauphase ein großer Einsatz des Patienten, des Physiotherapeuten und nicht zuletzt des Operateurs nötig. Schlecht informierte und schlecht geführte Patienten laufen Gefahr, als schlechte Fälle zu enden. Nichtwissen und Angst führen zu schlechter Kooperation und Mißtrauen.

Es lohnt sich unbedingt, einen klaren, auch dem Patienten bekanntzugebenden Rehabilitationsplan aufzustellen, dessen Ablauf kontrolliert und strikt eingehalten werden muß, denn ein fehlerhafter Verlauf infolge eines versäumten Einsatzes der Beteiligten ist oft kaum wieder gut zu machen. Die richtige Führung des Patienten wird allen Beteiligten viel Ärger ersparen und zudem ist sie geeignet, Schmerzmittel und andere Medikamente einzusparen.

Nicht zu vergessen sind in diesem Zusammenhang die hohen Kosten für vermeidbare physikalische Maßnahmen und für monatelange Arbeitsausfallentschädigungen.

Krankengut und Resultate

Allgemein

Um Resultate vergleichen zu können, sind vergleichbare Parameter nötig.

Es gibt aber bis heute noch kein von allen anerkanntes, gemeinsames Untersuchungsschema, wie auch Lerat [in 359] festhält.

Unsere retrospektive Untersuchung mit einem Zwischenergebnis 1977 erfolgte deswegen nach einem Schema, das vorerst Fragen nach der eigenen weiteren Zielsetzung beantworten mußte.

Nach dieser ersten Untersuchung sollte eine prospektive Erfassung des konservativ und operativ behandelten Krankengutes nach für beide Gruppen gemeinsamen analytischen Kriterien folgen, damit auf diese Weise eine gemeinsame Evaluierung der Behandlungsresultate nach Läsionsart und Operationstechnik möglich würde.

Dies mußte jedoch vorübergehend in den Hintergrund treten, da ich Mitte 1978 in ein neues Krankenhaus gewählt wurde, wo ich eine orthopädische Abteilung aufbauen konnte.

Auch in diesem Krankenhaus wurden in den letzten drei Jahren die prä- und postoperativen Befunde genau aufgezeichnet und alle Patienten wurden in der Nachsorge einschließlich Einjahres- und Zweijahreskontrollen untersucht.

In dieser Zeit (1979–1980) haben wir in der orthopädisch-traumatologischen Abteilung des Kantonsspitals Bruderholz inkl. Arthroskopien 1013 Eingriffe am Knie vorgenommen (Tabelle 6).

Tabelle 6. Statistische Übersicht über die von 1978–1980 durchgeführten Operationen

Eingriffe ohne Bandrekonstruktion	1978	1979	1980
Arthroskopien inkl. arthroskopische Operationen	17	208	235
Arthrotomien inkl. Meniskektomien	17	46	86
Patellaoperationen	3	19	28
Operationen bei Gonarthrose inkl. Prothesen, knienahe Osteotomien und Arthrodesen	3	34	38
Operationen am Bandapparat			
Frische Bandrupturen	17	37	38
Alte Bandrupturen	13	83	91

Die 279 Bandoperationen am Kniegelenk und die im folgenden aufgeführten Resultate von 1971–1977 aus der orthopädisch-traumatologischen Abteilung der orthopädischen Universitätsklinik des Kantonsspitals Basel bilden das praktische Erfahrungsgut, welches dieser Arbeit zugrunde liegt.

Das Untersuchungsschema für die Gewinnung der Resultate bis 1978 wurde vor den inzwischen publizierten Evaluierungsschemata von Kettelkamp und Thompson [178], Marshall et al. [210, 211] und Lerat [in 359] zusammengestellt.

Konservative Therapie – Operative Therapie

Godshall und Hansen [108] fanden sehr gute Resultate mit konservativer Behandlung, wenn die Instabilität nicht mehr als 3 mm betrug. Für große Instabilitäten empfahlen sie stets die operative Therapie. In einer dritten Zwischengruppe wurde in der Regel ebenfalls der operative Eingriff gewählt.

Ellsasser et al. [77] verglichen die Resultate der zwei Behandlungskategorien konservativ–operativ. Ihr Vergleich kann aber nur relativiert betrachtet werden, denn wenn man leichte Instabilitäten konservativ, und schwere operativ behandelt, dann muß es zwangsläufig bei der konservativen Behandlung die weit besseren Resultate geben, da, wie schon erwähnt, mit zunehmender Komplexität der Verletzung die Prognose für das Endresultat immer schlechter wird, was auch von Lemaire [198] und Vidal [364] bestätigt wurde.

In der Arbeit von Ellsasser et al. [77] gibt es ein paar interessante Punkte herauszuheben.

Dies sind erstens seine Kriterien für die Indikation zur konservativen Therapie:

1. Das Knie muß, ob medial oder lateral verletzt, in Extension stabil sein.
2. Es darf in 30° Flexion nicht mehr als 10° Instabilität gegenüber dem Zustand vor (sic!) dem Unfall oder im Vergleich zur gesunden Seite vorhanden sein. Der Anschlag muß fest sein und darf nicht federnd auslaufen.
3. Es darf keine wesentliche Vergrößerung der Rotationsfreiheit oder der anteroposterioren Freiheit vorliegen.
4. Die Schmerzhaftigkeit muß an den ossären Bandansätzen lokalisiert und darf nicht diffus über die Ligamente verteilt sein.
5. Ein kleiner Erguß ist keine Kontraindikation.
6. Bewegungseinschränkung ist keine Kontraindikation.
7. Im Röntgenbild darf keine Knochenläsion vorhanden sein.
8. Eine Kontrolle nach 24 h oder später muß die gleichen Stabilitätsverhältnisse ergeben, der Verlauf muß also den Erwartungen entsprechen und darf sich nicht sekundär verschlechtern.

Bei guter Muskulatur wurde unter diesen Bedingungen gipsfrei funktionell, und bei schlechter Muskulatur mit einer Gipshülse behandelt.

Zweitens ist die Feststellung interessant, daß es trotz der über 90% guten Resultate bei den muskelkräftigen „professional football players“ bei 74 konservativ behandelten Unfällen an 52 Spielern, *15 Spieler mit mehr als 1 Unfall am selben Knie* gab, und daß 7 Zweitunfälle so schwer waren, daß nun eine Operation nötig wurde.

Während von den konservativ Behandelten fast alle in der gleichen Saison wieder zum Spielen kamen, konnte von den Operierten nur ein Spieler in der selben Saison wieder Anschluß finden.

Von vier Spielern mit posterolateralen Läsionen, die alle operativ behandelt wurden, kam keiner zum Spiel zurück, von denjenigen mit medialen Triaden ebenfalls keiner!

Von 333 operierten Knieverletzungen fand Simmons [319] in der Nachuntersuchung an 189 Patienten mit 206 Knien:

- Bei einer Versorgung von Lcm, Lca und Lcmp innerhalb von 10 Tagen 70% gute Resultate
  innerhalb von 14 Tagen bis zu 3 Monaten 50% gute Resultate
  bei Spätrekonstruktion 62% gute Resultate
- bei Ersatz nach Lindemann [200] für das Lca in 5 von 7 Fällen erfolgreich,
- bei Pes-anserinus-transfer in 10 von 21 Fällen erfolgreich,
- bei der Versorgung von Lca-Läsionen wies 1/3 der schlechten Resultate eine Pivot-shift-Symptomatik und pathologische Tibiarotationsfreiheit auf,
- bei 8 isolierten Lca-Rupturen mit konservativer Behandlung gab es 5 Fälle mit schlechtem Resultat,
- in der Altersgruppe der 20–30jährigen gab es die besten Resultate,
- in der Altersgruppe der 30–40jährigen gab es die schlechtesten Resultate,
- in einer Gruppe von „Workmen's Compensation cases" gab es 65% schlechte Resultate,
- die marginale Meniskusrefixation brachte gute Resultate.

Wirth [388] berichtete 1976 über die Untersuchung von Patienten, bei welchen die partiellen Rupturen konservativ, und die vollständigen operativ mit Naht behandelt worden waren. Von den letzteren waren nach 2–10 Jahren von 15 Knien (an 14 Patienten) 2 sehr gut, 12 gut und 1 genügend.

Weiter berichtete Wirth et al. [330] 1974 über die Resultate von 29 Plastiken nach Brückner und Brückner [37]. Davon waren 14 befriedigend, 3 mäßig und 12 unbefriedigend.

Wir weisen aufgrund der von Franke [95] bei 54% der Bandverletzungen gefundenen Chondropathie auf diese Problematik hin, die auch bei den Resultaten eine Rolle spielt.

Ségal et al. [314] sehen den zunehmenden Knorpelschaden als eine direkte Folge zunehmender anteromedialer Instabilität. Nach ihren Beobachtungen geht die negative Entwicklung der nicht kompensierbaren anteromedialen Instabilität vom Initialtrauma mit einer typischen Triade über sich sekundär entwickelnde osteochondrale Läsionen zwischen Femur und Tibia auf der medialen Seite weiter – über eine zunehmende Ablösung der Kapsel von der Tibia beim Semimembranosuseck – in eine femoropatellare „Instabilität" mit ihren nachfolgenden femoropatellaren Knorpelläsionen, bis schließlich die globale vordere Instabilität im Vollbild erreicht ist.

Burri und Helbing [38] berichteten hingegen von sehr erfreulichen, über 90% subjektiv guten Ergebnissen bei 80 frischen Bandverletzungen, von welchen 69 bei der Kontrolle vollkommen stabil waren. Sie weisen mit O'Donoghue [266] darauf hin, daß man die frischen Verletzungen so schnell wie möglich operieren soll, denn jeder gewonnene Tag mache sich im Resultat bemerkbar. Inwiefern sich der Bewegungsgips bei diesen guten Resultaten auswirkte, muß dahingestellt bleiben, denn es waren in dieser Serie von 80 Fällen 24 (30%) ohne Kreuzbandverletzung dabei.

Über Resultate der Außenverletzungen nach 31 operativ behandelten Fällen berichten Lerat et al. [199]. Partielle laterale Rupturen wurden nicht operativ behandelt, bei den 31 operierten Fällen hat immer auch noch eine Kreuzbandruptur vorgelegen. (11mal war es eine solche des Lca, 8mal des Lcp und 12mal des Lca *und* Lcp.)

Dabei waren außerdem 7 Peronäuslähmungen, von denen sich 4 nicht erholt haben. Die Resultate konnten damals nicht befriedigen, ja sie wurden sogar als enttäuschend bezeichnet. Die Kombination mit Lcp-Verletzung war besonders ungünstig, während diejenige mit Lca-Ruptur eine bessere Prognose hatte.

Auch Ginsberg und Ellsasser [106] machten ähnliche Erfahrungen.

Indikation zu konservativer oder operativer Therapie

An unserem Krankengut von 1971 bis 1977 konnten wir die allgemeine Erfahrung bestätigen, daß die Resultate der operativen Therapie bei der frischen Verletzung bei weitem besser sind als bei der sekundären Operation der alten Verletzung mit chronischer Instabilität. Auch die Tatsache, daß wir viele Kniegelenke mit funktionsbeeinträchtigenden Instabilitäten sekundär operieren müssen, nachdem primär eine sog. konservative Therapie stattgefunden hat, spricht dafür, daß gewisse Bandverletzungen am Knie heute operativ versorgt werden müssen.

Die Operation ist dann gerechtfertigt oder nötig, wenn man weiß, daß spontane Reparationsmöglichkeiten des Organismus für die Ausheilung mit Restitution nicht ausreichen können, z.B. wenn ein am Femur abgerissenes Kreuzband flottierend auf dem Tibiaplateau liegt. Die Kreuzbandverletzungen sind generell die folgenreichsten und bilden nach unseren Behandlungsprinzipien eine klare Operationsindikation.

Umgekehrt kann man sagen, daß die Verletzung eines oder zweier peripherer Bänder, also eine Monade oder evtl. eine Duade A ohne Kreuzbandbeteiligung, mit konservativen Mitteln noch eine Aussicht auf Heilung hat. Dabei verstehen wir unter konservativer Therapie bei einer Instabilität um nur eine Achse – wie sie bei einer Monade vorkommt – eine funktionelle Behandlung mit einer Bandage durch eine mit Schaumgummi verstärkte elastische Binde. Auch die periphere Duade A kann noch so behandelt werden, während bei der Triade, wenn sie nicht operiert wird, eine echte Gipsfixation ihre Verwendung findet.

Die operative Behandlung ihrerseits wird nur dann Erfolg haben, wenn alle Ligamentstrukturen, welche aufgrund des erhobenen Instabilitätsbefundes lädiert sein müssen, die ihnen zustehende Versorgung erhalten haben.

Diese Haltung zur Indikation ist heute allgemein festzustellen und kommt u.a. auch bei Fetto und Marshall [84] zum Ausdruck.

In zweifelhaften Situationen kann die Arthroskopie gute Aufschlüsse über das Lca und den lateralen Meniskus geben, während das Lcp und auch das mediale Hinterhorn bei guter Stabilität schon schwer einsehbar sein können.

Die Arthrographie hat nur als ergänzende Maßnahme mit gezielter Fragestellung nach exakter klinischer Untersuchung ihre Berechtigung.

Besteht eine Operationsindikation, dann soll man so früh wie möglich, aber unter guten Bedingungen (nicht notfallmäßig nachts etc.) operieren.

Die alte Läsion ist wie eine Lawine unter Neuschnee schwierig zu erkennen und eigentlich nur ein Arbeitsfeld für Geübte. Nur wer die Lawinen- oder Bandzüge kennt, wird sie unter dem Neuschnee resp. Narbengewebe wiedererkennen.

Eigene Resultate von 1971–1977

Krankengut

In der orthopädisch-traumatologischen Abteilung des Basler Kantonsspitals (Orthopädische Klinik des chirurgischen Departementes der Universität Basel) wurden vom 1.1.1971 bis zum 30.9.1977 879 Knieoperationen durchgeführt; darunter waren 182 Bandoperationen. Diese teilten sich auf in 95 Operationen bei frischen Verletzungen und 87 bei alten Instabilitäten.

Alle Eingriffe und die regelmäßige Nachkontrolle für das Feedback fanden durch ein geschlossenes kleines Arbeitsteam unter Präsenz des gleichen Leiters nach den gleichen Prinzipien statt.

Zu den 182 Erstoperationen durch uns (mehrere Patienten mit alten Instabilitäten waren 1–3 mal voroperiert) kamen 16 Reoperationen nach Voroperationen in unserer Abteilung. Davon entfallen allein 4 auf einen einzigen Patienten, den wir zu Beginn unserer Tätigkeit mit Voroperationen und mit Knorpelschaden zur Behandlung zugewiesen erhielten. Mit der späteren Erfahrung hätte der betreffende Patient nicht mehr diese Behandlung über Umwege erleben müssen. Neben diesem und einem ähnlichen Fall fanden sich unter den restlichen Reoperationen mehrheitlich Materialentfernungen bei störenden Schrauben mit kleineren Korrekturen oder sekundäre Kreuzbandersatzoperationen mit im Lauf der Entwicklung verbesserter Technik.

Von den 182 Patienten kamen 1976/1977 128 (70%) persönlich zur Kontrolle, weitere 48 (26%) wurden an ihrem Wohnort mittels Fragebogen und durch die Mithilfe des Hausarztes mit unserem früheren Ambulanzprotokoll von Köppel [402] kontrolliert. Auf diese Weise wurden insgesamt 176 von 182 Patienten (96%) in der Nachuntersuchung erfaßt. (90 von 95, d.h. 94%, von den frischen Verletzungen und 86 von 87, d.h. 99%, von den alten Instabilitäten.)

Verteilung der frischen und alten Verletzungen

Am gesamten nachuntersuchten Krankengut sind demnach 51% frische und 49% alte Instabilitäten beteiligt (Abb. 294). Zu den frischen Verletzungen zählten im Prinzip die bis zu drei, vereinzelt ausnahmsweise bis zu vier Wochen alten Verletzungen.

Seitenverteilung

81 Verletzungen (46%) betrafen das rechte, 93 (53%) das linke und 2 (1%) beide Kniegelenke.

Geschlechtsverteilung

Frauen 43 = 24,5%
Männer 133 = 75,5%

Alter

Der jüngste Patient war 16, der älteste 68 Jahre alt. Das Durchschnittsalter betrug 34 Jahre; 58% der Patienten war unter dem Durchschnittsalter.

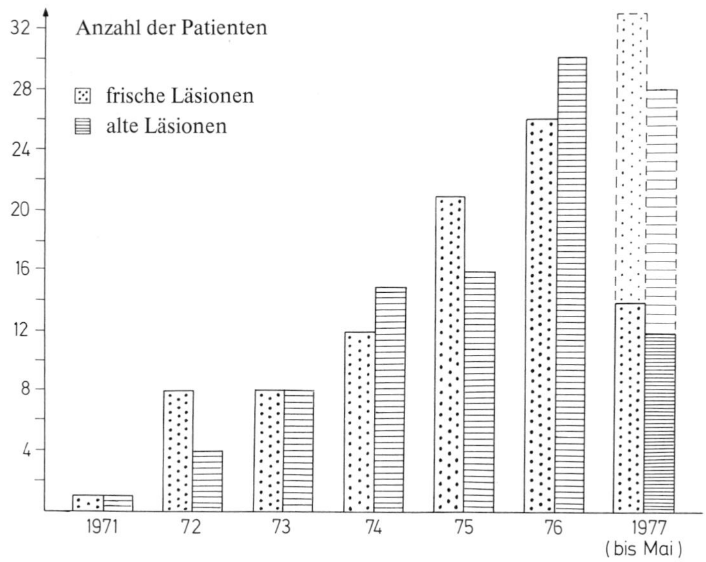

Abb. 294. Gesamtzahl frischer und alter Bandverletzungen am Knie mit operativer Behandlung von 1971 –1977. ---- im Jahr 1977 entspricht der Interpolation auf das ganze Jahr

In diesem Zusammenhang soll kurz auf die Frage eingegangen werden, bis zu welchem Alter man Bandläsionen operativ behandeln soll.

Die Natur kommt uns bei diesem Entscheid entgegen, denn in der Regel gibt es bei körperlich trainierten und biologisch jüngeren Patienten, die sich auch entsprechend exponieren, eher Ligamentrupturen, während bei den biologisch älteren im allg. eher Frakturen am Tibiaplateau und an der Femurkondylenrolle entstehen.

Liegen schwere Ligamentverletzungen vor, sollen diese aber auch beim älteren, körperlich leistungsfähigen Patienten operativ behandelt werden.

Unfallarten

Sport 116 = 66%
Verkehr 39 = 22%
Arbeit 21 = 12%
Bei den Sportverletzungen (N=116) fanden sich:
46 Unfälle beim Skifahren = 40%
33 Unfälle beim Fußballspielen = 28%
37 Unfälle bei anderen Sportarten = 32 %

In der Gruppe der anderen Sportarten herrschten Verletzungen bei Handball und Tennis vor.

Bei den Verletzungen im Verkehr waren es hauptsächlich Motorrad- und Mofaunfälle.

Resultate

Die bekannten Unterschiede zwischen den Operationsresultaten bei frischen und bei alten Instabilitäten veranlaßten uns, auf eine möglichst einfache, aber aufschlußreiche Weise diese Unterschiede zu analysieren.

Wir wollten wissen, ob es überhaupt eine Restitutio ad integrum gibt und wie viel unsere Behandlung möglichst objektiv leisten kann.

Deswegen haben wir nicht in erster Linie auf das subjektive Befinden der Patienten abgestellt, obwohl uns dies eine weit bessere Verteilung der Resultate in die Gruppen „sehr gut" und „gut" gebracht hätte.

Die Einteilung sollte auch einfach sein, um ohne Spitzfindigkeiten eine aussagekräftige Vergleichsmöglichkeit zu erhalten. Natürlich müßte man, um wirklich objektiv beurteilen zu können, in Narkose gehaltene Aufnahmen machen, was aber praktisch nicht durchführbar ist.

Zur Zeit gibt es zwar bessere apparatetechnische Möglichkeiten, vergleichbare gehaltene Aufnahmen zu machen, so daß die Narkoseuntersuchung für die Objektivierung nicht mehr so wesentlich erscheint. Zum Zeitpunkt unserer Nachuntersuchung existierten aber diese Möglichkeiten noch nicht.

Die Instabilitäten teilten wir in 3 Grade ein:

3- 5 mm = +
5-10 mm = ++
10 mm und mehr = +++

Die mm-Angaben beziehen sich auf die Entfernungsmöglichkeiten der Gelenkflächen voneinander.

Wir wählten für die Einteilung der Resultate vier Gruppen:

1. *Die Kategorie „sehr gut"* umfaßt konzessionslos die Restitutio ad integrum mit
   - seitengleicher Stabilität und
   - Beschwerdefreiheit und
   - uneingeschränkter Leistungsfähigkeit in allen Belangen.
2. *Die Kategorie „gut"* umfaßt
   - Instabilität bis + oder
   - nur sporadische Beschwerden (nach großen Anstrengungen oder bei Wetterumschlägen) oder
   - kaum reduzierte Leistungsfähigkeit (kein Berufswechsel, erhaltene Sportfähigkeit).
3. *Die Kategorie „mäßig"* umfaßt
   - Verbesserung gegenüber Vorzustand für alte Instabilität,
   - Instabilität bis ++ oder
   - reduzierte Leistungsfähigkeit wegen funktioneller Unsicherheit gegenüber dem Zustand vor dem Unfall für frische Verletzungen.
4. *Die Kategorie „schlecht"* umfaßt
   - keine Verbesserung gegenüber Vorzustand oder
   - Instabilität bis +++ oder
   - wiederkehrende oder chronische Beschwerden, oder
   - wesentlich reduzierte Leistungsfähigkeit wegen funktioneller Unsicherheit.

In der Kategorie „sehr gut" gibt es somit praktisch nur „normale" Kniegelenke.

In die Kategorie „gut" fallen die Patienten auch mit nur kleinen Instabilitäten, obwohl sonst Beschwerdefreiheit und uneingeschränkte Leistungsfähigkeit vorhanden sind. Es finden sich dabei jedoch auch solche mit tadelloser Stabilität, aber intermittierend belastungsabhängigen Beschwerden oder mit eingeschränkter Beweglichkeit.

In die Kategorie „mäßig" sind z.B. Resultate allein wegen einer Instabilität von ++ eingeteilt, obwohl es darunter beschwerdefreie Patienten mit voll wiedererlangter Leistungsfähigkeit gibt, welche mit ihrem Resultat völlig zufrieden sind.

In der Kategorie „schlecht" finden sich alle Resultate, die keine Verbesserung durch die Operation erfuhren oder bei welchen trotz Verbesserung der Stabilität wegen Schmerzen oder funktioneller Unsicherheit die Leistungsfähigkeit wesentlich herabgesetzt ist.

Resultate bei frischen Verletzungen, N = 90 (Abb. 295)

86 mediale Bandnähte
4 laterale Bandnähte
42 Lca-Nähte
6 Lcp-Nähte
7 primäre Lca-Ersatzplastiken

Mediale Läsion allein, N = 26

Sehr gut 8 = 31%
Gut 17 = 65%
Mäßig 1 = 4%
Schlecht 0

Bemerkung: Aufgrund der späteren Erfahrungen müssen wir annehmen, daß auch in dieser Gruppe nicht erkannte Kreuzbandläsionen leichteren Grades mitbeteiligt waren.

Mediale Läsion mit Lca, N = 47

Sehr gut 8 = 17%
Gut 34 = 72%
Mäßig 5 = 11%
Schlecht 0

Mediale Läsion mit Lcp, N = 6

Sehr gut 0
Gut 3 = 50%
Mäßig 3 = 50%
Schlecht 0

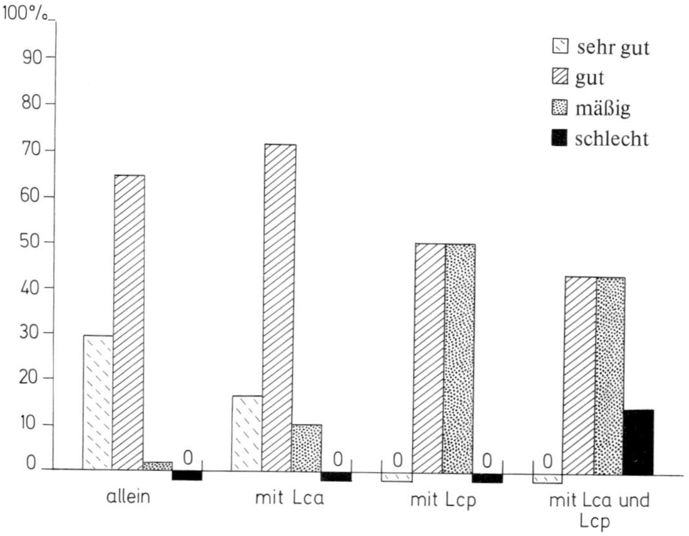

Abb. 295. Die Resultate der frischen medialen Läsionen in Abhängigkeit von der Mitbeteiligung der Kreuzbänder

Mediale Läsion mit Lca und Lcp, N = 7

Sehr gut 0
Gut 3 = 43%
Mäßig 3 = 43%
Schlecht 1 = 14%

Laterale Läsionen

Diese Zahl ist mit 4 Fällen in unserer damaligen Serie gering. Zweimal waren nur peripher das Lcl und das Lig. arcuatum mit dem Popliteus betroffen.

Zweimal war das Lcp mitzerrissen.

Die Resultate ergaben: 2 sehr gut, 1 gut und 1 mäßig. Die kleine Zahl läßt keine Schlüsse zu, dennoch haben wir generell, auch mit der jüngeren Serie, nicht so schlechte Resultate auf der Außenseite zu verzeichnen, wie das nach dem Literaturvergleich zu erwarten gewesen wäre (s. S. 209).

Abschließend können wir zu den Resultaten der frischen Verletzungen sagen, daß sie bei steigender Anzahl an Operationen von Jahr zu Jahr besser geworden sind (Abb. 296).

Alle frischen Läsionen zusammengefaßt (N = 90) ergaben folgendes Resultat:

Sehr gut 17 = 19%
Gut 60 = 67%
Mäßig 12 = 13%
Schlecht 1 = 1%

Die Abb. 299 zeigt die Grobverteilung sämtlicher frischer Bandläsionen, deren Resultate in Abb. 296 zusammengefaßt sind.

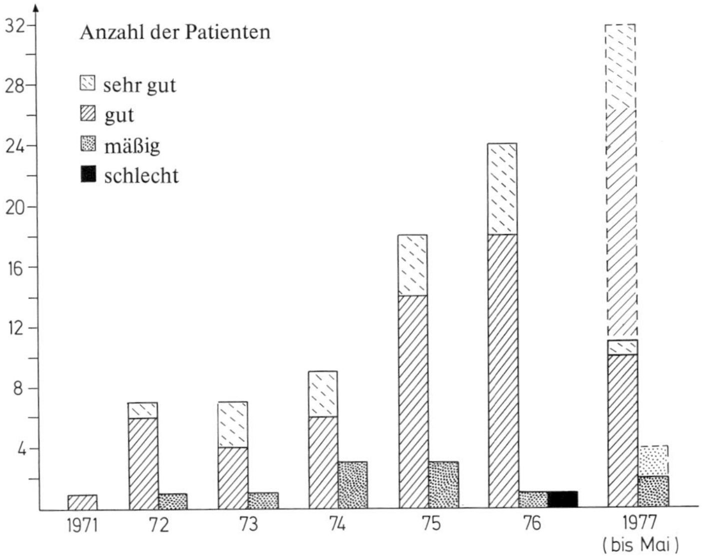

Abb. 296. Gesamtlangzeitresultate sämtlicher frischer Bandläsionen von 1971–1977. ---- im Jahre 1977 entspricht der Interpolation auf das ganze Jahr

Resultate bei veralteten Läsionen mit chronischen Instabilitäten

Viele Patienten waren voroperiert und hatten z.T. schon einen beträchtlichen Leidensweg hinter sich. Manche hatten den Beruf aufgeben müssen, eine Umschulung hinter sich

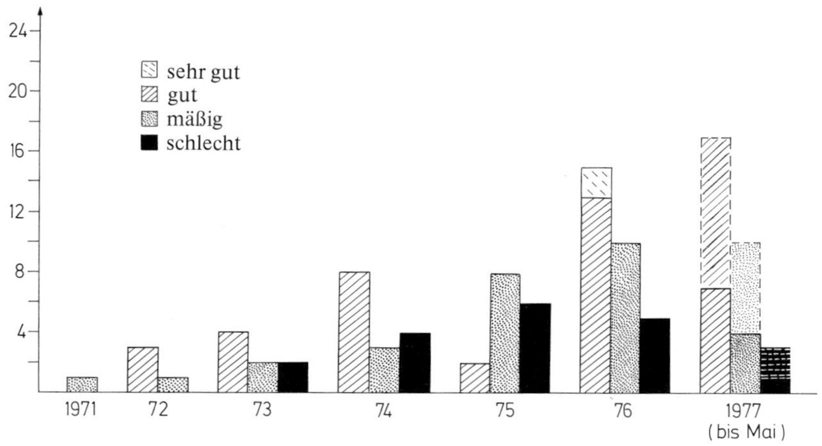

Abb. 297. Resultate bei veralteten Verletzungen mit chronischen Instabilitäten aus den Jahren 1971–1977. ---- im Jahre 1977 entspricht der Interpolation auf das ganze Jahr

gebracht oder eine Arbeit mit sitzender Tätigkeit aufgenommen. Die Gründe zum erneuten Eingriff waren vielfältig und die Indikation eigentlich immer zwingend.

Die Summe dieser Resultate gibt nun schon ein ganz anderes Bild. Man muß sich dabei aber vor Augen halten, daß die frühen Resultate der ersten 70er Jahre uneingeschränkt miteingeschlossen sind und daß diejenigen der letzten 5 Jahre deutlich besser aussehen würden.

Veraltete Bandläsionen mit chronischen Instabilitäten, N = 86

Sehr gut 2 = 2%
Gut 37 = 43%
Mäßig 29 = 34%
Schlecht 18 = 21% (Abb. 297)

Die weitere Aufschlüsselung der Resultate nach Läsionstypen und Operationstechniken ist in der Retrospektive nicht in einem echten Sinn vergleichbar möglich. Wir haben oft Techniken miteinander kombiniert, z.B. mediale Seite nach O'Donoghue [268] ohne oder mit zwei Varianten von Kreuzbandplastiken entsprechend dem Stand der Entwicklung für die einzelnen Bandelemente.

Trotzdem ermöglicht eine mit allen Reserven zu betrachtende Gegenüberstellung der Resultate einzelner Operationselemente einen gewissen Einblick in diese Problematik.

Im Verlauf der Zeit unter der fortwährenden Qualitätskontrolle durch die Nachsorgeuntersuchung mußten wir immer wieder feststellen, daß vor allem die Regelmäßigkeit der Resultate zu wünschen übrig ließ. So konnten u.a. relativ geringfügige Instabilitäten mit einem Operationstyp nicht beherrscht werden, nachdem man mit der gleichen Technik in der gleichen Zeitperiode in einem anderen Fall ein gutes Resultat erzielt hatte.

Das war während des permanenten Vergleichs mit den sich bessernden und mehr oder weniger voraussehbaren Resultaten der frischen Verletzungen der Grund dafür, daß wir mit der Zeit immer mehr den Weg der Rekonstruktion von naturgegebener Form und Funktion anstreben mußten, wenn wir gezielt und in einem gewissen Rahmen voraussehbar bessere Resultate erreichen wollten.

Die Teilresultate einzelner Standardverfahren sehen nun, mit der erwähnten Relativierung, wie folgt aus:

Operation nach O'Donoghue [268] Typus II, N = 20

Sehr gut 2 = 10%
Gut 10 = 50%
Mäßig 4 = 20%
Schlecht 4 = 20%

Fibulaköpfchenversetzung nach Trillat [in 354], N = 13

Sehr gut 0
Gut 4 = 31%
Mäßig 4 = 31%
Schlecht 5 = 38%

Palliative Augustine-Operation [15] für das Lcp, N = 4

Sehr gut 0
Gut 0
Mäßig 2 = 50%
Schlecht 2 = 50%

Modifizierte Lindemann-Technik [200] für den Ersatz des Lcp durch die Sehnen der Mm. gracilis und semitendinosus, N = 2

Mäßig 2 = 100%

Pes-anserinus-Transfer nach Slocum und Larson [325] in den Jahren 1971–1974 als alleinige Maßnahme bei anteromedialer Instabilität, N = 7

4 Fälle inzwischen nach anderen Techniken reoperiert, von den restlichen 3 sind 2 gut und 1 schlecht.

Laterale Bandplastik nach McIntosh und Darby [215], N = 10

Sehr gut 0
Gut 5 = 50%
Mäßig 3 = 30%
Schlecht 2 = 20%

Operation nach Ellison et al. [76], N = 6

Sehr gut 0
Gut 3 = 50%
Mäßig 3 = 50%
Schlecht 0

Operation McIntosh–Ellison, N = 4

Sehr gut 0
Gut 4 = 100%
Mäßig 0
Schlecht 0

Operation nach Helfet [124], N = 2

Sehr gut 0
Gut 1 = 50%
Mäßig 0
Schlecht 1 = 50%

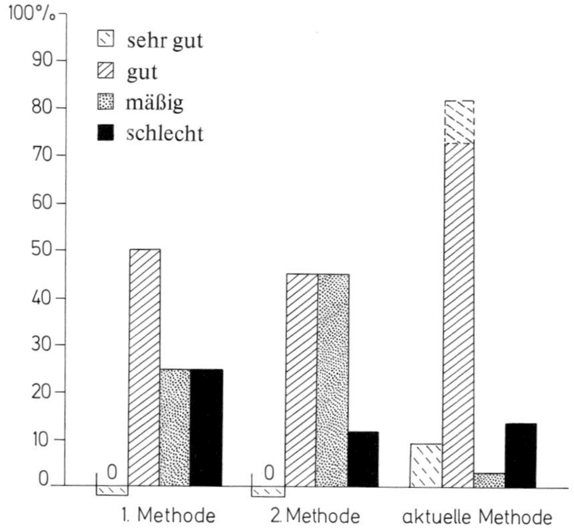

Abb. 298. Resultate der Ersatzplastiken für das vordere Kreuzband nach drei verschiedenen Methoden; *1* Methode bis 1974; *2* Methode bis 1975; *3* Methode ab 1975

Verschiedene Techniken und spätere Entwicklungen, N = 18

Sehr gut 0
Gut 15 = 83%
Mäßig 1 = 6%
Schlecht 2 = 11%

Der vordere Kreuzbandersatz (alle Techniken gemischt), N = 35

Bis zum Zeitpunkt der Nachuntersuchung waren 40 Operationen ausgeführt, wovon 5 aber noch nicht ein Jahr alt waren, weswegen sie in der damaligen Nachuntersuchung nicht aufgeführt wurden.

Sehr gut 2 = 6%
Gut 22 = 63%
Mäßig 6 = 17%
Schlecht 5 = 14%

Resultate nach drei Methoden aufgeschlüsselt (Abb. 298)

1. Methode nach Jones [162, 163] bis 1974	2. Methode nach McIntosh [216] „over the top" bis 1975	3. Methode mit eigener Modifikation 1975
N = 4	N = 9	N = 22
Sehr gut 0	0	2 = 9%
Gut 2 = 50%	4 = 44%	16 = 72%
Mäßig 1 = 25%	4 = 44%	1 = 5%
Schlecht 1 = 25%	1 = 12%	3 = 14%

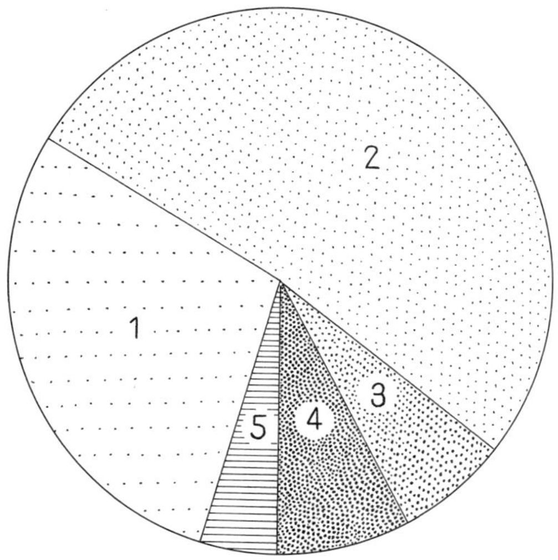

Abb. 299. Aufteilung aller frisch operierten Bandläsionen nach Verletzungskombination; *1* mediale Seite allein (?); *2* mediale Seite mit Lca; *3* mediale Seite mit Lcp; *4* mediale Seite mit Lca und Lcp; *5* laterale Seite

Beurteilung der Resultate

Mit diesen Zahlen muß vorläufig die Zusammenstellung der Resultate enden. Immerhin kann man schon einige wesentliche Schlüsse für die weitere Entwicklung ziehen.

Die letzten Resultate halten einem Vergleich mit den Feststellungen folgender erfahrener Autoren sehr gut stand.

Blazina [in 312] hielt fest, daß eine Erfolgsquote von 70% bei chronischer Instabilität schon ein sehr gutes Resultat darstellt.

Losee et al. [201] kommen mit der „Sling and reef operation" (Schlinge mit Raffung) auf 41 gute Resultate von 50 Operationen. Ob dabei ein Einjahresresultat zur definitiven Beurteilung ausreicht, bleibe dahingestellt.

Kennedy et al. [176] hatten nach Ellison-Operationen [76] allein 46% gute und sehr gute Resultate, aber auch sie stellten fest, daß die Resultate im Einzelfall schlecht voraussehbar waren.

Ireland und Trickey [145] beschrieben 14 sehr gute und 23 gute Resultate nach McIntosh-Tenodese [207] lateral an 50 Fällen; davon sind aber weniger als die Hälfte zu ihrem Sport zurückgekehrt. Zwölf Patienten erlitten Sekundärunfälle, wovon 4 zu erneuter Instabilität führten.

Zur Pes-transfer-Operation nach Slocum und Larson [325] müssen wir noch festhalten, daß wir mehrere Fälle gesehen haben, die mit den Jahren zunehmend eine vermehrte Valgusaufklappbarkeit aufwiesen. Man muß daraus folgern, daß die reduzierte muskuläre Valgusstabilisierungskraft (s. auch S. 97) das Lcm auf Dauer nicht mehr vor einer chronischen Überdehnung schützen kann. Klinisch erinnern diese Gelenke stark an die postpoliomyelitischen Schlottergelenke.

Del Pizzo et al. [66] haben an 100 konsekutiven Patienten mit anterolateraler Rotationsinstabilität eine Analyse gemacht. Auch ihre Feststellungen müssen abschließend in diesem Zusammenhang erwähnt werden, da sie zeigen, daß man mit Operationen, die nur Einzelsymptome angehen, nicht zum Ziel kommt.

So hatte jeder dieser 100 Patienten im Durchschnitt bei der Untersuchung schon 1,23 Operationen hinter sich, 84 von ihnen wurden erneut operiert.

Diese 123 Voroperationen setzten sich u.a. aus den folgenden 182 Teileingriffen zusammen:

- Mediale Meniskektomie	65
- Laterale Meniskektomie	14
- Pes-anserinus-Transfer	33 (!)
- Mediale Kapsel	33 (!)
- Mediales Seitenband	30 (!)
- Vorderes Kreuzband	5
- Hinteres Kreuzband	1
- Laterales Seitenband	1
	182

Von diesen 100 Patienten wiesen 16 bei der Untersuchung eine nur anterolaterale Rotationsinstabilität auf, bei den übrigen 84 Patienten gab es

- 76mal anteromediale plus anterolaterale Rotationsinstabilität,
- 5mal anteromediale plus anterolaterale plus posterolaterale Rotationsinstabilität,
- 3mal anterolaterale plus posterolaterale Rotationsinstabilität.

Daraus kann man folgern,

1. daß Operationen, die nicht das ganze Problem mitsamt der Instabilität berücksichtigen, keine Aussicht auf einen dauerhaften Erfolg haben,
2. daß Rotationsinstabilitäten mit der Ausleierung in weitere Quadranten übergreifen.

Aus unseren Resultaten konnten wir sehen, daß die Mißerfolge von den Kreuzbandverletzungen und deren Folgen abhängen und daß ein dauerhafter Erfolg nur möglich ist, wenn wir mindestens die Kompensationsgrenze erreichen und das Zusammenspiel *aller* Funktionen berücksichtigen.

So gab Ellison [in 12] an, daß im Rahmen der sich abspielenden Synergismen

- in NR das Lca 85% und die Peripherie 15% der vorderen Stabilität ausmacht,
- in AR das Lca 35–50% und die Peripherie 60–40% der vorderen Stabilität ausmacht,
- unter Valgusstreß des Lca 14% und die Peripherie 86% der vorderen Stabilität ausmacht.

Auch Butler et al. [42] kamen mit Untersuchungen an primären und sekundären passiven Stabilisatoren („primary and secondary restaints") zu ähnlichen prozentualen Aufteilungen der Haltefunktion bei der Prüfung gerader vorderer und hinterer Schubladenfreiheit.

Die Erfahrung zeigt nun [42, 75, 76], daß beim Ausfall der primären passiven Stabilisatoren die sekundären die Stabilität für eine gewisse Zeit aufrechterhalten, dann aber nachgeben und ausleiern können.

Butler et al. [42] fanden bei ihren Messungen auch große individuelle Unterschiede im prozentualen Funktionswert der sekundären Mitstabilisatoren.

Vielleicht gelingt es eines Tages, den relativen Haltewert der primären und sekundären passiven Stabilisatoren in den verschiedenen Rotationspositionen unter rein axialer Belastung und unter Valgus- und Varusstreß zu messen. Je nach Beanspruchungsrichtung tauschen dann die primären und sekundären passiven Stabilisatoren ihre Rollen. So werden z.B. unter Valgusstreß das Lcm primärer und die Kreuzbänder sekundärer Stabilisator. Mit solchen Kenntnissen können wir dann vielleicht Kompensationsgrenzen genau berechnen und müssen uns nicht mehr auf arbeitshypothetische Schätzungen von einem Drittel verlegen. Wenn wir uns auf Drittel festlegten, sollte dies für das einzelne Element pauschal gelten, obwohl dieses Element in einer Streßsituation z.B. zu 85% primär und in einer anderen z.B. nur zu 15% sekundär stabilisierend mitwirken muß.

Aus den Spannungskurven von Hertel [126] kann man für die wichtigen Ligamente deren Rolle als passive Primär- und Sekundärstabilisatoren für verschiedene Funktionslagen andeutungsweise erkennen, obwohl auch mit diesen Meßwerten nicht alle klinischen Erfahrungen bestätigt werden können.

Von der Klinik her müssen wir deshalb heute breit vorgehen, damit wir mit immer größerer Sicherheit in die Kompensationsbreite treffen. Das heißt, wir müssen den zentralen Kreuzbandpfeiler gut rekonstruieren und können dabei auf 80% Erfolge für das Lca kommen. Dies ist eine Erfolgsquote, die noch besser werden kann, wenn wir systematisch um den Zentralpfeiler herum in allen Quadranten gleichzeitig die sekundären Stabilisatoren dazu so gut wie möglich mitrekonstruieren.

Auf lange Sicht hat wohl auch bei der chronischen Instabilität nur eine individuelle anatomische Rekonstruktion Aussicht auf Erfolg mit vollwertiger Restitution, wie wir es schon bei der Wiederherstellung frischer Verletzungen beobachten konnten.

Die Rekonstruktionsmethoden und ihre Varianten sind zahlreich, und unterschiedlich ist das Bild der Resultate. Deshalb zitieren wir hier einen Vergleich mit dem Golfspiel, der von Blazina stammt:

Mit mindestens drei Schlägern muß man beginnen; ein Champion benötigt 14 Schläger, um ein optimales Resultat zu erreichen.

Kein Anfänger kann sogleich mit 14 Schlägern erfolgreich sein!

Quellennachweis

Abb. 9–12: Foto C. Baur, Basel
Abb. 17, 25a, 31, 43, 49, 50, 51, 52, 54b, 55, 56, 72, 74, 75, 78, 80, 81, 82, 83, 84, 85, 99, 100, 126a, 129, 211: Mit freundlicher Genehmigung von A. v. Hochstetter
Abb. 19a, b: Mit freundlicher Genehmigung von P. Boehnel
Abb. 20a, b: B. Tillmann, Kiel. Aus: Orthop. Praxis (1974) 12: 691–697
Abb. 33: Mit freundlicher Genehmigung von D. L. McIntosh
Abb. 53b, 86, 87, 88, 132: Anatomisches Institut der Universität Basel
Abb. 102b: Schweizer Illustrierte (1974)
Abb. 102c, d: Aus World Cup 1974. Pro Sport, München (dpa)
Abb. 104a, b, 112, 113, 123b, 124: Foto K. Baumli, Karl-Barth-Platz 9, Basel
Abb. 118: Foto F. Grossenbacher, Sternengasse 6, Basel
Abb. 114, 115, 116: Aus Montreal 1976. Hrsg. Schweizer Sporthilfe. Olympische Sportbibliothek, Genf

Literatur

1. Abbott LC, Carpenter WF (1945) Surgical approaches to the knee joint. J Bone Joint Surg [Am] 27:277–310
2. Abbott LC, Saunders JB, Bost FC, Anderson CE (1944) Injuries to the ligaments of the knee joint. J Bone Joint Surg [Am] 26:503–521
3. Abernethy PJ, Townsend PR, Rose RM, Radin EL (1978) Is chondromalacia patellae a separate clinical entity? J Bone Joint Surg [Br] 60:205–210
4. Aleshin A (1975) Intraoperative ligamentography of the cruciate ligaments of the knee joint (Russian). Vestn Rentgenol Radiol 50/3:42–44
5. Allgöwer M (1969) Biologische Grundlagen zur Wundbehandlung. Langenbecks Arch Chir 325:22–29
6. Alm A (1973) Survival of part of patellar tendon transposed for reconstruction of anterior cruciate ligament. Acta Chir Scand 139:443–447
7. Alm A (1974) On the anterior cruciate ligament. Medical dissertation, Linköping University
8. Alm A (1974) Old injuries of the ligaments of the knee joint. Acta Chir Scand 140:283–288
9. Alm A, Gillquist J (1974) Reconstruction of the anterior cruciate ligament by using the medial third of the patellar ligament. Acta Chir Scand 140:289–296
10. Alm A, Strömberg B (1974) Vascular anatomy ot the patellar and cruciate ligaments. Acta Chir Scand [Suppl] 445:25–35
11. Alm A, Ekström H, Gillquist J, Strömberg B (1974) The anterior cruciate ligament. Acta Chir Scand [Suppl] 445:3–49
12. American Academy of Orthopeadic Surgeons (1979) Symposium: Identification and treatment of combined instability of the knee. 46. Annual Meeting (Cassette)
13. Anselm Y (1978) Etudes critiques de l'intervention d'Augustine dans le traitement des ruptures anciennes du ligament croisé postérieur du genou (A propos de 19 cas). Thèse Université de Strasbourg
14. Artmann M, Wirth CJ (1974) Untersuchung über den funktionsgerechten Verlauf der vorderen Kreuzbandplastik. Z Orthop 112:160–165
15. Augustine RW (1956) The unstable knee. Am J Surg 92:380–388
16. Babin-Chevaye J (1968) Réparations ligamentaires du genou. Encycl Med Chir 44790:1–8
17. Bandi W (1972) Chondromalacia patellae und femoro-patellare Arthrose. Helv Chir Acta [Suppl] 11:1–70
18. Barfod B (1971) Posterior cruciate ligamentreconstruction by transposition of the popliteal tendon. Acta Orthop Scand 42:438
19. Barham JN, Thomas WL (1971) Anatomical kinesiology. Collier-Macmillan, Toronto
20. Bartel DL, Marshall JL, Schieck RA, Wang JB (1977) Surgical repositioning of the medial collateral ligament. J Bone Joint Surg [Am] 59:107–116
21. Basmajian JV, Lovejoy JF (1971) Function of the popliteus muscle in man. J Bone Joint Surg [Am] 53:557–562
22. Baumgartl F (1964) Das Kniegelenk. Springer, Berlin Göttingen Heidelberg
23. Beauchamp P, Laurin CA, Bailon JP (1979) Etudes des propriétés mécaniques des ligaments croisés en vue de leur remplacement prothétique. Rev Chir Orthop 65:197–207
24. Bircher J (1971) Klinische Sudeck-Prophylaxe und Therapie (Tierexperimentelle Grundlagen). Springer, Berlin Heidelberg New York
25. Blaimont P, Burnotte J, Halleux P (1975) Rôle des ménisques du genou dans la transmission des contraintes articulaires. Acta Orthop Belg [Suppl 1] 41:143–152
26. Blazina ME (1978) Prosthetic ligaments-indications. In: Schulitz KP, Krahl H, Stein WH (eds) Late reconstructions of injured ligaments of the knee. Springer, Berlin Heidelberg New York, pp 109–114
27. Blumensaat C (1938) Die Lageabweichungen und Verrenkungen der Kniescheibe. Ergeb Chir Orthop 31:149–223
28. Böhler J (1953) Die operative Behandlung der frischen Seitenbandrisse des Kniegelenks. Arch Orthop Unfallchir 102:93–102
29. Bordier G (1975) Anatomie appliquée à la danse. Amphora, Paris
30. Bosworth DM (1952) Transplantation of the semitendineus for repair of laceration of medial collateral ligament of the knee. J Bone Joint Surg [Am] 34:196–202
31. Bousquet G (1972) Les lésions graves récentes du genou. Rev Chir Orthop 58:49–56
32. Bousquet G (1972) Le diagnostic des laxités chroniques du genou. Rev Chir Orthop 58:71–77
33. Bousquet G (1975) Anatomie et physiologie chirurgicale du genou. In: Cahiers d'enseignement de la SOFCOT N^{0} 1: Les fractures

du genou. Expansion scientifique française, Paris p.9–23
34. Brantigan OC, Voshell AF (1941) The mechanics of the ligaments and menisci of the knee joint. J Bone Joint Surg [Am]23:44–66
35. Brantigan OC, Voshell AF (1943) The tibial collateral ligament: Its function, its bursae and its relation to the medial meniscus. J Bone Joint Surg [Am] 25:121–131
36. Braune W, Fischer O (1891) Bewegungen des Kniegelenks nach einer neuen Methode an lebenden Menschen gemessen. Abhandl Math-Phys Cl Koenigl Saechs Ges Wiss 17:75–150
37. Brückner H, Brückner H (1972) Bandplastiken im Kniebereich nach dem „Baukastenprinzip“. Zentralbl Chir 97:65–77
38. Burri C, Helbing G (1977) Therapie und Ergebnisse nach frischen Verletzungen des Kniebandapparates. Langenbecks Arch Chir 345:451–457
39. Burri C, Pässler HH, Radde J (1973) Experimentelle Grundlagen zur funktionellen Behandlung nach Bandnaht und -plastik am Kniegelenk. Z Orthop 111:378–379
40. Burri C, Helbing G, Rüter A (1974) Die Behandlung der posttraumatischen Bandinstabilität am Kniegelenk. Orthopaede 3:184–192
41. Burri C, Hutzschenreuter P, Pässler HH, Radde J (1974) Functional postoperative care after reconstruction of knee ligaments. An experimental study. In: Ingwersen OS (ed) The knee joint. Excerpta Medica, Amsterdam, pp 108–112
42. Butler DL, Noyes FR, Grood ES (1980) Ligamentous restraints to anterior-posterior drawer in the human knee. J Bone Joint Surg [Am] 62:259–270
43. Cadilhac J, Georgesco M, Carne P (1978) L'amyotrophie d'immobilisation du quadriceps. In: Simon L (ed) Genou et médecine de rééducation. Masson, Paris, pp 33–37
44. Cameron HU, Macnab I (1972) The structure of the meniscus of the human knee joint. Clin Orthop 89:215–219
45. Campbell WC (1936) Repair of the ligaments of the knee. Surg Gynecol Obstet 62:964–968
46. Campbell WC (1939) Reconstruction of the ligaments of the knee. Am J Surg 43:473–480
47. Castaing J, Burding P, Mougin M (1972) Les conditions de la stabilité passive du genou. Rev Chir Orthop 58:34–48
48. Chalandre P (1977) Le remplacement du ligament croisé antérieur du genou par le procédé de Lindemann. Mémoire du C.E.S. de Biologie et de Médecine du Sport, Université de Grenoble
49. Chapchal G (ed) 1977) Injuries of the ligaments and their repair. Thieme, Stuttgart
50. Chiroff RT (1975) Experimental replacement of the anterior cruciate ligament. J Bone Joint Surg [Am] 57:1124–1127
51. Cho KO (1975) Reconstruction of the anterior cruciate ligament by semitendinosus tenodesis. J Bone Joint Surg [Am] 57:608–612
52. Clancy WG, Rosenberg T, Gmeiner J, Narechania RG, Wisnesfke D (1979) Anterior cruciate ligament reconstruction in primates and man: A biomechanical and microangiographic evaluation of patellar tendon substitution. 1st Congress of the International Society of the Knee, Lyon (Communication)
53. Collins HR, Hughston JC, Dehaven KE, Bergfeld JA, Evarts CM (1974) The meniscus as a cruciate ligament substitute. J Sports Med Phys Fitness 2:11–21
54. Cooper RR (1972) Alternations during immobilization and regeneration of skeletal muscle in cats. J Bone Joint Surg [Am] 54:919–951
55. Cooper RR, Misol S (1970) Tendon and ligament insertion. J Bone Joint Surg [Am] 52:1–20
56. Cossa JF, Evrard C, Poilleux F (1968) Un des inconvénients du judo: luxation isolée de l'articulation péronéo-tibiale supérieure. Rev Chir Orthop 54:373–378
57. Cotta H, Puhl W (1976) Pathophysiologie des Knorpelschadens. Unfallheilkunde 127:1–22
58. Courvoisier E (1979) La réfection active du croisé postérieur dans la laxité chronique du genou. Rev Chir Orthop [Suppl 2] 65:51–53
59. Cox JS, Nye CE, Schaefer WW, Woodstein IJ (1975) The degenrative effects of partial and total resection of the medial meniscus in dog's knees. Clin Orthop 109:178–183
60. Dandy DJ, Jackson RW (1975) Meniscectomy and chondromalacia of the femoral condyle. J Bone Joint Surg [Am] 57:1116–1119
61. Davies DV, Edwards DAW (1948) The blood supply of the synovial membrane and intra-articular structures. Ann Coll Surg 142–156
62. Decoulx J (1971) L'instabilité en rotation du genou. Rev Chir Orthop 57:253
63. Dejour H (1972) Physiopathologie des laxités chroniques du genou. Rev Chir Orthop 58:61–70
64. Dejour H (1972) Méthodes thérapeutiques et résultats dans les laxités anciennes. Rev Chir Orthop 58:100–110
65. Dejour H, Bousquet G (1975) Ruptures ligamentaires du genou. Encycl Med Chir 14092:1–12
66. Del Pizzo W, Norwood LA, Kerlan RK, Jobe FW, Carter VS, Blazina ME, Shields Jr CL, Lombardo SJ (1977) Analysis of 100 patients with anterolateral rotatory instability of the

knee. Clin Orthop 122:178–180
67. Despontin J, Thomas P (1978) Réflexion sur l'étude de l'articulation fémoro-rotulienne par la méthode des tomographies axiales transverses computérisées. Acta Orthop Belg 44:857–870
68. Dexel M (1977) Diagnostik beim instabilen Kniegelenk. Orthop Prax 7/13:500–503
69. Dexel M (1979) Die Klassifikation der chronischen Knieinstabilitäten. In: Morscher E (Hrsg) Funktionelle Diagnostik in der Orthopädie. Enke, Stuttgart, S 20–25
70. DiStefano V, O'Neil R, Nixon JE, Davis O (1976) Pes anserinus transfer: An in vivo biomechanical analysis. J Bone Joint Surg [Am] 58:285
71. Donskoi DD (1975) Grundlagen der Biomechanik. Sportverlag, Berlin
72. Drez D Jr (1978) Modified Eriksson procedure for chronic anterior cruciate instability. Orthopedics 1:30–36
73. Duparc J (1975) Les fractures du genou. In: Cahiers d'enseignement de la SOFCOT, No 1 Expansion scientifique française, Paris
74. Dustmann HO, Puhl W, Schulitz KP (1971) Knorpelveränderungen beim Hämarthros unter besonderer Berücksichtigung der Ruhigstellung. Arch Orthop Unfallchir 71:148–159
75. Ellison AE (1977) Skiing injuries. Clin Symp Ciba 29:2–40
76. Ellison AE, Wieneke K, Benton LJ, White ES (1976) Preliminary report: Results of extra-articular anterior cruciate replacement. J Bone Joint Surg [Am] 58:736
77. Ellsasser JC, Reynolds FC, Omohundro JR (1974) The non-operative treatment of collateral ligament injuries of the knee in professional football players. J Bone Joint Surg [Am] 56:1185–1190
78. Enneking WF, Horowitz M (1972) The intraarticular effects of immobilization on the human knee. J Bone Joint Surg [Am] 54:973–985
79. Eriksson E (1976) Reconstruction of the anterior cruciate ligament. Orthop Clin North Am 7:167–179
80. Eriksson E (1976) Sport injuries of the knee ligaments: their diagnosis, treatment, rehabilitation and prevention. Med Sci Sports 8:133–144
81. Eriksson E (1979) Comparison of isometric muscle training and electrical stimulation supplementing isometric training in the recovery after major knee ligament surgery. Am J Sports Med 7:169–171
82. Fairen MF, Banus J, Figueras J, Cabot JR, Vila R (1976) Modelé arthrosique du genou après meniscectomie. Acta Orthop Belg 42:459–470
83. Ferguson AB, Brown TD, Fu FH, Rutkowski R (1979) Relief of patellofemoral contact stress by anterior displacement of the tibial tubercule. J Bone Joint Surg [Am] 61:159–166
84. Fetto JF, Marshall JL (1978) Medial collateral ligament injuries of the knee. Clin Orthop 132:206–218
85. Ficat P (1962) Pathologie des ménisques et des ligaments du genou. Masson, Paris
86. Ficat P (1970) Pathologie fémoro-patellaire. Masson, Paris
87. Ficat P (1972) Reconstruction du ligament croisé antérieur. Rev Chir Orthop [Suppl 1] 58:85–92
88. Ficat P (1973) Les déséquilibres rotuliens, de l'hyperpression à l'arthrose. Masson, Paris
89. Ficat P (1978) Rééducation fonctionelle et articulation fémoro-patellaire. In: Simon L (ed) Genou et médecine de rééducation. Masson, Paris, pp 110–119
90. Ficat P, Couzacq JP, Ricci A (1975) Chirurgie réparatrice des laxités chroniques des ligaments croisés du genou. Rev Chir Orthop 61:89–100
91. Fick R (1904) Anatomie der Gelenke. In: Bardeleben K von (Hrsg) Handbuch der Anatomie des Menschen, Bd 2. S. 367 Fischer, Jena
92. Finochietto R (1930) El signo del salto. Press Med Argent
93. Fischer LP, Guyot J, Gonon GP, Carret JP, Courcelles P, Dahhan P (1978) The role of the muscles and ligaments in stabilisation of the knee joint. Anat Clin 1:43–53
94. Forward AD, Cowan RJ (1963) Tendon suture to bone. J Bone Joint Surg [Am] 45:807–823
95. Franke K (1974) Zur Behandlung von Kreuzbandverletzungen des Kniegelenkes. Med Sport 14:342–345
96. Franke K (1979) Erfahrungen mit 200 Operationen zum Kreuzband-Ersatz. 1st Congress of the International Society of the Knee, Lyon
97. Frankel VH (1971) Biomechanics of the knee. Orthop Clin North Am 2:175–190
98. Frankel VH, Burstein AH (1971) Orthopaedic biomechanics. Lea & Febinger, Philadelphia
99. Frankel VH, Burstein AH, Brooks DB (1971) Biomechanics of internal derangement of the knee. J Bone Joint Surg [Am] 53:945–962
100. Freemann MAR, Wyke B (1967) The innervation of the knee joint. An anatomical and histological study in the cat. J Anat 101:505–532
101. Furman W, Marshall JL, Girgis FG (1976) The anterior cruciate ligament. J Bone Joint Surg [Am] 58:179–185

102. Galway R (1972) Pivot-shift syndrom. J Bone Joint Surg [Br] 54:558
103. Galway R, Beaupré A, McIntosh DL (1972) Pivot-shift: A clinical sign of symptomatic anterior cruciate insufficiency. J Bone Joint Surg [Br] 54:763
104. Gerber C, Matter P, Chrisman OD, Langhans M (1980) Funktionelle Rehabilitation nach komplexen Knieverletzungen. Schweiz Z Sportmed 28:37–56
105. Gillquist J, Liljedahl SO, Lindvall H (1971) Reconstruction for old rupture of the anterior cruciate ligament. Injury 2:271–278
106. Ginsburg JH, Ellsasser JC (1978) Problem areas in the diagnosis and treatment of ligament injuries of the knee. Clin Orthop 132:201–205
107. Girgis FG, Marshall JL, Monajem ARS (1975) The cruciate ligaments of the knee joint. Clin Orthop 106:216–231
108. Godshall RW, Hansen CA (1974) The classification, treatment and follow-up evaluation of medial collateral ligament injuries of the knee. J Bone Joint Surg [Am] 56:1316
109. Goodfellow J, O'Connor J (1978) The mechanics of the knee and prosthesis design. J Bone Joint Surg [Br] 60:358–369
110. Goodfellow J, Hungerford DS, Zindel M (1976) Patello-femoral joint mechanics and pathology. 1. Functional anatomy of the patello-femoral joint. J Bone Joint Surg [Br] 58:287–290
111. Goodfellow J, Hungerford DS, Woods C (1976) Patello-femoral joint mechanics and pathology. 2. Chondromalacia patellae. J Bone Joint Surg [Br] 58:291–299
112. Goutailler D, Bernageau J, Lecudonnec B (1978) Mesure de l'écart tuberosité tibiale antérieure-gorge de la trochlée (T.A.-G.T.). Rev Chir Orthop 64:423-428
113. Grant JCB, Basmajian JV (1965) Grant's method of anatomy. Williams & Wilkins, Baltimore
114. Greene RB (1977) Dislocation of the proximal tibiofibular joint. Orthop Rev 6:63–66
115. Gregg JR, Nixon JE, DiStefano V (1978) Neutral fat globules in traumatized knees. Clin Orthop 132:219–224
116. Groh W (1955) Kinematische Untersuchungen des menschlichen Kniegelenkes und einige Prothesen-Kniekonstruktionen, die als „physiologische" Kniegelenke bezeichnet werden. Arch Orthop Unfallchir 47:637–645
117. Groves R, Camaione DN (1977) Bewegungslehre in Krankengymnastik und Sport. Fischer, Stuttgart New York
118. Gschwend N, Bischofsberger RJ (1971) Die Chondropathia patellae. Praxis 60:562–571 (Schweiz Rundschau Med)
119. Gudde P, Wagenknecht R (1973) Untersuchungsergebnisse bei 50 Patienten 10-12 Jahre nach der Innenmeniskusoperation bei gleichzeitig vorliegender Ruptur des vorderen Kreuzbandes. Z Orthop 111:369–372
120. Haeggmark T (1979) Cylinder or mobile cast brace after knee ligament surgery. Am J Sports Med 7:48–56
121. Harty M, Joyce JJ (1977) Synovial folds in the knee joint. Orthop Rev 6:91–92
122. Helbing G, Burri C (1977) Kniebandverletzungen – Operation und funktionelle Nachbehandlung. Zentralbl Chir 102:787–793
123. Helfet AJ (1963) The management of internal derangements of the knee. Pitman, London; Lippincott, Philadelphia
124. Helfet AJ (1974) Disorders of the knee. Lippincott, Philadelphia Toronto
125. Henkemeyer H, Burri C (1973) Klinisches Vorgehen und Ergebnisse bei der funktionellen Nachbehandlung von Bandnähten und -plastiken am Kniegelenk. Z Orthop 111:379–381
126. Hertel P (1980) Verletzung und Spannung von Kniebändern. Hefte Unfallheilkd 142:1–94
127. Hertel P, Schweiberer L (1975) Biomechanik und Pathophysiologie des Kniebandapparates. Hefte Unfallheilkd 125:1–16
128. Heyermann WB, Hoyt WA (1978) Anterolateral rotary instability associated with chronic anterior cruciate insufficiency. Clin Orthop 134:144–148
129. Hollinshead WH (1969) Functional anatomy of the limbs and back. Saunders, Philadelphia London Toronto
130. Holz U, Weller S (1977) Diagnostik und Therapie frischer und veralteter Bandverletzungen am Kniegelenk. Chirurg 48:749–755
131. Honnart F (1978) Voie d'abord en chirugie orthopédique et traumatologique. Masson, Paris
132. Honton HL, LeRebeller A, Legroux P, Ragni R, Tramond P (1978) Luxations traumatiques du genou. Rev Chir Orthop 64:213–219
133. Hsieh HH, Walker PS (1976) Stabilizing mechanism of the loaded and unloaded knee joint. J Bone Joint Surg [Am] 58:87–93
134. Hughston JC (1962) Acute knee injuries in athletes. Clin Orthop 23:114–133
135. Hughston JC (1973) Surgical approach to the medial and posterior ligaments of the knee. Clin Orthop 91:29–33
136. Hughston JC, Eilers AF (1973) The role of the posterior oblique ligament in repairs of acute medial (collateral) ligament tears of the knee. J Bone Joint Surg [Am] 55:923–940
136.a Hughston JC, Cross MJ, Andrews JR (1974) Clinical evaluation of knee ligament stability. In: Ingwersen OS, van Linge B, van Rens T, Rosingh G, Veraart B, Levay D (eds)

(1974) The knee joint. Recent advances in basic research and clinical aspects. 126–130 Excerpta Medica, Amsterdam; American Elsevier, New York
137. Hughston JC, Andrews JR, Cross MJ, Moschi A (1976) Classification of knee ligament instabilities. Part I: The medial compartment and cruciate ligaments. Part II: The lateral compartment. J Bone Joint Surg [Am] 58:159–179
138. Hughston JC, Bowden JA, Andrews JR, Norwood LA (1980) Acute tears of the posterior cruciate ligament. J Bone Joint Surg [Am] 62:438–450
139. Huson A (1974) Biomechanische Probleme des Kniegelenks. Orthopaede 3:119–126
140. Ingwersen OS, van Linge B, van Rens T, Rosingh G, Veraart B, Levay D (eds) (1974) The knee joint. Recent advances in basic research and clinical aspects. Excerpta Medica, Amsterdam; American Elsevier, New York
141. Insall J (1971) A midline approach to the knee. J Bone Joint Surg [Am] 53:1584–1586
142. Insall J, Salvati E (1971) Patella position in the normal knee joint. Radiology 101:101–104
143. Insall J, Goldberg V, Salvati E (1972) Recurrent dislocation and the high-riding patella. Clin Orthop 88:67–69
144. Insall J, Falvo KA, Wise DW (1976) Chondromalacia patellae. J Bone Joint Surg [Am] 58:1–8
145. Ireland J, Trickey EL (1980) McIntosh tenodesis for anterolateral instability of the knee. J Bone Joint Surg [Br] 62:340–345
146. Jacobsen K (1976) Stress radiographical measurement of the anteroposterior, medial and lateral stability of the knee joint. Acta Orthop Scand 47:335–344
147. Jacobsen K (1977) Stress radiographical measurement of post traumatic knee instability. Acta Orthop Scand 48:301–310
148. Jäger M (1973) Abgrenzungen und Möglichkeiten der Wiederherstellung des Band- und Streckapparates des Kniegelenkes mit homologen Gewebsimplantaten. Z Orthop 111:375–377
149. Jäger M (1975) Die Möglichkeiten zur Verwendung von Dura bei Bandverletzungen des Kniegelenkes. Hefte Unfallheilkd 125:124–128
150. Jäger M, Wirth CJ (1975) Die anbehandelte „unhappy triad". Hefte Unfallheilkd 125:69–79
151. Jäger M, Wirth CJ (1978) Kapselbandläsionen. Biomechanik, Diagnostik, Therapie. Thieme, Stuttgart
152. Jaffrès R (1975) Les kystes méniscaux, considérations thérapeutiques et pathogéniques. Rev Rhum Mal Osteoartic 42:519–526
153. Jakob RP (im Druck) Die Diagnose der Kniebandinstabilitäten des lateralen Kompartimentes. Hauptverband der gewerblichen Berufsgenossenschaft (Hrsg), Bonn
154. Jakob RP, Noesberger B (1976) Das Pivot-shift Phaenomen, ein neues Zeichen der Ruptur des vorderen Kreuzbandes und die spezifische laterale Rekonstruktion. Helv Chir Acta 43:451–456
155. Jakob RP, Noesberger B, Saxer U (1977) Der Wert des Pivot-shift-Phänomens und der lateralen Rekonstruktion; zur Diagnose und Therapie der vorderen Kreuzbandruptur. Schweiz Z Sportmed 2:69–84
156. James SL (1978) Reconstruction of chronic medial ligament instability. In: Schulitz KP, Krahl H, Stein WH (eds) Late reconstructions of injured ligaments of the knee. Springer, Berlin Heidelberg New York, pp 78–86
157. Jenkins DHR (1978) The repair of cruciate ligaments with flexible carbon fibre. J Bone Joint Surg [Br] 60:520–522
158. Jenkins DHR, Forster IW, McKibbin B, Ráliš ZA (1977) Induction of tendon and ligament formation by carbon implants. J Bone Joint Surg [Br] 59:53–57
159. Jenny G, Glaesener R, Jaeger JH, Kempf I (1975) L'instabilité rotatoire externe du genou. J Chir (Paris) 109:177–190
160. Jonasch E (1958) Zerreissung des äusseren und inneren Knieseitenbandes. Hefte Unfallheilkd 59:1–88
161. Jonasch E (1964) Das Kniegelenk. de Gryter, Berlin
162. Jones KG (1963) Reconstruction of the anterior cruciate ligament. J Bone Joint Surg [Am] 45:925–932
163. Jones KG (1970) Reconstruction of the anterior cruciate ligament using the central one-third of the patellar ligament. J Bone Joint Surg [Am] 52:1302–1308
164. Kapandji IA (1970) The physiology of the joints, vol II. Churchill Livingstone, Edinburgh London
165. Kaplan EB (1955) Iliotibial band. Morphology. Function. Anat Rec 121:319
166. Kaplan EB (1957) Surgical approach to the lateral (peroneal) side of the knee joint. Surg Gynecol Obstet 104:346–356
167. Kaplan EB (1957) Factors responsible for the stability of the knee joint. Bull Hosp Joint Dis 17:51–59
168. Kaplan EB (1958) The iliotibial tract. J Bone Joint Surg [Am] 40:817–832
169. Kaplan EB (1961) The fabello-fibular and short lateral ligaments of the knee joint. J Bone Joint Surg [Am] 43:169–179
170. Kaplan EB (1962) Some aspects of functional anatomy of the human knee joint. Clin Orthop 23:18–29

171. Kappakas GS, Brown TD, Goodman MA, Kikuike A, McMaster JH (1978) Delayed surgical repair of ruptured ligaments. Clin Orthop 135:281-286
172. Kennedy JC, Fowler PJ (1971) Medial and anterior instability of the knee. J Bone Joint Surg [Am] 53:1257-1270
173. Kennedy JC, Willis RB (1976) Synthetic cruciate ligaments - preliminary report. J Bone Joint Surg [Br] 58:142
174. Kennedy JC, Weinberg MW, Wilson AS (1974) The anatomy and function of the anterior cruciate ligament. J Bone Joint Surg [Am] 56:223-235
175. Kennedy JC, Hawkins RJ, Willis RB, Danylchuk KD (1976) Tension studies of human knee ligaments. J Bone Joint Surg [Am] 58:350-355
176. Kennedy JC, Stewart R, Walker DM (1978) Anterolateral rotary instability of the knee joint. J Bone Joint Surg [Am] 60:1031-1039
177. Kettelkamp DB (1973) Clinical implications of knee biomechanics. Arch Surg 107:406-410
178. Kettelkamp DB, Thompson C (1975) Development of a knee scoring scale. Clin Orthop 107:93-99
179. Khasigian HA, Evanski PM, Waugh TR (1978) Body type and rational laxity of the knee. Clin Orthop 130:228-232
180. Kieser C. Rüttimann A (1976) Die Arthroskopie des Kniegelenks. Schweiz Med Wochenschr 106:1631-1637
181. Klein-Vogelbach S (1976) Funktionelle Bewegungslehre. Springer, Berlin Heidelberg New York
182. Knese KH (1950) Kinematik des Kniegelenkes. Z Anat Entwicklungsgesch 115:287-322
183. Kostuik JP (1977) Anterior cruciate reconstruction by the McIntosh techniques. J Bone Joint Surg [Br] 59:511
184. Kostuik JP, Schmidt O, Harris WR, Wooldridge C (1975) A study of weight transmission through the knee joint with applied varus and valgus loads. Clin Orthop 108:95-98
185. Kouvalchouk JF, Seguin P, Rainant JJ, Cédard C, Padovani P (1973) Lésions anciennes du ligament croisé postérieur. Rev Chir Orthop 59:69-76
186. Krause WR, Pope MH, Johnson RJ, Wilder DG (1976) Mechanical changes in the knee after meniscectomy. J Bone Joint Surg [Am] 58:599-604
187. Lahlaïdi A (1971) Valeur morphologique des insertions postérieures du ménisque externe dans le genou humain. Rev Chir Orthop 57:593-600
188. Lam SJS (1968) Reconstruction of the anterior cruciate ligament using the Jones procedure and its guy's hospital modifaction. J Bone Joint Surg [Am] 50:1213-1224
189. Lancourt JE, Cristini JA (1975) Patella alta and patella infera. J Bone Joint Surg [Am] 57:1112-1115
190. Lange M (1951) Orthopädisch-chirurgische Operationslehre. Bergmann, München, S 660-664
191. Lange M (1968) Orthopädisch-chirurgische Operationslehre. Ergänzungsband: Neueste Operationsverfahren. Bergmann, München
192. Lanz von T, Wachsmuth W (1972) Praktische Anatomie, Bd 1, Teil 4. Springer, Berlin Heidelberg New York
193. Larson RL (1978) Knee injuries in sports. Hosp Med 57-75
194. Larson RL, DeHaven K, Godfrey J, Kennedy JC, Eriksson E (1978) Sport injuries to the knee. Contemp Surg 12:42-56
195. Laurin CA, Beauchamp P (1977) The real challenge of cruciate ligament substitution. J Bone Joint Surg [Br] 59:511
196. Laurin CA, Lévesque HP, Dussault R, Labeille H, Peides JP (1978) The abnormal lateral patellofemoral angle. J Bone Joint Surg [Am] 60:55-60
197. Leach RE, Gegg T, Siber FJ (1970) Weightbearing radiography in osteoarthritis of the knee. Radiology 97:265-268
198. Lemaire M (1975) Instabilité chronique du genou. J Chir (Paris) 110:281-294
199. Lerat JL, Bost J, Lecuire F Chambat P, Weissbrod R, Dejour H, Trillat A (1977) Les ruptures ligamentaires récentes du compartiment externe du genou. Lyon Chir 73:401-405
200. Lindemann K (1950) Über den plastischen Ersatz der Kreuzbänder durch gestielte Sehnenverpflanzungen. Z Orthop 79:316-334
201. Losee RE, Johnson TR, Southwick WO (1978) Anterior subluxation of the lateral tibial plateau. J Bone Joint Surg [Am] 60:1015-1030
202. Madigan R, Wissinger HA, Donaldson WF (1975) Preliminary experience with a method of quadriceps plasty in recurrent subluxation of the patella. J Bone Joint Surg [Am] 57:600-607
203. Mann RA, Hagy JL (1977) The popliteus muscle. J Bone Joint Surg [Am] 59:924-927
204. Mansat C (1976) Traitement chirurgical des laxités anciennes antérointernes du genou. Rev Chir Orthop 62:321-336
205. Maquet PGJ (1976) Biomechanics of the knee. Springer, Berlin Heidelberg New York
206. Markolf KL, Graff-Radford A, Amstutz HC (1978) In vivo knee stability. J Bone Joint Surg [Am] 60:664-674
207. Marshall JL (1977) Knee ligament injuries. Orthop Clin North Am 8:641-648
208. Marshall JL, Olsson SE (1971) Instability of the knee. A longterm experimental study in

dogs. J Bone Joint Surg [Am] 53:1561-1570
209. Marshall JL, Girgis FG, Zelko RR (1972) The biceps femoris tendon and its functional significance. J Bone Joint Surg [Am] 54:1444-1450
210. Marshall JL, Warren RF, Fleiss DJ (1975) Ligamentous injuries of the knee in skiing. Clin Orthop 108:196-199
211. Marshall JL, Fetto JF, Botero PM (1977) Knee ligament injuries, a standardized evaluation method. Clin Orthop 123:115-130
212. Mauck HP (1936) A new operative procedure for instability of the knee. J Bone Joint Surg 18:984-990
213. McCormick WC, Bagg RJ, Kennedy CW, Leukens CA (1976) Reconstruction of the posterior cruciate ligament. Clin Orthop 118:30-34
214. McDevitt C, Gilbertson E, Muir H (1977) An experimental model of osteoarthritis; early morphological and biomechanical changes. J Bone Joint Surg [Br] 59:24-35
215. McIntosh DL, Darby TA (1976) Lateral substitution reconstruction. J Bone Joint Surg [Br] 58:142
216. McIntosh DL, Tregonning RJA (1977) A follow-up study and evaluation of „over the top" repair of acute tears of the anterior cruciate ligament. J Bone Joint Surg [Br] 59:511
217. McMaster WC (1975) Isolated posterior cruciate ligament injury: Literature review and case reports. J Trauma 15:1025-1029
218. McMaster JM, Weinert CR, Scranton P (1974) Diagnosis and management of isolated anterior cruciate ligament tears. J Trauma 14:230-235
219. Menschik A (1974) Mechanik des Kniegelenkes, Teil 1. Z Orthop 112:481-495
220. Menschik A (1974) Mechanik des Kniegelenks, Teil 3. Sailer, Wien
220 a Menschik A (1977) The basic kinematic principle of the collateral ligaments, demonstrated on the knee joint. In: Chapchal G (ed) Injuries of the ligaments and their repair. Thieme, Stuttgart pp 9-16
221 Menschik A (1975) Mechanik des Kniegelenks, Teil 2. Z Orthop 113:388-400
222. Merchant AC, Mercer RL, Jacobsen RM, Cool CR (1974) Roentgenographic analysis of patello femoral congruence. J Bone Joint Surg [Am] 56:1391-1396
223. Mercier-Guyon J (1975) L'examen programmé du genou. Association Amicale des Etudiants en Pharmacie de Lyon, Lyon
224. Merke F, Eha M (1947) Nachuntersuchungen an Wackelknien infolge Kreuz- und Seitenbandverletzungen. Z Unfallmed Berufskr 40:262-291
225. Merkulowa RI (1973) Management of fresh isolated and combined injuries to the lateral ligaments of the knee joint in sportsmen (Russian). Ortop Traumatol Protez 12:20-24
226. Meyer H (1853) Die Mechanik des Kniegelenks. Arch Anat Physiol Wiss Med 497-547
227. Meyer MH (1975) Isolated avulsion of the tibial attachment of the posterior cruciate ligament of the knee. J Bone Joint Surg [Am] 57:669-672
228 Mittelmeier H (1973) Meniskusverletzungen. Z Orthop 111:386-394
229. Montmollin B de (1951) Chondromalacia de la rotule. Rev Orthop 37:41-51
230. Montmollin B de, Le Coeur P (1980) La rupture isolée fraîche du ligament croisé antérieur du genou. Rev Chir Orthop 66:367-371
230a. Morscher E (1971) Cartilage-bone lesions of the knee joint following injury. Reconstr. Surg Traumatol 12:2-26
230b. Morscher E (1974) Mikrotrauma und traumatische Knorpelschäden als Arthroseursache. Z Unfallmed Berufskr 4:220-231
230c. Morscher E (1976) Traumatische Knorpelimpression an den Femurcondylen. Hefte Unfallheilkd 127:71-78
230d. Morscher E (1978) Posttraumatic Cartilage impression of the femoral condyles. In: The knee: Ligament and articular cartilage injuries. Progress in orthopaedic surgery, Vol 3 pp 105-111. Springer, Berlin Heidelberg New York
231. Morscher E (1978) Osteotomy of the patella in chondromalacia. Arch Orthop Traumat Surg 92:139-147
232. Morscher E (1979) Traumatische Knorpelläsionen am Kniegelenk. Chirurg 50:599-604
233. Morscher E (Hrsg) (1977) Funktionelle Diagnostik in der Orthopädie. Enke, Stuttgart
234. Morscher E, Müller W (1974) Verletzungen des Kniegelenkes. Ther Umsch 31:227-235
235. Müller J, Willenegger D, Terbrüggen D (1975) Freie, autologe Transplantate in der Behandlung des instabilen Knies. Hefte Unfallheilkd 125:109-116
236. Müller W (1974) Das Kniegelenk des Fußballers. Orthopaede 3:193-200
237. Müller W (1974) Beitrag zur Frage der Entstehung der Meniskuszysten. Z Unfallmed Berufskr 3/4:115-120
238. Müller W (1975) Die Rotationsinstabilität am Kniegelenk. Unfallheilkunde 125:51-68
239. Müller W (1976) Die verschiedenen Typen von Meniskusläsionen und ihre Entstehungsmechanismen. Unfallheilkunde 128:39-50
240. Müller W (1977) Rehabilitation nach Kniegelenksoperationen. Z Phys Med [Suppl] 153-163
241. Müller W (1977) Verletzungen der Kreuzbänder. Zentralbl Chir 102:974-981
242. Müller W (1977) Sporttraumatologie des Kniegelenkes. Schweiz Z Sportmed 25:5-23
243. Müller W (1977) Neuere Aspekte der funk-

tionellen Anatomie des Kniegelenkes. Unfallheilkunde 192:131–138
244. Müller W (1977) The knee joint of the soccer player. Prog Orthop Surg 1:117–129
245. Müller W (1977) Ligamentous lesions of the knee joint. In: Chapchal G (ed) Injuries of the ligaments and their repair. Thieme, Stuttgart, pp 55–62
246. Müller W (1977) Functional anatomy related to rotatory stability of the knee joint. In: Chapchal G (ed) Injuries of the ligaments and their repair. Thieme, Stuttgart, pp 39–46
247. Müller W (1978) Rotational stability of the knee. Prog Orthop Surg 3:59–73
248. Müller W (1978) Osteochondrosis dissecans. Prog Orthop Surg 3:135–141
248a. Müller W (1980) Allgemeine Diagnostik und Soforttherapie bei Bandverletzungen am Kniegelenk. Unfallheilkunde 83:389-397
249. Müller W, Dolanc B (1977) Funktions- und Stabilitätsprobleme am Kniegelenk des Fußballers. Schweiz Z Sportmed 25:25-36
250. Müller W, Gächter A (1979) Das posttraumatisch instabile Kniegelenk. Chirurg 50:605–611
251. Nicholas JA (1970) Injuries to the knee ligaments. JAMA 212:2236–2239
252. Nicholas JA (1973) The five-one reconstruction for anteromedial instability of the knee. J Bone Joint Surg [Am] 55:899–922
253. Nietert M (1975) Untersuchungen zur Kinematik des menschlichen Kniegelenkes im Hinblick auf ihre Approximation in der Prothetik. Dissertation, Technische Universität Berlin
254. Noble J. (1975) Congenital absence of the anterior cruciate ligament associated with a ring-meniscus. J Bone Joint Surg [Am] 57:1165–1166
255. Noesberger B (1972) Der traumatische Gelenkerguß. Ther Umsch 29:424-427
256. Noesberger B, Paillot JM Biomécanique du genou. Film, Springer, Berlin Heidelberg New York
257. Noyes FR (1977) Functional properties of knee ligaments and alternations induced by immobilization. Clin Orthop 123:210–242
258. Noyes FR, Grood ES (1976) The strength of the anterior cruciate ligament in humans and rhesus monkeys. J Bone Joint Surg [Am] 58:1074–1082
259. Noyes FR, Sonstegard DA, Arbor A (1973) Biomechanical function of the pes anserinus of the knee and the effect of its transplantation. J Bone Joint Surg [Am] 55:1225–1241
260. Noyes FR, DeLucas J, Torvik PJ (1974) Biomechanics of anterior cruciate ligament failure: An analysis of strain-rate sensitivity and mechanism of failure in primates. J Bone Joint Surg [Am] 56:236–253
261. Noyes FR,Torvik PJ, Hyde WB, DeLucas JL (1974) Biomechanics of ligament failure. II. An analysis of immobilization, exercise and reconditioning effects in primates. J Bone Joint Surg [Am] 56:1406–1418
262. Noyes FR, Grood ES, Nussbaum NS, Cooper, SM (1977) Effect of intra-articular corticosteroids on ligament properties. Clin Orthop 123:197–209
263. Nozawa S (1973) A comparative study on the methods of treatment of torn ligaments of the knee joint (Japanese). J Jpn Orthop Assoc 47:793–810
264. O'Connor RL (1974) Arthroscopy in the diagnosis and treatment of acute ligament injuries of the knee. J Bone Joint Surg [Am] 56:333–337
265. O'Donoghue DM (1950) Surgical treatment of fresh injuries to the major ligaments of the knee. J Bone Joint Surg [Am] 32:721–738
266. O'Donoghue DM (1955) An analysis of end results of surgical treatment of major injuries to the ligaments of the knee. J Bone Joint Surg [Am] 37:1–13
267. O'Donoghue DM (1963) A method for replacement of the anterior cruciate ligament of the knee. J Bone Joint Surg [Am] 45:905–924
268. O'Donoghue DM (1973) Reconstruction for medial instability of the knee. J Bone Joint Surg [Am] 55:941–955
269. O'Donoghue DM (1973) Treatment of acute ligamentous injuries of the knee. Orthop Clin North Am 4:617–645
270. O'Donoghue DM (1973) Treatment of injuries to athletes. Saunders, Philadelphia London Toronto
271. O'Donoghue DM, Rockwood CA, Zariczny B, Kenyon R (1961) Repair of knee ligaments in dogs. J Bone Joint Surg [Am] 43:1167–1178
272. O'Donoghue DM, Rockwood CA, Frank GR, Jack SC, Kenyon R (1966) Repair of the anterior cruciate ligament in dogs. J Bone Joint Surg [Am[48:503–519
273. O'Donoghue DM, Frank GR, Jeter GL, Johnson W, Zeiders JW, Kenyon R (1971) Repair and reconstruction of the anterior cruciate ligament in dogs. J Bone Joint Surg [Am] 53:710–718
274. Ogden JA (1974) The anatomy and function of the proximal tibiofibular joint. Clin Orthop 101:186–191
275. Ogden JA (1974) Subluxation of the proximal tibiofibular joint. Clin Orthop 101:192–197
276. Ogden JA (1974) Subluxation and dislocation of the proximal tibiofibular joint. J Bone Joint Surg [Am] 56:145–154
277. Olsson SE, Marshall JL, Story E (1972) Osteophytosis of the knee joint in the dog: A

sign of instability. Acta Radiol [Suppl] (Stockh) 319:165-167
278. Owen R (1968) Recurrent dislocation of the superior tibio-fibular joint. J Bone Joint Surg [Br] 50:342-345
279. Palmer I (1938) On the injuries to the ligaments of the knee joint: a clinical study. Acta Chir Scand Vol. 81 [Suppl] 53
280. Palmer I (1958) Pathophysiology of the medial ligament of the knee joint. Acta Chir Scand 115:312-318
281. Pauzat (1895) Etudes sur le functionnement des ménisques du genou. Rev Chir 95
282. Pellegrino J, Maupin JM, Casanova G, Esquirol E, Larroque C (1971) La luxation antérieure isolée de l'extrémité supérieure du péroné. Rev Chir Orthop 57:547-554
283. Perren SM (1980) Biomechanik und Histomorphologie. Dehnungstheorie als Grundlage der sekundären und primären Heilung. (pers. Mitteilung) 30. AO Kurs, Davos
284. Perry J, Fox JM, Boitano MA, Skinner SR, Barnes LA, Cerny K (1980) Functional evaluation of the pes anserinus transfer by electromyography and gait analysis. J Bone Joint Surg [Am] 62:973-980
285. Pfab B (1927) Zur Blutgefäßversorgung der Menisci und der Kreuzbänder. Dtsch Z Chir 205:258-264
286. Pickett JC, Altizer TJ (1971) Injuries of the ligaments of the knee. Clin Orthop 76:27-32
287. Price CT, Allen WC (1978) Ligament repair in the knee with preservation of the meniscus. J Bone Joint Surg [Am] 60:61-65
287a. Pridie KH (1959) A method of resurfacing osteoarthritic knee joints. J Bone Joint Surg [Br] 41:618-619
288. Puhl W (1971) Rasterelektronenmikroskopische Untersuchungen zur Frage früher Knorpelschädigungen durch leukocytäre Enzyme. Arch Orthop Unfallchir 70:87-97
289. Puhl W, Dustmann HO, Schulitz KP (1971) Knorpelveränderungen bei experimentellen Hämarthros. Z Orthop 109:475-486
290. Ramadier JO, Benoit J (1972) Reconstruction des ligaments latéraux et croisés. Rev Chir Orthop [Suppl 1] 58:78-84
291. Rechenberg B von (1978) Experimentelle Untersuchung zur Fixation der Ligg. Collateralia Medialia mit Schrauben und Unterlagsscheiben. Dissertation, Universität Zürich
292. Refior HJ (1973) Die Brückner-Plastik zum Ersatz veralteter vorderer Kreuzbandrupturen - Technik und Ergebnisse. Z Orthop 111:372-375
293. Refior HJ (1976) Die Reaktionen des hyalinen Gelenkknorpels unter Druck, Immobilisation und Distraktion. Hefte Unfallheilkd 127:23-36
294. Refior HJ, Jaeger M (1973) Indikation und Technik bei der Verwendung homologer, lyophilisierter, Gamma-Strahlen sterilisierter Dura zum Ersatz von Sehnen und Ligamenten. Aktuel Traumatol 3:125-127
295. Refior HJ, Wirth CJ (1976) Der plastische Ersatz veralteter Kreuzbandrupturen. Z Orthop 114:913-922
296. Rehn J (1973) Bandverletzungen des Kniegelenkes. Z Orthop 111:359-363
297. Reilly DT, Martens M (1972) Experimental analysis of the quadriceps muscle force and patello-femoral joint reaction force for various activities. Acta Orthop Scand 43:126-137
298. Renne JW (1975) The iliotibial band friction syndrome. J Bone Joint Surg [Am] 57:1110-1111
299. Ricklin P (1966) Diagnostik des verletzten Kniegelenks. Praxis 55:294-298
300. Ricklin P, Rüttimann A, DelBuono MS (1971) Meniscus lesions. Thieme, Stuttgart
301. Roaas A, Nilsson S (1977) Injuries of the knee ligaments (Norwegian). Tidssler Nor Laegeforen 97:22-24
302. Roberts J (1974) The surgical knee. Surg Clin North Am 54:1313-1326
303. Rogers LF, Jones S, Davis AR, Dietz G (1974) "Clipping injury" fracture of the epiphysis in the adolescent football-player: An occult lesion of the knee. A J R 121:69-78
304. Ross RF (1932) A quantitative study of rotation of the knee joint. Anat Rec 52:209-223
305. Rubin RM, Marshall JL, Wang J (1975) Prevention of knee instability. Experimental model for prosthetic anterior cruciate ligament. Clin Orthop 113:212-236
306. Ruetsch H, Morscher E (1977) Measurement of the rotatory stability of the knee joint. In: Chapchal G (ed) Injuries of the ligaments and their repair. Thieme, Stuttgart, pp 116-122
307. Salter RB (1980) The stimulating effects of continuos passive motion on the healing of intraarticular fractures. 29. AO-Kurs, Davos (Communication)
308. Schallock G (1939) Untersuchungen zur Morphologie der Kniegelenksmenisci an Hand von Messungen und histologischen Befunden. Virchows Arch [Pathol Anat] 304:559-590
309. Scheller S, Mårtenson L (1974) Traumatic dislocation of the patella. Acta Radiol [Suppl] (Stockh) 336:1-160
310. Schmitt O, Biehl G (1979) Quantitative Elektromyographie zur Beurteilung der Kniegelenksstabilität bei veralteter vorderer Kreuzbandruptur vor und nach Wiederherstellungsoperation. In: Morscher E (Hrsg) Funktionelle Diagnostik in der Orthopädie. Enke, Stuttgart, S 34-37
311. Schmitt O, Mittelmeier H (1978) Die Bedeu-

tung des Musculus vastus medialis und -lateralis für die Biomechanik des Kniegelenks. Arch Orthop Traumat Surg 91:291–295
312. Schulitz KP, Krahl H, Stein WH (1978) Late reconstructions of injured ligaments of the knee. Springer, Berlin Heidelberg New York
313. Schvingt E, Weill D, Petit R (1970) Les lésions dysplasiques des ménisques externes. Rev Chir Orthop 56:283–284
314. Ségal P, Lallement JJ, Raquet M, Jacob M, Gérard Y (1980) Les lésions ostéo-cartilagineuses de la laxité antéro-interne du genou. Rev Chir Orthop 66:357–365
315. Segesser B (1978) Moderne Möglichkeiten der Muskelrehabilitation mit Dynatronic. Z Unfallmed Berufskr 2:85–91
316. Segond P (1879) Recherches cliniques et expérimentales sur les épanchements sangouins du genou par entorse. Prog Med 7:297–299, 319–321, 340–341, 379–381, 400–401, 419–421
317. Shaw JA, Eng M, Murray DG (1974) The longitudinal axis of the knee and the role of the cruciate ligaments in controlling transverse rotation. J Bone Joint Surg [Am] 56:1603–1606
318. Silverskiöld N (1938) Chondromalacia of the patella. Acta Orthop Scand 9:214–229
319. Simmons EH (1975) Late results of ligamentous injuries of the knee. J Bone Joint Surg [Br] 57:258
320. Simon L (1978) Genou et médecine de rééducation. Masson, Paris New York Barcelone Milan
321. Slany A (1941) Autoptische Reihenuntersuchungen an Kniegelenken mit besonderer Berücksichtigung der Meniscuspathologie. Arch Orthop Unfallchir 41:256–286
322. Slocum D (1972) Reconstruction ligamentaire interne tardive. Rev Chir Orthop 58:97–99
323. Slocum D (1972) Traitement des laxités externes chroniques du genou. Rev Chir Orthop [Suppl 1] 58:93–96
324. Slocum DB, Larson RL (1968) Rotatory instability of the knee. J Bone Joint Surg [Am] 50:211–225
325. Slocum DB, Larson RL (1968) Pes anserinus transplantation. J Bone Joint Surg 50:226–242
326. Slocum DB, Larson RL, James SL (1974) Late reconstruction of ligamentous injuries of the medial compartment of the knee. Clin Orthop 100:23–55
327. Slocum DB, James SL, Larson RL, Singer KM (1976) Clinical test for anterolateral rotatory instability of the knee. Clin Orthop 118:63–69
328. Smillie IS (1962) Injuries of the knee joint. Williams & Wilkins, Baltimore (4th edn 1970) Livingstone, Edinburgh
329. Smillie IS (1974) Diseases of the knee joint. Livingstone, London Edinburg
330. Southmayd W, Quigley TB (1978) The forgotten popliteus muscle. Clin Orthop 130:218–222
331. Steindler A (1955) Kinesiology of the human body under normal and pathological conditions. Thomas, Springfield
332. Stewart JPR, Erskine CA (1979) An experimental analysis of injuries to the menisci of the knee joint. Int Orthop 3:9–12
333. Stilwell DL (1957) The innervation of tendous and aponeuroses. Am J Anat 100:289–317
334. Stilwell DL (1957) Regional variatious in the innervation of deep fasciae and aponeuroses. Anat Rec 127:635–653
335. Strande A (1967) Repair of the ruptured cranial crucriate ligament in the dog. Universitetsforlaget, Oslo; Williams & Wilkins, Baltimore
336. Strasser, H (1917) Lehrbuch der Muskel- und Gelenkmechanik. Springer, Berlin
337. Tapper EM, Hoower NW (1969) Late result after meniscectomy. J Bone Joint Surg [Am] 51:517–526
338. Tauber C, Heim M, Horoszoski H, Farine I (1978) Tear of the anterior cruciate ligament as a late complication on meniscectomy. Injury 10:223–224
339. Tillberg B (1977) The late repair of torn cruciate ligaments using menisci. J Bone Joint Surg [Br] 59:15–19
340. Tillmann B (1974) Zur funktionellen Morphologie der Gelenkentwicklung. Orthop Prax 1210:691–697
341. Tongue JR (1978) Patellar ligament ruptures. Western Orthop Association Orthop Resident Program
342. Tongue JR, Taylor LW (1978) Patellar ligament ruptures. Amer Academy of Orthop Surgeons 45th Annual Meeting (Communication)
343. Torg JS, Conrad W, Kalen V (1976) Clinical diagnosis of anterior cruciate ligament instability in the athlete. Am J Sports Med 4:84–93
344. Torsiü T (1977) Isolated avulsion fracture of the tibial attachment of the posterior cruciate ligament. J Bone Joint Surg [Am] 59:68–72
345. Trickey EL (1968) Rupture of the posterior cruciate ligament of the knee. J Bone Joint Surg [Br] 50:334–341
346. Trickey EL (1977) Pathological anatomy of knee ligament injuries. In: Chapchal G (ed) Injuries of the ligaments and their repair. Thieme, Stuttgart, pp 37–39
347. Trillat A (1962) Lésions traumatiques du ménisque interne du genou. Rev. Chir Orthop 48:551–560

348. Trillat A (1971) Les lésions méniscales externes. Rev Chir Orthop 57:318
349. Trillat A (1971) Les lésions méniscales internes. Rev Chir Orthop 57:318
350. Trillat A (1971) La rupture ligamentaire récente. Rev Chir Orthop 57:318
351. Trillat A (1971) Les laxités chroniques du genou. Rev Chir Orthop 57:318–319
352. Trillat A (1974) Acute injuries of the knee ligaments. In: Ingwersen OS, van Linge B, van Reus T, Rosingh G, Veraart B, Levay D (eds) The knee joint. Excerpta Medica, Amsterdam; American Elsevier, New York pp 159–162
353. Trillat A, Dejour H, Bousquet G (1973) Chirurgie du genou. Premières Journées Lyonnaise Avril 1971. Simep, Villeurbanne
354. Trillat A, Ficat P (1972) Laxités post-traumatiques du genou. Rev. Chir Orthop [Suppl 1] 58:31–114
355. Trillat A, Mounier-Kuhn A (1963) Les lésions meniscales chez les sujets de plus de soixante ans. Rev Rhum Mal Osteoartic 30:280–287
356. Trillat A, Rainaut JJ (1959) Traitement des laxités ligamentaires posttraumatiques du genou. Rev. Chir Orthop 45:97–98
357. Trillat A, Dejour H, Conette A (1964) Diagnostic et traitement des subluxations récidivantes de la rotule. Rev Chir Orthop 50:813–824
358. Trillat A, Dejour H, Bousquet G (1969) Laxité ancienne isolée du ligament croisé antérieure. Etudes des résultats de différentes méthodes reconstructives ou palliatives. Rev Chir Orthop 55:163
359. Trillat A, Dejour H, Bousquet G (1978) Chirurgie du genou. Troisième Journées Lyonnaises Sept. 1977. Simep, Villeurbanne
360. Uhthoff H (1980) Stress-Entlastung und langfristiger Knochenverlust, Zeitpunkt der Implantantentfernung, Refraktur. 30. AO-Kurs, Davos
361. Unverferth LJ, Olix MI, Ketterer WF (1978) A clinical follow-up of the pes anserinus transplantation for chronic anteromedial rotatory instability of the knee. Clin Orthop 134:149–152
362. Vallois HV (1914) Etude anatomique de l'articulation du genou chez les primates. Abeille, Montpellier
363. Vandekerckhove JR (1964) Die Menisken des Kniegelenks. Dissertation, Universität Saarbrücken
364. Vidal J (1972) Résultats thérapeutiques dans les lésions récentes (du genou). Rev Chir Orthop 58:57–59
365. Vidal J, Buscayret C, Fassio B, Escare P (1977) Traitement chirurgical des entorses graves récentes du genou. Rev Chir Orthop 63:271–283
366. Vigliani F, Martinelli B, Tagliapietra EA (1975) The early surgical treatment of rupture of the tibial collateral ligament of the knee. Ital J Orthop Traumatol. 1:151–161
367. Volkov VS (1973) Diagnosis of tears of ligaments of the knee joint (Russian). Vestn Khir 111:98–103
368. Voorhoeve A, Hierholzer G (1975) Ergebnisse bei Transplantation homologer und heterologer Sehnen als Bandersatz bei instabilem Knie. Hefte Unfallheilkd 125:117–123
369. Wagner H (1964) Operative Behandlung der Osteochondrosis dissecans des Kniegelenkes. Z Orthop 98:333–355
370. Wagner HJ (1976) Die Kollagenfaserarchitektur der Menisken des menschlichen Kniegelenkes. Z Mikrosk Anat Forsch 90:302–324
371. Wagner M, Schabus R (im Druck) Das laterale pivot shift Phänomen. Untersuchungen am Leichenknie nach artifiziellen Kapselbandläsionen. III. Münchner Symposium für experimentelle Orthopädie. Springer, Berlin Heidelberg New York
372. Walker PS, Erkmann MJ (1975) The role of the menisci in force transmission across the knee. Clin Orthop 109:184–192
373. Wang JB, Marshall JL (1975) Acute ligamentous injuries of the knee. Single contrast arthrography – a diagnostic aid. J Trauma 15:431–440
374. Wang JB, Rubin RM, Marshall Jl (1975) A mechanism of isolated anterior cruciate ligament rupture. J Bone Joint Surg [Am] 57:411–413
375. Wang CJ, Walker PS, Wolf B (1973) The effects of flexion and rotation on the length patterns of the ligaments of the knee. J Biomech (Tokyo) 6:587–596
376. Wang CJ, Walker PS, Wolf B (1974) Rotatory laxity of the human knee joint. J Bone Joint Surg [Am] 56:161–170
377. Warren LF, Marshall JL (1978) Injuries of the anterior cruciate and medial collateral ligaments of the knee. – A retrospective analysis of clinical records. Part I. Clin Orthop. 136:191–197
378. Warren LF, Marshall, JL (1978) Injuries of the anterior cruciate and medial collateral ligaments of the knee. – A long-term follow-up of 86 cases. Part II. Clin Orthop 136:198–211
379. Warren LF, Marshall JL (1979) The supporting structures and layers on the medial side of the knee. J Bone Joint Surg [Am] 61:56–62
380. Warren LF, Marshall JL, Girgis F (1974) The prime static stabilizer of the medial side of the knee. J Bone Joint Surg [Am] 56:665–674
381. Watson-Jones R (1976) Fractures and joint injuries, vols I, II. Livingstone, Edinburgh London New York

382. Weigert M (1973) Kniebandnaht und Kniebandersatz. Z Orthop 111:364-368
383. Weigert M, Gronert MJ (1972) Kniebandnaht - Kniebandplastik. Arch Orthop Unfallchir 72:253-271
384. Weiner B, Rosenberg N (1974) Discoid medial meniscus: Association with bone changes in the tibia. J Bone Joint Surg [Am] 56:171-173
385. Wiberg G (1941) Roentgenographic and anatomic studies on the femoropatellar joint. With special reference to chondromalacia patellae. Acta Orthop Scand 12:319-410
386. Wiles P, Andrews PS, Devas MB (1956) Chondromalacia of the patella. J Bone Joint Surg [Br] 38:95-113
387. Wilson N (1967) A diagnostic sign in osteochondritis dissecans of the knee. J Bone Joint Surg [Am] 49:477-480
388. Wirth CJ (1976) Die frische Kombinationsverletzung des Kniegelenkes - Diagnostik und Therapie. Arch Orthop Unfallchir 84:221-233
389. Wirth CJ, Artmann M (1974) Verhalten der Roll-Gleit-Bewegung des belasteten Kniegelenkes bei Verlust und Ersatz des vorderen Kreuzbandes. Arch Orthop Unfallchir 78:356-361
391. Wirth CJ, Refior HJ (1976) Der plastische Ersatz veralteter Kreuzbandrupturen. II. Spätergebnisse. Z Orthop 114:922-930
392. Wirth CJ, Artmann M, Jäger M, Refior HJ (1974) Der plastische Ersatz veralteter vorderer Kreuzbandrupturen nach Brückner und seine Ergebnisse. Arch Orthop Unfallchir 78:362-373
390. Wirth CJ, Jäger M (1976) Die veraltete anteromediale Kniegelenksinstabilität - Frühergebnisse der Operation nach Nicholas. Orthop Prax 12:807-808
393. Witt AN, Jäger M, Refior HJ, Wirth CJ (1977) Das instabile Kniegelenk - aktuelle Gesichtspunkte in Grundlagenforschung, Diagnostik und Therapie. Arch Orthop Unfallchir 88:49-63
394. Wittek A (1927) Zur Naht der Kreuzbandverletzung im Kniegelenk. Zentralbl Chir 54:1538-1541
395. Wittek A (1927) Über Verletzungen der Kreuzbänder des Kniegelenkes. Dtsch Z Chir 200:491-515
396 Wittek A (1935) Kreuzbandersatz aus dem lig. patellae (nach zur Verth). Schweiz Med Wochenschr 65:103-104
397. Zippel H (1973) Meniskusverletzungen und -schäden. Barth, Leipzig
398. Zippel H (1977) Meniskusverletzungen. Med. Sport 17:79-88
399. Baumann JU (1979) Ganganalyse. In: Morscher E (Hrsg) Funktionelle Diagnostik in der Orthopädie. Enke, Stuttgart, S 53-55
400. Taillard W (1957) Les syndromes douloureux du genou associés à une lésion de la „fabella“. Rev Chir Orthop 43:129-136
401. Henche HR, Künzi HU, Morscher E (1981) The areas of contact pressure in the patellofemoral joint. International Orthopaedics (SICOT) 4: 279-281
402. Köppel M (1977) Nachuntersuchungen von 176 Operationen am Bandsystem des Kniegelenks von 1970-1977 bei frischen Verletzungen und veralteten Instabilitäten. Dissertation an der medizinischen Fakultät der Universität Basel
403. Cabot JR, Vilarrubias JM, Cabot Dalmau J (1979) Stabilisation simplifiée du genou dans les laxités antéro-médiales. Communication at: 1st Congress of the International Society of the knee, Lyon
404. Salter B, Simmonds DF, Malcolm BW, Rumble EJ, Macmichael D, Clements ND (1980) The biological effect of continous passive motion on the healing of fullthickness defects in articular cartilage. J Bone Joint Surg [Am] 62:1232-1251

Sachverzeichnis

Kursive Zahlen weisen auf Abbildungsnummern hin.